最新
Body CT
診断

検査の組み立てから読影まで

編集
粟井 和夫 広島大学大学院医歯薬保健学研究科放射線診断学 教授
陣崎 雅弘 慶應義塾大学医学部放射線科学（診断）教授

New Textbook of
Body CT Diagnosis

メディカル・サイエンス・インターナショナル

New Textbook of Body CT Diagnosis:
From Planning of Examination to Interpretation of CT Images
First Edition
Edited by Kazuo Awai, Masahiro Jinzaki

©2018 by Medical Sciences International, Ltd., Tokyo
All rights reserved.
ISBN 978-4-89592-907-3

Printed and Bound in Japan

執筆者一覧(執筆順)

粟井 和夫	Kazuo Awai	広島大学放射線診断学 教授
陣崎 雅弘	Masahiro Jinzaki	慶應義塾大学医学部放射線科学(診断) 教授
檜垣 徹	Toru Higaki	広島大学放射線診断学 特任准教授
飯田 慎	Makoto Iida	広島大学放射線診断学 診療准教授
福本 航	Wataru Fukumoto	広島大学放射線診断学 特任助教
石田 万里	Mari Ishida	広島大学大学院医歯薬保健学研究科心臓血管生理医学 准教授
田代 聡	Satoshi Tashiro	広島大学原爆放射線医科学研究所細胞修復制御研究分野 教授
中浦 猛	Takeshi Nakaura	熊本大学大学院生命科学研究部画像診断解析学分野 特任講師
立神 史稔	Fuminari Tatsugami	広島大学放射線診断学 講師
杉浦 弘明	Hiroaki Sugiura	慶應義塾大学医学部放射線科学(診断) 助教
南 康大	Yasuhiro Minami	慶應義塾大学医学部放射線科学(診断) 助教
中村 優子	Yuko Nakamura	広島大学放射線診断学 特任講師
小坂 一斗	Kazuto Kozaka	金沢大学大学院医薬保健学総合研究科放射線科学 講師
吉満 研吾	Kengo Yoshimitsu	福岡大学医学部放射線医学教室 教授
武藤 絵美	Emi Mutou	福岡大学医学部放射線医学教室 助教
坂本 桂子	Keiko Sakamoto	福岡大学医学部放射線医学教室 助教
秋田 大宇	Hirotaka Akita	慶應義塾大学医学部放射線科学(診断) 助教
伊牟田真功	Masanori Imuta	熊本大学医学部附属病院画像診断・治療科 助教
棚橋 裕吉	Yukichi Tanahashi	岐阜大学医学部放射線科先端画像開発講座 特任助教
近藤 浩史	Hiroshi Kondo	帝京大学医学部放射線科学講座 教授

序

　現場で，CTに関して，若手の放射線科医の教育に携わっていますと2つの大きな課題を感じます．多くの放射線科では，若手放射線科医がCT検査前に依頼情報に目を通し診療放射線技師や看護師に指示を伝えていると思います．しかしながら，診断に必要な画像が得られていなかったり，逆に診断に不要な画像が撮像されていたりすることがしばしばあります．放射線診断医はできあがってきた画像を単に読影するのではなく，診断に適した画像を作るところから検査に関与すべきですが，現在まで，CT検査の立案に必要な知識を提供する教科書はあまりありませんでした．この観点から，本書の第1の目的は，CT検査に関する基礎知識を読者に与えると同時に，画像検査におけるCTの位置づけを明確にし，各領域における具体的な撮影および造影プロトコール例を提供することとしました．もう1つは，各領域の読影法を詳しく書いた教科書は多数あるものの，すべての領域を学ばなければならない初学者にとっては，これらの教科書はあまりに情報が多すぎるのではないかということです．この観点から，本書では，CT検査で遭遇する頻度の高い疾患について，読影のポイントを簡潔にまとめて読者に提供することも目的としました．

　上記のように，本書は，もともと若手放射線科医のために企画されたものですが，経験を積んだ放射線診断医にもCTに関する知識をアップデートするのに役立つものと思います．また，放射線診断医とチームを組んでCT検査を行う診療放射線技師，看護師の方々にも検査から実際の読影までの全体像をつかむために役立つでしょう．

　最後になりましたが，忙しいなか，本書の執筆を快くお引き受けいただいた先生方に心より感謝申し上げます．また，刊行にあたりましては，メディカル・サイエンス・インターナショナルの正路修氏，菅野明氏に深甚なる感謝の意を表します．

2018年3月

粟井　和夫・陣崎　雅弘

目 次

Part I 基礎編：知っておくべき CT の基礎 1

1. CT のハードウェア・ソフトウェア （檜垣 徹，粟井和夫） 3
- 1.1 CT 装置の概略 （檜垣 徹） 3
- 1.2 CT の撮像関連事項 （檜垣 徹） 5
  - a. X 線管の設定 5
  - b. 機械系の設定 9
  - c. 画像作成関連のパラメータ 10
- 1.3 画像再構成アルゴリズム （檜垣 徹，粟井和夫） 15
  - a. フィルタ逆投影法（FBP） 15
  - b. 逐次近似応用再構成法（Hybrid IR） 18
  - c. モデルベース逐次近似再構成法（MBIR） 21
- 1.4 CT における画質の評価法 （檜垣 徹） 24
- 1.5 心臓 CT （檜垣 徹） 27
- 1.6 Dual energy CT （檜垣 徹，粟井和夫） 30

2. 体内動態に基づく造影剤の投与法の基礎 （粟井和夫） 35
- 2.1 ヨード造影剤の薬物動態 35
- 2.2 時間濃度曲線 37
- 2.3 造影剤の体内での分布のシミュレーション 39
- 2.4 造影増強効果に影響を与えるもの 40
  - a. 患者因子 40
  - b. 造影剤因子 44
  - c. 撮像因子 50
- 2.5 造影剤の体内動態を考慮した撮像プロトコールの適正化 52

3. 造影剤使用における安全対策 （飯田 慎，粟井和夫） 59
- 3.1 造影剤による急性副作用の対策 （飯田 慎） 59
  - a. 造影剤による急性副作用の頻度とその重要性 59
  - b. 造影剤による急性副作用の症状（アナフィラキシーを中心に） 59
  - c. 造影剤によるアナフィラキシーの予防 63
  - d. 造影剤によるアナフィラキシーが起きた場合の対処 64

3.2 造影剤による遅発性副作用の対策 （飯田　慎）…………………………………… 67
  a. 造影剤による遅発副作用とは…………………………………………………… 67
  b. 造影剤による遅発性副作用の症状……………………………………………… 67
  c. 遅発性副作用のリスク因子について…………………………………………… 68
  d. 遅発性副作用が起きた場合の対処……………………………………………… 68
3.3 造影剤腎症の対策 （粟井和夫）……………………………………………………… 69
  a. 造影剤腎症とは…………………………………………………………………… 69
  b. 造影剤腎症の予後………………………………………………………………… 70
  c. CTにおける造影剤腎症………………………………………………………… 70
  d. 造影剤腎症の予防策……………………………………………………………… 71
  e. 透析患者への対応………………………………………………………………… 73
3.4 メトホルミン服用患者への対応 （粟井和夫）……………………………………… 74
  a. メトホルミンと造影剤検査について…………………………………………… 74
  b. メトホルミン服用患者の把握…………………………………………………… 75
  c. メトホルミン服用患者の対応…………………………………………………… 75

4. CTの被ばく対策 （檜垣　徹, 粟井和夫, 福本　航, 石田万里, 田代　聡, 中浦　猛）… 79
4.1 CTにおける被ばくの評価法，診断参考レベル （檜垣　徹, 粟井和夫）………… 79
  a. CTにおける被ばくの評価法…………………………………………………… 79
  b. CTの被ばく量に関与する因子………………………………………………… 81
  c. CTにおける診断参考レベル（DRL）………………………………………… 82
4.2 CTにおける被ばくの生物学的影響 （福本　航, 石田万里, 田代　聡）………… 84
  a. CTと放射線被ばく……………………………………………………………… 84
  b. 放射線被ばくによるDNA損傷………………………………………………… 84
  c. DNA損傷のバイオマーカー…………………………………………………… 86
  d. CTによるDNA損傷…………………………………………………………… 89
4.3 被ばく低減技術 （中浦　猛）………………………………………………………… 91
  a. ソフトウェア……………………………………………………………………… 91
  b. ハードウェア……………………………………………………………………… 95
4.4 被ばく対策の実際 （中浦　猛）……………………………………………………… 97
  症例1：小児の先天性胆道閉鎖症術前……………………………………………… 97
  症例2：下行結腸癌術前……………………………………………………………… 98
  症例3：胸痛精査……………………………………………………………………… 99
  症例4：心室粗動後の精査…………………………………………………………… 100

Part II 臨床編：検査の実際と読影の基本 103

■ 5. 心臓・血管 （立神史稔）..................105
- 5.1 心大血管の画像検査におけるCTの位置づけ..................105
  - a. 心臓CT..................105
  - b. 大血管CT..................108
- 5.2 心大血管の撮像および造影プロトコール..................110
  - a. 心臓CT..................110
  - b. 大血管CT..................116
- 5.3 重要疾患の読影..................118
  - a. 心臓CT..................118
  - b. 大血管CT..................129

■ 6. 呼吸器 （杉浦弘明, 南 康大, 陣崎雅弘）..................137
- 6.1 呼吸器病変の画像検査におけるCTの位置づけ..................137
  - a. 感染症..................137
  - b. 肺癌，その他の肺腫瘍..................138
  - c. 縦隔腫瘍，胸膜・胸壁疾患..................139
  - d. びまん性肺疾患..................140
  - e. 外傷..................140
  - f. 先天性異常..................140
  - g. 肺動脈疾患・大動脈疾患..................140
- 6.2 呼吸器疾患に対するCT撮像および造影プロトコール..................141
  - a. 撮像プロトコール..................141
  - b. 造影プロトコール..................141
  - c. Dual energy CT..................141
- 6.3 重要疾患の読影..................143
  - a. 腫瘍性疾患（縦隔も含む）..................143
  - b. 感染症..................151
  - c. びまん性肺疾患..................153

■ 7. 肝臓 （中村優子, 粟井和夫）..................167
- 7.1 肝病変の画像検査におけるCTの位置づけ..................167
  - a. 原発性肝細胞癌..................167
  - b. 転移性肝腫瘍..................169
  - c. その他の肝腫瘍..................170
  - d. びまん性肝疾患..................170
- 7.2 肝疾患に対するCT撮像および造影プロトコール..................172
  - a. 造影プロトコール..................172

　　　　b. 撮像プロトコール………………………………………………………………173
　7.3　重要疾患の読影……………………………………………………………………176
　　　　a. 肝占居性病変……………………………………………………………………176
　　　　b. びまん性肝疾患…………………………………………………………………190

8. 膵臓 （小坂一斗）……………………………………………………………………201
　8.1　膵病変の画像検査におけるCTの位置づけ……………………………………201
　　　　a. 膵腫瘍に対するCT検査の役割…………………………………………………202
　　　　b. 急性腹症…………………………………………………………………………202
　　　　c. びまん性膵疾患…………………………………………………………………203
　8.2　膵疾患に対するCT撮像および造影プロトコール……………………………203
　　　　a. 造影プロトコール………………………………………………………………203
　　　　b. 撮像プロトコール………………………………………………………………204
　8.3　重要疾患の読影……………………………………………………………………209
　　　　a. 膵充実性病変……………………………………………………………………209
　　　　b. 膵嚢胞性病変……………………………………………………………………215
　　　　c. 膵炎症性病変……………………………………………………………………220
　　　　d. その他……………………………………………………………………………224

9. 胆道 （吉満研吾，武藤絵美，坂本桂子）…………………………………………229
　9.1　胆道病変の画像検査におけるCTの位置づけ…………………………………229
　　　　a. 胆道結石…………………………………………………………………………229
　　　　b. 胆嚢炎……………………………………………………………………………231
　　　　c. 胆管炎……………………………………………………………………………232
　　　　d. 胆嚢腫瘍…………………………………………………………………………233
　　　　e. 胆管腫瘍…………………………………………………………………………234
　9.2　胆道病変に対するCT撮像および造影プロトコール…………………………235
　　　　a. 造影プロトコール………………………………………………………………235
　　　　b. 撮像プロトコール………………………………………………………………236
　9.3　重要疾患の読影……………………………………………………………………241
　　　　a. 胆道結石のCT診断……………………………………………………………241
　　　　b. 胆道炎症性疾患のCT診断……………………………………………………243
　　　　c. 腫瘍………………………………………………………………………………252

10. 泌尿器 （秋田大宇，陣崎雅弘）……………………………………………………263
　10.1　泌尿器病変の画像検査におけるCTの位置づけ……………………………263
　　　　a. 腎腫瘍……………………………………………………………………………263
　　　　b. 腎・尿路炎症性疾患……………………………………………………………264
　　　　c. 尿路腫瘍，その他………………………………………………………………264

10.2 泌尿器病変に対するCT撮像および造影プロトコール……265
 a. 腎ダイナミックCT……265
 b. （ルーチンの）造影CT……272
 c. CT urography……272
10.3 重要疾患の読影……276
 a. 腎腫瘍……276
 b. 尿路疾患……286

11. 消化管，CT colonography，CT enterography （伊牟田真功）……293

11.1 消化管疾患の画像検査の種類と位置づけ……293
 a. 食道癌……293
 b. 胃癌……295
 c. 大腸癌……297
 d. 粘膜下腫瘍……299
 e. 炎症性腸疾患……301
11.2 消化管疾患に対するCT撮像および造影プロトコール
 （基本プロトコールおよびvariant）……302
 a. CT colonography：CTC……302
 b. CT enterography：CTE……308
11.3 重要疾患の読影……309
 a. 食道癌……309
 b. 胃癌……310
 c. 大腸癌……314
 d. 粘膜下腫瘍（GIST）……316
 e. 炎症性腸疾患……319

12. 外傷パンスキャン・全身スクリーニング （棚橋裕吉，近藤浩史）……325

12.1 救急診療におけるCT検査の位置づけ……325
 a. 外傷パンスキャン……325
 b. スクリーニング検査……328
12.2 救急診療におけるCT撮像および造影プロトコール……330
 a. 外傷パンスキャン……330
 b. 救急診療におけるCT検査……332
12.3 重要疾患の読影……335
 a. 外傷パンスキャンの読影……335
 b. 各臓器の損傷……337
 c. 救急診療におけるCT検査……354

索引……357
 和文索引……357
 欧文索引……361

Part I 基礎編

知っておくべきCTの基礎

1 CTのハードウェア・ソフトウェア

1.1 CT装置の概略

　CT装置は架台(ガントリ),寝台,および操作と処理を行うためのコンピュータユニットで構成される.ガントリの主要な構成要素のうち,おもにX線光学系に関するものを図1-1に示す[1].

　一般的なCT装置ではX線発生装置としてX線管を用いる.管電流をフィラメントに流すことによって生じる熱電子を高電圧で加速させ,ターゲットの金属に衝突させることでX線が発生する.X線管から発生するX線は広いエネルギー分布をもつ白色X線とよばれ,たとえば管電圧が120 kVの場合は120 keVを最大値とする分布を示す[†].管電流が大きいほどX線の強度は強くなり,管電圧が高いほどX線のエネルギー分布は高い側にシフトする.

　X線ビームは,X線管の焦点から射出され3次元的な広がりをもつ.正面図における回転方向のビームの広がりの角度をファン角とよび,側面図における体軸方向のビームの広がりをコーン角とよぶ.いずれの角度も対向するX線検出器のサイズにより最大値が決定される.ファン角が大きいほど面内の撮像視野(scan field of view:sFOV)を広げることができ,コーン角が大きいほど1回転あたりの体軸方向の撮像視野を広げることができる.X線発生の起点となるX線管の焦点は,面積をもたない点であることが望ましいが,実際には有限サイズの面積をもつ.さらに管電流を増やしX線強度を強くする場合には,発熱の問題を回避するために焦点サイズをより大きくする必要がある.焦点サイズが大きくなるほどX線ビームには半影が生じ,画像の尖鋭度は低下してしまう.

　X線検出器は,撮像対象を通過したX線を計測するために用いられ,おもにシンチレー

注†:管電圧(kV)と実効エネルギー(keV):管電圧(kV)とは,X線発生のためにX線管にかける電圧のことであり,図1-3のX線スペクトラム曲線の右端のX軸の値となる.これに対して,CTの実効エネルギー(keV)とは,連続でさまざまなスペクトルをもつ(すなわち広範なエネルギー分布をもつ)白色X線のエネルギーを,それと同等な相互作用を有する単色X線(単一エネルギーのX線)のエネルギーとして表したものである.具体的には,連続X線のエネルギーをアルミニウムの半価層で測定し,それと等しい半価層であった単色X線のエネルギーを実効エネルギーとする.

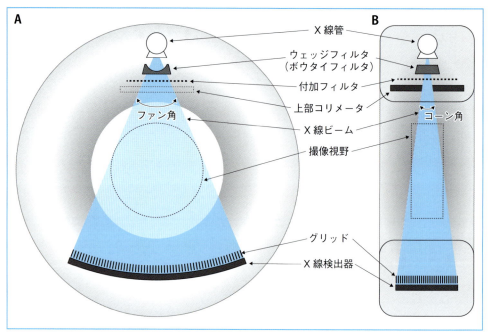

図1-1　X線光学系に関連するCT装置のおもな構成要素
A：体軸断面方向，B：体軸方向　X線管から発生したX線は，ボウタイフィルタにより均質化された後に撮像対象を通過し，最終的にX線検出器で計測される．

タとフォトダイオードにより構成される(**図1-2**)．CTで用いるような強いX線を半導体検出器で直接計測することは困難であるため，まずシンチレータとよばれるX線を吸収し光を発する性質をもつ結晶体を用いてX線を光へと変換する．次にフォトダイオードとよばれる半導体を用いてシンチレータの光を電気信号に変換する．検出器はこれらの素子が格子状に配列されており，回転方向に沿った素子数をチャンネル数，体軸方向の素子数を列数とよぶ．チャンネル数が多いほど面内の分解能が高くなり，列数が多いほど体軸方向の分解能が高くなる．CT開発当初は1列の検出器のみを備えたCT装置が一般的であったが，近年は多列検出器型CT(multidetetor-row CT：MDCT，またはマルチスライスCT)とよばれる複数列の検出器を備えた装置が一般的となっている．また，2017年現在では，体軸方向の撮像視野が160 mm(256列もしくは320列)の検出器を搭載した面検出器CTも開発されている．

　ウェッジフィルタは，撮像視野内のX線の強度と線質を均一にするためのフィルタで，その形状からボウタイフィルタともよばれる．撮像視野の大きさごとに何段階かのフィルタが用意されており，撮像視野外の不要な被ばくを低減させる効果もある．

　付加フィルタはX線のエネルギー分布のうち，不要な部分を除去するために用いる．たとえば，あまりに低いエネルギーのX線はそのほとんどが体内で吸収されてしまい，画像化に寄与せず被ばくのみを生じてしまうため，付加フィルタにより除去することがある．

　上部コリメータは，体軸方向について開閉し，撮像範囲外へのX線のばく射を防ぐために用いる．使用する検出器の列数を絞る場合や，ヘリカルスキャンの開始時および終了時に撮像範囲外へのX線のばく射を防ぐために用いられる．

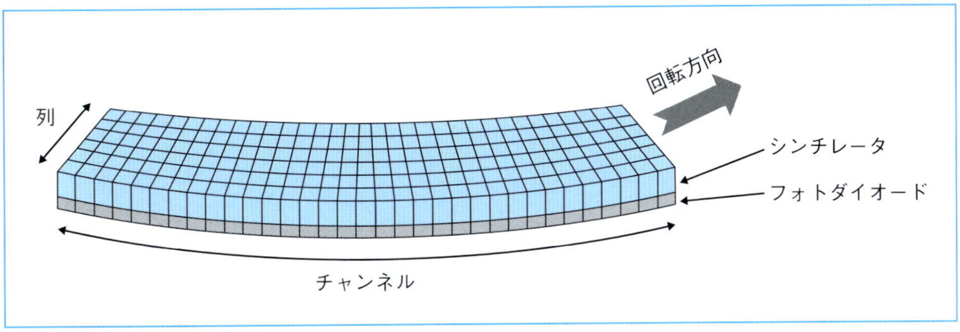

図1-2 X線検出器
シンチレータとフォトダイオードが格子状に配列されており，体軸方向の素子数を列数，回転方向の素子数をチャンネル数とよぶ．

　グリッドは，検出器に入射する散乱線を除去するために用いられる．グリッドはX線管の焦点方向に開口しており，焦点から直進して検出器に到達したX線のみを透過する．焦点以外の方向から入射するX線については散乱線として除去することで，CT値の精度を向上させることができる．

1.2 CTの撮像関連事項

a. X線管の設定

　X線管に印加する管電圧(単位：kV)はX線のエネルギーを決定し，**図1-3**に示すように管電圧が高いほどX線のエネルギー分布は高い側にシフトする[2,3]．特にヨード造影剤の減弱係数は低エネルギーのX線に対して高くなる傾向を示すため，低い管電圧におけるヨード造影剤のCT値は高い管電圧と比較してより高くなる．**図1-4**にヨード造影剤のヨード濃度とCT値の関係を示す．ヨード濃度とCT値は基本的には比例関係を示し，X線エネルギーの低い低管電圧であるほど比例係数は大きくなる．**図1-5**には腹部造影ファントムをさまざまな管電圧で撮像した画像を示す．管電圧が低いほどヨード造影剤のコントラストが増し，肝臓や膵臓などの造影された臓器がより明瞭に描出されていることがわかる．一方で，低管電圧ではフォトンが人体に吸収されやすく画像化の効率が低下することから，体格の小さな小児などの特殊な例を除き[1,4]，管電圧120 kVを利用するのが臨床CT検査では一般的である(**Key Facts 1-1**)．

　X線管のフィラメントに流す管電流(単位：mA)はX線の強度を決定し，管電流が大きいほどX線のフォトン数が増加する．すなわち，**図1-6**に示すように管電流が大きいほど画像ノイズは低下し，高い画質の画像が得られる．画像ノイズの指標には均一な領域のCT値の標準偏差(standard deviation：SD)を用いるのが一般的である．管電流が大きいほ

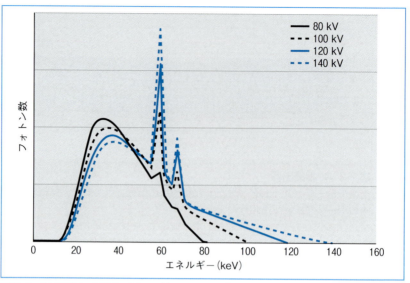

図1-3 X線管から発生するX線のエネルギー分布
X線管から発生するX線は白色X線とよばれ，広いエネルギー分布をもっている．
エネルギー分布の最大値(keV)と管電圧(kV)の数値が一致する．

Key Facts 1-1

X線管の設定

1) 管電圧(kV)
    - X線の線質(エネルギー)を決定する．
    - 一般的には120 kVが用いられる．
    - 管電圧が低いほど造影剤コントラストは向上する．

2) 管電流(mA)
    - X線の強度を決定する．
    - 値が高いほど画像ノイズが低下する一方で，被ばくが増加する．
    - スライスごとのノイズがおおよそ一定となる管電流自動変調が広く利用されている．

ど画質は向上する一方で被ばくは増加することから，画質と被ばくはトレードオフの関係となる．低管電流時の画像ノイズを除去し画質を向上させる技術として，後述する逐次近似応用再構成法(Hybrid IR)やモデルベース逐次近似再構成法(MBIR)が広く用いられている．

　管電流の決定法としては，自動露出機構(automatic exposure control：AEC)が一般的によく用いられる．AECは管電流自動変調ともよばれる．これは**図1-7 A**に示すように，スカウトビュー[†]の吸収値をもとにしてスライス位置ごとに管電流を自動的に調整する手法[5)]で，画像のSDをスライス位置によらず，おおよそ一定に保つことができる．設定には

注†：体軸方向の撮像範囲を決めるために，通常のCT撮像の前に1方向からX線を照射して得る一般X線写真のような画像をスカウトビューあるいはスカウト画像とよぶ．

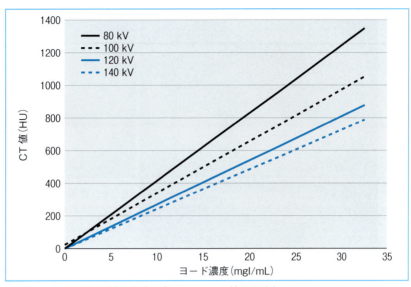

図1-4 ヨード造影剤の濃度・管電圧・CT値の関係
ヨード造影剤のヨード濃度とCT値は比例関係にあり,管電圧が低いほど比例係数が大きくなる.

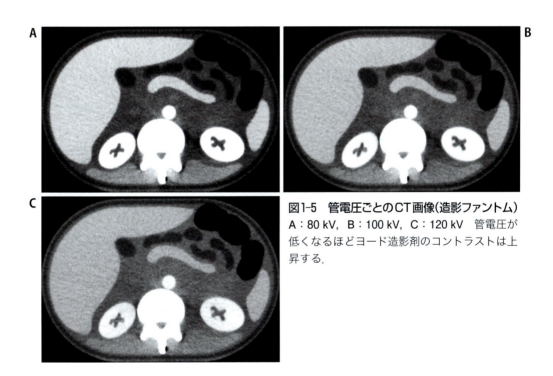

図1-5 管電圧ごとのCT画像(造影ファントム)
A:80 kV,B:100 kV,C:120 kV 管電圧が低くなるほどヨード造影剤のコントラストは上昇する.

目標SD値を指定するのが一般的であるが,図1-7Bに示すように患者の体格が大きい場合やSD値の設定が低すぎる場合には,管球の出力容量が不足し自動電流変調が正常に動作しないこともある.AECについては「4.3 被ばく低減技術(p.91)」も参照のこと.

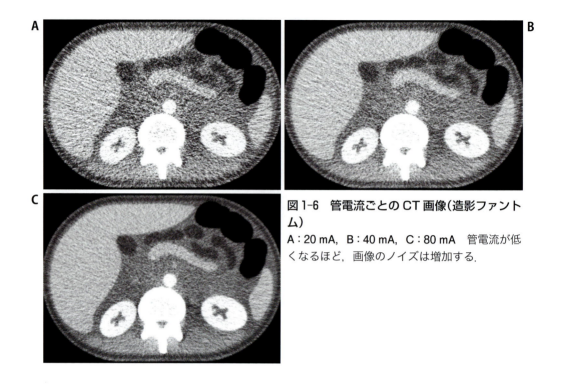

図1-6　管電流ごとのCT画像（造影ファントム）
A：20 mA，B：40 mA，C：80 mA　管電流が低くなるほど，画像のノイズは増加する．

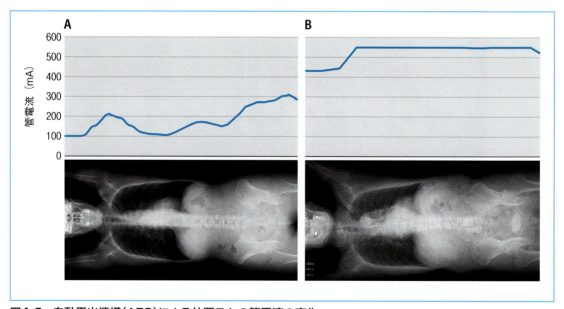

図1-7　自動露出機構（AEC）による位置ごとの管電流の変化
A：通常の動作，B：体格が大きすぎる場合/SD設定が小さすぎる場合　スカウト画像のX線をもとに管電流の値が決定される．患者体格が大きすぎたり要求するSD値が小さすぎたりする場合（B）には，X線管の出力が不足して管電流が許容される最大値に固定されてしまう．

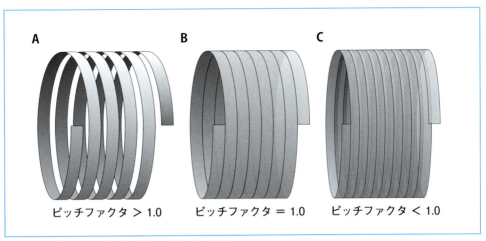

図1-8　ピッチファクタごとのスキャン軌道
ピッチファクタが1.0の場合はオーバーラップや離開のないスキャン軌道となる.

b. 機械系の設定

　ガントリ内では対向したX線管とX線検出器が回転しており，これらが1回転するために要する時間を回転時間(単位：秒/回転)とよぶ．回転時間が短いほど撮像時間も短くなり，時間分解能が向上する．このことから，心臓などの高い時間分解能を要する領域においては0.3秒/回転前後の極力短い回転時間が選択される．一方で，短い回転時間においては1回転あたりで収集できるデータ数(ビュー数)が限られることから，時間分解能がそれほど重要とならない領域については0.5～1.0秒/回転程度を選択するのが一般的である．

　X線ばく射時に寝台を動かさない撮像をアキシャルスキャン(axial scan)とよぶ．一度に検出器の有効幅分しか撮像できないため，広範囲を撮像するためには撮像と寝台移動を交互に繰り返すステップ＆シュートを行う．後述するヘリカルスキャン(herical scan)と比較すると，撮像時間が長いため撮像対象の動きによる頭尾方向の画像の不連続性を生じやすい一方で，画像再構成時の補間が単純となることから画質が高いという利点がある．頭部CTなどの特に高い画質が求められる領域で用いられることがある．また，一度に広範囲を撮像できる面検出器CT装置においては，1回転の撮像で対象臓器全体が撮像できる心臓CTや，同一部位を何度も撮像してその時間的変化を観察する4D CTなどで用いられる．

　寝台を動かしながららせん状にX線をばく射する撮像をヘリカルスキャンとよぶ．広い範囲を撮像できることから，臨床では広く利用されている．ヘリカルスキャンのパラメータとしてピッチファクタもしくはヘリカルピッチが用いられる．

　ピッチファクタはビームピッチともよばれ，X線のビーム幅とガントリ1回転あたりの寝台移動距離との比で定義される．図1-8Bに示すように，ピッチファクタが1.0の場合，X線ビームの幅と寝台の移動距離が一致することからオーバーラップや離開のないスキャン軌道となる．ピッチファクタが1.0より大きい場合には図1-8Aに示す粗なスキャン軌道となり，1.0より小さい場合には図1-8Cに示すオーバーラップを伴うスキャン軌道とな

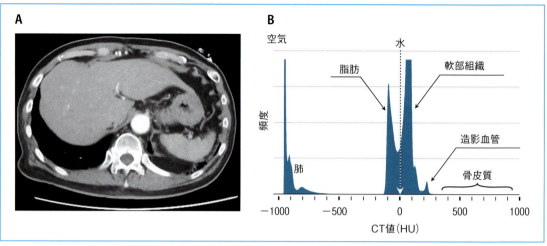

図 1-9　人体組織の CT 値のヒストグラム
A：横断像（WL：60 HU，WW：400 HU），B：ヒストグラム　水の CT 値が 0 HU，空気の CT 値が −1000 HU に割り当てられていることから，人体の組織ごとの CT 値はおおよそ図に示すような分布となる．

る．ピッチファクタが小さいほどオーバーラップが大きくなることから被ばくが増加し撮像時間が延長する一方，ノイズやアーチファクト面では有利となる．ピッチファクタが大きいほど高速で低被ばくな撮像となるが，ヘリカル補間に起因するアーチファクトを生じる．

ヘリカルピッチはディテクタピッチともよばれ，ガントリ1回転あたりの寝台移動距離を検出器の1列あたりの幅で除すことで定義される．ガントリ1回転あたりに進む検出器の列数（実際に進むのは寝台であるが）と考えることもできる．検出器の使用列数などを固定すればヘリカルピッチはピッチファクタと連動することから，ヘリカルピッチはピッチファクタの言い換えと考えて差し支えない．

撮像視野（FOV）は撮像時に決定するガントリ内の視野範囲で，面内の撮像 FOV については円形になることから直径で指定される．撮像 FOV に対応したボウタイフィルタが使用され，撮像 FOV 外の X 線はカットされることから，後述する再構成 FOV は撮像 FOV 以下の数字でなければ選択できない．体軸方向の撮像 FOV は，アキシャルスキャンの場合には検出器幅で決定され，ステップ＆シュートやヘリカルスキャンの場合には任意の範囲で指定が可能である．一般的にはグラフィカルユーザインターフェース（graphical user interface：GUI）を利用してスカウトビューを参照しながらマウスなどで撮像 FOV を指定する．

c. 画像作成関連のパラメータ

CT 画像における画素ひとつ一つのもつ数値を CT 値とよび，CT の発明者にちなんで Hounsfield Unit（HU）という単位で扱われる．空気の CT 値が −1000 HU，水の CT 値が 0 HU と規定されており，その他の物質についてはこれらに対する相対的な X 線吸収値から決定される．人体組織の場合には決まった CT 値とはならないものの，**図 1-9** のヒストグ

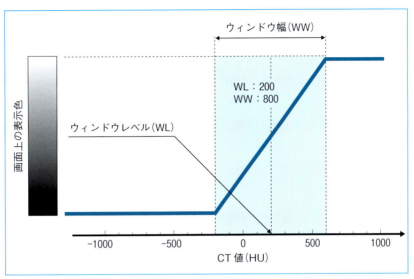

図1-10　ウィンドウレベル(window level：WL)とウィンドウ幅(window width：WW)
CT画像は広い階調をもっており，そのうち限られた範囲の階調のみに絞ってディスプレイ上に表示される．WLは表示されるCT値の範囲の中央値を示し，WWは表示されるCT値の幅を示す．

ラムに示すように組織ごとのCT値の分布にはある程度の傾向がみられる．このことから，後述するウィンドウレベルやウィンドウ幅を統一することで，画像の表示上の見た目を標準化することができる．

　CT画像をディスプレイに表示する際には，画素ごとのCT値に応じたグレースケールで表示されるのが一般的である．この際に，CT値をグレースケールに変換するためのパラメータとしてウィンドウレベル(window level：WL)とウィンドウ幅(window width：WW)が用いられる．図1-10に示すように，WLはちょうど中間の灰色で表示されるCT値を規定し，WWは表示上の濃淡の差をつけるCT値の範囲を規定する．WL＋WW/2以上のCT値はすべて白で表示され，WL－WW/2以下のCT値はすべて黒で表示される．

　画像のFOVには3つの概念があり，1つは先述した通り撮像時に決定する撮像FOVである．画像を再構成する際にもFOVを指定することができ，これを再構成FOVとよぶ．再構成後の画像を表示する際のFOVを表示FOVとよび，デジタルズームの倍率により変化する．撮像FOVよりも再構成FOVを小さく設定した再構成を拡大再構成とよび，たとえば肺野などで片肺ずつ詳細に読影する場合などに用いる．

　図1-11に示すCT画像のサイズの表現のうち，画像1辺の画素数をマトリックスサイズとよぶ．CT画像の場合，多くは正方形で一辺は512画素である．1画素の1辺の長さを画素サイズ(mm)とよび，再構成FOVをマトリックスサイズで除すことで得られる．一般的なFOVであれば，画素サイズは0.4〜1 mm程度の数値となる．また，CT画像には体軸方向の厚みの概念も存在し，これをスライス厚(mm)とよぶ．CT開発当初のシングルスライスCTのスライス厚は5〜10 mm程度と面内の画素サイズに対して大きかったのに対し，近年のMDCTのスライス厚の最小値は0.5 mmもしくは0.625 mmと面内の画素サイズと同等である．このように画素のXYZ方向のサイズがほぼ同等に細かな画素をiso-voxelとよび[6]，後述するMPRを作成する際に有利となる．

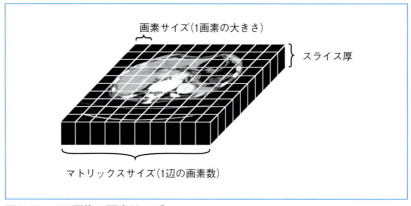

図 1-11　CT 画像の画素サイズ
1 辺の画素数をマトリックスサイズとよび，一般的な CT では 512 画素である．
FOV をマトリックスサイズで除すことで画素サイズが算出できる．

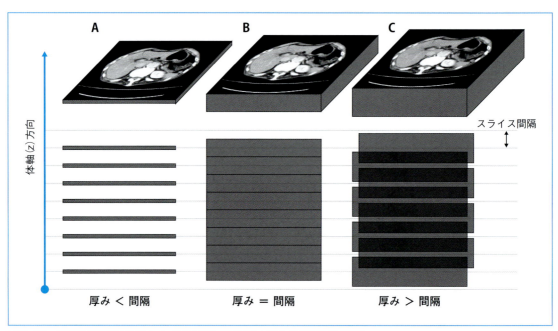

図 1-12　画像を側面から見たときのスライス厚とスライス間隔の関係
一般的にはスライス厚とスライス間隔は同一とすることが多い．

　先述の通り，近年の CT のスライス厚は最小では 0.5 mm 程度であるが，データの管理や読影の労力などの観点から，一般的な読影では 5 mm のスライス厚が用いられることが多い．また，CT のような連続画像の場合，Z 方向のスライス間隔の概念が存在する．**図1-12 B** に示すように，一般的にはスライス厚とスライス間隔が等しく，オーバーラップやギャップを生じない設定とする．スライス厚を変更するには，最小スライス厚の画像を複数枚平均する．たとえば，0.5 mm の画像を 10 枚平均することで，5 mm のスライス厚の画像とすることができる．**図1-13** に示すように，スライス厚が大きくなるほど構造のシャープさを失っていく一方，画像のノイズは低下する．このことから，微細な構造の読

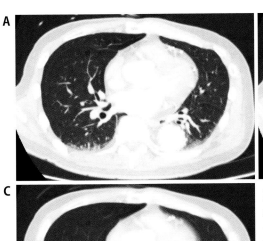
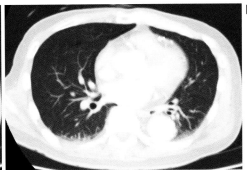

図1-13 スライス厚ごとの画像の変化
A：1 mm厚，B：5 mm厚，C：10 mm厚　スライス厚が大きいほどノイズの少ないスムーズな画像となるが，細かい構造物にはぼけが生じる．

影が必要な領域ではスライス厚が薄いほうが有利であり，逆にわずかなコントラスト差が重要となる領域ではノイズが低いことが重要でありスライス厚は大きいほうが有利である．**図1-12 A**に示すように，薄いスライス厚で間隔を大きく設定することで，シャープな画像のまま画像枚数を削減することができる．一方で，情報の欠落が生じるため，間隔を大きくしすぎないよう注意が必要である．**図1-12 C**に示すように，スライス間隔よりもスライス厚を大きく取るとノイズが減少し低コントラスト領域の読影に有利となる．一方で画像のぼけは強くなり，微細な構造は視認しづらくなる．

　スライス厚を変更する際に，複数スライスの画素の平均を算出する方法に対し，複数スライスの最大画素値を抽出する方法を最大強度投影法（maximum intensity projection：MIP）とよぶ．**図1-14**に示すように，同じ20 mm厚の画像であるがMIP画像では血管などの連続性の視認が容易となる．

　CTはその構造上，横断（水平断）像のみ撮像することができる．冠状断や矢状断をはじめとする任意方向の画像を生成するには多断面再構成法（multiplanar reconstruction：MPR）を用いる．**図1-15**に示すように，コンピュータ上で横断の画像を3次元に構築した後に，任意の位置の断面を補間することでMPR画像を表示する．MPR画像を保存する場合，断面の切り出し位置を明らかにするためにスカウト画像を併せて保存することがある．

　コンピュータ上で構築した3次元のデータを立体的に表示する代表的な手法としてボリュームレンダリング法（volume rendering：VR）がある．VRでは，画素のCT値に対応した色と透明度を設定しレイキャスティング法などの3次元レンダリング手法を用いて画像を生成する．任意の視点からの観察が可能であり，全体の概要や3次元的な構造を把握するのに有用である．また，**図1-16**に示すように，表示設定を変更することで任意の物質のみを表示することもできる．

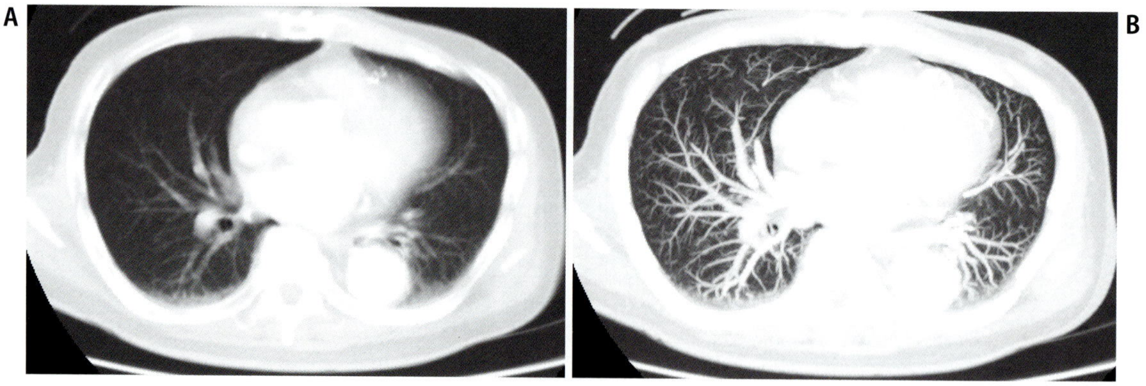

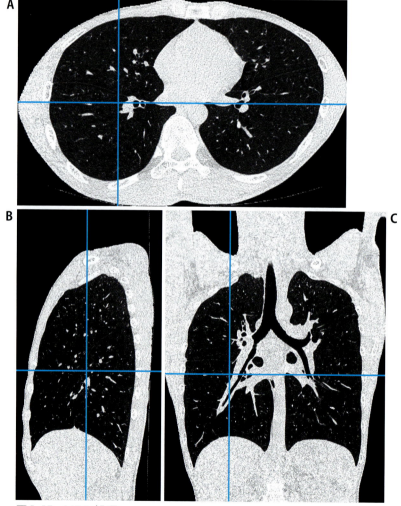

図 1-14 スライス内での演算方法の違い
A：20 mm 厚（平均），B：20 mm 厚（MIP）　同じ 20 mm のスライス厚でも，MIP 画像を作製することで構造物の連続性が追いやすくなる．

図 1-15 MPR 処理
A：横断（水平断）像，B：矢状断像，C：冠状断像　薄いスライス厚の横断（水平断）像（A）を読み込むことで，3 次元的な任意の断面の画像（B：矢状断，C：冠状断）を表示することができる．

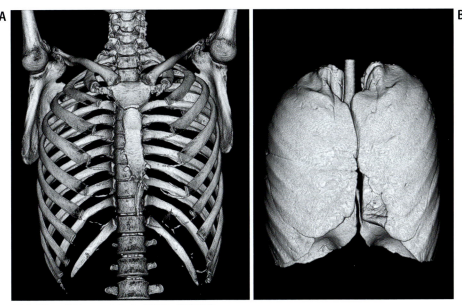

図1-16 ボリュームレンダリング（VR）
同じCTのデータより骨のみを表示させた画像（A）および肺と気管のみを表示した画像（B）を作製した．このように，表示するCT値の範囲や空間的領域を観察対象のみに絞ることで，任意の臓器のみを立体的に表示することが可能である．

1.3 画像再構成アルゴリズム

CTの撮像ではじめに得られるデータは**図1-17 A**に示す生データ，サイノグラムともよばれる投影データである．検出器1列がガントリ1回転で収集したデータであり，横軸は検出器のチャンネル，縦軸はガントリの回転角度に対応する．近年のMDCTの場合，検出器が複数列搭載されていることから，実際の投影データは**図1-17 B**に示すような3次元のデータとなる．投影データに対して画像再構成処理を行うことで，日常的に目にする断面画像に変換することができる．

a. フィルタ逆投影法（FBP）

画像再構成法として逆投影法に基づく処理が広く利用されている．撮像をはじめとした，対象物を画像空間から投影空間に変換する処理を順投影とよぶ（**図1-18 A**）．逆投影とはその逆向きの処理で，投影時のX線の経路に沿って投影空間から画像空間に戻す処理をさす（**図1-18 B**）．単一方向のみの投影データを逆投影しても正確な再構成画像を得ることはできず，断面画像を得るためには**図1-19**に示すように最低でもガントリ半回転分の投影データを逆投影し加算平均する必要がある．**図1-19**からもわかるとおり，逆投影法は物体

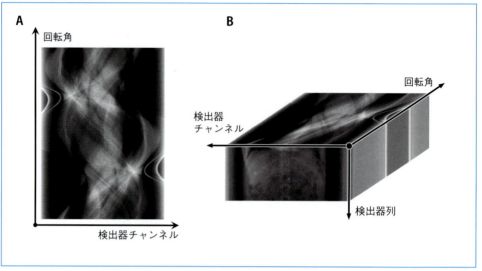

図1-17　CT撮像で得られる投影データ
A：検出器1列分の投影データ，B：検出器全体で収集した3次元の投影データ

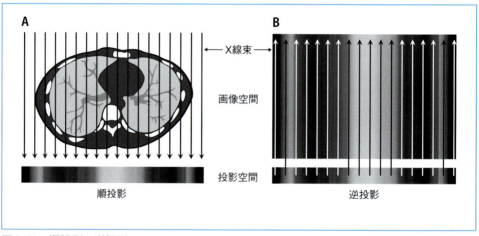

図1-18　順投影と逆投影
A：**順投影**　撮像により対象物の投影像（影絵）を得る処理を順投影とよぶ．B：**逆投影**　投影データを実空間に戻す処理を逆投影とよぶ．1方向のみの逆投影では正確な断面画像は得られない．矢印は投影方向を示す．

Key Facts 1-2

フィルタ逆投影法（filtered back projection：FBP）

- 逆投影法をもとにした再構成法．
- フィルタ関数を用いることで画質を制御する．
- 再構成処理速度が早い．

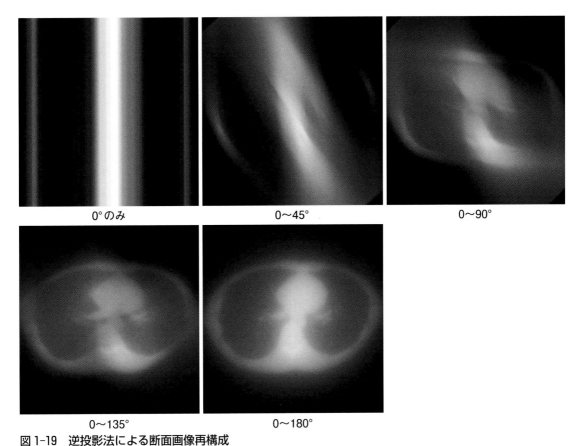

図 1-19　逆投影法による断面画像再構成
逆投影の角度が増えるに従って断面画像が再構成される．画像にはぼけが生じる．

が本来存在した位置以外にもデータを与えることから，画像にぼけが生じることが知られている．

　逆投影法の画像がぼける問題を解決するために，投影データにおける構造物の輪郭を尖鋭化するフィルタを適用してから逆投影を行う処理をフィルタ逆投影法（filtered back projection：FBP）とよぶ（**Key Facts 1-2**）．フィルタの性質や強度によって再構成画像の特徴が異なり，たとえば，比較的強度の低いフィルタを使用した場合はスムーズでノイズの少ない画像が得られる．強度の高いフィルタを使用した場合は，ノイズは多いもののシャープな画像が得られる．フィルタのことを一般的に再構成関数，再構成カーネルなどとよび，肺野や軟部組織など領域によって使い分けられている．再構成関数を使い分けることで，さまざまな特徴の画像を再構成できる一方で，ノイズの少なさとシャープさは両立できないなど，万能な再構成関数というものは存在しない．**図 1-20 A，C** に軟部組織用の再構成関数を使用した画像を，**図 1-20 B，D** に肺野用の再構成関数を使用した画像を示す．軟部組織用の関数を使用した場合，肺野の細かい構造物がぼけてしまっているが，軟部組織の淡いコントラストの視認性には優れる．逆に，肺野用の関数を使用した場合，肺野の細かな構造がシャープに描出されているが，軟部組織ではノイズが多く淡いコントラストの視認性が悪い．フィルタ逆投影法や後述の逐次近似応用再構成において，高い空間分解能の画像を得るために高分解能CT（high-resolution CT：HRCT）がしばしば撮像され

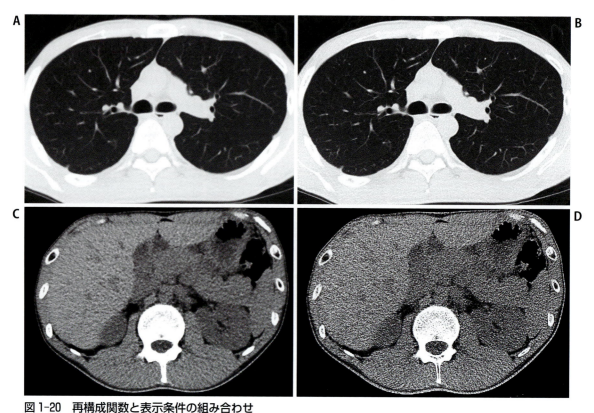

図1-20 再構成関数と表示条件の組み合わせ
A：軟部関数・肺野条件，B：肺野関数・肺野条件，C：軟部関数・軟部条件，D：肺野関数・軟部条件　肺野の画像に軟部関数を使用した場合(A)は空間分解能が低下する．軟部の画像に肺野関数を使用した場合(D)には，ノイズが多くコントラスト分解能が低下する．

る．これは，①1.5 mm 以下の薄いスライス厚を使用し，②目的とする領域を再構成FOV 15～20 cm 程度で再構成，③細かな構造をシャープに描出する関数(高周波強調関数)を使用して画像を作成するものである．HRCT は，しばしば肺病変や中耳病変の描出に使用され，横断(水平断)面上の空間分解能は 300 μm 程度である．

b. 逐次近似応用再構成法(Hybrid IR)

逐次近似応用再構成法(hybrid iterative reconstruction：Hybrid IR)は，主として線量低減を目的とした画像ノイズ低減アルゴリズムを搭載した再構成法である[7,8]（**Key Facts 1-3**）．それぞれのCTメーカーが独自に開発を進めているが，おおよそ**図1-21**に示すような流れで処理が行われている．基本となる再構成アルゴリズムには先述のFBPを用いているため，再構成関数を用いて画質を制御する．これに加えてHybrid IR の強度を設定できるのが一般的で，線量と画質などを総合的に判断して使用する強度を決定する．Hybrid IR では低線量時に発生する画像ノイズを，再構成前の投影データ上および再構成後の画像データ上で反復的に低減する．投影データ上でのノイズ低減処理は特にストリークアーチファクトの除去に有効であり，**図1-22 A～C** に示す肺尖部などや，**図1-22 D～F** に示す

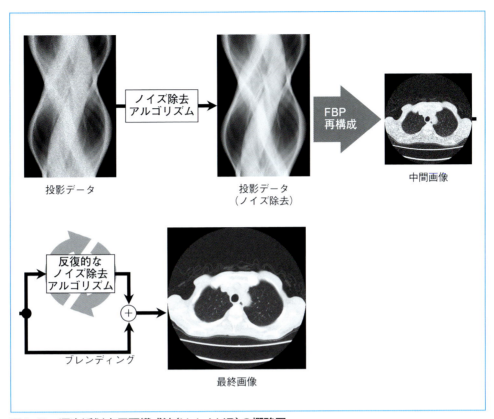

図1-21 逐次近似応用再構成法(Hybrid IR)の概略図
はじめに投影データ上でノイズが除去され，次にFBP再構成により断面画像に再構成される(中間画像)．最後に画像上でノイズが除去されて最終画像を得る．

Key Facts 1-3

逐次近似応用再構成法(hybrid iterative reconstruction：Hybrid IR)

- FBP再構成にノイズ除去アルゴリズムを組み合わせたもの．
- FBP同様に再構成関数を用い，処理速度もほぼ同等．
- ストリークアーチファクトや画像ノイズを効果的に除去できる．

脊椎骨周囲などで大きな効果を発揮する．

図1-23のグラフから，FBPでは線量が減少するに従って画像ノイズ(SD)が上昇するのに対し，Hybrid IRでは画像ノイズの上昇を抑制できていることが確認できる．しかし図1-24に示す画像を確認すると，Hybrid IRではノイズの粒状性が低線量になるほど粗大となっていくことがわかる[9]．NPS(後述)を用いればノイズの性質を含めた画質の評価が可能[4,10]であるが，SDのみによる評価ではこのような変化を捉えることができないため注意が必要である．

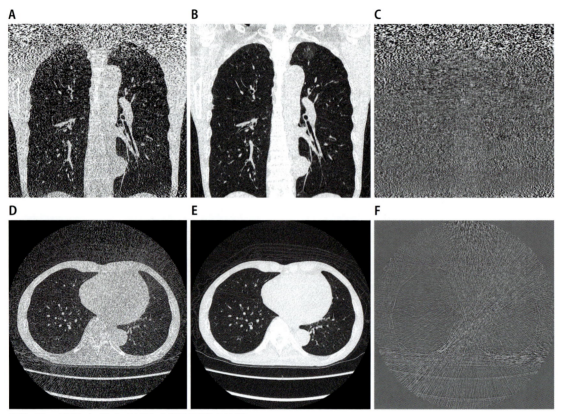

図 1-22　FBP と Hybrid IR の肺野画像の比較
A：FBP 冠状断像，B：Hybrid IR 冠状断像，C：A と B の差分画像，D：FBP 横断像，E：Hybrid IR 横断像，F：D と E の差分画像　肺尖部で特に強く生じていたノイズが効果的に除去されている（A～C）．椎体を中心に生じていたストリークアーチファクトが効果的に除去されている（D～F）．

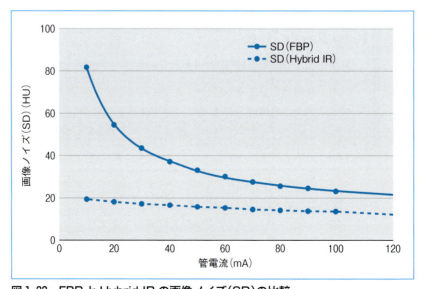

図 1-23　FBP と Hybrid IR の画像ノイズ（SD）の比較
FBP では管電流の低下に伴い画像ノイズが大きく上昇するが，Hybrid IR ではノイズの上昇が抑制されている．

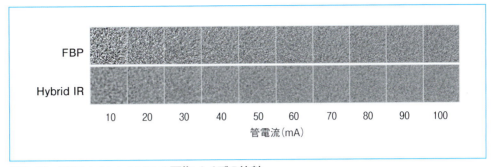

図 1-24　FBP と Hybrid IR の画像ノイズの比較
FBP では管電流の低下に伴い画像ノイズが上昇するのに対し，Hybrid IR では管電流の低下に伴い画像ノイズの粒状性が粗くなっていく．

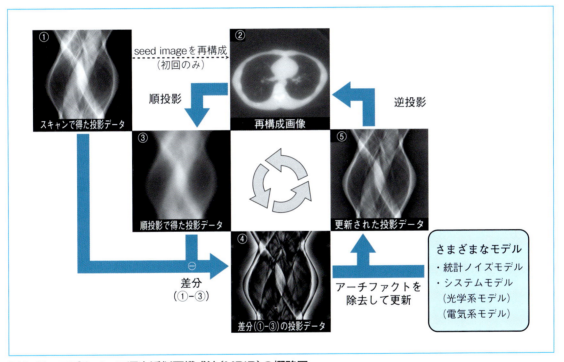

図 1-25　モデルベース逐次近似再構成法（MBIR）の概略図
順投影と逆投影の処理を繰り返しながら，順投影で得た投影データとスキャンで得た投影データが一致するまでデータを更新する．

c. モデルベース逐次近似再構成法（MBIR）

　CT 画像の再構成には，FBP に基づく再構成アルゴリズムが広く用いられているが，まったく異なるアルゴリズムとして逐次近似再構成法（iterative reconstruction：IR）についても古くから開発が進められてきた．IR は FBP と異なり再構成関数を使用せず，**図 1-25** に示すように順投影と逆投影（フィルタを用いない）処理を反復的に繰り返すことで徐々に正しい再構成画像に近づけていく再構成法である[8]．中間的に得られた再構成画像②を順

投影することで得られる計算上の投影データ③をスキャンで得た投影データ①と比較したとき，①と③がまったく同じであれば②の再構成画像は撮像対象を正しく再構成できていると考えることができる．①と③の差分の投影データ④は再構成の誤差を意味し，前回使用した投影データ⑤(初回のみ①)から差し引くことで更新された投影データ⑤を新たに得る．これらの処理を繰り返すことで，徐々に差分の投影データ④はゼロに近づき，再構成画像②は正しい再構成画像へと近づいていく．IRは順投影や逆投影の処理を何度も反復的に行うことから計算コストが非常に高くなる(すなわち計算時間が長くかかる)．特にマトリックスサイズが大きくスライス枚数も多いCT画像に対しては計算コストの問題から2010年代に至るまで実用化されていなかった[8,11]．

2010年代以降，いくつかのCTメーカーが逐次近似再構成法(IR)を製品化しているが，それらはモデルベース逐次近似再構成法(model-based iterative reconstruction：MBIR)とよばれている(**Key Facts 1-4**)．IRはスキャンで得た投影データに忠実な再構成画像を得るアルゴリズムなのに対し，MBIRはそれに加えノイズやアーチファクトを除去するアルゴリズムを併せもっている．具体的には図1-25において，⑤のデータを更新する際に統計ノイズモデルやCT装置固有のモデルを考慮することによって，投影データ中に含まれるアーチファクトの成分を識別し除去する．これによりHybrid IRと比較してもより高精度なアーチファクト低減が可能となる．さらに，MBIRは再構成カーネルを必要としないことから，再構成カーネルに由来するアーチファクトや画質の劣化の影響を受けないという点でもHybrid IRとは異なる[12]．

図1-26に，低線量の肺野CTの再構成アルゴリズムごとの比較を示す．FBP画像では肺尖部を中心として画像全体に強いノイズが分布しているのに対し，Hybrid IRやMBIRの画像ではノイズが大幅に低減できていることが確認できる．Hybrid IRとMBIRを比較した場合，肺野内の細かなノイズがMBIRの画像では低減できており，すりガラス影(ground-glass opacity：GGO)などの性状がより詳細に確認できる[13]．SDの値を比較してもMBIRが最も低い数値を示している．

頸部ステント挿入症例について，Hybrid IRおよびMBIRで再構成したCT画像を図1-27に示す．MBIRの画像と比較すると，Hybrid IRの画像ではステント周辺のブルーミングアーチファクトの影響が強く，ステントのメッシュの詳細な構造がぼけてしまっている．これは再構成関数の影響が原因と考えられ，再構成関数を用いないMBIRの画像ではステントがより詳細に描出されている[12]．

Key Facts 1-4

モデルベース逐次近似再構成法(model-based iterative reconstruction：MBIR)

- 順投影と逆投影のプロセスを反復することで，徐々に正しい再構成画像に近づける再構成法．
- FBPやHybrid IRで用いるような再構成関数を用いない．
- より正確な再構成画像が得られる一方で，再構成処理速度が遅い．

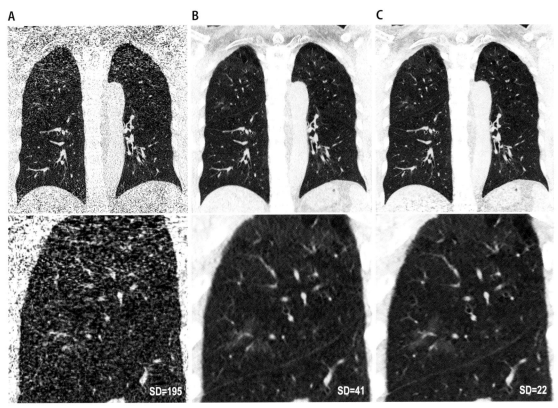

図1-26 再構成法ごとの肺野画像の比較
A：FBP，B：Hybrid IR，C：MBIR　FBP(A)で強く生じていたノイズがHybrid IR(B)やMBIR(C)では大幅に低減されている．MBIRでは尖鋭さを保ちつつ大幅にノイズが低減されており，すりガラス影(GGO)の性状をより詳細に観察できる．

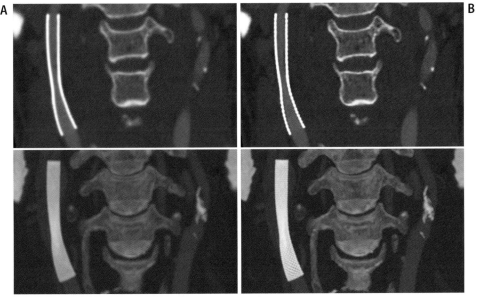

図1-27 再構成法ごとの頸部ステントの比較
A：Hybrid IR，B：MBIR(上段：冠状断像，下段：partial MIP)　MBIR(B)の方がブルーミングアーチファクト(高吸収体が膨張してぼやけてみえるアーチファクト)が抑制されており，ステントの細かな構造まで観察できる．

1.4 CTにおける画質の評価法

　CT画像の画質を評価する指標のうち，特にノイズ量を定量する指標として，均一な領域におけるCT値の標準偏差(standard deviation：SD)が広く用いられている．濃度が均一な領域のCT値は一定であることが理想的であるが，主として量子ノイズに起因するCT値の変動がノイズとして現れる(**Key Facts 1-5**)．後述するスライス厚や再構成関数，管電流などがSDの値に影響を及ぼす．**図1-28**に，背景とのコントラストが20 HUの模擬結節影について，SD値を変化させたシミュレーション画像を示す．ノイズの増加に伴って結節の視認性が低下することが確認できる．また，対象とする物体と背景との濃度差をノイズで除したcontrast noise ratio(CNR)は，物体の視認性を表す指標として用いられる．

　上述のSDはノイズの強度を表す指標としては有用であるが，ノイズの性質を表現することはできない．ノイズの性質を表す指標として，ノイズの周波数分布を表すnoise power spectrum(NPS)が用いられる[14]．NPSはノイズの周波数を解析し，周波数ごとの分布をグラフとして表すもので，グラフの形状からノイズの性質をくみ取ることができる．**図1-29**に，SDは異なるがノイズの特性は等しい画像とそのNPSを示す．画像上のノイズの粒状性はいずれも同等であり，NPSのグラフからは分布形状はそのままでノイズ強度のみが変化していることが確認できる．**図1-30**に，いずれもSD＝10であるがノイズの性質が異なる画像とそのNPSを示す．**A**はノイズの粒状性が細かいのに対し，**B**や**C**ではノイズの粒状性が粗く低周波ノイズが増加していることがわかる．NPSのグラフ上でも，**A**に対して**B**や**C**の方が低周波成分の割合が増加していることが確認できる．このように，SDが同等であってもノイズの特性が異なると画像の見た目が大きく変化する．ノイズの粒状性が粗い場合，細かい構造物の視認性が低下する可能性があり注意が必要である．近年利用が広がっている逐次近似応用再構成法(Hybrid IR)(p.18)などでは，特に低線量撮像時に低周波ノイズの割合が増加する傾向があることから，SDのみで画質を評価するのではなく，診断能の面からも検証することが重要である．

　CT画像の空間分解能を評価する指標としてmodulation transfer function(MTF)が用いられる[15,16]．MTFとは周波数ごとにどの程度コントラストを再現可能かを表現したもので，高周波側で高い数字を示すほど細かな構造物の描出能に優れている．MTFに寄与するものにはCT装置のX線管の焦点サイズや検出器サイズ，再構成関数やマトリックスサイズなどがあげられる．**図1-31**に再構成関数ごとのMTFを示す．シャープな再構成関数を用いた場合，スムーズなものと比較して高周波における描出能が向上する一方，画像ノイズ(SD)は増加する．高周波強調関数を使用した場合，高周波側でも高い描出能を示すが，一部の領域ではMTFが1.0を超える，すなわち濃度境界でオーバーシュートやアンダーシュートなどのアーチファクトを生じる．また画像ノイズ(SD)も大幅に上昇する．

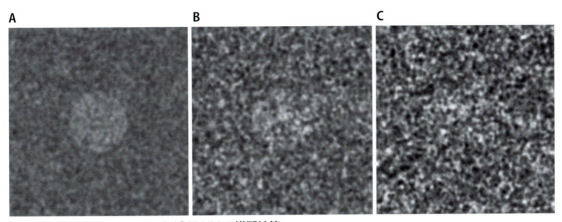

図 1-28 背景とのコントラストが 20 HU の模擬結節
A：SD＝10・CNR＝2.0，B：SD＝20・CNR＝1.0，C：SD＝30・CNR＝0.5　SD が高くなるほど（CNR が低くなるほど），模擬結節の視認性は低下する．

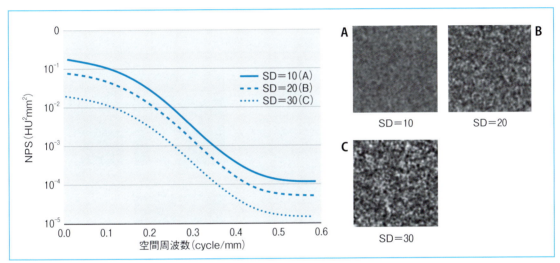

図 1-29 粒状性が等しく SD の異なるノイズ
NPS のグラフの形状はすべて同じで，SD が変化するとグラフ全体が平行移動する．

Key Facts 1-5

画質の評価方法

1) 画像ノイズ（image noise）
   - 均一な領域の CT 値の標準偏差（SD）で表わす．
   - 簡便に計測できる一方で，ノイズの質は評価できない．

2) noise power spectrum（NPS）
   - ノイズの周波数分布を評価することができる指標．

3) modulation transfer function（MTF）
   - 画像の空間分解能を評価することができる指標．

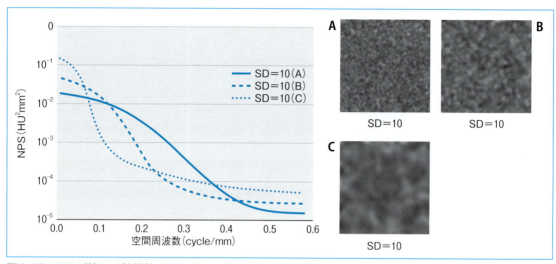

図1-30 SDが等しく粒状性の異なるノイズ
粒状性の大きなノイズほど，NPSのグラフでは低周波ノイズの割合が増えていくことがわかる．

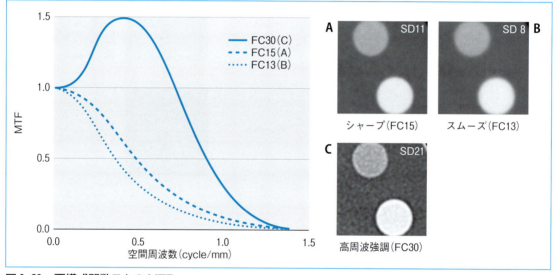

図1-31 再構成関数ごとのMTF
シャープな画像ほどMTFの裾野は高周波側に伸びていく．高周波強調関数を使用した場合(C)，画像上では物質境界にオーバーシュートやアンダーシュートを生じ，MTFのグラフでは1.0を上回る領域が現れる．

1.5 心臓CT

　心臓は絶えず拍動する臓器であることから，CTで心臓を撮像するためにはさまざまなテクニックが必要となる．心臓CTの目的としては冠動脈CT angiography (CTA)や冠動脈石灰化の評価，perfusion CTなどさまざまであるが，いずれにおいても以下で述べるような方法を用いて撮像される．

　心臓CTでは，左心室の壁運動が緩やかになる心位相（一般的には拡張中期）を，心電図を用いることで撮像する心電図同期撮像が一般的によく用いられる．検出器幅が40 mm以下などの装置で心臓を撮像するのに十分でない場合には，図1-32に示すレトロスペクティブヘリカルスキャンが用いられる．ピッチファクタを小さく設定し，常時ばく射し続けることで心臓全体の全心位相のデータを収集する．再構成時には，必要な心位相の投影データのみを後ろ向きに選択して再構成する．ばく射時間が長くなることから，後述のプロスペクティブ撮像と比べると被ばくが大幅に増加する[17]（Key Facts 1-6）．撮像時に常時フル線量で曝射する方法（図1-32 A）に対し，再構成時に選択される可能性が低い心位相の線量を減らすモジュレーション（図1-32 B）を用いることで，ある程度被ばくを低減することが可能である[18〜20]．

　40 mm程度の検出器幅をもつマルチスライスCTでは，図1-33に示すようにステップ＆シュートにより撮像範囲を心臓全体に広げ，心電図同期を用いることで限られた心位相のみにX線をばく射するプロスペクティブ撮像を行うのが一般的である．また，図1-34に示すように，心臓全体をカバー可能な検出器幅をもつ面検出器CTの場合，心臓全体を1心拍のみで撮像することも可能である．2管球を搭載するCT装置の場合には，大きなヘリカルピッチでの高速な撮像が可能となることから，図1-35に示すようにヘリカルでありながらプロスペクティブに1心拍で撮像することができる．この方式の撮像はフラッシュスパイラルスキャンとよばれている．

　プロスペクティブ撮像は限られた期間しかX線をばく射しないことから，レトロスペクティブ撮像と比べて被ばくが少ないという利点がある[21〜23]．一方で，ステップ＆シュート

Key Facts 1-6

心臓CT

1) レトロスペクティブ撮像
   - 心臓をヘリカル撮像する場合などに用いられる．
   - 全心位相のデータを収集するため被ばくが多い．

2) プロスペクティブ撮像
   - ステップ＆シュート撮像（もしくは1ボリューム撮像）などで用いられる．
   - 特定の心位相のみを狙ってデータ収集するため被ばくが少ない．

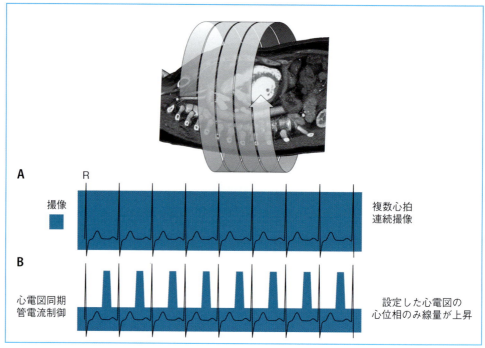

図 1-32　心電図同期を用いたレトロスペクティブヘリカルスキャン
小さなヘリカルピッチを設定し，すべての心位相でデータを収集する．レトロスペクティブ撮像は一般的に被ばくが多いとされる（**A**）が，再構成に使用される可能性が高い拡張中期付近のみで線量を増加させるモジュレーション撮像（**B**）を用いることで被ばくを抑制することができる．

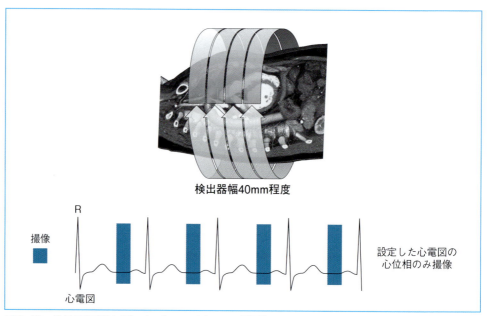

図 1-33　心電図同期を用いたプロスペクティブ撮像
心電図を利用し拡張中期前後の心位相のみ撮像することで被ばくを大幅に抑制することができる．ステップ＆シュートによって数心拍かけて心臓全体を撮像する．

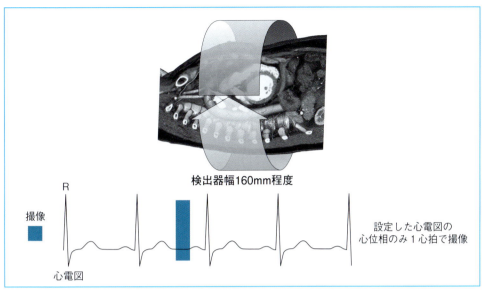

図 1-34 心電図同期を用いたプロスペクティブ撮像(面検出器 CT)
面検出器 CT を用いた場合,ほとんどの場合で 1 回の撮像で心臓全体をカバーできることから,1 心拍で撮像が終了する.

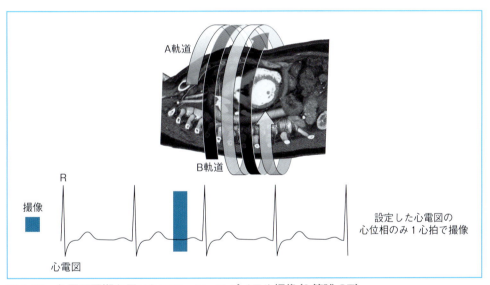

図 1-35 心電図同期を用いたフラッシュスパイラル撮像(2 管球 CT)
2 管球 CT を用いた場合,大きなヘリカルピッチ設定が可能であることから,1 心拍の拡張中期の間に心臓全体をヘリカル撮像することができる.

を用いる場合には,撮像間で造影剤の濃度が変化してしまうバンディングアーチファクトや,撮像の継ぎ目で冠動脈などの位置がわずかにずれてしまう問題が生じることがある.
　心臓 CT では特に高い時間分解能が要求されることから,ガントリ半回転強の投影データから断面画像を再構成するハーフ再構成が一般的に用いられている.1 回転分の投影データを用いるフル再構成と比較して時間分解能は倍近くに向上する一方で,最低限の情報から画像を再構成するため画像ノイズは増加する.

1.6 Dual energy CT

　対象物を異なる管電圧で2度撮像する撮像方式をdual energy CT（DECT）とよぶ．X線エネルギーごとのX線減弱係数は物質によって異なり，この性質を利用してさまざまな解析を行うことができる．2種類の管電圧で撮像するための方式はいくつか開発されており，おもなものとして図1-36に示すような，**A**：2回転かけて2つの管電圧で撮像するsequential方式，**B**：高速に2つの管電圧を切り替えながら1回転で両方の管電圧の撮像を行うfast（rapid）kV switching方式，**C**：検出器を2層構造にしてエネルギー帯を分離してデータ収集するdual layer detector方式，**D**：X線管と検出器を2ペア実装しそれぞれ異なる管電圧で撮像するdual source方式，**E**：フィルタを用いることでX線ビームのエネルギーをコーン各方向で差をつけるtwin beam（split filter）方式，があげられる．

　DECTの解析法のひとつとして，2つの管電圧の画像のCT値の差から物質を推定する物質弁別がある．物質弁別には，2-material decompositionと3-material decompositionとよばれる2つの方法がある．

　2-material decompositionは，図1-37に示すように横軸に低kV画像のCT値，縦軸に高kV画像のCT値をとったグラフ上で行われる（軸にkeVや物質密度をとることもある）．既知の2つの物質の分布を分離できる直線を事前に求めておくことで物質を弁別する．図1-37の場合は計測点が分離直線よりも物質2側にあることから，計測された画素には物質2が優位に含まれることがわかる．尿路結石の由来成分の推定や，痛風結節の評価に有用とされている[24]．

　3-material decompositionは，図1-38に示すように，2つの物質（例：脂肪と軟部組織）を規定する点と，3つめの物質（例：ヨード）のグラフ上の密度に沿った傾きを用いて解析する．あらかじめ，物質1と物質2を結ぶ直線，および物質3の密度に沿った傾きを計測しておく必要がある．計測点が与えられると，まず計測点を通り物質3の傾きに沿った直線と物質1-2を結ぶ直線との交点を求める．この交点と計測点との間の距離が物質3の密度を意味し，図1-38の場合は計測点2のほうが計測点1よりも物質3の密度が高いことがわかる．仮に計測点が物質1-2を結ぶ直線状にあった場合には，計測した画素に物質3は含まれないことになる．次に，物質1-2を結ぶ直線上の交点の位置からそれぞれの物質の含まれる割合を算出する．3-material decompositionは主として造影CT画像からヨードの成分を抽出するヨードマップの作成などに用いられる．

　仮想単色X線画像は，図1-39に示すように任意のエネルギーの単色X線（一般的なCTで用いられるX線は，さまざまなエネルギースペクトルを含む白色X線である）で撮像したような仮想的な画像であり，一般的には生データ上の処理により生成される．仮想単色X線画像は，生データ上で線質硬化現象を補正することから，画像ベースで線質硬化補正した場合と比較して画質の向上が期待できる．また，低いエネルギーの仮想単色X線画像はヨードのコントラストが上昇するため，造影剤使用量の減量や病変検出能の向上などの効果が期待できる[25]．

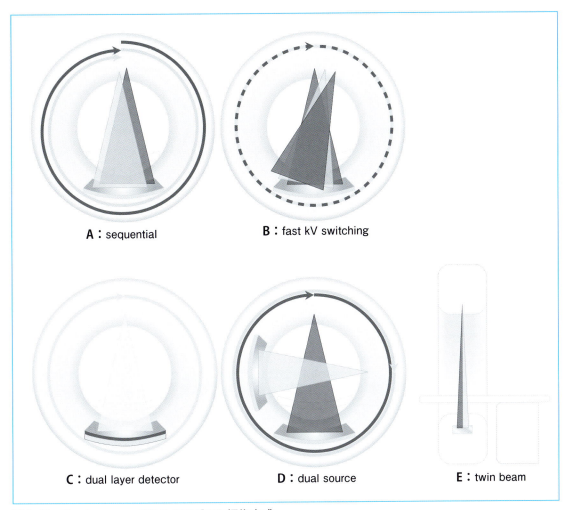

図1-36 Dual energy CT のさまざまな撮像方式
A：2回転かけて2つの管電圧で撮像する sequential 方式，B：高速に2つの管電圧を切り替えながら1回転で両方の管電圧の撮像を行う fast(rapid) kV switching 方式，C：検出器を2層構造にしてエネルギー帯を分離してデータ収集する dual layer detector 方式，D：X線管と検出器を2ペア実装しそれぞれ異なる管電圧で撮像する dual source 方式，E：フィルタを用いることでX線ビームのエネルギーをコーン各方向で差をつける twin beam (split filter) 方式．

　また近年では，photon counting CT (PCCT) とよばれる，一度の撮像で複数のX線のエネルギースペクトルを計測可能なCTの開発も進められている[26,27]．一般的なCTの検出器は，X線をいったんシンチレータで光に変換し，フォトダイオードで強度を計測する．さまざまなスペクトルをもったX線であっても，シンチレータによって一緒くたの光に変換されてしまうため，このような検出器を energy integrated detector (EID) とよぶ．これに対して photon counting detector (PCD) は，シンチレータを用いず直接半導体でX線を計測する仕組みとなっている[28]．PCCT は画質の向上や定量イメージングなどさまざまな応用が期待されている一方で，解決すべき技術的課題が多く，臨床機の開発にはまだまだ時間を要するであろう．

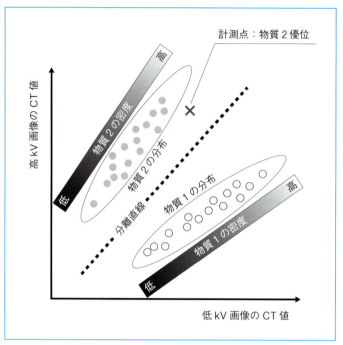

図 1-37　2-material decomposition
横軸に低 kV 画像の CT 値，縦軸に高 kV 画像の CT 値をとったグラフ上の分布から物質を推定する．あらかじめ 2 つの既知の物質の分布とそれらを分離する境界線を定義しておくことで，未知の計測点がどちらの分布に近いかを判断する．

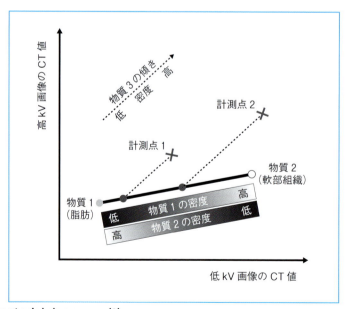

図 1-38　3-material decomposition
あらかじめ 2 つの物質（たとえば脂肪と軟部組織）を規定する点と，物質 3 の密度に沿った傾きを求めておく．計測点が与えられると，計測点を通り物質 3 の傾きに沿った直線と，物質 1-2 がなす直線との交点を求める．交点からそれぞれの点までの距離が物質の密度を表す．

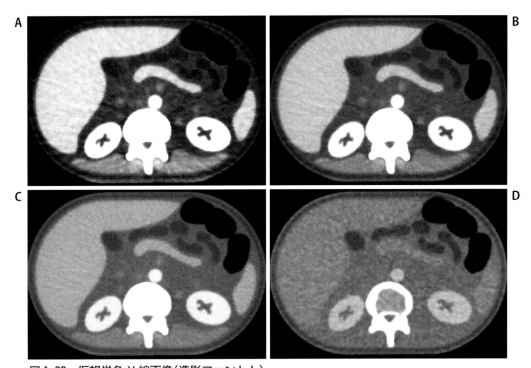

図 1-39　仮想単色 X 線画像(造影ファントム)
A：40 keV, B：50 keV, C：60 keV, D：70 keV　設定エネルギー(keV)を下げるほどヨード造影剤のコントラストが向上する．

文　献

1) 森　一生，山形　仁，町田好男・編著：CT と MRI―その原理と装置技術．コロナ社，2010．
2) Boone JM, Seibert JA：An accurate method for computer-generating tungsten anode x-ray spectra from 30 to 140 kV. Med Phys 1997；24：1661-1670.
3) Fewell TR, Shuping RE, Hawkins KR：Handbook of computed tomography X-ray spectra. Rockville, MD：HHS publication(FDA)81-8162, 1981.
4) Feuchtner GM, Jodocy D, Klauser A, et al：Radiation dose reduction by using 100-kV tube voltage in cardiac 64-slice computed tomography：a comparative study. Eur J Radiol 2010；75：e51-56.
5) Kalra MK, Maher MM, Toth TL, et al：Comparison of Z-axis automatic tube current modulation technique with fixed tube current CT scanning of abdomen and pelvis. Radiology 2004；232：347-353.
6) Tsukagoshi S, Ota T, Fujii M, et al：Improvement of spatial resolution in the longitudinal direction for isotropic imaging in helical CT. Phys Med Biol. 2007；52：791-801.
7) Thibault JB, Sauer KD, Bouman CA, Hsieh J：A three-dimensional statistical approach to improved image quality for multislice helical CT. Med Phys 2007；34：4526-4544.
8) Willemink MJ, de Jong PA, Leiner T, et al：Iterative reconstruction techniques for computed tomography Part 1：Technical principles. Eur Radiol 2013；23：1623-1631.
9) Omotayo A, Elbakri I：Objective performance assessment of five computed tomography itera-

tive reconstruction algorithms. J Xray Sci Technol 2016 ; 24 : 913-930.
10) Kim JE, Newman B : Evaluation of a radiation dose reduction strategy for pediatric chest CT. AJR Am J Roentgenol 2010 ; 194 : 1188-1193.
11) Pickhardt PJ, Lubner MG, Kim DH, et al : Abdominal CT with model-based iterative reconstruction (MBIR) : initial results of a prospective trial comparing ultralow-dose with standard-dose imaging. AJR 2012 ; 199 : 1266-1274.
12) Tatsugami F, Higaki T, Sakane H, et al : Coronary artery stent evaluation with model-based iterative reconstruction at coronary CT angiography. Acad Radiol 2017 ; 24 : 975-981.
13) Fujita M, Higaki T, Awaya Y, et al : Lung cancer screening with ultra-low dose CT using full iterative reconstruction. Jpn J Radiol 2017 ; 35 : 179-189.
14) Kijewski MF, Judy PF : The noise power spectrum of CT images. Phys Med Biol 1987 ; 32 : 565-575.
15) Judy PF : The line spread function and modulation transfer function of a computed tomographic scanner. Med Phys 1976 ; 3 : 233-236.
16) Mori I, Machida Y : Deriving the modulation transfer function of CT from extremely noisy edge profiles. Radiol Phys Technol 2009 ; 2 : 22-32.
17) Einstein AJ, Henzlova MJ, Rajagopalan S : Estimating risk of cancer associated with radiation exposure from 64-slice computed tomography coronary angiography. JAMA 2007 ; 298 : 317-323.
18) Hausleiter J, Meyer T, Hadamitzky M, et al : Radiation dose estimates from cardiac multislice computed tomography in daily practice : impact of different scanning protocols on effective dose estimates. Circulation 2006 ; 113 : 1305-1310.
19) Jakobs TF, Becker CR, Ohnesorge B, et al : Multislice helical CT of the heart with retrospective ECG gating : reduction of radiation exposure by ECG-controlled tube current modulation. Eur Radiol 2002 ; 12 : 1081-1086.
20) Pflederer T, Rudofsky L, Ropers D, et al : Image quality in a low radiation exposure protocol for retrospectively ECG-gated coronary CT angiography. AJR 2009 ; 192 : 1045-1050.
21) Hirai N, Horiguchi J, Fujioka C, et al : Prospective versus retrospective ECG-gated 64-detector coronary CT angiography : assessment of image quality, stenosis, and radiation dose. Radiology 2008 ; 248 : 424-430.
22) Husmann L, Valenta I, Gaemperli O, et al : Feasibility of low-dose coronary CT angiography : first experience with prospective ECG-gating. Eur Heart J 2008 ; 29 : 191-197.
23) Shuman WP, Branch KR, May JM, et al : Prospective versus retrospective ECG gating for 64-detector CT of the coronary arteries : comparison of image quality and patient radiation dose. Radiology 2008 ; 248 : 431-437.
24) Husmann L, Valenta I, Gaemperli O, et al : Feasibility of low-dose coronary CT angiography : first experience with prospective ECG-gating. Eur Heart J 2008 ; 29 : 191-197.
25) Matsumoto K, Jinzaki M, Tanami Y, et al : Virtual monochromatic spectral imaging with fast kilovoltage switching : improved image quality as compared with that obtained with conventional 120-kVp CT. Radiology 2011 ; 259 : 257-262.
26) Pourmorteza A, Symons R, Sandfort V, et al : Abdominal imaging with contrast-enhanced photon-counting CT : first human experience. Radiology 2016 ; 279 : 239-245.
27) Yu Z, Leng S, Li Z, et al : How low can we go in radiation dose for the data-completion scan on a research whole-body photon-counting computed tomography system. J Comput Assist Tomogr 2016 ; 40 : 663-670.
28) Taguchi K, Iwanczyk JS : Vision 20/20 : Single photon counting x-ray detectors in medical imaging. Med Phys 2013 ; 40 : 100901.

2 体内動態に基づく造影剤の投与法の基礎

現代のCTスキャナは広範囲を非常に高速に撮像可能であり，検査目的によってはヨード造影剤を従来よりも減量することが可能である．しかしながら，各臓器において，最適タイミングでかつ診断に十分な濃染が得られる造影を行うためには，検査目的を明確にすると同時に，造影剤の体内動態を十分に理解しておく必要がある．本章では，造影剤の合理的な投与法を立案するための基礎知識について述べる．

2.1 ヨード造影剤の薬物動態

末梢静脈へ投与されたヨード造影剤は，中心静脈，右房，右室，肺動脈，肺実質，肺静脈を通過し，さらに左房，左室から動脈系，さらに毛細血管に到達する(図2-1)．造影剤は，毛細血管において浸透圧勾配に沿って受動的に実質臓器の間質腔に拡散する．血管腔・間質腔を併せて細胞外液腔とよぶ[1]．間質腔には細胞間の隙間とリンパ管腔を含む．ヨード造影剤は細胞外液腔のみに分布し，細胞内には移行しない．このため，ヨード造影剤は細胞外液性造影剤とよばれる(Key Facts 2-1)．

実質臓器には，肝臓・腎臓・膵臓などの高灌流臓器と，骨・脂肪組織などの低灌流臓器があり，造影剤が前者に分布する割合は後者よりも多い．高灌流臓器のひとつである腎臓に流入した造影剤は尿へ排泄される．たとえば，代表的なヨード造影剤であるイオパミドールの場合，腎機能が正常な人では，造影剤投与開始から数分以内で腎からの造影剤の排出が始まり，投与後1時間で37％，24時間で97％の造影剤が尿中に排泄される[2]．

造影剤の尿への排泄により，血管内の造影剤濃度は次第に低下する．これに伴い，実質臓器の間質腔の造影剤濃度よりも血管腔の造影剤濃度が低くなり，間質腔内の造影剤は毛細血管内へ移動する．毛細血管に戻った造影剤は，毛細血管から間質腔に漏出しなかった造影剤とともに静脈に戻り，再び動脈系へ流入し実質臓器に分布するという過程を繰り返す．

標準的な体格の人では，血管腔，間質腔の重量は，全体積の一定の割合を占める．測定

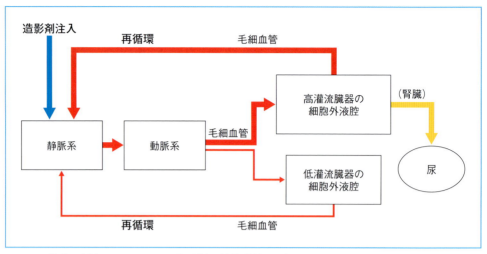

図2-1 体内に投与されたヨード造影剤の薬物動態モデル

Key Facts 2-1

ヨード造影剤の薬物動態

- 細胞外液性造影剤である.
- 薬物動態的には,造影相は動脈優位相と平衡相に分けられる.
- 正常腎機能の患者では,24時間で造影剤の97%が尿中に排泄される.

方法により異なるが,細胞外液は体重の34%で,その内訳は間質液26%,血漿7%,脳脊髄液が1%未満である.成人にイオヘキソールを投与して測定した結果では,細胞外液腔の大きさは体重(kg)当たり0.27 Lと報告されている[3].

薬物動態的には,造影剤を投与してからの時間経過は,動脈優位相と平衡相に大きく分けられる.

動脈優位相とは,造影剤を注入後に造影剤がおもに動脈あるいは毛細管内にとどまっている時期である.この相は,動脈の形態を検査するときや,腫瘍が多血性腫瘍かどうかを調べるのに有用な相である.肝臓の多血性腫瘍が濃染してみえるのは,腫瘍細胞そのものが濃染しているのではなく,腫瘍内の毛細血管の中に造影剤が高濃度に分布しているために高吸収にみえているものである.動脈優位相の時期は,造影剤の投与速度,撮像部位により異なるが,一般的には造影剤注入開始から30〜40秒前後である.

平衡相は,毛細血管および実質臓器の間質腔の造影剤濃度が平衡となる時期である.これは臓器により異なる.肝臓においては,造影剤投与後に肝実質の造影増強効果(contrast enhancement)が最大となる80秒前後が平衡相の始まりとなる.しかしながら,臨床における平衡相の定義としては,Foleyによるものが使用されることが多い[4,5].Foleyは,肝ダイナミックCTにおける平衡相を,大動脈および肝の時間濃度曲線(time-density curve)がそれぞれピークを迎えた後に,減衰していく過程で,両者の時間濃度曲線が平行

に走行する時間帯と定義した．Foley の時間濃度曲線は薬物動態的に厳密に定義されているわけではないので，個々の症例で正確に決定するのは難しいが，造影剤注入開始後100秒くらいで始まり10分程度続くと考えられている．

このほか，臨床においては，目的とする臓器ごとに，しばしば特別な造影相の名称が使用されている．たとえば，肝ダイナミックCTでは，撮像時相を，動脈優位相，門脈優位相，平衡相の3相に分けることが多い（「7．肝臓」，p.173 を参照）．膵臓，腎臓などでも，特別な造影相の名称が使用されているが，これらについては「8．膵臓(p.204)」，「10．泌尿器(p.265)」を参照されたい．

2.2 時間濃度曲線

血管や臓器における時間濃度曲線は，診断に適切な造影プロトコルや撮像プロトコルを検討するために有用である．本章では，便宜上，特定の血管あるいは臓器へ，造影剤の注入開始から造影剤が到達するまでの時間を(造影剤)到達時間とよぶ．また，造影剤の注入開始から時間濃度曲線がピークに達する時間をピーク時間と定義する．さらに，造影剤投与後の血管あるいは臓器の最大CT値をピークCT値とよぶことにする(図2-2)．

到達時間は，患者の心機能，血管抵抗，造影剤の注入部位から特定の血管あるいは臓器までの距離などに依存すると考えられ，患者間のばらつきが多い．ピーク時間は，理想状況下では到達時間に造影剤の注入時間を加えた時間にほぼ一致する[6]．しかしながら，実際の臨床においては，注入される造影剤により末梢静脈流が加速されるため，ピーク時間は上記よりやや短くなる．経験的には，実際のピーク時間は，[到達時間＋注入時間]よりも10%程度短縮することが多い(Key Facts 2-2)．

造影剤の注入時間が短い場合(おおむね20秒未満)のときは，時間濃度曲線はスパイク状に急峻に立ち上がって，急峻に下がる形状を示す(図2-3 A)．これに対して，造影剤の注入時間が長い場合(おおむね20秒以上)は，時間濃度曲線の形状は上辺が右上がりになった台形状を示す(図2-3 B)．注入時間が長い場合の時間濃度曲線は，再循環がない場合は理論的には上辺が水平な台形の形状を示すはずであるが，実際には造影剤の再循環が存在するため上辺が右上がりとなる．

Key Facts 2-2

時間濃度曲線のポイント

- 造影剤到達時間：特定の臓器あるいは血管へ造影剤が到達する時間．個人差が大きい．
- 動脈系のピーク時間：(造影剤到達時間＋造影剤注入時間)×0.9

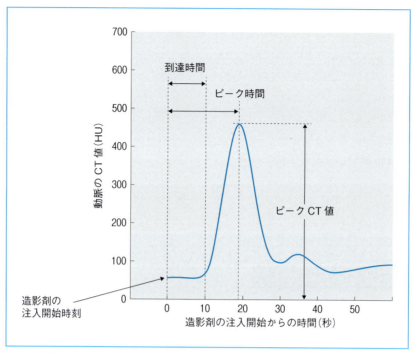

図 2-2　動脈における時間濃度曲線および各部分の名称

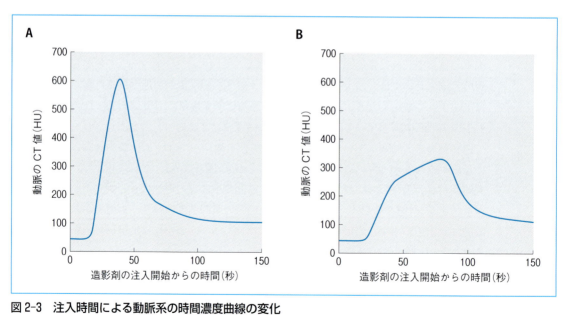

図 2-3　注入時間による動脈系の時間濃度曲線の変化
A：造影剤の注入時間が短い場合の動脈系の時間濃度曲線，B：造影剤の注入時間が長い場合の動脈系の時間濃度曲線

2.3 造影剤の体内での分布のシミュレーション

　造影剤の体内動態のシミュレーションは，適切な造影プロトコールや撮像プロトコールを検討するために有用である．シミュレーションには，コンピュータシュミレーションと機械的な流体ファントムによるシミュレーションがある．

　コンピュータシュミレーションについてはいくつかの方法が報告されているが，Bae らによる薬理学的コンパートメントモデル[1,3,7]と Fleischmann らによる線形モデル[8,9]が代表的である．

　Bae によるシミュレーションは，各部の血液量，臓器の細胞外液量を基に多数の微分方程式をたてて，これらを解くことにより各臓器の時間濃度曲線を求めるものである．この方法は，血液量，臓器の細胞外液量などに多数の仮説が必要であるが，ブタを使った動物実験の結果とほぼ一致した結果が得られている．さらに人の動脈や肝臓などの時間濃度曲線ともよく合致するので，妥当なものと考えられる．

　Fleischmann らの方法は，人の循環系を時間に依存しない線形システムと仮定し，造影プロトコールと造影後に実際に得られた時間エンハンスメント曲線から，伝達関数（患者関数）の計算を行う．この患者関数を使用して，任意の造影プロトコールの時間エンハンスメント曲線を計算する[8]．Fleischmann の方法では，患者ごとのシミュレーションを比較的容易に行うことができる．また，複数の患者の時間エンハンスメント曲線を平均化した「平均時間エンハンスメント曲線」を使用することにより，平均的な患者のシミュレーションも可能である[10]．しかしながら，臨床現場では，本番の造影検査の前に，少量の造影剤を使用してテスト注入を行って時間濃度曲線を求め，患者関数を計算しなければならない点がやや煩雑である．

　日本では機械的な流体ファントムによる造影のシミュレーションもしばしば行われている[11]．しかしながら，おもに動脈系の増強効果のみであり，実質臓器の増強効果のシミュレーションはできない．

2.4 造影増強効果に影響を与えるもの

　血管や臓器の増強効果に影響を与えるものとしては，個々の患者の体格・心機能などの患者因子，造影剤のヨード量・注入速度などの造影剤因子，CT装置の撮像電圧などの撮像因子がある(**Key Facts 2-3**)．これらのうち，患者因子については任意にコントロールすることはできないので，臨床においては造影剤因子および撮像因子をコントロールすることにより適切な造影を行う必要がある．

　本項目では，コンピュータシミュレーションにより作成した時間濃度曲線により，各因子の造影への影響を示す．我々の方法はBaeの方法[1,3,7]を改良したものであり，患者心拍数・造影剤の浸透圧・粘稠度・各臓器内での造影剤の伝達などを新たにモデルの中に組み込んだものである．

> ## Key Facts 2-3
> **造影増強効果に影響を与える患者因子**
> - 体格：最も影響が強い．体重が最も汎用性が高い．
> - 心機能：体格の次に影響が強い．
> - その他：腎機能，肝機能など．

a. 患者因子

1) 体格

　造影に与える患者因子の影響のなかで最も重要なものは，体重，body mass index (BMI)，体表面積，除脂肪体重などの体格である．

　体格指標のうち，CTにおける造影剤量の決定のために最も広く用いられているのは体重である．前述したように，標準的な体重の人では，造影剤が分布する細胞外液腔のサイズは体重の一定の割合(約34%)を占めている．したがって，標準的な体格の人に一定量の造影剤を投与した場合，大動脈および肝実質のCT値は体重と負の線形相関を示す(**図2-4**および**図2-5**)．

　BMIは，人の肥満度を表す体格指標であり，体の総脂肪量と相関する．しかしながら，脂肪組織は低灌流組織であり，造影剤の分布は比較的少ないため造影剤量決定のための指標としてのBMIの有用性は低い．実際，心臓CT angiography(CTA)においては，BMIは他の体格指標よりも大動脈の増強効果との相関は弱いことが報告されている[12,13]．また，肝ダイナミックCTにおいても，BMIは他の体格指標よりも肝実質の増強効果との相関は弱いことが報告されている[13]．

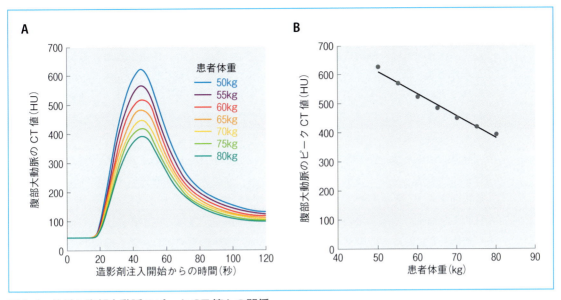

図2-4 体重と腹部大動脈のピークCT値との関係
A：ヨード濃度300 mgI/mLのイオメプロール100 mLを注入速度30秒で投与した場合の腰椎L1レベルの腹部大動脈の時間濃度曲線　患者の身長は166 cm，体重は50〜80 kgと仮定した．B：Aと同様のシミュレーション条件で，横軸に患者体重（kg），縦軸に腹部大動脈のピークCT値をプロットしたもの　造影剤量が一定で，注入時間も一定な場合，大動脈のピークCT値は，患者の体重と負の線形相関を示す．

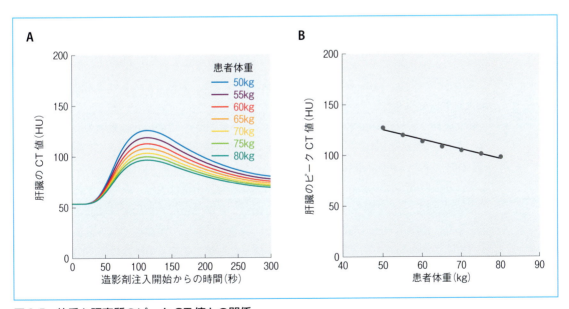

図2-5 体重と肝実質のピークCT値との関係
A：ヨード濃度300 mgI/mLのイオメプロール100 mLを注入速度30秒で投与した場合の肝実質の時間濃度曲線　患者の身長は166 cm，体重は50〜80 kgと仮定した．B：Aと同様のシミュレーション条件で，横軸に患者体重（kg），縦軸に肝実質のピークCT値をプロットしたもの　造影剤量が一定で，注入時間も一定な場合，肝実質のピークCT値は，患者の体重と負の線形相関を示す．

体表面積は，現在，抗癌剤の投与量や小児の薬物投与量の決定に汎用されているものであるが，体表面積が薬物投与量の指標に用いられるようになった経緯は不明とされている[14]．体表面積は，細胞外液量，血漿量の推定に関しては，体重より優れるが除脂肪体重よりは劣ると報告されている[15]．これを反映してか，心臓CTでは，体重と比較して体表面積は大動脈の増強効果とよく相関することが報告されている[12]．また，大動脈CTAや肝ダイナミックCTでは，体表面積によって造影剤量を決定することによって患者間の大動脈の増強効果のばらつきを減少できることが報告されている[16,17]．

　除脂肪体重とは，全体重から体脂肪を除いた筋肉・骨・内臓などの総重量のことである．除脂肪体重は，身長・体重・体表面積よりも，血漿体積・血液体積・細胞外液腔体積と強く相関する[15]．肝ダイナミックCTにおいて，除脂肪体重により造影剤量を決定した場合，肝および血管の増強効果の患者間のばらつきを減少できることが報告されている[18〜21]．

　造影CTにおける造影剤量を決定するための体格指標のどれが最も適切かについては，最近報告された腹部ダイナミックCTに関する多施設研究[20]にて，除脂肪体重が最も適切であると報告されているが，これについては今後も追試が必要であろう．現実的には，造影剤量を決める指標として体重を用いるのが最も簡単であることから，標準的な体重の患者においては，体重で造影剤量を決定し，標準体重から大きく外れる患者については除脂肪体重で造影剤量を決定するのがよいかもしれない．

2) 心機能

　患者因子のなかで，動脈の増強効果に対して体格の次に影響が強いのは心機能であるが，その影響の強さは体格の1/10程度である[22]．一般に，心拍出量が低下すると動脈系のピークCT値は高くなり，ピーク時間は長くなる[7]．しかしながら，心拍出量の程度に伴ってピークCT値が高くなることについては異論もある．たとえば，Nakauraらは，短い注入時間（10秒未満）においては心拍出量と大動脈の増強効果の間に相関はなかったと報告している[23]．また，Janaらは，重症心不全の患者では，造影CTにおける大動脈の増強効果は低下したと報告している[24]．

　我々のシミュレーションによる検討では，注入時間が一定の場合，動脈のピークCT値は，ある一定の心拍出量までは増加し，その心拍出量を越えるとピークCT値は低下した（図2-6）．また，注入時間が長い場合はピークCT値となる心拍出量は小さくなるのに対して，注入時間が短い場合はピークCT値となる心拍出量は大きくなる．また，注入時間が短い場合は，一定以上のピークCT値を保つことができる心拍出量の範囲が広くなる．以上より，造影剤の注入時間を短くすると，心機能に対して頑健性のある造影が可能と考えられる．すなわち，ある一定のCT値を保つことができる心拍出量の範囲が広くなる．

3) 腎機能

　前述したように体内に注入された造影剤は，血管腔および間質腔を含む細胞外液腔に分布する．末期腎疾患のために透析を定期的に実施している患者では，透析直前では，透析直後よりも細胞外液量は増加する．Masudaら[25]は，下肢CTAを実施した患者を，非透析患者群，透析患者で透析直前に下肢CTAを実施した群，透析患者で透析直後に下肢CTAを実施した群に分け，膝蓋骨レベルの膝窩動脈のCT値を比較した．その結果，透析実施

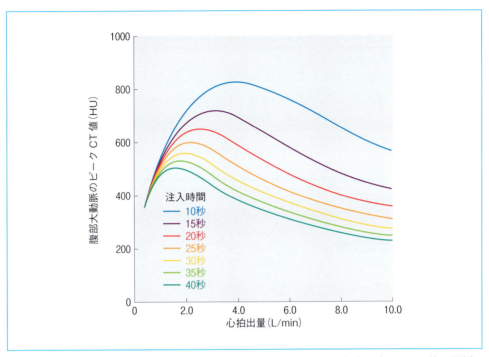

図 2-6　造影剤注入時間を変化させた場合の，心拍出量と腹部大動脈のピーク CT 値の関係
ヨード濃度 350 mgI/mL のイオメプロールを 400 mgI/kg（体重 kg 当たりヨード量にして 400 mg）を，身長 166 cm，体重 65 kg の患者に投与したと仮定して腰椎 L1 レベルの腹部大動脈のピーク CT 値のシミュレーションを行った．注入時間は 10～40 秒と変化させている．

直前に CTA を実施した群では，他の 2 群に比較して，CT 値が 10% 程度低下していることを報告している．したがって，透析を行っている患者では，CTA における末梢動脈の描出を低下させないためには透析直後に CTA を実施する方がよい．この場合，体内に投与された造影剤は，次回の透析まで体内を循環することになるが，Younathan らは，透析患者において造影 CT の直後に透析を実施する必要はないと報告している[26]．

4）肝機能

Vignaux らは，肝硬変患者では門脈優位相における肝の増強効果の程度は低下すると報告している[27,28]．肝の増強効果の低下は，門脈圧亢進性に伴う門脈血流の低下に起因している可能性がある．しかしながら，最近行われた多施設研究では，肝機能と門脈優位相での肝の増強効果には有意な相関が認められなかったと報告されている[20]．これらの報告の乖離の原因は不明であるが，肝の増強効果は肝機能と直線的に相関するのではなく，重篤な肝障害のときのみ肝の増強効果が低下する可能性が指摘されている[20]．

5）その他の患者因子

その他の患者因子としては，静注部位，血管抵抗，肩関節の屈曲の度合いなどがある．静注する部位としては，腋窩静脈や腕頭静脈に直接流入する肘窩の尺側皮静脈から造影するのが望ましい．ここよりも末梢の静脈から造影剤を注入する場合は，静脈径が細いため

に，造影剤を高速で注入することが難しいことがある．

　動脈硬化などによる血管抵抗の上昇が造影に影響を与える可能性があるが，これについて詳細を検討した報告はない．

　造影剤注入時に肩が十分に挙上されていないため，肩部で腋窩の静脈が圧排されて造影剤の通過が妨げられ，目的とする血管や臓器の増強効果が低下する場合がある．テストインジェクションのときに，予測よりも動脈の増強効果が極端に低い場合は，上腕の状況を確認することが必要である．

b. 造影剤因子 (Key Facts 2-4)

1) 造影剤量

　1990年代半ばまでは，造影CTにおいて造影剤は固定量で投与することが普通であったが，1995年になって，Heikenらにより肝ダイナミックCTにおいて体重に基づいて造影剤量を決定することの妥当性が報告された[29]．さらに2000年には，Yamashitaらが，腹部ダイナミックCTにおいて，体重当たりの造影剤量と，動脈優位相における大動脈の増強効果および門脈優位相における肝実質の増強効果が正の相関を示すことを報告した[30]．これらの論文を契機に，体重などの体格指標によって造影剤量を決定することが普及している．

　標準的な体格の患者では，注入時間を一定にした場合，動脈のCT値は体重当たりの投与ヨード量と正の線形相関を示す(図2-7)．動脈のCTAでは，末梢枝を良好に描出するためには大動脈CT値は400 HU以上にならないといけないと報告されている[31]．これを実現するためには，注入時間が30秒の場合，体重(kg)当たり450 mgIのヨードの投与が必要である．これに対して，冠動脈CTAでは，冠動脈内のCT値が326 HU以上になることが診断上必要であり[32,33]，注入時間10秒の場合，これを実現するために必要なヨード量は体重当たり210 mgI以上である．

　肝臓のような実質臓器においても，注入時間を一定にした場合，実質臓器のCT値は体重当たりの投与ヨード量と正の線形相関を示す(図2-8)．肝ダイナミックCTの門脈優位相においては，肝実質の増強効果は少なくとも50 HU必要とされているが，これを実現するためには，体重(kg)当たり520 mgIのヨードの投与が必要である[29]．また，動脈優位相・門脈優位相・平衡相のいずれの相も診断に必要な肝ダイナミックCTでは，注入時間30秒の場合，体重(kg)当たり600 mgIのヨードの投与が妥当とされている[10,34]．

2) 注入時間あるいは注入速度

　投与する造影剤量が一定の場合，注入時間が長くなればなるほど大動脈のピークCT値は低下する(図2-9 A, B)．これに対して，投与する造影剤量が一定の場合，注入速度が大きいほど大動脈のCT値は高くなる(図2-9 C)．この場合，注入速度と大動脈のCT値の関係は正確な線形相関にはないが，臨床に用いられる注入速度の範囲内(1.0～5.0 mL/s)では，大動脈のCT値と注入速度はおおむね正の線形相関を有すると見なしてよい．

　肝のピークCT値に関しては，投与する造影剤量が一定の場合，注入時間が長くなれば

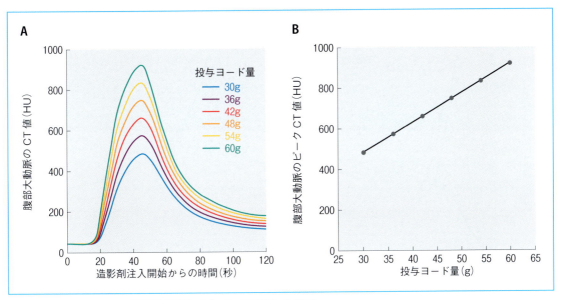

図 2-7　投与ヨード量と腹部大動脈のピーク CT 値との関係
A：ヨード濃度 300 mgI/mL のイオメプロールをヨード量を変化させ注入速度 30 秒で投与した場合の腰椎 L1 レベルの腹部大動脈の時間濃度曲線　患者の身長は 166 cm，体重は 65 kg と仮定した．B：A と同様のシミュレーション条件で，横軸に投与ヨード量(g)，縦軸に腹部大動脈のピーク CT 値をプロットしたもの　体重および注入時間が一定な場合，大動脈のピーク CT 値は，投与ヨード量と正の線形相関を示す．

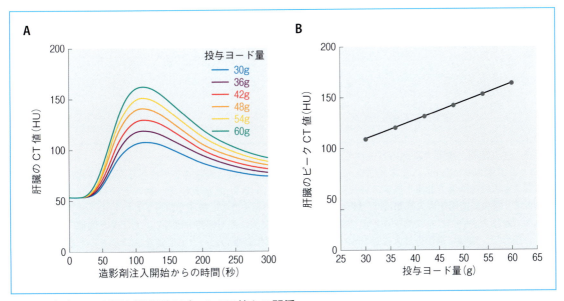

図 2-8　投与ヨード量と肝実質のピーク CT 値との関係
A：ヨード濃度 300 mgI/mL のイオメプロールを，ヨード量を変化させ注入速度 30 秒で投与した場合の肝実質の時間濃度曲線　患者の身長は 166 cm，体重は 65 kg と仮定した．B：A と同様のシミュレーション条件で，横軸に投与ヨード量(g)，縦軸に肝実質のピーク CT 値をプロットしたもの　体重および注入時間が一定な場合，肝臓のピーク CT 値は，投与ヨード量と正の線形相関を示す．

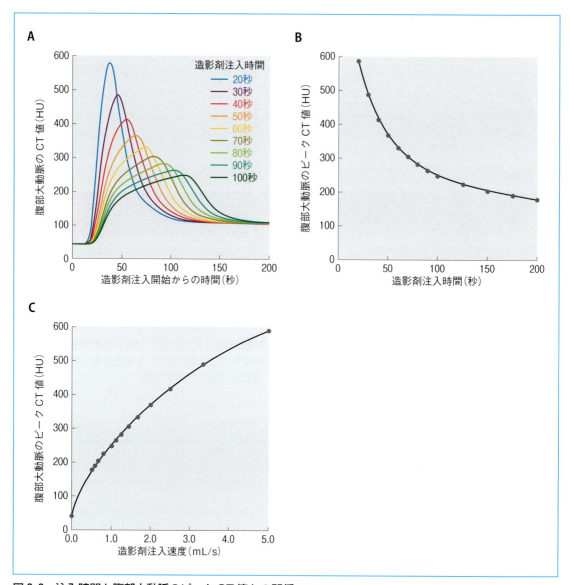

図 2-9 注入時間と腹部大動脈のピーク CT 値との関係
A：ヨード濃度 300 mgI/mL のイオメプロール 100 mL を，注入時間を変化させて投与した場合の腰椎 L1 レベルの腹部大動脈の時間濃度曲線　患者の身長は 166 cm，体重は 65 kg と仮定した．B：A と同様のシミュレーション条件で，横軸に造影剤注入時間(秒)，縦軸に腹部大動脈のピーク CT 値をプロットしたもの　注入時間が長くなれば，腹部大動脈のピーク CT 値は低下するが，二者の関係は線形相関ではない．C：A と同様のシミュレーション条件で，横軸に造影剤注入速度(mL/s)，縦軸に腹部大動脈のピーク CT 値をプロットしたもの　臨床に用いられる注入速度の範囲内(1.0～5.0 mL/s)では，大動脈の CT 値と注入速度はおおむね正の線形相関を有すると見なすことができる．

Key Facts 2-4
造影増強効果に影響を与える造影剤因子

1) 造影剤量
   患者体重および注入時間が一定であれば，動脈，肝実質の増強効果は，造影剤量と正の相関を示す．

2) 注入時間あるいは注入速度
   患者体重および造影剤量が一定であれば，動脈，肝実質の増強効果は注入時間が短いほど（注入速度が大きいほど）高い．

3) 生理食塩水による後押し

なるほど肝のピーク CT 値は低下するがその程度はわずかである（図 2-10 A, B）．これに対して，投与する造影剤量が一定の場合，注入速度が 2.0 mL/s 未満では注入速度が増加するにつれて肝のピーク CT 値は急激に増大するが，注入速度が 2.0 mL/s を超えると肝のピーク CT 値はほぼ一定となる（図 2-10 C）．したがって，肝実質の増強効果が問題となるような CT 検査（たとえば，転移性肝腫瘍の検索）では，注入速度は 2.0 mL/s 程度に設定すればよく，それ以上の注入速度で造影剤を投与する必要はない．

3) 造影剤濃度

造影剤のヨード濃度が高ければ，血管，臓器，病変の描出が改善するという報告が多数存在する[35〜39]．しかし，基本的に，血管あるいは臓器の増強効果は，単位時間に体内に注入されるヨード量（delivery rate）により決まり，造影剤のヨード濃度は増強効果には関係しない．しかしながら，高濃度の造影剤を使用することにより，同じ delivery rate の場合でも，注入速度を小さくできるというメリットがある．たとえば，ヨード濃度 300 mgI/mL の造影剤 150 mL を 25 秒で注入すると注入速度は 6.0 mL/s となるが，ヨード濃度 370 mgI/mL の造影剤を用いれば，注入速度 4.9 mL/s でほぼ同様の動脈の増強効果を得ることが可能である．

少量（20〜30 mL）の造影剤で造影を行う場合，造影剤を静注した場合に，チューブや上腕静脈およびその分枝などに造影剤がうっ滞して有効ヨード量が減少する可能性がある．特に高濃度造影剤では，うっ滞する造影剤の体積が同じ場合でも，中濃度あるいは低濃度の造影剤量よりも，相対的に有効造影剤量の減少が大きい．したがって，少量の高濃度造影剤を使用する場合は，後述するように，造影剤を生理食塩水により後押しすることが望ましい．

4) 造影剤の浸透圧および粘稠度

100 mL 以上の大量の造影剤が投与される場合は，血液中の浸透圧による造影剤の拡散は無視することができるが，心臓 CT のように比較的少量の造影剤を短時間で注入した場合は，造影剤の浸透圧の違いにより臓器の増強効果に差が生じる可能性がある．図 2-11 に

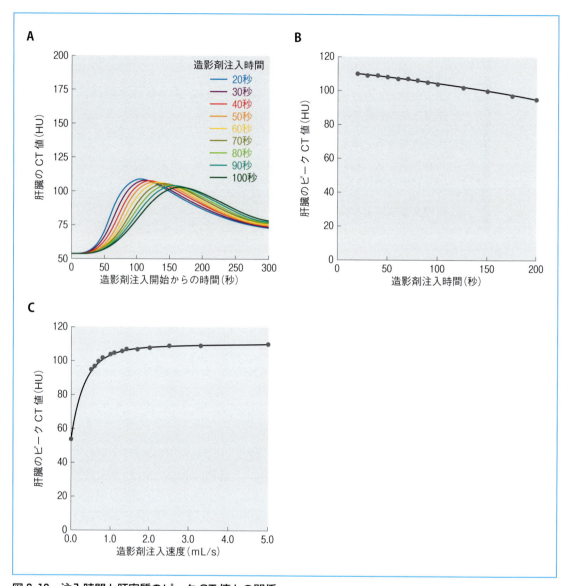

図 2-10　注入時間と肝実質のピーク CT 値との関係
A：ヨード濃度 300 mgI/mL のイオメプロール 100 mL を，注入時間を変化させて投与した場合の，肝実質の時間濃度曲線　患者の身長は 166 cm，体重は 65 kg と仮定した．B：A と同様のシミュレーション条件で，横軸に造影剤注入時間（秒），縦軸に肝実質のピーク CT 値をプロットしたもの　注入時間が長くなれば，肝実質のピーク CT 値は低下するが，低下の度合いはわずかである．C：A と同様のシミュレーション条件で，横軸に造影剤注入速度（mL/s），縦軸に肝実質のピーク CT 値をプロットしたもの　注入速度が 2.0 mL/s 未満では注入速度が増加するにつれて肝のピーク CT 値は急激に増大するが，注入速度が 2.0 mL/s を超えると肝のピーク CT 値はほぼ一定となる．

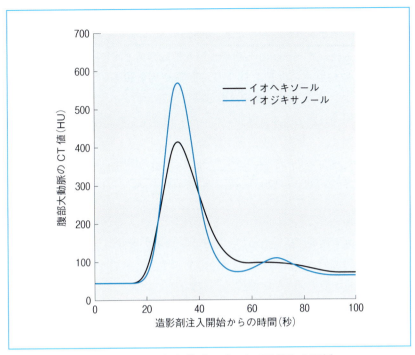

図2-11　造影剤の浸透圧と腹部大動脈のピーク CT 値との関係
イオジキサノール（造影剤濃度 320 mgI/mL，生理食塩水との浸透圧比 1.0）およびイオヘキソール（造影剤濃度 350 mgI/mL，生理食塩水との浸透圧比 2.7）を，ヨード量を体重当たり 210 mgI/kg，注入時間 10 秒で投与した場合の腹部大動脈の時間濃度曲線．浸透圧の高いイオヘキソールでは，浸透圧の低いイオジキサノールよりも，大動脈のピーク CT 値が 20％程度低い．

イオジキサノール（造影剤濃度 320 mgI/mL，生理食塩水との浸透圧比 1.0）およびイオヘキソール（造影剤濃度 350 mgI/mL，生理食塩水との浸透圧比 2.7）を，ヨード量を体重当たり 210 mgI/kg，注入時間 10 秒で投与した場合の腹部大動脈の時間濃度曲線を示す．このように，造影剤量が少ない場合は，浸透圧の高いイオヘキソールでは，浸透圧の低いイオジキサノールよりも，大動脈のピーク CT 値が 20％程度低くなる可能性がある．

　投与する造影剤のヨード量，造影剤濃度，浸透圧が同じ場合は，粘稠度も血管や臓器の増強効果に影響を与える可能性がある．ただし，市販されている造影剤で，ヨード量，造影剤濃度，浸透圧がほぼ同じで，粘稠度のみが異なるような造影剤はないことから，粘稠度に関するシミュレーションは本項では割愛する．

5）生理食塩水による後押し

　冠状動脈 CTA のように，少量の造影剤を使用する場合は，チューブ内および上腕静脈やその分枝にうっ滞して有効ヨード量が減少し，血管や臓器の増強効果が低下する場合がある．これに対しては，造影剤注入後に生理食塩水で後押しすることにより，無駄なく造影剤を使用することができる．最近は，二筒式の造影剤注入器が普及しており，生理食塩水の後押しの実施が容易となっている．生理食塩水で後押しすると，造影効果が改善されることに加え，時間濃度曲線の形状が理想的な形状に近くなりスキャンタイミングを合わ

せやすくなることや，腕頭静脈や上大静脈から濃い造影剤が洗い出されることにより生ずるアーチファクトが減少するという利点もある．生理食塩水の後押しでは，通常は，造影剤注入後に20〜50 mLの生理食塩水を造影剤と同じ注入速度で注入する．

　生理食塩水の後押しにより，動脈や実質臓器のピークCT値は5〜10%程度増加する[40〜42]．また，同じ増強効果を期待するのであれば，生理食塩水で後押しすることにより，生理食塩水による後押しをしない場合よりも造影剤量を低減することができる．しかしながら，生理食塩水による後押しをした場合，動脈における増強効果のピーク時間はわずかに長くなり，至適なスキャンタイミングは短くなることから，スキャンタイミングやスキャン時間の設定には注意が必要である[43]．

　最近，生理食塩水の後押しを行っても，静脈にうっ滞する造影剤を十分に洗い流せない場合があることが判明している．原因は，背臥位で検査している場合，造影剤は生理食塩水よりも比重が高いために，造影剤が静脈の背側にうっ滞し，後押し用の生理食塩水が静脈の腹側のみを通過してしまうことによる．最近，開発されたスパイラルフローチューブ[44]は，Tチューブの構造に工夫を加え，チューブの末端から液体が流出するときに螺旋状の流れを生じるようにしたものである．スパイラルフローチューブを使用した場合，従来のTチューブを使用した場合よりも，動脈の増強効果は10〜15%増加する[45]．

c. 撮像因子

　撮像因子のうち，血管や臓器の増強効果に最も大きな影響を与えるものは撮像管電圧である．一般にCTスキャンにおいては，撮像管電圧により組織のCT値は変動するが，ヨードを含む組織は管電圧に特に変動が大きい．たとえば，ヨード水溶液を撮像した場合，低電圧の80 kVあるいは90 kVで撮像した場合のヨード水溶液のCT値は，標準電圧の120 kVで撮像した場合の1.5倍前後となる[46]（図2-12）．これは，撮像管電圧が低くなればなるほど，X線の出力エネルギーがヨードのk吸収端である33 keVに近づくためである[47, 48]．この現象を利用してヨード造影効果を増強することが可能である．

　臨床の現場においては，腎機能低下患者に対する造影CT検査において，腎機能保護を目的としてヨード造影剤量を低減するために低管電圧撮像がしばしば用いられている[49〜51]．造影剤の低減できる率は，腹部CTで25〜50%[51〜54]，CTAで33〜40%程度である[55, 56]．ここで注意しなければいけないことは，名目上のkVが同一であっても，CTメーカーやCT機種によって実効管電圧が異なるため，ヨードを含む物質のCT値の増加の程度はCTメーカーや機種により異なることである．したがって，低管電圧撮像により造影剤量がどの程度減らすことができるかについては，機種ごとに検討しなければならない．

　管電流が一定の場合，管電圧を低下させるとX線光子が減少し，CT画像のノイズは増加して診断に不適切な画質になる可能性がある．したがって，低管電圧撮像を実際の臨床に使用するためには，何らかの方法によるノイズ低減が必要である．低管電圧撮像に伴うノイズ増加を防止する方法のひとつに，X線光子の減少を代償するために管電流を増加させる方法がある[53, 54, 57]．最近のCT装置は，大きな熱容量の管球を有しているために，この方法が可能である．この方法では，肝実質，大動脈，門脈についてほぼ同じコントラストノイズ比（contrast noise ratio：CNR）を保ったまま，造影剤量を40%低減することが可

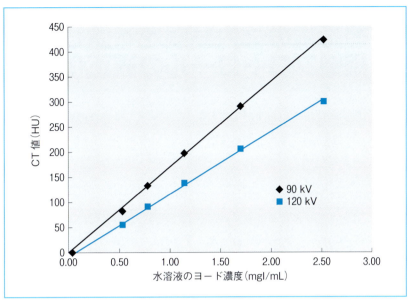

図 2-12　撮像管電圧とヨード水溶液の CT 値の関係
種々の濃度のヨード水溶液を試験管に封入したファントムを，低管電圧 90 kV および標準管電圧 120 kV で撮像した場合の，ヨード濃度とヨード水溶液の CT 値の関係．90 kV で撮像した場合，ヨード水溶液の CT 値は 120 kV で撮像した場合の 1.5 倍前後となる．

能である[53,54]．低管電圧撮像に伴うノイズ増加を防止する他の方法は，逐次近似画像再構成法（iterative reconstruction：IR）を使用することである．最近普及しつつある IR では画像ノイズを低減できることから，低管電圧撮像にも有用である．IR により低減できる造影剤量は，腹部 CT で 25～50%[52,58,59]，CTA で 33～40%[55,56,60]である．

　Dual energy CT（DECT）は，低電圧（例：80 kV）および高電圧（例：140 kV）のスキャンを同時に行い，これらのデータより擬似的に 40～140 keV の範囲内の任意のエネルギー（keV）の仮想単色 X 線画像を作成することができる[48]．低いエネルギーの仮想単色 X 線画像では，ヨードの造影効果は増加することから，DECT により造影剤量を低減することが可能である．現在までの報告では，40～50 keV の仮想単色 X 線画像では，腹部領域で 28～55% の造影剤が低減可能とされている[61,62]．一方では，低いエネルギーの仮想単色 X 線画像においても，single energy CT（通常の CT 撮像）の低管電圧撮像と同じく，ノイズは増加する．Yu らの報告では，仮想単色 X 線画像では，ヨードの CNR は 70 keV 付近で最大となる[63]．今後は，造影剤低減が可能でノイズも低減できる最適なエネルギーを検討する必要があろう．

2.5 造影剤の体内動態を考慮した撮像プロトコールの適正化

　動脈優位相での診断が重要となる血管病変や多血性腫瘍では，ターゲットとする動脈，あるいは多血性病変に血流を供給している動脈の CT 値がピークに達する時間帯でスキャンしなければならない．一般に動脈優位相では，数秒のうちに急激に動脈の CT 値が上昇あるいは下降するため，動脈優位相のスキャンタイミングは血行動態に基づいて厳密に決定する必要がある．

　スキャンタイミングを決めるために考慮しなければならない重要な因子は，スキャンにかかる時間(スキャン時間)とターゲットとする臓器のピーク時間である．スキャン時間が長い場合は，一般に造影剤の注入時間を長くする必要があり，同じ注入速度の場合は，結果的に造影剤量は増やす必要がある．逆に，スキャン時間が短い場合は，造影剤の注入時間を短くすることが可能であり，同じ注入速度の場合は，造影剤量を減らすことができる．またスキャン中に，目的臓器の CT 値を十分に高くするために，スキャン時間の中央の時刻は，目的臓器の時間濃度曲線のピーク時間に当てる必要がある(図 2-2)．このためには，下記のように，スキャン開始時間を決める必要がある．

$$[スキャン開始時間] = T_{peak} - TSD/2 \cdots\cdots (1)$$

ここで，T_{peak}：時間濃度曲線におけるピーク時間，TSD：スキャン時間．このことから，T_{peak} を予測することがスキャン開始時間を決定するために必要となる．

　ある動脈における T_{peak} の予測式は，Bae によると注入時間の長短により下記のようになる[43]．

　注入時間が 15 秒未満のとき

$$T_{peak} = TARR + TID/2 \cdots\cdots (2a)$$

　注入時間が 15 秒以上のとき

$$T_{peak} = TARR + TID - 5 \cdots\cdots (2b)$$

ここで，TARR：目的とする動脈の造影剤の到達時間，TID：造影剤の注入時間．

　TARR は個人差が大きいため，各患者において実測することが望ましい．TARR を実測する方法としては 2 つある．ひとつは少量の造影剤のテスト注入である．これは 5～10 mL の少量の造影剤を静注した後に，目的とする動脈において最低放射線量にて連続スキャンを実施した後に時間濃度曲線を取得して，造影剤の到達を見るものである．テスト注入においては，到達時間は，造影剤注入開始から時間濃度曲線がピーク CT 値を示す時間とすることが多い．

　もうひとつはボーラストラッキング(bolus tracking)法である．ボーラストラッキング法とは，造影剤注入開始後に，スキャンの開始位置の動脈に関心領域(region of interest：ROI)を置いて，最低放射線量で連続スキャンを実施することにより動脈の CT 値をモニ

ターし，CT値が一定の閾値に到達した数秒後から通常の線量でスキャンを開始する方法である．CT値が閾値に達してからスキャン開始までをpost-trigger delayとよぶ．post-trigger delayは，CT装置のハードウェアに依存し，通常は1～3秒程度である．また，ボーラストラッキング法では，CT値の閾値は100～150 HU程度に設定することが多い．ボーラストラッキング法のCT値の閾値を100 HUとした場合は，テスト注入における造影剤到達時間にほぼ一致する．

以上より，動脈をターゲットとする場合，スキャン開始時間は，
注入時間が15秒未満の場合は，式(1)(2a)より

$$[スキャン開始時間] = TARR + TID/2 - TSD/2$$

注入時間が15秒以上の場合は，式(1)(2b)より

$$[スキャン開始時間] = TARR + TID - 5 - TSD/2$$

で撮像を開始すればよい．

多血性腫瘍に対する動脈優位相のスキャンを行う場合は，腫瘍の近傍の大動脈で造影剤到達時間を計測することが多い．多血性肝腫瘍の場合，テスト注入あるいはボーラストラッキング法のROIは，第1腰椎のレベルの大動脈に設定する．大動脈から肝腫瘍への造影剤の伝達には3秒程度かかることから[64]，多血性肝腫瘍の適切なスキャン開始時刻は下記の式で決定すればよい．

$$[スキャン開始時間] = TARR + TID - 2 - TSD/2$$

腎腫瘍などの他の臓器の多血性腫瘍でも，大動脈から腫瘍への造影剤の伝達時間は3秒前後と考えてよい．

動脈優位相とは異なり，門脈優位相や平衡相では，血管や臓器のCT値は経時的に緩やかに変化するため，テスト注入あるいはボーラストラッキング法によりスキャンタイミングを厳密に決定する必要はない．門脈優位相に関しては，図2-5 Aに示すように造影剤注入開始80～120秒の範囲では肝実質のCT値は10 HU前後しか変化しないので，この範囲で撮像すればよい．また，平衡相，排泄相に関しては，注入開始から3～5分程度の範囲で撮像すればよい．なお，胆道系腫瘍では，腺癌の特徴である遅延性・遷延性濃染をより確実に描出するために240秒以上の遅い平衡相でスキャンすることが推奨される（「9．胆道系」，p.235を参照）．

文 献

1) Bae KT, Heiken JP, Brink JA：Aortic and hepatic peak enhancement at CT：effect of contrast medium injection rate：pharmacokinetic analysis and experimental porcine model. Radiology 1998；206：455-464.
2) Mckinstry DN, Rommel AJ, Sugerman AA：Pharmacokinetics, metabolism, and excretion of iopamidol in healthy subjects. Invest Radiol 1984；19：S171-174.
3) Bae KT, Heiken JP, Brink JA：Aortic and hepatic contrast medium enhancement at CT. Part I. Prediction with a computer model. Radiology 1998；207：647-655.
4) Foley WD：Dynamic hepatic CT. Radiology 1989；170：617-622.
5) Foley WD：Dynamic hepatic CT scanning. AJR Am J Roentgenol 1989；152：272-274.
6) Bae KT：Peak contrast enhancement in CT and MR angiography：when does it occur and why? Pharmacokinetic study in a porcine model. Radiology 2003；227：809-816.
7) Bae KT, Heiken JP, Brink JA：Aortic and hepatic contrast medium enhancement at CT. Part II. Effect of reduced cardiac output in a porcine model. Radiology 1998；207：657-662.
8) Fleischmann D, Hittmair K：Mathematical analysis of arterial enhancement and optimization of bolus geometry for CT angiography using the discrete Fourier transform. J Comput Assist Tomogr 1999；23：474-484.
9) Fleischmann D, Rubin GD, Bankier AA, Hittmair K：Improved uniformity of aortic enhancement with customized contrast medium injection protocols at CT angiography. Radiology 2000；214：363-371.
10) Yanaga Y, Awai K, Nakayama Y, et al：Optimal dose and injection duration(injection rate) of contrast material for depiction of hypervascular hepatocellular carcinomas by multidetector CT. Radiat Med 2007；25：278-288.
11) Awai K, Hatcho A, Nakayama Y, et al：Simulation of aortic peak enhancement on MDCT using a contrast material flow phantom：feasibility study. AJR 2006；186：379-385.
12) Bae KT, Seeck BA, Hildebolt CF, et al：Contrast enhancement in cardiovascular MDCT：effect of body weight, height, body surface area, body mass index, and obesity. AJR 2008；190：777-784.
13) Kidoh M, Nakaura T, Nakamura S, et al：Low-dose abdominal CT：comparison of low tube voltage with moderate-level iterative reconstruction and standard tube voltage, low tube current with high-level iterative reconstruction. Clin Radiol 2013；68：1008-1015.
14) Sawyer M, Ratain MJ：Body surface area as a determinant of pharmacokinetics and drug dosing. Invest New Drugs 2001；19：171-177.
15) Boer P：Estimated lean body mass as an index for normalization of body fluid volumes in humans. Am J Physiol 1984；247：F632-636.
16) Onishi H, Murakami T, Kim T, et al：Abdominal multi-detector row CT：effectiveness of determining contrast medium dose on basis of body surface area. Eur J Radiol 2011；80：643-647.
17) Yanaga Y, Awai K, Nakaura T, et al：Contrast material injection protocol with the dose adjusted to the body surface area for MDCT aortography. AJR 2010；194：903-908.
18) Ho LM, Nelson RC, Delong DM：Determining contrast medium dose and rate on basis of lean body weight：does this strategy improve patient-to-patient uniformity of hepatic enhancement during multi-detector row CT? Radiology 2007；243：431-437.
19) Kondo H, Kanematsu M, Goshima S, et al：Aortic and hepatic enhancement at multidetector CT：evaluation of optimal iodine dose determined by lean body weight. Eur J Radiol 2011；80：e273-277.
20) Awai K, Kanematsu M, Kim T, et al：The optimal body size index with which to determine iodine dose for hepatic dynamic CT：a prospective multicenter study. Radiology 2016；278：773-781.
21) Yanaga Y, Awai K, Nakaura T, et al：Effect of contrast injection protocols with dose adjusted to the estimated lean patient body weight on aortic enhancement at CT angiography. AJR 2009；192：1071-1078.
22) Masuda T, Nakaura T, Funama Y, et al：Aortic and hepatic contrast enhancement during hepatic-arterial and portal venous phase computed tomography scanning：multivariate linear regression analysis using age, sex, total body weight, height, and cardiac output. J Comput

Assist Tomogr 2017 ; 41 : 309-314.
23) Nakaura T, Awai K, Yanaga Y, et al : Low-dose contrast protocol using the test bolus technique for 64-detector computed tomography coronary angiography. Jpn J Radiol 2011 ; 29 : 457-465.
24) Jana M, Gamanagatti SR, Kumar A : Case series : CT scan in cardiac arrest and imminent cardiogenic shock. Indian J Radiol Imaging 2010 ; 20 : 150-153.
25) Masuda T, Funama Y, Nakaura T, et al : CT angiography of suspected peripheral artery disease : comparison of contrast enhancement in the lower extremities of patients undergoing and those not undergoing hemodialysis. AJR 2017 ; 208 : 1127-1133.
26) Younathan C, Kaude J, Cook M, et al : Dialysis is not indicated immediately after administration of nonionic contrast agents in patients with end-stage renal disease treated by maintenance dialysis. AJR 1994 ; 163 : 969-971.
27) Vignaux O, Gouya H, Augui J, et al : Hepatofugal portal flow in advanced liver cirrhosis with spontaneous portosystemic shunts : effects on parenchymal hepatic enhancement at dual-phase helical CT. Abdom Imaging 2002 ; 27 : 536-540.
28) Vignaux O, Legmann P, Coste J, et al : Cirrhotic liver enhancement on dual-phase helical CT : comparison with noncirrhotic livers in 146 patients. AJR 1999 ; 173 : 1193-1197.
29) Heiken JP, Brink JA, McClennan BL, et al : Dynamic incremental CT : effect of volume and concentration of contrast material and patient weight on hepatic enhancement. Radiology 1995 ; 195 : 353-357.
30) Yamashita Y, Komohara Y, Takahashi M, et al : Abdominal helical CT : evaluation of optimal doses of intravenous contrast material : a prospective randomized study. Radiology 2000 ; 216 : 718-723.
31) Tanikake M, Shimizu T, Narabayashi I, et al : Three-dimensional CT angiography of the hepatic artery : use of multi-detector row helical CT and a contrast agent. Radiology 2003 ; 227 : 883-889.
32) Cademartiri F, de Monye C, Pugliese F, et al : High iodine concentration contrast material for noninvasive multislice computed tomography coronary angiography : iopromide 370 versus iomeprol 400. Invest Radiol 2006 ; 41 : 349-353.
33) Cademartiri F, Maffei E, Palumbo AA, et al : Influence of intra-coronary enhancement on diagnostic accuracy with 64-slice CT coronary angiography. Eur Radiol 2008 ; 18 : 576-583.
34) Yanaga Y, Awai K, Nakaura T, et al : Optimal contrast dose for depiction of hypervascular hepatocellular carcinoma at dynamic CT using 64-MDCT. AJR 2008 ; 190 : 1003-1009.
35) Awai K, Takada K, Onishi H, Hori S : Aortic and hepatic enhancement and tumor-to-liver contrast : analysis of the effect of different concentrations of contrast material at multi-detector row helical CT. Radiology 2002 ; 224 : 757-763.
36) Furuta A, Ito K, Fujita T, et al : Hepatic enhancement in multiphasic contrast-enhanced MDCT : comparison of high- and low-iodine-concentration contrast medium in same patients with chronic liver disease. AJR 2004 ; 183 : 157-162.
37) Itoh S, Ikeda M, Achiwa M, et al : Multiphase contrast-enhanced CT of the liver with a multislice CT scanner : effects of iodine concentration and delivery rate. Radiat Med 2005 ; 23 : 61-69.
38) Shinagawa M, Uchida M, Ishibashi M, et al : Assessment of pancreatic CT enhancement using a high concentration of contrast material. Radiat Med 2003 ; 21 : 74-79.
39) Yagyu Y, Awai K, Inoue M, et al : MDCT of hypervascular hepatocellular carcinomas : a prospective study using contrast materials with different iodine concentrations. AJR 2005 ; 184 : 1535-1540.
40) Irie T, Kajitani M, Yamaguchi M, Itai Y : Contrast-enhanced CT with saline flush technique using two automated injectors : how much contrast medium does it save? J Comput Assist Tomogr 2002 ; 26 : 287-291.
41) Tatsugami F, Matsuki M, Inada Y, et al : Usefulness of saline pushing in reduction of contrast material dose in abdominal CT : evaluation of time-density curve for the aorta, portal vein and liver. Br J Radiol 2007 ; 80 : 231-234.
42) Tatsugami F, Matsuki M, Kani H, et al : Effect of saline pushing after contrast material injection in abdominal multidetector computed tomography with the use of different iodine concentrations. Acta Radiol 2006 ; 47 : 192-197.

43) Bae KT：Intravenous contrast medium administration and scan timing at CT：considerations and approaches. Radiology 2010；256：32-61.
44) Kidoh M, Nakaura T, Awai K, et al：Novel connecting tube for saline chaser in contrast-enhanced CT：the effect of spiral flow of saline on contrast enhancement. Eur Radiol 2013；23：3213-3218.
45) Masuda T, Funama Y, Nakaura T, et al：Delivering the saline chaser via a spiral flow-generating tube improves arterial enhancement for computed tomography angiography of the lower extremities. J Comput Assist Tomogr 2015；39：962-968.
46) Nakayama Y, Awai K, Funama Y, et al：Abdominal CT with low tube voltage：preliminary observations about radiation dose, contrast enhancement, image quality, and noise. Radiology 2005；237：945-951.
47) Huda W, Scalzetti EM, Levin G：Technique factors and image quality as functions of patient weight at abdominal CT. Radiology 2000；217：430-435.
48) McCollough CH, Leng S, Yu L, Fletcher JG：Dual- and multi-energy CT：principles, technical approaches, and clinical applications. Radiology 2015；276：637-653.
49) Kidoh M, Nakaura T, Awai K, et al：Low-contrast dose protection protocol for diagnostic computed tomography in patients at high-risk for contrast-induced nephropathy. J Comput Assist Tomogr 2013；37：289-296.
50) Nakaura T, Awai K, Maruyama N, et al：Abdominal dynamic CT in patients with renal dysfunction：contrast agent dose reduction with low tube voltage and high tube current-time product settings at 256-detector row CT. Radiology 2011；261：467-476.
51) Taguchi N, Oda S, Utsunomiya D, et al：Using 80 kVp on a 320-row scanner for hepatic multiphasic CT reduces the contrast dose by 50% in patients at risk for contrast-induced nephropathy. Eur Radiol 2017；27：812-820.
52) Iyama Y, Nakaura T, Yokoyama K, et al：Impact of knowledge-based iterative model reconstruction in abdominal dynamic CT with low tube voltage and low contrast dose. AJR 2016；206：687-693.
53) Nakaura T, Awai K, Oda S, et al：Low-kilovoltage, high-tube-current MDCT of liver in thin adults：pilot study evaluating radiation dose, image quality, and display settings. AJR 2011；196：1332-1338.
54) Yanaga Y, Awai K, Nakaura T, et al：Hepatocellular carcinoma in patients weighing 70 kg or less：initial trial of compact-bolus dynamic CT with low-dose contrast material at 80 kVp. AJR 2011；196：1324-1331.
55) Iyama Y, Nakaura T, Yokoyama K, et al：Low-contrast and low-radiation dose protocol in cardiac computed tomography：usefulness of low tube voltage and knowledge-based iterative model reconstruction algorithm. J Comput Assist Tomogr 2016；40：941-947.
56) Kidoh M, Nakaura T, Nakamura S, et al：Contrast material and radiation dose reduction strategy for triple-rule-out cardiac CT angiography：feasibility study of non-ECG-gated low kVp scan of the whole chest following coronary CT angiography. Acta Radiol 2014；55：1186-1196.
57) Nakaura T, Awai K, Oda S, et al：A low-kilovolt(peak) high-tube current technique improves venous enhancement and reduces the radiation dose at indirect multidetector-row CT venography：initial experience. J Comput Assist Tomogr 2011；35：141-147.
58) Nakaura T, Kidoh M, Sakaino N, et al：Low contrast- and low radiation dose protocol for cardiac CT of thin adults at 256-row CT：usefulness of low tube voltage scans and the hybrid iterative reconstruction algorithm. Int J Cardiovasc Imaging 2013；29：913-923.
59) Namimoto T, Oda S, Utsunomiya D, et al：Improvement of image quality at low-radiation dose and low-contrast material dose abdominal CT in patients with cirrhosis：intraindividual comparison of low tube voltage with iterative reconstruction algorithm and standard tube voltage. J Comput Assist Tomogr 2012；36：495-501.
60) Oda S, Utsunomiya D, Funama Y, et al：A low tube voltage technique reduces the radiation dose at retrospective ECG-gated cardiac computed tomography for anatomical and functional analyses. Acad Radiol 2011；18：991-999.
61) Clark ZE, Bolus DN, Little MD, Morgan DE：Abdominal rapid-kVp-switching dual-energy MDCT with reduced IV contrast compared to conventional MDCT with standard weight-

based IV contrast : an intra-patient comparison. Abdom Imaging 2015 ; 40 : 852-858.
62) Shuman WP, Chan KT, Busey JM, et al : Dual-energy CT aortography with 50% reduced iodine dose versus single-energy CT aortography with standard iodine dose. Acad Radiol 2016 ; 23 : 611-618.
63) Yu L, Leng S, McCollough CH : Dual-energy CT-based monochromatic imaging. AJR 2012 ; 199 : S9-15.
64) Sultana S, Awai K, Nakayama Y, et al : Hypervascular hepatocellular carcinomas : bolus tracking with a 40-detector CT scanner to time arterial phase imaging. Radiology 2007 ; 243 : 140-147.

3 造影剤使用における安全対策

3.1 造影剤による急性副作用の対策

a. 造影剤による急性副作用の頻度とその重要性

非イオン性ヨード造影剤による副作用は，軽微なものを含めて3〜8%と報告されている[1〜3]．これに対して，重篤な副作用は，2.5万人に1人，死亡例は40万人に1人と概算されている[1]（Key Facts 3-1）．

一般に造影剤の副作用は一過性で軽症であり，他の医療薬剤に比べ重篤症例も少ないため安全性が高い薬剤と考えられている．しかしながら，日常診療における造影剤の使用数は多いため，大多数の放射線診断医は何らかの造影剤副作用に遭遇した経験を有するであろう．一方では，CT検査を依頼した医師を含め，放射線科以外の医療スタッフは，CT検査における実際の副作用の現場を見ていないことが多いためその危険性を十分認識しているとは言いがたい．造影剤は治療効果を期待する薬剤ではないため，使用に際しては厳密な検査適用および慎重な対応が要求される．

> **Key Facts 3-1**
>
> **非イオン性ヨード造影剤の急性副作用発現率**
> - 重篤：2.5万人に1人．
> - 死亡：40万人に1人．

b. 造影剤による急性副作用の症状（アナフィラキシーを中心に）

全身性副作用のうち造影剤注入後1時間以内に生じるものは急性副作用とよばれる．急性副作用には造影剤自体による化学毒性も存在するが，免疫応答に伴うアレルギー反応に

特に注意が必要である．「重篤で致死的な広範あるいは全身性の過敏反応」および「急速に起こり死に至る可能性がある重篤なアレルギー反応」は一般にアナフィラキシーと定義される[4]．造影剤によるアナフィラキシーの発生機序にはIgEを介した真のⅠ型アレルギーと，抗体の介在しないアナフィラキシー様反応が考えられている．造影剤は抗原としての分子量が小さく，抗体の実証も困難であり，さらに初回投与でも生じうるためアナフィラキシー様反応が主体とされている．しかしながら，実際の臨床現場では症状，経過および対処は同様であるため，両者を区別して対応する必要はない．

　造影剤アナフィラキシーの臨床症状および重症度分類を**表3-1**に示す．アナフィラキシーの診断は**表3-1**の重症を含む複数臓器の症状，中等度以上の症状を複数認める場合であり，軽症のみの複数症状はアナフィラキシーとは診断されない．臨床症状は多彩だが，皮膚粘膜症状を有し，急速に悪化する致死的な呼吸器症状，循環器症状を呈することが特徴的である．処置不要な軽微なものから，死に至る重篤なものまでさまざまで，重症度に応じた迅速な対処が要求される．またアナフィラキシーの発現には造影剤自体の投与量，濃度には関係なく，微量でも重症化することを十分理解しておく必要がある．

　表3-2に非イオン性ヨード造影剤で報告された副作用発現頻度を示す．

　造影剤投与後5〜30分以内に症状が発現するアナフィラキシーに，血圧低下や，意識障害を伴う場合はアナフィラキシーショックとよばれる非常に重篤な状態である．

　造影剤に対するアナフィラキシーとは，以下のさまざまな症状が折り重なって急速に悪化する状態を想定すると理解しやすい．

1) 皮膚・粘膜症状

　皮膚・粘膜症状は，食事，昆虫刺咬なども含めた全アナフィラキシー患者全体のうち80〜90％で生じるとされる[5]．搔痒感，紅斑，蕁麻疹が，局所あるいは全身的に生じる．また，口腔内，口唇，結膜などの粘膜腫脹を呈することもある．アナフィラキシーの初発症状として容易に観察できるため，早期発見に重要な症状であるが，皮膚徴候がなければ，逆に認知は困難となる．皮膚病巣の症状および分布は患者ごとに異なり，同一患者でも表現型は発症のたびに異なる．発症初期には進行速度および最終的な重篤度の予測は困難で，全身状態が安定していても厳重な経過観察を要する．

2) 呼吸器症状

　呼吸器症状は，全アナフィラキシー患者のうち最大70％でみられる．くしゃみ，鼻閉，咽喉絞扼感など粘膜腫脹を疑う症状には注意が必要である．他覚的に有意な所見を認めなくとも，喉や口唇が腫れたとの自覚症状があった際はアナフィラキシー症状の可能性を疑う．呼吸器症状が増悪し，低酸素血症をきたす気道狭窄を生じると致死的なため，特徴的な症状に精通し，早期発見に努める．

　また，声帯機能不全症状の既往歴はアナフィラキシーであった可能性がある．過去の造影検査で以下に示す症状の訴えがあれば，声帯機能不全を疑って慎重に対応すべきである．

　・呼吸が浅く，息が吸えない，吐けない．
　・喉や胸の締めつけ感
　・頻回な咳，咳払い

表3-1 アナフィラキシーの重症度評価

		グレード1（軽症）	グレード2（中等症）	グレード3（重症）
皮膚・粘膜症状	紅斑，蕁麻疹，膨疹	部分的	全身性	←
	瘙痒	軽い瘙痒（自制内）	強い瘙痒（自制外）	←
	口唇，眼瞼腫脹	部分的	顔全体の腫れ	←
消化器症状	口腔内，咽頭違和感	口，のどのかゆみ，違和感	咽頭痛	←
	腹痛	弱い腹痛	強い腹痛（自制内）	持続する強い腹痛（自制外）
	嘔吐・下痢	嘔気，単回の嘔吐・下痢	複数回の嘔吐・下痢	繰り返す嘔吐・便失禁
呼吸器症状	咳嗽，鼻汁，鼻閉，くしゃみ	間欠的な咳嗽，鼻汁，鼻閉，くしゃみ	断続的な咳嗽	持続する強い咳込み，犬吠様咳嗽
	喘鳴，呼吸困難	—	聴診上の喘鳴，軽い息苦しさ	明らかな喘鳴，呼吸困難，チアノーゼ，呼吸停止，SpO$_2$≦92%，締めつけられる感覚，嗄声，嚥下困難
循環器症状	脈拍，血圧	—	頻脈（+15回/分），血圧軽度低下，蒼白	不整脈，血圧低下，重度徐脈，心停止
神経症状	意識状態	元気がない	眠気，軽度頭痛，恐怖感	ぐったり，不穏，失禁，意識消失

血圧低下　　　：1歳未満＜70 mmHg，1〜10歳＜［70 mmHg＋（2×年齢）］，11歳〜成人＜90 mmHg
血圧軽度低下：1歳未満＜80 mmHg，1〜10歳＜［80 mmHg＋（2×年齢）］，11歳〜成人＜100 mmHg
（文献7）より許可を得て転載）Yanagida N, et al：Int Arch Allergy Immunol 2017；172：173-82 より引用

- 窒息感
- 喘鳴，あえぎ呼吸，ゼイゼイとした呼吸音（wheezing）

3）循環器症状

　循環器症状は，全アナフィラキシー患者のうち最大45%にみられ，胸痛，血圧低下，失神，不整脈，心停止などが症状してあげられる．呼吸停止または心停止などの致死的反応に至る中央値は食物の30分，昆虫刺咬の15分に比べ，薬物が最も早い5分と報告されている[6]．造影剤に対するアナフィラキシー発症時には，心停止に至るまでの短時間に適切で迅速な対応・処置が必要である．

　また，生あくび，便意，気分不良，応答不良が，低血圧ショックの症状として表れることもあるので，造影終了後の患者においてバイタルサインを注意深く観察する．

表3-2　非イオン性ヨード造影剤の副作用と頻度（168,363例中）

副作用	例数	頻度（%）
嘔気	1749	1.04
熱感	1555	0.92
嘔吐	614	0.36
掻痒	758	0.45
蕁麻疹	790	0.47
紅潮	271	0.16
血管痛	80	0.05
嗄声	31	0.02
くしゃみ	398	0.24
咳嗽	254	0.15
胸痛	47	0.03
腹痛	37	0.02
動悸	109	0.06
顔面浮腫	15	0.01
悪寒	45	0.03
呼吸困難	63	0.04
血圧低下	21	0.01
心停止	1	0.00
意識消失	4	0.00

（文献3）より改変）

　造影剤によるアナフィラキシー発症時には，血管の虚脱，循環血液量の低下を背景に，体位変換が心臓への血液還流をさらに低下させ，空打ち（empty vena cava/empty ventricle syndrome）が生じて心室細動を惹起することがある．予後不良の急変につながるので，立位，座位への急速な体位変換をさせないよう注意する．

　そのほか，アナフィラキシーと鑑別すべき血圧低下として，血管迷走神経反射が存在する．ストレス，疼痛，腹部内臓疾患などが，迷走神経求心枝を介して，脳幹の血管運動中枢を刺激し，血管拡張の結果，徐脈および血圧低下をきたす生理的反射である．重篤感に乏しく，多くは安静臥床で症状は軽快するが，迷走神経の過緊張で心停止も起こりうる．アナフィラキシーショック時にみられる頻脈，皮膚症状を欠くことが，鑑別点となる．

4）消化器症状

　消化器症状は，アナフィラキシー患者のうち最大45%にみられ，腹痛，嘔気，嘔吐，下痢を生じる．血圧低下に起因することもある．

5）神経症状

神経症状は，アナフィラキシー患者のうち最大15％の患者にみられ，不穏，失神，浮動性めまい，拍動性頭痛などが症状としてあげられる．

6）アナフィラキシー以外の症状

急性期副作用には造影剤自体の化学刺激により生じる反応も存在し，造影早期の熱感の頻度が高い．高浸透圧造影剤の灌流による血管内皮への直接刺激のほかに，血管内への水分移行に伴う血流量の増加が関与するとされる．「顔やのどが熱くなる」，「胸にこみ上げてくるような圧迫感」，「おしっこをもらしたような陰部の熱感」などの訴えが多い．ほとんどの被検者で生じるが，短時間で治まる旨を検査前に説明しておけば，撮像タイミングを外さずに検査を完遂できる．

造影剤による化学的刺激および体内の反応は，心理的不安とともに延髄の嘔吐中枢に働きかけ嘔気，嘔吐を生じることがある．これらの症状は造影剤投与早期のアナフィラキシーよりも早いタイミングで生じ，すぐに消失することが多い．嘔気，嘔吐は，アナフィラキシーショック時にもみられる症状であり，安易に検査を続行せず，被検者の様子に細心の注意を払う必要がある．

c. 造影剤によるアナフィラキシーの予防

急性副作用のうち，重篤化する可能性があるアナフィラキシーに関しては，その予防法を熟知しておく必要がある．また，造影剤に対するアナフィラキシー反応は初回投与でも生じるため，すべての造影検査において，アナフィラキシー症状が発現しうるという危機管理意識をもっておくことが重要である．アナフィラキシー症状の正確な予見は困難であるが，副作用発生率を高めるリスク因子が報告されており，リスク因子をもつ患者では予防投薬の施行を検討する．さらに，検査終了後は，患者をすぐには帰宅させず，副作用発現に注意し，1時間程度は医療機関に待機させておくことも安全性の向上につながる．

1）造影剤アナフィラキシーの高リスク患者

非イオン性ヨード造影剤の検討では，アナフィラキシーなどの重篤な副作用の発現率は0.03％であるが，造影剤副作用歴を有する患者で0.18％，喘息患者で0.23％と有意に発生リスクが高まる．また，喘息以外のアレルギー患者，心疾患患者でも0.10％と高率な副作用発現率を有し注意を要する[3]（Key Facts 3-2）．こうした高リスク患者については，問診内容も含めて検査に従事するスタッフ全員が，患者情報を共有することが重要である．

2）アナフィラキシーを含む急性副作用の予防策

高リスク患者における急性副作用の予防策を Key Facts 3-3 に示す．

予防的前投薬にはステロイド製剤を12時間前，2時間前に経口投与する方法[8]をはじめ，ステロイド剤に抗ヒスタミン製剤を追加する方法が一般に推奨されている（Key Facts 3-4）．しかしながら，その有効性は実証されていないのが実情である．また，急性副作用の発症を完全に予防することはできないため（breakthrough reaction），事後の対応（後述）

Key Facts 3-2
重篤な急性副作用の高リスク患者
- 喘息
- 造影剤アレルギー歴
- 心疾患患者

Key Facts 3-3
アナフィラキシーなどの急性副作用の予防
- 造影剤を使用しない代替検査を検討する．
- 造影剤副作用歴を有する患者では他の銘柄の造影剤を使用する．
- 造影剤アレルギー歴，喘息治療中患者では前投薬を検討する．
- 投与前にヨード造影剤を加温する．

Key Facts 3-4
造影剤アナフィラキシーの高リスク患者の前処置
- 12時間以上前からステロイド薬を投与する．
  （造影剤投与前4〜6時間以内の投与は推奨できない）
- ステロイド薬はなるべく経口投与する．

を確立しておくことが前提である．ステロイドに関しては，経静脈投与の代替法もあるが，4〜6時間以内での前投薬は有効性を認めないため推奨されていない[9]．

表3-3に日本医学放射線学会が推奨する処方例を示す．

造影剤の加温については，検査前に35℃程度になるように加温することが一般的である．造影剤を加温することにより化学刺激が低減し，患者の違和感が軽減することが多い．

d. 造影剤によるアナフィラキシーが起きた場合の対処

アレルギーの高リスク患者だけでなく，すべての被検者に対して迅速な対応可能な体制づくりが，まずは必要である．

急性副作用の発見時は造影剤の種類に限らず，「アナフィラキシーガイドライン」[7]に準じた救命処置が要求される．必要薬剤および器具は検査室の近くに常備し，速やかに使用できる管理下におく．特に検査担当者は，副作用の第一発見者となることが多いため，心停止予防，心停止の早期認識，および一次救命処置(basic life support：BLS)に精通し，自動体外式除細動器(automated external defibrillator：AED)を含めた必要器具の操作法も習熟しておくことが望ましい．

表 3-3　アナフィラキシー高リスク患者への予防投薬例

＜ESUR Guidelines on Contrast Media に基づくプロトコール＞[8]

　プレドニゾロン 30 mg, もしくはメチルプレドニゾロン 32 mg を, 造影剤投与の 12 時間前と 2 時間前に経口投与する.

＜ACR Manual on Contrast Media に基づくプロトコール＞[9]

　下記のいずれかを実施する.

1. プレドニゾロン 50 mg を造影剤投与の 13 時間前, 7 時間前, および 1 時間前に経口投与する. 抗ヒスタミン剤を追加してもよい.
2. メチルプレドニゾロン 32 mg を造影剤投与の 12 時間前と 2 時間前に経口投与する. 抗ヒスタミン剤を追加してもよい.
3. 経口投与ができない場合には, デキサメタゾン 7.5 mg, もしくはベタメタゾン 6.5 mg を静注としてもよい.

注意：ヒドロコルチゾン, プレドニゾロン, メチルプレドニゾロンを静注で用いると, 喘息発作を誘発することがある(特にアスピリン喘息の患者)ので推奨しない.
(医学放射線学会ステートメントより改変)

　次回以降の造影検査を安全に実施するために, アナフィラキシー発現時は責任造影剤, 治療経過についてのカルテ記載を徹底し, 院内で情報共有できるようにしておく. また, 患者自身にもアレルギー歴について十分理解させ, 他施設での造影検査に対して事前に申告するよう教育することが重要である.

　アナフィラキシー発症時の実際の対処を表 3-4 に示す. 予後の改善には複数項目を並行して速やかに実行する必要がある.

　欧州泌尿生殖器放射線学会(European Society of Urogenital Radiology：ESUR)の造影剤ガイドライン ver 9.0[8]では, 表 3-5 に示す薬剤が緊急一次治療薬として推奨されている.

　表 3-1 の重症例や, ショック状態が予想される患者にはアドレナリン投与が第一選択薬となる. 過去に重篤なアナフィラキシーの既往ある場合や症状の進行が激烈な中等症もアドレナリン投与の適応となる. アドレナリンは昇圧および気道狭窄の改善のみならず, 各種炎症メディエータの放出を抑制するため, アナフィラキシー発症早期に投与することが特に重要で, 予後の改善に寄与する.

　アドレナリンの過量投与は不整脈や高血圧などの有害作用を生じるため, 心停止に近い状態以外では経静脈投与は推奨されない. また, βアドレナリン遮断薬が投与されている患者はアナフィラキシーショックの高リスク群であり, アドレナリンに対する治療抵抗性のため重症化しやすい. アドレナリン治療で改善が得られない際は, グルカゴン, アトロピンの投与を考慮する(**Key Facts 3-5**). 蘇生に成功しても重篤な低酸素脳症が生じることがあるので, 症状の確認・処置に伴う心肺蘇生の中断は極力短くする.

　成人では最大 23％に二相性アナフィラキシーが生じるので, ショック離脱後も 24 時間程度の経過観察が望ましい.

　ヒスタミン H_1 受容体拮抗薬は掻痒感, 紅斑, 蕁麻疹, 血管浮腫, 鼻および眼症状の緩和が期待されるが, 呼吸器症状には無効である.

　β_2 アドレナリン受容体刺激薬は喘鳴, 咳嗽などの下気道症状を軽減するが, 上気道狭窄

表3-4　アナフィラキシー発症時の対応

①	注入中の造影剤を停止する
②	バイタルサインの確認
	皮膚症状に注意し，循環，気道，呼吸，意識状態を評価する．
③	応援を呼ぶ
	近くの医療スタッフを集める． 急速な増悪，重篤な症状がみられた際は躊躇せず，院内の迅速対応チーム（rapid response team：RRT）あるいは救急医療チーム（medical emergency team：MET）に連絡する．
④	アドレナリンの筋肉注射
	アナフィラキシーが疑われる際には，第一選択薬である0.1％アドレナリンの筋肉注射（大腿中央前外側に0.01 mg/kg　最大量は成人：0.5 mg，小児：0.3 mg）を行う． 体重評価が治療初期に必要となるが不明なことも多く，成人に対して0.3 mgが一般に使用される． 必要に応じて5～15分ごとに再投与する．
⑤	患者を仰臥位にする
	empty vena cava/empty ventricle syndromeを予防するためにも患者を仰臥位に保ち下肢を30 cmほど挙上する． 嘔吐しているときは顔を横向きにする．
⑥	酸素投与
	必要な場合，フェイスマスクか経鼻エアウェイで高流量（6～8 L/分）の酸素投与を行う．
⑦	静脈ルートの確保
	必要に応じて等張液（0.9％生理食塩水など）を急速に輸液開始する． 5～10分の間に成人で5～10 mL/kg，小児で10 mL/kgを投与する．
⑧	心肺蘇生
	必要に応じて胸骨圧迫にて心肺蘇生を行う． 臓器虚血を防ぐために心拍出消失時間を短く保つ必要がある． 胸骨圧迫→気道確保→人工呼吸の順に実施する．
⑨	バイタル測定
	頻回かつ定期的に患者の血圧，脈拍，呼吸状態，酸素化を評価する．

（文献7）より引用改変）

には無効である．

　ステロイド剤に即効性はなく，症状改善後の二相性アナフィラキシーの予防を期待して使用することもあるが，その有効性は確立されていない．

Key Facts 3-5
造影剤によるアナフィラキシーの治療

- ショック時にはアドレナリン 0.3 mg を筋注する.
- β アドレナリン遮断薬使用患者ではグルカゴンを考慮する.
- ショック離脱後も 24 時間程度の経過観察を行う.

表 3-5　推奨される一次治療用緊急薬と治療効果

薬剤	治療効果
アドレナリン製剤 （ショック第一選択薬）	血圧上昇，上下気道狭窄の改善，蕁麻疹および血管浮腫の改善，炎症メディエータの放出抑制
ヒスタミン H_1 受容体拮抗薬	蕁麻疹，搔痒感の改善
$β_2$ アドレナリン受容体刺激薬	下気道狭窄の改善
アトロピン硫酸塩水和物	血管迷走神経反射の改善
抗痙攣薬	痙攣症状の改善
輸液製剤	血圧上昇，重要臓器循環血流の維持，造影剤排泄促進
酸素	呼吸不全時の酸素化改善

（文献 8）より改変）

造影剤による遅発性副作用の対策

a. 造影剤による遅発性副作用とは

造影剤投与後 1 時間〜1 週間経過後に発現する副作用で，皮膚症状においては，T 細胞の関与したアレルギー反応とされる[10]．他の薬剤に起因する副作用と同様の薬疹を生じ，斑点状丘疹，紅斑，腫脹，搔痒が通常みられる．発生頻度は 0.52〜50.8％[10] と報告により大きく異なるが，一般の認識よりも高い発生率に注意が必要である．時間的経過も長いため，造影剤と直接関連づけられず，他の原因として誤認されることも多い．

b. 造影剤による遅発性副作用の症状

多くは一過性で，未治療のまま自然軽快するが，Stevens-Johnson 症候群，中毒性表皮壊死症 (toxic epidermal necrolysis)，あるいは皮膚血管炎 (cutaneous vasculitis) に類似し

た重症皮膚反応を呈することもある．さらには，極めてまれであるが，遅発性ショック，死亡例の報告もある．ただし，重篤症例は造影剤以外の病因も含まれている可能性があり，慎重に評価する必要がある．

皮膚以外の遅発性副作用には嘔気，嘔吐，発熱，眠気，頭痛などさまざまな症状が報告されている．また，ヨードによる耳下腺，唾液腺の腫脹，急性多発性の関節炎も報告されており，腎機能障害患者ではさらにその発生率が高まる．

c. 遅発性副作用のリスク因子について

パッチテストや，皮内テストが他の薬剤との交差反応の確認に有用な場合もあるが，遅発性副作用に対する予防投薬は推奨されておらず，発症後の対症療法がおもに選択される．急性副作用発生の予測にも応用はできないが，テストで陽性が判明した際は，異なる造影剤を使用すべきである．

遅発性副作用発生の患者側リスク因子[8]を Key Facts 3-6 に示す．高リスク患者では，副作用発現時には医師に速やかに連絡するよう伝えておく．

d. 遅発性副作用が起きた場合の対処

遅発性に生じる皮膚反応は，症状も軽く自然治癒することが多い．その他の不定愁訴も含め対症療法が主体で，抗ヒスタミン剤，解熱剤，ステロイドなどが一般に利用されている．報告されている具体的な症状，および症状発現時の連絡先を患者に伝え，症状が進行する際には受診するよう説明しておく．さらに，検査後は多めの水分摂取をしばらく続け造影剤排泄を促すように説明しておくことも重要である．

症状経過については遅滞なくカルテ記載し，院内での情報共有を可能にしておく．

Key Facts 3-6

造影剤の遅発性副作用のリスク因子

- 造影剤による副作用歴
- インターロイキン2による治療中
- 非イオン性ダイマー型造影剤の使用*

*日本では，非イオン性ダイマー型造影剤としてはビジパーク®(第一三共)が発売されているが，CTの保険適応はない．

3.3 造影剤腎症の対策

a. 造影剤腎症とは

　現在，CT検査数の半数程度で，診断上の必要性からヨード造影剤が投与されている．ヨード造影剤は腎臓より排泄されるが，腎機能が低下している患者では，ヨードによる急性腎症，すなわち造影剤腎症（contrast induced nephropathy：CIN）を生じる可能性がある．後述するように，異論はあるものの，造影剤腎症を生じた患者では生命予後が不良の可能性があるため，ヨード造影剤を投与する患者では，あらかじめ造影剤腎症に関するリスク評価を行い，リスクの高い患者では適切な予防策を講じる必要がある．

　日本腎臓学会・日本医学放射線学会・日本循環器学会が共同編集したガイドライン[11]によれば，造影剤腎症とはヨード造影剤による腎障害であり，造影後に腎機能低下がみられ，造影剤以外の原因が除外される場合に診断されるものである．具体的には，ヨード造影剤投与後，72時間以内に血清クレアチニン（SCr）が前値より0.5 mg/dL以上または25％以上増加した場合に造影剤腎症と診断する（**Key Facts 3-7**）．

　造影剤腎症の診断基準は，文献や各ガイドラインにより異なる．たとえば，欧州泌尿生殖器放射線学会（ESUR）の定義[8]はわが国のガイドラインと同様であるが，Acute Kidney Injury Network（AKIN）の基準[9]では，造影剤投与後48時間以内に，① 血清クレアチニン（SCr）が前値より0.3 mg/dL以上上昇，② 血清クレアチニン（SCr）が前値より相対的に50％以上上昇，③ 少なくとも6時間，尿量が0.5 mL/kg/hr未満に減少するもの，のいずれか1つ以上を満たした場合を造影剤腎症と診断するとしている．したがって，造影剤腎症に関する文献を読む場合は，造影剤腎症の定義としてどのような基準を採用しているかに留意する必要がある．

　造影剤腎症の原因は不明であるが，造影剤投与により血管内皮よりエンドセリンなどの血管収縮ペプチドが放出されて腎動脈の血流低下が起こる，造影剤の浸透圧あるいは化学毒性により尿細管が障害される，などの機序が考えられている[12]．

Key Facts 3-7

造影剤腎症の診断基準

- ヨード造影剤投与後の72時間以内に血清クレアチニン（SCr）が0.5 mg/dL以上または25％以上増加する．
- 造影剤以外の腎機能低下の原因を除外する．

b. 造影剤腎症の予後

　一般的には，造影剤投与により腎機能低下が生じた場合も，腎機能低下は可逆的であり，SCr値は3～5日後にピークに達した後に，7～14日後には前値に戻るとされている．それにもかかわらず，造影剤腎症が深刻視されはじめたのは，経皮的冠動脈インターベンション（percutaneous coronary intervention：PCI）後に造影剤腎症を生じた患者で生命予後が悪化するという例が報告されたからである[13～22]．

　たとえば，Gruberg ら[15]は，PCIを施行した439人の検討において，造影剤腎症を生じた161人の一年後累積死亡率が37.7％であったのに対して，造影剤腎症を生じなかった278人の一年後累積死亡率は19.4％で，両者には統計学的な有意差があったことを報告した．また，Goldenberg ら[14]は，PCIを実施した78人の慢性腎臓病患者について5年経過観察を行い，急性腎症を生じた10人における死亡率は，急性腎症を生じていない患者よりも有意に高かったと報告した．さらに，Sonoo ら[20]は緊急PCIを施行した患者338人において，造影剤腎症を生じた94人における院内死亡率は9.4％であったのに対して，造影剤腎症を生じなかった244人の院内死亡率は3.3％と，前者が有意に高かったと報告している．

　これに対して，Katzberg らは，2010年の総説論文[23]のなかで非造影CTをコントロールとして設定している5つの論文[24～29]をレビューし，造影CTを実施した総計1175症例のなかで，透析になったり死亡したりした患者は1人もいなかったと報告している．最近でも，McDonald らが，CTにて造影剤を静脈投与した群と非投与群の間で，急性腎症，CT後の緊急透析，30日後死亡の頻度に統計学的な有意差がなかったことを報告した[30]．

　このように，現在までの報告では，PCIと造影CTで生じた造影剤腎症の患者の予後には大きな差がある．これらの差については，経動脈的な造影剤投与においては，カテーテル治療における治療の影響が存在する可能性，カテーテル操作に伴うコレステロール塞栓の合併の可能性[31,32]，腎動脈に濃度の高い造影剤が流れ込む可能性，などが指摘されている．また，一般的にはPCI患者では患者背景が造影剤の経静脈投与を行う患者群より不良なことが多く，実際には造影剤による腎機能悪化ではないにもかかわらず，他の原因による腎機能悪化が，造影剤によるものと誤診されている可能性もある．

c. CTにおける造影剤腎症

　造影CTにおける造影剤腎症の頻度は，過去の報告では1～21％（平均5％）と非常に幅がある[24～29,33～39]．この原因のひとつとして，造影剤を投与していなくとも，もともと腎機能に自然変動が大きいことがあげられる[40]．

　最近，米国の2つのグループから，CTにおける造影剤腎症について，多数症例を後ろ向きに解析した論文が続けて発表された．Davenport らは，CT検査を実施した患者で10,121人の造影剤を投与した患者および10,121人の造影剤を投与しなかった患者について，検査後の急性腎症の発症の有無をエンドポイントとして，多変量1対1傾向スコアにより分析を行った[41]．急性腎症の診断には，AKINのSCrの基準が使用されている．結果は，SCrが1.6 mg/dL以上の患者では造影剤が急性腎症の独立したリスク因子であったのに対して（$p=0.007$，オッズ比1.45，95％信頼区間1.11～1.89），SCrが1.6 mg/dL未満の患

者では造影剤はリスク因子ではなかった($p=0.25$)．引き続き，Davenportらは，造影剤が投与された8826人および造影剤が投与されていない患者8826人について同様の方法で解析を行った[42]．その結果，推算糸球体濾過量（eGFR）が30 mL/min/1.73 m^{2}未満の患者では，造影剤は急性腎症のリスク因子であるのに対して，eGFRが45 mL/min/1.73 m^{2}以上の患者では，造影剤は急性腎症のリスク因子ではないと報告した（eGFRが30〜44 mL/min/1.73 m^{2}の患者では弱いリスク因子である傾向）．

また，McDonaldらは，CT検査にて造影剤が投与あるいは投与されていない53,439人の患者について，傾向スコアを用いて，SCrレベルがCT後の急性腎症に関与しているか検討を行った[43]．その際に，患者をSCrの値により，低リスク群（1.5 mg/dL未満），中リスク群（1.5〜2.0 mg/dL），高リスク群（2.0 mg/dLより高）に層別化している．結果は，いずれのリスク群においても，CT後の急性腎症の頻度には差が認められなかった．その後，McDonaldは，12,508人の患者についてeGFR値により患者を層別化し，造影剤投与群と非投与群について傾向スコアで分析している[44]．その結果，腎機能の良悪にかかわらず，いずれの患者においても造影剤投与はCT後の急性腎症のリスク因子ではなかったとしている．特に，彼らは，eGFR 30 mL/min/1.73 m^{2}未満の腎機能が高度低下の患者においても，造影剤投与がCT後の急性腎症のリスク因子ではなかったことを強調している．

以上のDavenportおよびMcDonaldの論文で共通する点は，①CTにおける造影剤腎症は従来報告されていたものよりかなり頻度が低い，②腎機能低下があってもeGFRが45 mL/min/1.73 m^{2}以上であった場合は，造影剤はCT後の急性腎症のリスク因子にならない，ということである．これに対して，2つのグループにおける相違点は，Davenportらが，eGFRが30 mL/min/1.73 m^{2}未満の患者においては造影剤がCT後の急性腎症の統計学的に有意なリスク因子であるとしているのに対して，McDonaldらは患者の腎機能にかかわらず造影剤は急性腎症のリスク因子とはならないといしている点である．

このようにCTにおける造影剤投与で，実際に急性腎症を生じうるのか否かについては，混沌とした状況である．しかしながら，臨床的には保守的な対応を取るべきであり，現時点では，Davenportの報告を参考にして，eGFRが45 mL/min/1.73 m^{2}未満の患者においては造影剤がCT後の急性腎症のリスク因子となりうると考えるべきであろう．

d. 造影剤腎症の予防策

1）検査前のリスク因子および腎機能の評価

造影CTを実施する患者においては，何よりも造影剤腎症を起こさないようにすることが重要である．実際の運用の例として，筆者の所属施設における腎機能不良患者への対応の流れを図に示す（**図3-1**）．

まず，造影CTをオーダーする場合，患者のリスク因子のチェックが必要である．リスク因子としては，腎機能が低下している患者（eGFR＜60 mL/min/1.73 m^2），高齢者，脱水状態，心不全，腎毒性を有する薬物（利尿薬，非ステロイド性抗炎症薬など）の投与，などがあげられる（**Key Facts 3-8**）．70歳以上の患者であっても，eGFRが60 mL/min/1.73 m^{2}以上で腎機能が安定していると判断できる場合は，高齢によるリスクは考慮しなくても

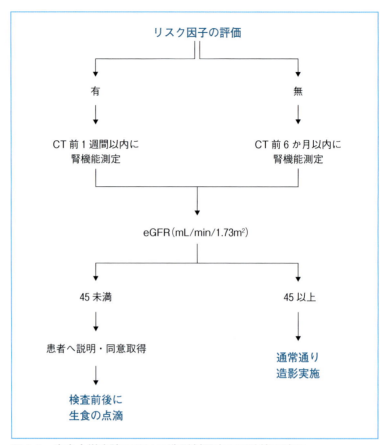

図 3-1　広島大学病院における造影剤腎症の予防策の流れ

よい．

　造影剤腎症の発症リスクは腎機能低下に応じて増加するので，造影前にはできるだけ直近の腎機能を評価することが重要である[11]．しかしながら，当院では，リスク因子がなく腎機能が安定している患者では，造影CT検査前6か月以内に腎機能を測定してあればよいという運用にしている．この6か月という期間には病態生理学的な根拠はなく，数か月程度の間隔で外来にて経過をみている患者などでは直前の腎機能を測定するのが難しいという臨床科の意見に配慮したものである．しかしながら，通常の生活を送りながらも潜在的に腎機能低下を有する患者も少なからず存在すると推定されることから[45]，今後，検討を要する事項である．Tsushimaらの調査によると，日本では，造影CT検査前3か月までの腎機能測定を許容している病院が多いようである[46]．

　当院では，リスク因子を有する患者では，検査前1週間以内の腎機能の測定を義務付けている．特に，腎機能が不良で不安定な患者では，造影直前の腎機能の測定が望ましい．

　造影剤腎症の定義は，前述したように血清クレアチニン(SCr)値により定義されるが，患者の腎機能評価についてはeGFRを用いて評価を行う[11]．eGFRは，SCr値から計算されるものではあるが，患者の年齢，性別，人種などが考慮されているため，安定した腎機能の測定法としては，eGFRはSCr値よりも優れている[47,48]．また，eGFRは長期にわた

> **Key Facts 3-8**
> **CTにおける造影剤腎症の高リスク患者**
> ・eGFR＜45 mL/min/1.73 m^{2}の患者
> ・高齢者（70歳以上を目安とする）
> ・脱水状態
> ・心不全
> ・腎毒性を有する薬物の投与
> 　（利尿薬，非ステロイド性抗炎症薬など）

る腎機能の変化を評価する目的においても，SCr値よりも優れていると報告されている[49]．

2）前後の点滴

　eGFRが45 mL/min/1.73 m^{2}未満の患者では，患者に適切なインフォームド・コンセントをした後に，造影剤腎症の予防策として，造影CTの前後に補液を実施する[11]．

　具体的には，造影CT検査前に6～12時間，検査後に4～12時間，生理食塩水（0.9％食塩水）を注入速度1 mL/体重（kg）/hrで点滴を行う．検査前の点滴については，炭酸水素ナトリウム液（1.26％炭酸水素ナトリウム注射液，フソー（扶桑薬品工業），152 mEq/L）に代替することも可能である．この場合は検査前1時間の点滴でよいとされているので外来患者などでは便利である．なお，点滴の持続時間については，患者ごとに体液バランスや病態が異なるため，主治医が患者ごとに判断する必要がある．

3）造影剤量の減量

　冠動脈造影あるいは経皮的冠動脈インターベンション（PCI）においては，造影剤量が増加すると造影剤腎症の発症も増加することが報告されていることから[50～52]，これらにおいては診断目的が達せられる最低量の造影剤を使用するべきである．これに対して，造影CTにおいては造影剤量を減らすことが腎機能保護にどの程度有効かについて報告は少ないが[38]，現時点においては，診断能が保たれる範囲内で最小限の造影剤量を使用するべきであろう．日本のガイドラインには[11]，Nymanらのメタアナリシスの報告[52]から作成された，5, 10, 20, 30％の確率で造影剤腎症を発症すると予測される造影剤投与量が記載されている．これをもとにした腎機能別の造影剤使用量の目安を表3-6に示す．Nymanらの報告では，造影CTのみならずPCIのデータも含まれているため，あくまでも参考程度と考えるべきであるが，造影剤量決定のためのある程度の目安になるであろう．

e. 透析患者への対応

　通常の血液透析を行っている患者に対しては，通常の造影剤量にて造影検査を実施してよい．また，透析の実施タイミングも，特に造影検査後に行う必要はないとされている[53,54]．

表 3-6　腎機能低下患者に対する造影剤投与量の目安

腎機能	最大造影剤量*（mL）		
eGFR（mL/min/1.73 m^2）	造影剤濃度（mg/mL）		
	300	350	370
45	100	90	80
40	90	80	75
35	80	70	65
30	70	60	55

＊最大造影剤量とは 5％の患者で造影剤腎症を生じると推定される量.

　しかしながら，透析後時間が経つと生体内の細胞外液量が増加することから，透析実施直前のタイミングでは CT angiography（CTA）では動脈の造影増強効果（contrast enhancement）が低下することが報告されている[55]．したがって，診断能的な見地からは，CT angiography については透析直後に実施したほうがよいかもしれない．

　腹膜透析患者への造影剤投与については，残存腎機能低下のリスクとなる可能性がある．一方では，腹膜透析患者においては，尿量が十分保たれていれば，造影剤 100 mL 程度では残存腎機能に影響を与えないという報告もある[11]．現時点では，腹膜透析患者における造影剤投与の可否および投与する場合の造影剤量については不明な点が多いので，腹膜透析患者への造影剤投与については慎重にするべきである．

3.4　メトホルミン服用患者への対応

a. メトホルミンと造影剤検査について

　メトホルミン（metformin）は，ビグアナイド系経口糖尿病治療薬のひとつであり，肝臓での糖新生を抑制するほか，筋肉での糖の取り込みの促進，腸管での糖吸収を抑制，グルカゴンの作用の抑制などの機序で血糖値を低下させる．

　メトホルミンの最も重篤な副作用は，乳酸アシドーシスである．メトホルミンは腎臓より排泄されるが，腎機能低下患者ではメトホルミンの排泄が低下し，これが小腸での乳酸産生を増加させて，乳酸アシドーシスを惹起すると考えられている．メトホルミンにより乳酸アシドーシスを生じる頻度は，スウェーデンにおける報告では 1000 人に対して 0.24 人と極めてまれであるが[56]，いったん発症すると死亡率は 50％と極めて予後は不良である[57]．

　メトホルミンを服用している患者にヨード造影剤を投与した場合，一過性に腎機能が低

下し乳酸アシドーシスを引き起こす可能性がある．そのほか，メトホルミン服用患者では，肝機能障害，心不全や心筋梗塞，呼吸不全などが乳酸アシドーシスのリスクとなることが知られているが，メトホルミン投与の適応を遵守すれば乳酸アシドーシスをきたす可能性は極めて低いとされる[11]．

b. メトホルミン服用患者の把握

メトホルミンは，一般に副作用が少なく，後発医薬品でも入手可能なために安価であることから，投与されている患者は多い．このため，まずは，患者がメトホルミンを服用しているかどうかを把握することが重要である．他の医師によりメトホルミンが処方されているにもかかわらず，CT検査の依頼医が，患者がメトホルミンを服用していることを把握していないこともしばしばある．したがって，CTの依頼医に，事前にメトホルミンの服用の有無を確認してもらうことが重要である．メトホルミンの製剤は後発品を含め多数の製品が発売されているので，場合によっては製品の写真などを患者に見せて服用の有無を確認することも必要である．メトホルミン製剤の写真の一覧は，日本医学放射線学会のホームページよりダウンロードすることが可能である．

c. メトホルミン服用患者の対応

メトホルミン服用患者に対しては，米国および欧州のガイドライン[8,9]では，いずれも腎機能などに応じた対応指針を示しており，腎機能が正常である場合，ヨード造影剤を用いた検査の前にメトホルミンの休薬を推奨するものはない．これに対して，日本のメトホルミンの添付文書には，検査前後の投与を一時的に中止するとの記載はあるものの，腎機能に応じた対応は示していない．

このような状況を踏まえ，筆者の所属施設では，メトホルミン服用患者に対して**表3-7**に示す対応を行っている．造影剤腎症のリスク因子をもたない患者に対しては，CT検査の依頼医はCT検査前6か月以内に測定されたeGFR値により腎機能の評価を行う．造影剤腎症のリスク因子を有する患者に関しては，検査直前の腎機能評価を実施する．CT検査後は，乳酸アシドーシスの徴候をモニターし，造影剤投与48時間後に腎機能の悪化がなければメトホルミンを再開する．メトホルミンの再開後も，患者の状態には十分な注意が必要である．

表 3-7　メトホルミン服用患者への対応

eGFR 値 （mL/min/1.73m^2）	処置
45〜	・造影 CT 検査後から 48 時間メトホルミンを中止する． ・検査後 48 時間の時点で腎機能悪化がなければメトホルミンの再開を考慮する．
30〜44	・検査当日の腎毒性薬物（利尿薬，非ステロイド性抗炎症薬など）を中止する． ・**造影 CT 検査前後それぞれ 48 時間はメトホルミンを中止する．** ・検査後 48 時間の時点で腎機能悪化がなければメトホルミンの再開を考慮する． ・造影前後の点滴は腎機能低下患者に準ずる．
〜29	・原則として造影しない．**メトホルミンは禁忌．**
緊急患者	・**造影 CT 検査後から 48 時間メトホルミンを中止する．** ・検査後 48 時間の時点で腎機能悪化がなければメトホルミンの再開を考慮する．

文　献

1) 鳴海善文，中村仁信：非イオン性ヨード造影剤およびガドリニウム造影剤の重症副作用および死亡例の頻度調査．日本医放会誌 2005；65：300-301.
2) Lieberman P, Nicklas RA, Randolph C, et al：Anaphylaxis-a practice parameter update 2015. Ann Allergy Asthma Immunol 2015；115：341-384.
3) Katayama H, Yamaguchi K, Kozuka T, et al：Adverse reaction to ionic and nonionic contrast media. Radiology 1990；175：621-628.
4) Simons FER, Ardusso LRF, 海老澤元宏・他：アナフィラキシーの評価および管理に関する世界アレルギー機構ガイドライン．アレルギー 2013；62：1464-1500.
5) Simons FER：Anaphylaxis. J Allergy Clin Immnunol 2010；125：S161-181.
6) Pumphrey RSH：Lessons for management of anaphylaxis from a study of fatal reactions. Clin Exp allergy 2000；30：1144-1150.
7) 日本アレルギー学会 Anaphylaxis 対策特別委員会・編：アナフィラキシーガイドライン　第 1 版．2014.〈https://anaphylaxis-guideline.jp/pdf/anaphylaxis_guideline.PDF〉
8) ESUR Contrast Media Safety Committee：ESUR Guidelines on Contrast Media ver. 9.0, 2014.〈http://www.esur.org/esur-guidelines/〉
9) ACR Committee on Drugs and Contrast Media：ACR Manual on Contrast Media Ver. 10.3, 2016.〈https://www.acr.org/Quality-Safety/Resources/Contrast-Manual〉
10) Bellin MF, Stacul F, Webb JA, et al：Late adverse reactions to intravascular iodine based contrast media：an update. Eur Radiol 2011；21：2305-2310.
11) 日本腎臓学会，日本医学放射線学会，日本循環器学会・編：腎障害患者におけるヨード造影剤使用に関するガイドライン 2012．東京医学社，2012.
12) Homma K：Contrast-induced Acute Kidney Injury. Keio J Med 2016；65：67-73.
13) From AM, Bartholmai BJ, Williams AW, et al：Mortality associated with nephropathy after radiographic contrast exposure. Mayo Clin Proc 2008；83：1095-1100.
14) Goldenberg I, Chonchol M, Guetta V：Reversible acute kidney injury following contrast exposure and the risk of long-term mortality. Am J Nephrol 2009；29：136-144.
15) Gruberg L, Mintz GS, Mehran R, et al：The prognostic implications of further renal function deterioration within 48 h of interventional coronary procedures in patients with pre-existent

chronic renal insufficiency. J Am Coll Cardiol 2000；36：1542-1548.
16) Heitmeyer C, Holscher B, Fobker M, et al：Prognostic value of different laboratory measures of renal function for long-term mortality after contrast media-associated renal impairment. Clin Cardiol 2010；33：E51-59.
17) Marenzi G, Assanelli E, Campodonico J, et al：Contrast volume during primary percutaneous coronary intervention and subsequent contrast-induced nephropathy and mortality. Ann Intern Med 2009；150：170-177.
18) McCullough PA, Wolyn R, Rocher LL, et al：Acute renal failure after coronary intervention：incidence, risk factors, and relationship to mortality. Am J Med 1997；103：368-375.
19) Sadeghi HM, Stone GW, Grines CL, et al：Impact of renal insufficiency in patients undergoing primary angioplasty for acute myocardial infarction. Circulation 2003；108：2769-2775.
20) Senoo T, Motohiro M, Kamihata H, et al：Contrast-induced nephropathy in patients undergoing emergency percutaneous coronary intervention for acute coronary syndrome. Am J Cardiol 2010；105：624-628.
21) Marenzi G, Lauri G, Assanelli E, et al：Contrast-induced nephropathy in patients undergoing primary angioplasty for acute myocardial infarction. J Am Coll Cardiol 2004；44：1780-1785.
22) Rihal CS, Textor SC, Grill DE, et al：Incidence and prognostic importance of acute renal failure after percutaneous coronary intervention. Circulation 2002；105：2259-2264.
23) Katzberg RW, Newhouse JH：Intravenous contrast medium-induced nephrotoxicity：is the medical risk really as great as we have come to believe? Radiology 2010；256：21-28.
24) Bansal GJ, Darby M：Measurement of change in estimated glomerular filtration rate in patients with renal insufficiency after contrast-enhanced computed tomography：a case-control study. J Comput Assist Tomogr 2009；33：455-459.
25) Cramer BC, Parfrey PS, Hutchinson TA, et al：Renal function following infusion of radiologic contrast material：a prospective controlled study. Arch Intern Med 1985；145：87-89.
26) Heller CA, Knapp J, Halliday J, et al：Failure to demonstrate contrast nephrotoxicity. Med J Aust 1991；155：329-332.
27) Langner S, Stumpe S, Kirsch M, et al：No increased risk for contrast-induced nephropathy after multiple CT perfusion studies of the brain with a nonionic, dimeric, iso-osmolal contrast medium. AJNR Am J Neuroradiol 2008；29：1525-1529.
28) Oleinik A, Romero JM, Schwab K, et al：CT angiography for intracerebral hemorrhage does not increase risk of acute nephropathy. Stroke 2009；40：2393-2397.
29) Bruce RJ, Djamali A, Shinki K, et al：Background fluctuation of kidney function versus contrast-induced nephrotoxicity. AJR Am J Roentgenol 2009；192：711-718.
30) McDonald RJ, McDonald JS, Carter RE, et al：Intravenous contrast material exposure is not an independent risk factor for dialysis or mortality. Radiology 2014；273：714-725.
31) Fukumoto Y, Tsutsui H, Tsuchihashi M, et al：The incidence and risk factors of cholesterol embolization syndrome, a complication of cardiac catheterization：a prospective study. J Am Coll Cardiol 2003；42：211-216.
32) Modi KS, Rao VK：Atheroembolic renal disease. J Am Soc Nephrol 2001；12：1781-1787.
33) Becker CR, Reiser MF：Use of iso-osmolar nonionic dimeric contrast media in multidetector row computed tomography angiography for patients with renal impairment. Invest Radiol 2005；40：672-675.
34) Barrett BJ, Katzberg RW, Thomsen HS, et al：Contrast-induced nephropathy in patients with chronic kidney disease undergoing computed tomography：a double-blind comparison of iodixanol and iopamidol. Invest Radiol 2006；41：815-821.
35) Thomsen HS, Morcos SK, Erley CM, et al：The ACTIVE Trial：comparison of the effects on renal function of iomeprol-400 and iodixanol-320 in patients with chronic kidney disease undergoing abdominal computed tomography. Invest Radiol 2008；43：170-178.
36) Kuhn MJ, Chen N, Sahani DV, et al：The PREDICT study：a randomized double-blind comparison of contrast-induced nephropathy after low- or isoosmolar contrast agent exposure. AJR 2008；191：151-157.
37) Nguyen SA, Suranyi P, Ravenel JG, et al：Iso-osmolality versus low-osmolality iodinated contrast medium at intravenous contrast-enhanced CT：effect on kidney function. Radiology

2008 ; 248 : 97-105.
38) Weisbord SD, Mor MK, Resnick AL, et al : Incidence and outcomes of contrast-induced AKI following computed tomography. Clin J Am Soc Nephrol 2008 ; 3 : 1274-1281.
39) Tepel M, van der Giet M, Schwarzfeld C, et al : Prevention of radiographic-contrast-agent-induced reductions in renal function by acetylcysteine. N Engl J Med 2000 ; 343 : 180-184.
40) Newhouse JH, Kho D, Rao QA, Starren J : Frequency of serum creatinine changes in the absence of iodinated contrast material : implications for studies of contrast nephrotoxicity. AJR 2008 ; 191 : 376-382.
41) Davenport MS, Khalatbari S, Dillman JR, et al : Contrast material-induced nephrotoxicity and intravenous low-osmolality iodinated contrast material. Radiology 2013 ; 267 : 94-105.
42) Davenport MS, Khalatbari S, Cohan RH, et al : Contrast material-induced nephrotoxicity and intravenous low-osmolality iodinated contrast material : risk stratification by using estimated glomerular filtration rate. Radiology 2013 ; 268 : 719-728.
43) McDonald RJ, McDonald JS, Bida JP, et al : Intravenous contrast material-induced nephropathy : causal or coincident phenomenon? Radiology 2013 ; 267 : 106-118.
44) McDonald JS, McDonald RJ, Comin J, et al : Frequency of acute kidney injury following intravenous contrast medium administration : a systematic review and meta-analysis. Radiology 2013 ; 267 : 119-128.
45) Utsunomiya D, Yanaga Y, Awai K, et al : Baseline incidence and severity of renal insufficiency evaluated by estimated glomerular filtration rates in patients scheduled for contrast-enhanced CT. Acta Radiol 2011 ; 52 : 581-586.
46) Tsushima Y, Ishiguchi T, Murakami T, et al : Safe use of iodinated and gadolinium-based contrast media in current practice in Japan : a questionnaire survey. Jpn J Radiol 2016 ; 34 : 130-139.
47) Go AS, Chertow GM, Fan D, et al : Chronic kidney disease and the risks of death, cardiovascular events, and hospitalization. N Engl J Med 2004 ; 351 : 1296-1305.
48) Levey AS, Bosch JP, Lewis JB, et al : A more accurate method to estimate glomerular filtration rate from serum creatinine : a new prediction equation. Modification of Diet in Renal Disease Study Group. Ann Intern Med 1999 ; 130 : 461-470.
49) Padala S, Tighiouart H, Inker LA, et al : Accuracy of a GFR estimating equation over time in people with a wide range of kidney function. Am J Kidney Dis 2012 ; 60 : 217-224.
50) Brown JR, Robb JF, Block CA, et al : Does safe dosing of iodinated contrast prevent contrast-induced acute kidney injury? Circ Cardiovasc Interv 2010 ; 3 : 346-350.
51) Cigarroa RG, Lange RA, Williams RH, Hillis LD : Dosing of contrast material to prevent contrast nephropathy in patients with renal disease. Am J Med 1989 ; 86 : 649-652.
52) Nyman U, Bjork J, Aspelin P, Marenzi G : Contrast medium dose-to-GFR ratio : a measure of systemic exposure to predict contrast-induced nephropathy after percutaneous coronary intervention. Acta Radiol 2008 ; 49 : 658-667.
53) Morcos SK, Thomsen HS, Webb JA ; Contrast Media Safety Committee of the European Society of Urogenital Radiology(ESUR) : dialysis and contrast media. Eur Radiol 2002 ; 12 : 3026-3030.
54) Younathan CM, Kaude JV, Cook MD, et al : Dialysis is not indicated immediately after administration of nonionic contrast agents in patients with end-stage renal disease treated by maintenance dialysis. AJR 1994 ; 163 : 969-971.
55) Masuda T, Funama Y, Nakaura T, et al : CT angiography of suspected peripheral artery disease : comparison of contrast enhancement in the lower extremities of patients undergoing and those not undergoing hemodialysis. AJR 2017 ; 208 : 1127-1133.
56) Wiholm BE, Myrhed M : Metformin-associated lactic acidosis in Sweden 1977-1991. Eur J Clin Pharmacol 1993 ; 44 : 589-591.

4 CTの被ばく対策

4.1 CTにおける被ばくの評価法，診断参考レベル

a. CTにおける被ばくの評価法

　CT撮像によるX線被ばくは，管電圧，管電流，ばく射時間，ピッチファクタ，撮像範囲などのさまざまなパラメータの影響を受けて決定される．日常の検査で簡便的に使用できるようにするため，これらのパラメータを織り込んだ$CTDI_{vol}$およびDLPとよばれる指標が広く用いられている(Key Facts 4-1)．

1) $CTDI_{vol}$

　$CTDI_{vol}$(computed tomography dose index)(単位：mGy)[1,2]は，ファントムを用いて実測した線量の情報をもとに，今回の検査がどの程度の吸収線量であったかを概算する指標である．CTコンソールで自動的に算出され，線量レポートとして出力される．線量の実測には，成人の腹部を模した直径320 mm，および頭部を模した直径160 mmのアクリル樹脂製の円柱ファントムが用いられる．定型的なファントムで実測したデータを人体に当てはめていることから，あくまで目安の指標であるという点に注意が必要である．ファントムの形状から大きく異なるような体型，たとえば肥満や痩せた体型，小児などでは特に誤差が大きくなる．

2) SSDE

　対象の体格を考慮した線量を算出するために，SSDE(size specific dose estimation)[3,4]が提案されている．SSDEを算出するには，まず被検者の前後径および左右径を用いテーブルを参照することでそれぞれの径に応じた変換係数を得る．次にCTコンソールで算出された$CTDI_{vol}$に変換係数を乗じることで，被検者の体型に即した線量へと変換することができる．$CTDI_{vol}$が320 mmおよび160 mmの2通りの体型しか考慮できなかったのに対し，SSDEのテーブルは10 mm刻みと多段階の体型に対応できることから，特に小児の線

Key Facts 4-1

被ばくを表す指標

1) $CTDI_{vol}$
   - 検査による被ばくがどの程度であったかを評価する指標.
   - 円柱状の固定サイズのファントムのデータをもとに算出しているため, 体格のバリエーションには対応できない.

2) DLP
   - $CTDI_{vol}$に体軸方向の撮像範囲を乗じたもので, DLPにさらに換算係数を乗じることで実効線量を算出することができる.

量を正確に推定するためには重要な指標となる.

3) DLP

　DLP(dose length product)(単位:mGy・cm)は, $CTDI_{vol}$に体軸方向の撮像範囲(cm)を乗じた数字で, 検査で生じた被ばく量の指標として用いられる. $CTDI_{vol}$と同様に, CTコンソールで自動的に算出され, 線量レポートとして出力される.

4) 実効線量

　同じ放射線量がCT装置から照射されても, 被検者の体の大きさ(サイズ)・放射線を受けた臓器・身体組成・撮像範囲などにより, 被検者への生物学的影響は異なる. これらを考慮した被検者の被ばく線量の推定値が実効線量(effective dose)(単位:mSv)である. すなわち, 実効線量とは, 放射線被ばくによる個人の確率的影響のリスクの程度を表す概念である. 実効線量は確率的影響を規制する基準値(職業被ばくの線量限度など)を満たしているか否かを判断するために使用される値である.

　実効線量は, 各臓器の受けた放射線の等価線量にその臓器の組織加重係数を掛けた値の総和量として定義される. 簡易的には, **表4-1**に示すような換算係数をDLPに乗じることで実効線量(単位:mSv)に推定することができる. 代表的な換算係数は, ICRP Publication 102[5], EUR 16262[6], AAPM report NO.96[7], Report NRPB-W67[8]などで示されている. この換算係数表は欧米人に対して規定された値であるため, 患者の体型が欧米人と極端に異なる場合には注意が必要である.

　最近では, 人体におけるX線の入射や散乱をシミュレーション(汎用モンテカルロシミュレーション)して, 標準的な体格の組織・臓器の吸収線量を算出するソフトウェアが開発されており, これは実効線量計算ソフトウェアとよばれている. 本邦では, 放射線医学総合研究所, 日本原子力研究開発機構, 大分県立看護科学大学の3機関が共同で開発した, Web上で被ばく線量を計算できるソフトウェア(Waza-ari)[9]があり, ユーザー登録をすることで, 無料で使用することができる. また, 有償で入手が可能な実効線量計算ソフトウェアとしては, CT-Expo[10,11]やImPACT CT Patient Dosimetry Calculator[12]などがあり, インターネットで購入可能である.

表4-1 DLPから実効線量を推定するための換算係数

検査部位	換算係数 [mSv/(mGy・cm)]				
	0歳	1歳	5歳	10歳	成人
頭頸部	0.013	0.0085	0.0057	0.0042	0.0031
頭部	0.011	0.0067	0.0040	0.0032	0.0021
頸部	0.017	0.012	0.011	0.0079	0.0059
胸部	0.039	0.026	0.018	0.013	0.014
腹・骨盤	0.049	0.030	0.020	0.015	0.015
体幹部	0.044	0.028	0.019	0.014	0.015

(文献5)より許可を得て転載)

b. CTの被ばく量に関与する因子

　CT撮像で被ばくに直接的に関与するパラメータとして，管電圧，管電流，回転時間，ピッチファクタがあげられる．また，間接的なパラメータとしては，ノイズに関与することから再構成法，再構成関数，スライス厚があげられる．

　管電圧はCTの被ばくに最も影響を及ぼすパラメータのひとつである．管電圧を上昇させるとX線エネルギーは上昇し，管電流を固定した場合の被ばくはおおよそ管電圧上昇分の二乗で増加するといわれている．管電圧を100 kVから120 kVに上昇させた場合，管電流が同じであれば被ばくは1.2^2で約1.4倍となる．管電圧を低下させると被ばくが低下することに加え，ヨードのコントラストが向上することから，一部の造影検査において有用性が報告されている[13,14]．一方で，画質を担保するためには管電流を増加させる必要があり，患者の体格によってはX線管の出力が不足する可能性がある．また，低いエネルギーのX線は吸収されやすいことから，相対的に体表の被ばくが増加する．図4-1に腹部ファントムを用いて管電圧ごとに測定した表面線量と中心線量を示す．いずれの管電圧においても$CTDI_{vol}$が8.5 mGyとなるよう管電流を調節した．中心線量はいずれの電圧においてもほぼ一定なのに対し，体表線量は管電圧の低下に伴い上昇していることがわかる．

　管電流の変化に対して，被ばくはほぼ比例して変化する．また，被ばくはばく射時間にも比例することから，管電流と回転時間を乗じたmAs値がよく用いられる．管電流と回転速度をそれぞれ，200 mAと0.5 s/rotの組み合わせで撮像した場合と，100 mAと1.0 s/rotの組み合わせで撮像した場合，いずれも100 mAsとなることから，ほぼ同等の被ばくとなると考えることができる．管電流を減らすほど被ばくが低下する一方で，画像ノイズが増加するなど画質は低下するため，被ばくを下げたいがために診断能を損なわないよう注意が必要である．

　ピッチファクタを小さくした場合，スキャン軌道にオーバーラップが生じ同一部位に何度もばく射することから，必然的に被ばくは増加する．一方で，ビューあたりのフォトン数を増加させられるため，画像ノイズは低下する．

　画像再構成の項(1章，p.15)で述べた通り，逐次近似応用再構成法(Hybrid IR)やモデル

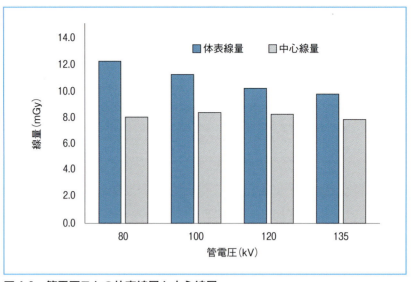

図 4-1　管電圧ごとの体表線量と中心線量
同じ CTDI$_{vol}$ で撮像した場合，管電圧が低いほど体表で吸収される X 線の割合が高くなる．

ベース逐次近似再構成法(MBIR)には画像ノイズを低減させるアルゴリズムが組み込まれており，これらを用いることで被ばくを抑えた撮像が可能となる．領域ごとにさまざまな報告がみられ，特にコントラストの高い領域においては大幅な被ばく低減が可能となる．一方で，線量低減時にはノイズ性状の変化もみられることから，画質評価の項(1 章, p.24)でも述べたように，CT 値の SD(標準偏差)のみで画質を判断するのではなく，診断能を担保できていることを確認することが重要である．

　フィルタ逆投影(FBP)法や Hybrid IR を使用する場合，再構成をスムーズなものに変更することで，低線量撮像時に増加する画像ノイズをある程度低減することができる．画像のぼけ感は増加するものの，ノイズが減少したことにより低コントラストの視認性が向上することがある．また，スライス厚を大きく設定することでもノイズの減少効果が得られる．

c. CTにおける診断参考レベル(DRL)

　近年，CT を含む X 線診断や核医学診断における被ばく線量を最適化するためのツールとして診断参考レベル(diagnostic reference level：DRL)が注目されており[15]，本邦でも 2015 年に，医療被ばく研究情報ネットワーク(J-RIME)診断参考レベルワーキンググループから国内の実態調査結果に基づく DRL が発表された[16]．

　DRL とは，各放射線学的検査において，多数の施設でその施設の代表的な値を調査して集計し，その線量分布の代表値〔CT の場合は，75％パーセンタイル値(線量分布の上位 25％の値)〕を求めたものである．DRL は，標準的な体格の患者へ適用するには高すぎる可能性のある線量を知るための目安となる．DRL とは，適切な医療と不適切な医療との間の線引きするものではなく，異常に高い線量を用いている施設を特定し，最適化のプロセ

表 4-2　最新の国内実態調査結果に基づくCTの診断参考レベル

	$CTDI_{vol}$ (mGy)	DLP (mGy・cm)
頭部単純ルーチン	85	1350
胸部1相	15	550
胸部〜骨盤1相	18	1300
上腹部〜骨盤1相	20	1000
肝ダイナミック造影	15	1800
冠動脈	90	1400

＊標準体格は体重50〜60kg, ただし冠動脈のみ体重50〜70kg.
＊肝ダイナミック造影は，胸部や骨盤を含まない．
(文献16) より許可を得て転載)

スを推進するためのツールである．

　本邦におけるCTにおけるDRLの指標としては，$CTDI_{vol}$とDLPが用いられる．$CTDI_{vol}$とDLPについては，原則，検査後にCT装置のコンソール上に表示される値を使用する．推測値が得られないCT装置の場合は，前述したWaza-ari, CT-Expo, ImPACTなどのソフトウェアによる推測値を用いてもよい．

　表4-2にJ-RIMEから発表されたCTにおける診断参考レベル(DRL)[16]を示す．

　自施設において標準的な体格の患者の$CTDI_{vol}$あるいはDLPが，DRLを超えている場合は，臨床的に正当な理由がない限り，線量が最適化されているか見直しを行うことが必要である．個々の事例においては，たとえば，体格が大きな患者では，診断に必要な最低限の画質を保つためにDRLを超過してもよいとされている．

　一方，自施設の線量が診断参考レベル以下の線量を使っていても，診断に必要な最低限な画質が得られていない場合は，線量の最適化の余地がある可能性がある．

　各施設では，年1回程度，CTの撮像プロトコールを見直し，診断参考レベルと比較することが必要である．また，新規導入したCT装置における撮像プロトコールは，患者の検査に使用する前と3〜6か月使用された後に再評価することが望ましい．

　DRLを公開することにより，集団におけるCT検査の被ばく線量が低下した事例も報告されている．Miyazakiら[17]は，2011年に胎児CTを実施している16施設において胎児CT検査の被ばく量を調査しそれをDRLとして発表した後，2015年に25施設で再び胎児CTの被ばく量を調査したところ，$CTDI_{vol}$の75%パーセンタイル値が43%低下していたと報告している．現時点では，DRLを活用している施設は比較的少ないと思われるが，今後，この概念を普及させることにより，国内全体でCTの被ばく線量の最適化ができることが期待される．

4.2 CTにおける被ばくの生物学的影響

a. CTと放射線被ばく

　日本は，先進諸国のなかで最も人口当たりのCT台数が多く，さらにその診断能も高いため，今後，CTの検査数はさらに増加すると予測される[18,19]．一方で，CT検査の増加に伴いCTによる放射線被ばくも増加しており[20]，CTの放射線被ばくによる発癌などの生物学的影響について関心が高まっている．

　2004年には，Lancetに「日本では放射線診断に伴う被ばくにより癌が3.2%増加している可能性がある」という内容が掲載され[21]，我々を震撼させたが，その後もCTの放射線被ばくにより発癌が増加するという報告が多数されている[22,23]．しかしながら，これらの報告の多くは，直線閾値なし仮説〔LNT (linear non-threshold) 仮説〕を用いて推定されたものであり，実際に放射線発癌を直接確認したものではない点に留意が必要である（図4-2）．現在，LNT仮説は放射線防護の観点から広く用いられているが，100 mSv以下の低線量域でLNT仮説が当てはまるかについては実証されているわけではない．したがって，この仮説を用いて推定されたCTの放射線被ばくによる発癌の危険性の報告についても，あくまでも推定にすぎない．一方，疫学的見地から，小児のCT被ばくに伴う発癌について検討した報告がいくつか出ている．Pearceらは，1985～2002年まで英国で1回以上CT検査を受けた22歳未満の178,604人について23年間のデータを調査し，5 mGy未満のCT被ばくを受けた患者と比較して累積線量30 mGyのCT被ばくを受けた患者では，白血病の相対危険度3.18となり，累積線量50～74 mGyのCT被ばくを受けた患者では，脳腫瘍の相対危険度2.82となると報告している[24]．この論文に対しては，種々の反論・疑問が提出されたため，著者らはデータの再解析を行ったが，おおむね同様の結果を報告している[25]．オーストラリアにおける小児を対象とする大規模調査でも，1回以上のCT検査を受けた患者では，受けていない患者よりも，癌の罹患率比1.24となると報告されている[26]．しかしながら，フランスおよびドイツで行われた同様の報告では，CTと発癌の関係は明らかではなかったと報告されている[27,28]．

　以上のように，CTのような比較的低い線量の放射線被ばくによる発癌などの生物学的影響については，定まった見解が得られていないのが現状である．

b. 放射線被ばくによるDNA損傷

　放射線被ばくではDNA損傷が引き起こされることが知られている．DNA損傷には塩基損傷やDNA鎖内・鎖間架橋，DNA鎖切断などがあるが，そのなかでもDNAの二本鎖の両方が切断されるDNA二本鎖切断は最も重篤な損傷である[29]（図4-3）．ただし，放射線被ばくによりDNA二本鎖切断が生じても，生体内には修復機構が備わっているため，大

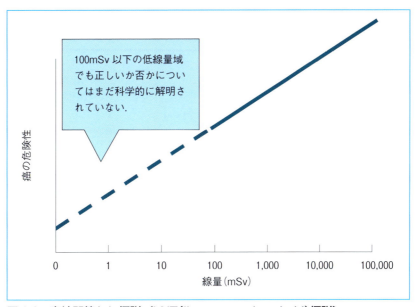

図 4-2　直線閾値なし仮説〔LNT(linear non-threshold)仮説〕
放射線防護の観点からは広く用いられているが，100 mSv 以下の低線量域でも正しいか否かについてはまだ科学的に証明されていない．

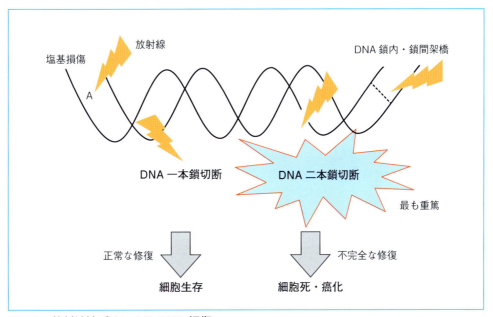

図 4-3　放射線被ばくによる DNA 損傷
放射線被ばくではさまざまな DNA 損傷が起こるが，そのなかでも DNA 二本鎖切断は最も重篤である．多くは正常に修復されるが，不完全な修復が遺伝情報を変化させ，その蓄積が発癌や細胞死につながるとされる．

部分は相同組換え修復や非相同末端結合修復により修復される．しかしながら，DNA 二本鎖切断のごく一部では不完全な修復となり，遺伝情報を変化させることがある．その蓄積が細胞死や癌化につながると推定されている．

c. DNA 損傷のバイオマーカー

　DNA 二本鎖切断のバイオマーカーとしては，染色体異常と γ-H2AX が知られている[30]．染色体は細胞の核内に存在しており，遺伝情報の発現と伝達を担っている染色体 DNA とヒストンとよばれる蛋白質などから構成されている．染色体 DNA は，分裂間期では染色体領域を形成して細胞核内に存在し，細胞分裂期には凝縮され顕微鏡下で個々の染色体として観察が可能となる．染色体は，22 対の常染色体と 1 対の性染色体の計 46 本の染色体をもつ．各染色体においては，中心部をセントロメア，セントロメアを挟んで長い方を長腕，短い方を短腕とよぶ．また，染色体の末端部をテロメアとよぶ（図 4-4）．

　放射線被ばくでは，染色体 DNA に DNA 二本鎖切断が誘導され，正常な修復が行われない場合には，二動原体染色体・環状染色体・染色体転座などの染色体の構造異常が生じる（図 4-5 A, B）．これらを染色体異常とよぶ．放射線被ばくした人から採取した末梢血リンパ球中の二動原体染色体や環状染色体などの染色体異常の数を計測することで，放射線被ばく線量を推定することが可能である（図 4-6）．

　γ-H2AX とは，ヒストンの一種 H2AX が DNA 損傷依存的にリン酸化されたものである．γ-H2AX は，DNA 損傷の修復に関与するさまざまな蛋白質が DNA 二本鎖切断部位周辺への集積を促進することで，修復過程の制御に関わっている（図 4-7）．つまり，γ-H2AX とは DNA 二本鎖切断が起きた際の重要な早期修復過程での染色体の変化である．

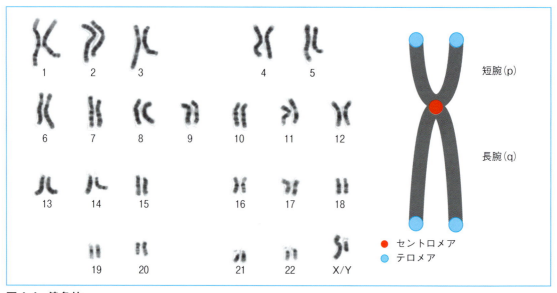

図 4-4　染色体
22 対の常染色体と 1 対の性染色体の計 46 本の染色体をもつ．中心部をセントロメア，セントロメアを挟んで長い方を長腕，短い方を短腕とよぶ．また，染色体の末端部をテロメアとよぶ．

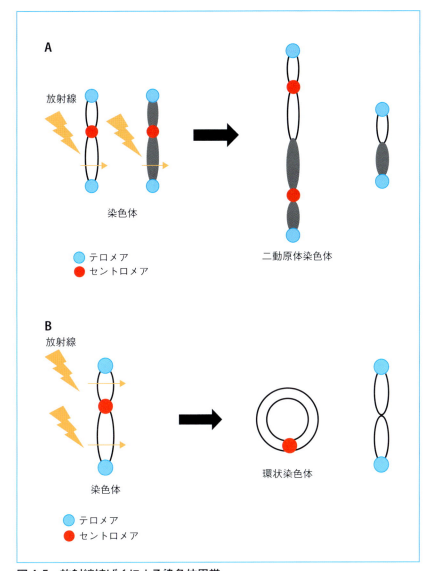

図 4-5 放射線被ばくによる染色体異常
A：二動原体染色体の形成　DNA 二本鎖切断が 2 つの染色体で同時で起こり，不完全な修復が行われるとセントロメアを 2 つ有する二動原体染色体が形成される．
B：環状染色体の形成　1 つの染色体に DNA 二本鎖切断が 2 か所で起こり，不完全な修復が行われるとテロメアを有さない環状染色体が形成される．

γ-H2AX はゲノム損傷部位に集積し γ-H2AX フォーカスという高次構造体を形成するので，蛍光抗体法を用いて蛍光顕微鏡で観察することにより可視化することで，DNA 二本鎖切断を定量化することができる(**図 4-8**)．1 つの DNA 二本鎖切断に 1 つの γ-H2AX フォーカスが形成されるため，γ-H2AX フォーカスを用いた DNA 二本鎖切断の検出は非常に鋭敏である．γ-H2AX は，CT のような比較的線量の低い放射線被ばくの DNA 二本鎖切断の評価にも有用とされている(**Key Facts 4-2**)．

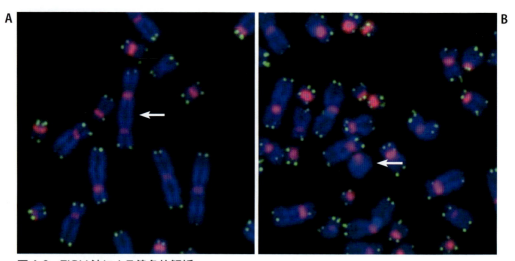

図 4-6　FISH 法による染色体解析
A：二動原体染色体（→），B：環状染色体（→）

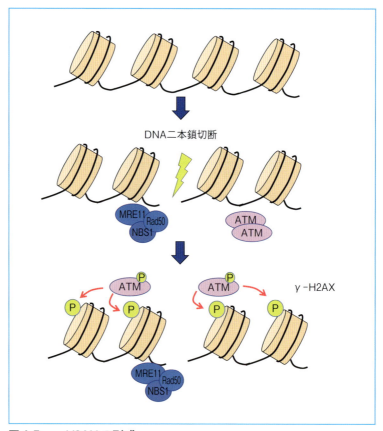

図 4-7　γ-H2AX の形成
DNA 二本鎖切断が起こると，MRE11 などのゲノム修復蛋白質や ATM などのリン酸化酵素がそれを認識し，DNA 損傷部位周辺のヒストン中の H2AX をリン酸化する．これを γ-H2AX とよぶ．

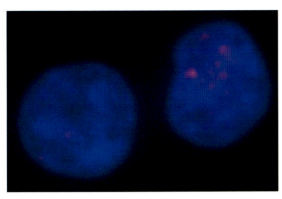

図 4-8　蛍光抗体法によるγ-H2AX 解析
蛍光抗体法を用いて蛍光顕微鏡で観察するとγ-H2AX が赤く標識され，可視化することができる．

Key Facts 4-2
DNA 損傷のバイオマーカー
- 染色体異常：DNA 損傷の修復エラーのマーカー
- γ-H2AX：DNA 二本鎖切断のマーカー

d. CT による DNA 損傷

　前述のように，CT のような比較的低い線量の放射線被ばくによる生物学的影響については科学的に解明されておらず，LNT 仮説や疫学的見地からのみの検討では限界がある．このため，最近では，γ-H2AX などの生物学的指標を用いて CT の放射線被ばくによる DNA 損傷を検討する研究が行われている．Rogakou らの報告では，CT 撮像後には CT 撮像前と比較して染色体異常やγ-H2AX が増加していた[30,31]．筆者らもγ-H2AX を用いて心臓 CT による DNA 損傷についての研究を行った[32]．不整脈に対する心臓アブレーション治療術前に心臓 CT が施行された 45 人を対象として CT 前後で採血し，末梢血リンパ球中のγ-H2AX の測定を行った．γ-H2AX は CT 後に有意に増加しており，Rogakou らの結果と同様の結果であった（図 4-9）．また，心臓 CT 撮像後のγ-H2AX の増加率と DLP (dose length product) などの物理的線量との関係についても検討を行ったが，両者には有意な相関が得られた（図 4-10）．以上より，CT のような比較的低い線量の放射線被ばくでも DNA 損傷を生じているのはほぼ間違いない．また，低い線量域でも線量と DNA 損傷には有意な相関が得られており，被ばく低減の重要性を強調する結果となっている．

　さらに，CT による DNA 損傷は放射線被ばくの影響のみならず，造影剤により増幅されるといった報告がある[33]．これは造影剤に放射線が吸収される際の二次電子の生成が原因と考えられているが，多いものでは造影剤により約 50％以上も DNA 損傷が増幅されたと報告されている．このように CT による DNA 損傷には放射線被ばく以外の影響も関わっている可能性があり，今後さらなる検討が必要である．

　CT 撮像でも DNA 損傷が生じることがわかってきているが，これらの DNA 損傷が将来的に実際にどの程度，発癌に関わるかについては明らかにはなっておらず，今後の研究課題であるといえる．当然のことながら，現代医療において CT は重要な検査のひとつであ

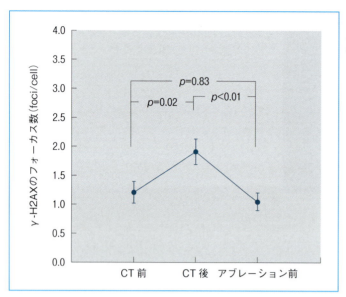

図4-9 心臓CTにおけるDNA損傷(1)
末梢リンパ球中のγ-H2AXの数は心臓CT後に有意に増加した.

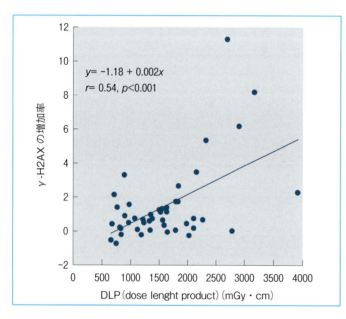

図4-10 心臓CTにおけるDNA損傷(2)
心臓CT後のγ-H2AXの増加率と放射線物理的線量の指標であるDLP(dose length product)は有意な相関が得られた.

Key Facts 4-3

CTの被ばくによるDNA損傷

- 1回の検査でもDNA損傷が生じる.
- DNA損傷が将来の発癌にどの程度関与するかは不明.

り,CTから多くの有益な情報が得ることができる.CTによるDNA損傷についてのみ強調されるのではなく,リスクとベネフイットを十分に考慮する必要がある(**Key Facts 4-3**).

4.3 被ばく低減技術

　一般的に，同一のハードウェアおよび画像再構成法の場合，照射線量の二乗と画像ノイズは反比例の関係にある．そのため，被ばくを低減させるために単純に照射線量を低下させると，画像ノイズが増大し画質は劣化する．したがって，画像ノイズの増大が診断の妨げにならないように，照射線量を低下させる必要がある．このための技術としては，自動露出機構，低電圧撮像，ノイズ低減フィルタ，逐次近似再構成法などがあげられる．また，心臓CTについては，レトロスペクティブヘリカルスキャン時の心電図同期管電流制御，プロスペクティブ心電図同期スキャンなども考案されている．被ばく低減のハードウェアでの工夫としては，X線検出器の感度の改善，X線フィルタの最適化，撮像範囲の端の被ばくを低減するコリメータなどがある．以下，これらの項目について概説する．

a. ソフトウェア

1) 自動露出機構 automatic exposure control：AEC

　従来のCTでは，体格の個人差および部位を考慮せずに一定の電流で撮像するのが主流であったが，実際には体格や撮像部位などにより撮像に必要な線量は異なる．自動露出機構(AEC)は，体格や撮像部位に応じて撮像線量を自動調整することによって，無駄な被ばくを防ぐ仕組みである．AECはメーカーによって細かな実装方法は異なるが，おもに次の3つがある．

① スカウト画像(位置決め画像)[前後のみ，または前後・側面の両方]から患者の大きさを認識し，体の大きい患者では照射線量を増加，小さい患者では低減する(図4-11)．

② 体軸方向(z軸)のX線吸収差を認識し，吸収の多い部位では照射線量を増加，少ない部位では低減する(図4-12)．この方法は，z軸モジュレーション(z-axis modulation)とよばれる．

③ 横断像(水平断像，axial像)でのX線吸収差を認識し，吸収の多い方向(人体では左右方向)では照射線量を増加，少ない方向(人体では前後方向)では低減する(図4-13)．この方法は，xyモジュレーション(xy modulation)とよばれる．

　CTのAECでは，これらの機構の1つ，あるいは複数を組み合わせて，画像ノイズやコントラストノイズ比(contrast noise ratio：CNR)などの画像の指標を一定に保つ．画像ノイズを一定とする場合は画質の予測は容易であるものの，体格の大きい症例や低電圧撮像では，かえって被ばくが増加する場合がある[34]．そのため，最近では高体重症例ではある程度の画像ノイズの上昇を許容するような調整がなされている装置もある．この場合は，体格によらずSSDE(size specific dose estimation)はほぼ一定となる[35](1章参照)．メーカーによっては変調の度合(照射線量の調整の程度)をユーザーで変更可能なものや電圧も変更するようなものもあり[36]，使用するCTがどのタイプのAECを使用しているかをよ

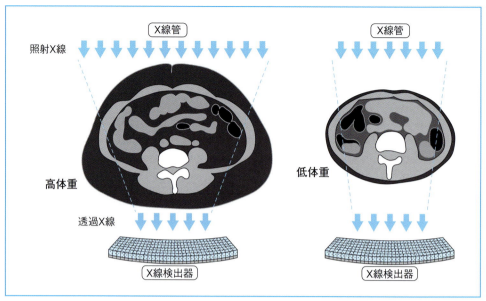

図 4-11 体格による照射線量の調整
低体重症例(**右**)では高体重症例(**左**)と比較して，X線が吸収されないため，少ない照射線量で十分な画質が得られる．

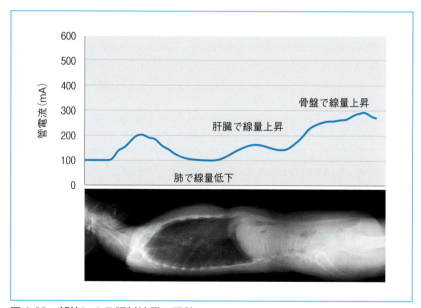

図 4-12 部位による照射線量の調整
肺は空気が主体でX線があまり吸収されないため，少ない照射線量で十分な画質が得られる．それに対して，上腹部や肩・骨盤などでは実質臓器や骨でX線が吸収されるため，照射線量を増加させる必要がある．

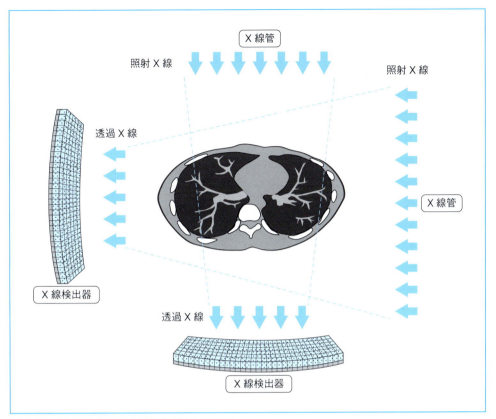

図 4-13　X線の方向による照射線量の調整
人体は扁平であるため，前後方向よりも左右方向で X 線が吸収されやすく，照射線量を増加させる必要がある．

く理解しておく必要がある．

2）低電圧撮像

　一般に，管電圧を下げて撮像すると，通常電圧(120 kV)と比較して，被ばくは低減し，画像ノイズは増加し，コントラストは上昇する[37,38]．このため，照射線量を一定にしたまま電圧を下げることは被ばく低減に有効である．しかし，画像ノイズも上昇するため，そのままでは画質は低下する．CTDI を同等にする場合は中心部の被ばくは低下するものの，低電圧撮像時に画像ノイズを通常撮像と同等にする場合には，むしろ被ばくは増加する．そのため，低電圧撮像による被ばく低減は，以下の場合に有効である．

① CT angiography(CTA)など造影効果が高く画像ノイズの上昇が問題にならない場合．
② 小児など対象が小さく，低電圧撮像による画像ノイズの上昇が少ない場合．
③ 超低線量胸部単純 CT など最低管球出力に近い低い照射線量の場合．

　低電圧撮像は，肥満成人などにはかえって被ばくを増加させる可能性もあるため，画質とのバランスを考えることが重要である．

3）ノイズ低減フィルタ

　CTの再構成法は，最近まではフィルタ逆投影（FBP）法が主体であった．FBP法は，投影データを先鋭化するフィルタ（再構成関数，再構成カーネル）を適用した後に逆投影を行う（1章，p.15参照）．このフィルタの強度を調整することにより画像ノイズの調整が可能であるが，画像ノイズを低下させれば空間分解能が低下するトレードオフがある．

　量子ノイズフィルタなどのノイズ低減フィルタは，再構成された画像に対する非線形フィルタ[†1]であり，ある程度解像度を保ったまま画像ノイズを低減することが可能である．しかし，後述する逐次近似再構成法と違い，線状アーチファクトなどを低減することは原理上困難である．このため，現在ではFBPは逐次近似再構成法に置き換わってきている．

4）逐次近似再構成法

　逐次近似再構成法については第1章で説明されているため，詳細は省略する（1章，p.21）．注意点として近年のモデルベース逐次近似再構成法（MBIR）は，メーカー・撮像部位・設定により，まったく画像の性質が異なるため，使用する再構成方法の性質を把握しておく必要がある．特に低コントラスト領域[†2]や極端な低線量撮像時には空間分解能，コントラスト分解能が低下する場合が多いため，これらを対象とする検査では注意が必要である．

5）心臓CTにおけるレトロスペクティブヘリカルスキャン時の心電図同期管電流制御

　従来のレトロスペクティブヘリカルスキャンでは，管電流を一定にして撮像を行う（1章，図1-32 A，p.28参照）．しかしながら，画像の再構成には拡張中期のみのデータを用いることが多く，結果的に収集された画像データの大部分は画像の作成には関与しておらず，被検者に余剰な被ばくを与えていた．心電図同期管電流制御は，拡張中期などのあらかじめ設定した位相以外の撮像電流を低下させることによって，被ばくを低減する技術である．これにより脈拍が安定して低い症例では画質を保ったまま被ばくを低下させることが可能である．しかし，拡張中期以外の画質が低下するため，頻脈や不整脈の症例では画質が低下する危険性があり，心拍数のコントロールが重要である．

6）心臓CTにおけるプロスペクティブ心電図同期撮像

　プロスペクティブ心電図同期法（1章，図1-33，p.28参照）は，拡張中期前後のみにX線を照射して画像を再構成する方法であり，このためレトロスペクティブヘリカルスキャンと比較すると被ばくが少ない[39]．心臓をカバーするのに十分なX線検出器幅（16 cm程度）

[†1]：**非線形フィルタ**：ノイズ低減に用いられる線形フィルタは，周囲の画素の近傍の値を特定の係数で平均化することによってノイズを低減する一種のローパスフィルタであり，通常はぼけが生じる．それに対して，非線形フィルタではそのような均一な処理を行うのではなく，近傍領域の画素の中央値を採用（メディアンフィルタ）したり，エッジ以外の部分のみに平均化を行ったり（エッジ保存フィルタ）して，エッジのぼけを防ぎながらノイズを低減する．

[†2]：**低コントラスト領域**：低コントラスト領域とは，肝臓のように，肝実質と内部の正常構造や病変との間のCT値差が小さい（たとえば数十HU以下）領域を言う．これに対して，高コントラスト領域とは，肺のように，肺実質と内部の血管や病変のCT値差が大きい（たとえば数百HU）領域をいう．

をもつCT装置では，1心拍の拡張中期にアキシャルスキャンで撮像することにより，心臓全体の3Dデータを得ることができる．X線検出器幅が4〜8 cmのCT装置ではアキシャルスキャンの1回転で心臓全体をカバーすることができないため，1回のアキシャルスキャンで一部を撮像し，テーブルを移動して再度撮像を行い(ステップ&シュートスキャン)，数心拍で撮像を完了するのが一般的である．また，2管球装置では画像再構成に必要なプロジェクションの角度が90°だけで済むため，極端に大きなピッチのヘリカルスキャンを用いて，1心拍で撮像を完了するモード(flash spiral scan)がある(1章，**図 1-35**，p. 29参照)．これらは一部の時相のデータしか収集しないため，頻脈や不整脈の症例ではブレを軽減することができないため，心拍数のコントロールはさらに重要である．

b. ハードウェア

1) X線検出器(データ収集システム)感度の改善

画像ノイズとしては，照射線量に依存した量子ノイズのほかに電気回路からのノイズもある．X線検出器でX線を電気信号に変換しているが，この部位の変換効率を向上させることで同じ照射線量でも高い信号を得ることができる．また，電気回路のノイズは線量によらず一定のため，これを抑制することは極端な低線量撮像で重要となっている．近年，各メーカーともフォトダイオードとA/Dコンバータの一体化，化合組成の変更などの工夫でX線検出器のSN比(signal noise ratio：信号雑音比)が大幅に改善している．

2) X線フィルタの最適化

撮像部位および体格などにより，X線強度分布を最適化するために，CT内部の線質を決定するX線フィルタおよび撮像視野内のX線強度分布を調整するボウタイ(bow-tie)フィルタが選択される．具体的には，頭部や小児の場合は辺縁の線量を低減したボウタイフィルタを使用することで表面線量が低減される(**図 4-14**)．また，比較的エネルギー吸収率が低いX線フィルタを併用することで，低エネルギーのX線が照射され，コントラストが低下しやすい小さな対象のコントラストが改善する．対象が大きい場合は低エネルギーのX線は被写体に吸収されやすく，被ばくが増加しやすい．そのため，このような対象ではエネルギー吸収率が高いX線フィルタを併用することで，高エネルギーのX線が照射され，表面線量を低下させる．

3) 撮像範囲の端の被ばくを低減するコリメータ

MDCTによるヘリカルスキャンでは，撮像範囲の前後にヘリカルスキャンの補完に必要な余分なスキャンが加わっており，特に撮像範囲が短い場合は被ばくの増加の原因となる．このため，現在では，ほとんどのCT装置に撮像範囲の上下にコリメータが被ばくを低減するように挿入され，人体に照射されるX線を低減している(**図 4-15**)．

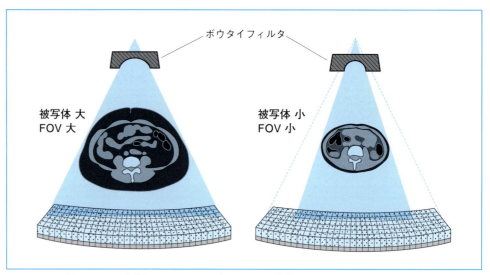

図 4-14 X 線フィルタ（ボウタイフィルタ）による最適化
体格が小さな患者では，大きな患者と比較してフィルタ辺縁の X 線透過を低下させることによって X 線の分布を均一化させる．

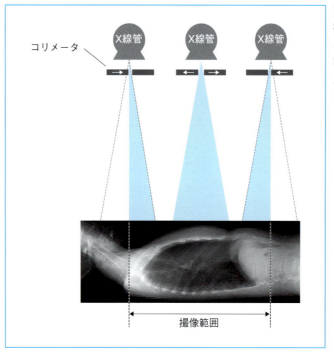

図 4-15 コリメータによる被ばく低減
ヘリカルスキャン時には撮像範囲の上下にコリメータが挿入されて，被ばくを低減する．

4.4 被ばく対策の実際

前項で述べたように，現在の CT 装置には種々の被ばく低減機能を備えているが，まずは「無駄な検査をしないこと」，「撮像範囲を必要以上に広げないこと」，「無駄な時相を撮像しないこと」が重要である．特に，放射線感受性が高い小児や若年成人ではこれらを徹底する必要がある．また，有病率が低いと予想されるスクリーニング検査(肺癌の低線量 CT 検診など)では，高線量で撮像することは避けるべきである．

一方で，撮像線量を低下させると画質は低下するため，被ばく低減を優先させるあまり診断能を低下させないようにすることが重要である．また，低被ばく撮像に効果的な技術である逐次近似再構成は高コントラスト領域では有効であるものの，低コントラスト領域では高コントラスト領域ほど有効ではないことにも留意すべきである．

本項では，逐次近似再構成法を主体として具体的な症例を示す．

症例 1：小児の先天性胆道閉鎖症術前 (図 4-16)

小児患者では期待される余命が長く，放射線感受性も高いため，高線量で撮像するのは望ましくない．この症例は術前検査であるために脈管走行などの細かな情報も必要であるが，一般に小児では十分な造影剤注入速度が得られにくいことから脈管の造影効果が不良になることも多い．本症例では，通常量の造影剤を投与し(すなわち造影剤量を減量せずに)，低電圧(80 kV)での撮像を行うことにより脈管の造影効果を増加させた．低電圧撮像により肝実質も十分なコントラストが得られている．小児は体格が小さいため，低電圧撮像でしばしば問題となる画像ノイズの増加は比較的少なく，逐次近似再構成との相性もよい．以上のように，対象が小児で，低被ばくと高コントラストを両立させる必要がある場合は，低電圧撮像と逐次近似再構成法の併用は有用性が高い．

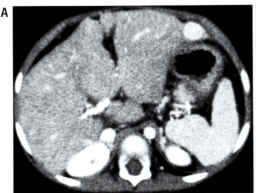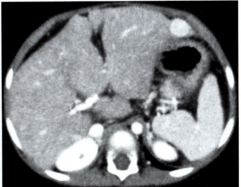

図 4-16　3 歳男児(88 cm，12.5 kg)　先天性胆道閉鎖症術前
A：FBP で作成，B：MBIR で作成　300 mgI/mL 造影剤 25 mL 手押し．80 kV，$CTDI_{vol}$ 4.6 mGy で撮像．低電圧撮像により手押しでも十分なコントラストが得られており(A)，MBIR の併用によって画像ノイズが低下し，良好な画質が得られている(B)．

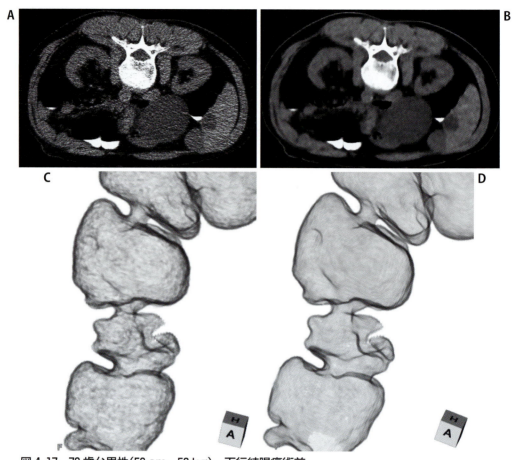

図 4-17　70 歳台男性(59 cm, 52 kg)　下行結腸癌術前
A：FBP で作成(腹臥位)，B：MBIR で作成(腹臥位)，C, D：CT colonography　このような低コントラスト領域の超低被ばく撮像では，逐次近似再構成で肝臓などにテクスチャーが認められ，評価が困難となっている(A, B)．これに対して，colonography の MIP 画像のような高コントラスト画像では，テクスチャーはまったく問題とならない(C, D)．

症例 2：下行結腸癌術前（図 4-17）

　CT colonography(CTC)が施行された．CTC は，逐次近似再構成が非常に有効な高コントラストの領域の検査である．図のように CTDI 1 mGy 以下のような極端な低被ばく撮像にてフィルタ逆投影法(FBP)で再構成した場合は粘膜面に画像ノイズによる凹凸が認められる(図 4-17 C)が，モデルベース逐次近似再構成法(MBIR)を使用することによりこの辺縁が平滑となり，診断に十分な画質が得られている(図 4-17 D)．

　一方，肝実質に関しては，FBP と比較すると逐次近似応用再構成(Hybrid IR)・MBIR ともに画像ノイズは低下するものの，肝実質や囊胞内などに特有のテクスチャーが目立ち，肝内病変の評価は困難となっている(図 4-17 B)．このように，肝臓のような低コントラスト領域では，逐次近似再構成法で画像ノイズを低下させることはかえって画質の低下を招くことがしばしばある．低コントラスト領域の検査では，極端な低線量撮像は避け，十分な線量で撮像すべきである．

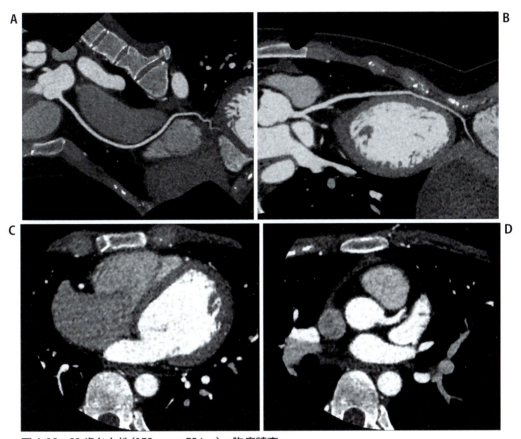

図 4-18　20 歳台女性(159 cm, 50 kg)　胸痛精査
MBIR で再構成(A, B：MPR，C, D：横断像)　350 mgI/mL 造影剤 60 mL，注入速度 4 mL/s で造影．120 kV，320 列 CT による one-beat-scan，CTDI$_{vol}$ 3.0 mGy で撮像．約 0.7 mSv ほどの超低被ばく撮像であるが，MBIR を併用することによって MPR に十分な画質が得られている．

症例 3：胸痛精査（図 4-18）

　胸痛を訴えている若年女性．虚血性心疾患のリスクファクターは糖尿病のみの低リスク群に分類される患者である．撮像範囲に放射線感受性が高い乳房が含まれることから，撮像線量は可能な限り低く抑える必要がある．低リスク患者であることから plaque analysis や心機能評価の必要性は低く，検査としては冠動脈の有意狭窄を否定できればよい．このように，狭窄率だけが問題となるような CT angiography(CTA)においては MBIR は非常に有効である．この症例ではかなり撮像線量を低下させているが，MBIR を使用したことで MPR 像で狭窄率を評価するのに十分な画質が得られている．このように，CTA のような高コントラスト領域の被ばく低減には，MBIR は有用性が高い．また，本症例では 320 列 CT を使った 1-beat scan で検査が行われているが，従来のレトロスペクティブヘリカルスキャンよりも，画質を犠牲にせずに被ばくを低減できることが可能である．

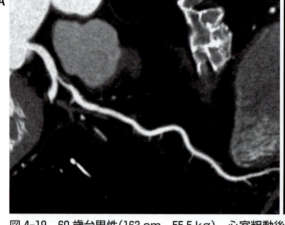

図4-19 60歳台男性(163 cm, 55.5 kg) 心室粗動後の精査
FBPで再構成(A：MPR, B：MIP像) 50 mgI/mL 造影剤 67 mL, 注入速度 3.9 mL/s で造影. 120 kV, 64列CTによるレトロスペクティブヘリカルスキャン, $CTDI_{vol}$ 52.8 mGy で撮像. LADの#6 に低吸収なプラークが認められる.

症例4：心室粗動後の精査（図4-19）

　2000年頃に撮像された64列CTによるレトロスペクティブ心電図同期のヘリカルCTの症例を示す．十分な画質が得られているが，症例3の320列CTと比較すると被ばくがかなり多い．64列以下のCTでは，心電図同期を併用したレトロスペクティブヘリカルスキャンは現在でも多く使用されているが，この撮像法では線量を抑えて高画質で撮像するのは困難である．心臓CT以外では64列CTでの撮像が問題となる場合は少ないが，心臓CTで低被ばく撮像を行う必要がある場合は，できるだけハイエンドのCT(検出器列が128列以上のCT)を使用することが望ましい．

文 献

1) Shope TB, Gagne RM, Johnson GC：A method for describing the doses delivered by transmission x-ray computed tomography. Med Phys 1981；8：488-495.
2) JIS Z 4751-2-44：2012，医用 X 線 CT 装置—基礎安全及び基本性能．日本規格協会，2012.
3) McCollough C, Bakalyar DM, Bostani M, et al：Use of water equivalent diameter for calculating patient size and size-specific dose estimates(SSDE)in CT. AAPM Rep 2014：6-23.
4) American Association of Physicists in Medicine：AAPM report NO. 204. Size-specific dose estimates(SSDE) in pediatric and adult body CT examinations. 2011.
5) International Commission on Radiation Protection：ICRP publication 102：Managing patient dose in multi-detector computed tomography(MDCT). Ann ICRP 2007；37：1-79. <http://www.icrp.org/docs/icrp-mdct-for_web_cons_32_219_06.pdf>
6) European guidelines on quality criteria for computed tomography(EUR16262). <http://w3.tue.nl/fileadmin/sbd/Documenten/Leergang/BSM/European_Guidelines_Quality_Criteria_Computed_Tomography_Eur_16252.pdf>
7) American Association of Physicists in Medicine：AAPM report NO. 96. The measurement, reporting, and management of radiation dose in CT. 2007. <http://www.aapm.org/pubs/reports/rpt_96.pdf>
8) National Radiological Protection Board：Report NRPB-W67：Dose from computed tomography (CT) examination in the UK—2003 review. 2005. <http://www.hpa.org.uk/webw/HPAweb & HPAweb Standard/HPAweb_C/1253114172775>
9) CT 撮影による被ばく線量を評価する WEB システム Waza-ari. <https://waza-ari.nirs.qst.go.jp/>
10) Dose evaluation software CT-Expo. <http://www.sascrad.com/information/downloads/>
11) Brix G, Lechel U, Veit R, et al：Assessment of a theoretical formalism for dose estimation in CT：an anthropomorphic phantom study. Eur Radiol 2004；14：1275-1284.
12) ImPACT CT patient dosimetry calculator. <http://www.impactscan.org/>
13) Sigal-Cinqualbre AB, Hennequin R, Abada HT, et al：Low-kilovoltage multi-detector row chest CT in adults：feasibility and effect on image quality and iodine dose. Radiology 2004；231：169-174.
14) Nakaura T, Awai K, Oda S, et al：Low-kilovoltage, high-tube-current MDCT of liver in thin adults：pilot study evaluating radiation dose, image quality, and display settings. AJR Am J Roentgenol 2011；196：1332-1338.
15) Vañó E, Miller DL, Martin CJ, et al：ICRP publication 135：diagnostic reference levels in medical imaging. Ann ICRP 2017；46：1-144.
16) 医療被ばく研究情報ネットワーク(J-RIME)：最新の国内実態調査結果に基づく診断参考レベルの設定. 2015. <http://www.radher.jp/J-RIME/report/DRLhoukokusyo.pdf>
17) Miyazaki O, Sawai H, Yamada T, et al：Follow-up study on fetal CT radiation dose in Japan：validating the decrease in radiation dose. AJR 2017；208：862-867.
18) Raff GL, Gallagher MJ, O'Neill WW, Goldstein JA：Diagnostic accuracy of noninvasive coronary angiography using 64-slice spiral computed tomography. J Am Coll Cardiol 2005；46：552-557.
19) Brix G, Lechel U, Nekolla E, et al：Radiation protection issues in dynamic contrast-enhanced (perfusion)computed tomography. Eur J Radiol 2015；84：2347-2358.
20) Brenner DJ, Hall EJ：Computed tomography：an increasing source of radiation exposure. N Engl J Med 2007；357：2277-2284.
21) Berrington de Gonzalez A, Darby S：Risk of cancer from diagnostic X-rays：estimates for the UK and 14 other countries. Lancet 2004；363：345-351.
22) Einstein AJ, Henzlova MJ, Rajagopalan S：Estimating risk of cancer associated with radiation exposure from 64-slice computed tomography coronary angiography. JAMA 2007；298：317-323.
23) Tarin TV, Sonn G, Shinghal R：Estimating the risk of cancer associated with imaging related radiation during surveillance for stage I testicular cancer using computerized tomography. J Urol 2009；181：627-632.
24) Pearce MS, Salotti JA, Little MP, et al：Radiation exposure from CT scans in childhood and subsequent risk of leukaemia and brain tumours：a retrospective cohort study. Lancet 2012；380：499-505.

25) Berrington de Gonzalez A, Salotti JA, McHugh K, et al：Relationship between paediatric CT scans and subsequent risk of leukaemia and brain tumours：assessment of the impact of underlying conditions. Br J Cancer 2016；114：388-394.
26) Mathews JD, Forsythe AV, Brady Z, et al：Cancer risk in 680,000 people exposed to computed tomography scans in childhood or adolescence：data linkage study of 11 million Australians. BMJ 2013；346：f2360.
27) Journy N, Rehel JL, Ducou Le, et al：Are the studies on cancer risk from CT scans biased by indication？ Elements of answer from a large-scale cohort study in France. Br J Cancer 2015；112：185-193.
28) Krille L, Dreger S, Schindel R, et al：Risk of cancer incidence before the age of 15 years after exposure to ionising radiation from computed tomography：results from a German cohort study. Radiat Environ Biophys 2015；54：1-12.
29) Jackson SP：Sensing and repairing DNA double-strand breaks. Carcinogenesis 2002；23：687-696.
30) Rogakou EP, Pilch DR, Orr AH, et al：DNA double-stranded breaks induce histone H2AX phosphorylation on serine 139. J Biol Chem 1998；273：5858-5868.
31) Rothkamm K, Balroop S, Shekhdar J, et al：Leukocyte DNA damage after multi-detector row CT：a quantitative biomarker of low-level radiation exposure. Radiology 2007；242：244-251.
32) Fukumoto W, Ishida M, Sakai C, et al：DNA damage in lymphocytes induced by cardiac CT and comparison with physical exposure parameters. Eur Radiol 2017；27：1660-1666.
33) Pathe C, Eble K, Schmitz-Beuting D, et al：The presence of iodinated contrast agents amplifies DNA radiation damage in computed tomography. Contrast Media Mol Imaging 2011；6：507-513.
34) Waszczuk LA, Guzinski M, Czarnecka A, Sasiadek MJ：Size-specific dose estimates for evaluation of individual patient dose in CT protocol for renal colic. AJR 2015；205：100-105.
35) Christner JA, Braun NN, Jacobsen MC, et al：Size-specific dose estimates for adult patients at CT of the torso. Radiology 2012；265：841-847.
36) Söderberg M：Overview, practical tips and potential pitfalls of using automatic exposure control in CT：Siemens Care Dose 4D. Radiat Prot Dosimetry 2016；169：84-91.
37) Huda W, Scalzetti EM, Levin G：Technique factors and image quality as functions of patient weight at abdominal CT. Radiology 2000；217：430-435.
38) Yanaga Y, Awai K, Funama Y, et al：Low-dose MDCT urography：feasibility study of low-tube-voltage technique and adaptive noise reduction filter. AJR 2009；193：W220-229.
39) Shuman WP, Branch KR, May JM, et al：Prospective versus retrospective ECG gating for 64-detector CT of the coronary arteries：comparison of image quality and patient radiation dose. Radiology 2008；248：431-437.

Part II

臨床編

検査の実際と読影の基本

5 心臓・血管

5.1 心大血管の画像検査におけるCTの位置づけ

　循環器領域における一般的な画像検査としては，CTのほかに超音波検査，血管造影，心筋シンチグラフィ，MRI，^{18}F-FDG-PETなどがあげられる．ここでは心臓CTおよび大血管CTの適応と位置づけに関して述べる．

a. 心臓CT

1) 冠動脈石灰化スコア

　冠動脈の石灰化は動脈硬化の進行に伴って増加すること，将来的な心疾患の発症と強い相関があることが知られている[1,2]．したがって，石灰化スコアを測定することにより，冠動脈における動脈硬化の存在の有無やその程度，あるいは予後予測を行うことができる．心電図同期下で単純CTを撮像し，石灰化スコアとして算出する．石灰化スコアのみであれば造影剤は不要で少ない被ばく線量で撮像でき，かつ術者の技量や経験に左右されない客観的な評価ができる[3]．米国では1990年代より，EBCT(electron beam computed tomography：Imatoron社製)を用いて石灰化スコアの研究がさかんに行われてきた．近年では，わが国においても石灰化スコアが注目されつつあるが，米国と比べてその検討はまだ少ない．

　石灰化スコアの適応に関しては，いくつものガイドラインがあり，代表的なものを紹介する．Appropriate Use Criteria(AUC) for Cardiac CT[4]では，さまざまな患者背景や病態，検査目的に対して，心臓CTを行うことが適切か否かをスコア化することで判定している．判定を行う際に，各症例に対し年齢や性別，症状から，10年以内に心疾患が生じる可能性(％)を推定し，低リスク群(＜10％)，中等度リスク群(10～20％)，高リスク群(＞20％)に振り分ける．AUCでは，石灰化スコアに関して「既知の冠動脈疾患のない無症候性の患者に対する評価」として記載があり，Appropriate(適切)と判定されているのは，低リスク群のうち若年発生の冠動脈疾患の家族歴を有する患者と，中等度リスク群の患者

である．また，40歳以上の無症候性の糖尿病患者に対しても，石灰化スコアの測定は有用とされている[5]．一方，症状を有する患者に対しては，冠動脈疾患の否定や侵襲的な検査前のスクリーニングに有用とされる．ただ，わが国においては冠動脈CT angiography (CTA)の前にルーチンで単純CTを撮像し石灰化スコアを計測することが多く，これらのガイドラインに沿って石灰化スコアを有効に活用している施設はまだ少ないと思われる．なお冠動脈ステント留置後，冠動脈バイパス術後の症例はスコア測定の対象外となる(Key Facts 5-1)．

2）冠動脈CTA

冠動脈CTAは，10年以上前までは心臓カテーテル検査でしか行えなかった冠動脈の評価を非侵襲的に行うことができる比較的新しい検査法である．近年のCT装置の発展に伴い，良好な画質で比較的簡便に冠動脈を評価できるため，ここ数年で急速に普及している．日常臨床において冠動脈CTを目にする機会は今後も増えていくと思われる．冠動脈CTの適応に関しては，いくつかのガイドラインが知られているが，ここでは日本循環器病学会のガイドライン[6]に沿って記載する(Key Facts 5-2)．

① 安定狭心症

臨床像より安定狭心症が疑われる症例では運動負荷心電図検査が行われ，その結果により患者を低リスク群，中等度リスク群，高リスク群に分類する．現在，冠動脈CTAが最も有用なのは中等度リスク群の患者，もしくは運動負荷心電図が施行できない患者とされている．高リスク群と判断されれば治療をかねた冠動脈造影検査が優先され，低リスク群であれば予後は良好であり，経過観察とされる．後述するように，冠動脈CTAは陰性的中率が高く，狭窄病変の除外診断に適している．

② 不安定狭心症/非ST上昇型急性心筋梗塞

急性冠症候群(acute coronary syndrome：ACS)の疑いで来院した患者には年齢・性別などの臨床像，既往歴，新たな心電図変化，血液生化学検査(トロポニンなどの心筋障害マーカー)などによってリスクの層別化が行われる．冠動脈CTAによって急性冠症候群の検出あるいは除外診断に利用することで最も利益を得られるのは，中または低リスク群の患者とされる．中等度リスク群ではCTによって冠動脈病変の早期診断あるいは除外診断が可能となり，侵襲的なカテーテル検査を避けることができる．高リスク群では冠動脈造影を省略することはできず，よい適応とはいえない．

③ ST上昇型急性心筋梗塞

ST上昇型急性心筋梗塞の患者に対しては侵襲的な再灌流療法が確立されている．緊急冠動脈造影が優先されるため，冠動脈CTAを行うことは原則的にない．ただし，場合によっては血行再建術前の治療戦略を立てる目的でCTが施行されることもある．

冠動脈造影検査で得られる情報は，冠動脈内腔の投影像のみであるが，冠動脈CTでは血管内腔の情報に加えプラークを含めた壁構造を画像化できるメリットがある．CTを用いた冠動脈狭窄に対する診断能については多数の報告があるが，機器の発展に伴いその診断能は徐々に向上している．64列の多列検出器型CT(multidetector-row CT：MDCT)を用いた報告では，感度89%，特異度96%，陽性的中率78%，陰性的中率98%と非常に良好な成績が報告されている[7]．このように，CTによる診断能の特徴は陰性的中率が高いこ

Key Facts 5-1
石灰化スコアの適応

1) 無症候性の場合
   - 中等度リスク群の患者
   - 低リスク群のうち若年発生の冠動脈疾患の家族歴を有する患者
   - 40歳以上の糖尿病患者

2) 症状を有する場合
   - 冠動脈疾患の否定
   - 侵襲的な検査前のスクリーニング

Key Facts 5-2
冠動脈CTAの適応

1) 安定狭心症
   - 運動負荷心電図で中等度リスク群の患者
   - 運動負荷心電図が施行できない患者

2) 不安定狭心症/非ST上昇型急性心筋梗塞
   - 中または低リスク群の患者

とである．冠動脈CTAにて有意狭窄が認められないか軽度の場合は，冠動脈狭窄はほぼ否定することができ，他の検査は不要と考えられる．

3) 高心拍患者/不整脈患者

　冠動脈CTでは，画像再構成に必要な心周期(拡張早期～中期)のみにX線を照射するプロスペクティブ心電図同期法が推奨される．この手法は被ばくを大きく低減できるが，心拍変動の大きい症例や高心拍(65回/分以上)の症例ではモーションアーチファクト(motion artifact：拍動に起因するブレ)の影響を受けやすくなる．特に心拍数が80回/分を超える，あるいは心房細動などでR-R間隔が不規則な場合は，心臓CTの相対禁忌として扱われる[8]．

4) 冠動脈バイパス術後

　冠動脈バイパス術には動脈グラフト(内胸動脈，右胃大網動脈，橈骨動脈など)や静脈グラフト(大伏在静脈)が使用されるが，術後再狭窄のリスクはある程度避けられない．CTが普及する以前は，術後フォローアップには血管造影を行い，グラフト血管の開存性や，吻合部狭窄の有無，新たな冠動脈病変の検出を行っていたが，CT検査はこれらの評価を非侵襲的に行うことができ，患者へのメリットが大きい．時に吻合部のクリップや胸骨ワイヤーからのアーチファクトにより血管内腔の評価が困難になることがあるが，CTを用

いたグラフト開存性の診断能は非常に高いと報告されている(感度97.6%,特異度96.7%,陽性的中率92.7%,陰性的中率98.9%)[9].

5) 心筋 perfusion CT

心筋虚血の診断のゴールドスタンダードは運動負荷もしくは薬剤負荷心筋シンチグラフィである．しかし近年，CT機器の発展に伴い，CTを利用した心筋血流の動態解析(perfusion解析)が注目されている．心筋 perfusion CT は，造影剤を注入しながら心臓全体を連続して撮像する手法で，心筋シンチグラフィ同様，ATP負荷を行いながらの撮像(stress像)と安静時の撮像(rest像)を行う[10, 11]．これにより心筋における造影剤濃度の変化を計測し，心筋血流量を推定する．冠動脈CTAのみでは狭窄病変が心筋虚血をきたしているかの評価はできないのに対して，心筋 perfusion CT は，心筋虚血の有無と冠動脈狭窄の診断を一度に行うことが可能である．64列CTを用いて心筋 perfusion CT を行うと，連続撮像により多くの被ばくが生じるという欠点があったが，近年普及が進んでいる多列(256～320列)CTを用い，かつ逐次近似再構成法などの被ばく低減ソフトを併用すると従来よりもかなり少ない被ばく線量で検査が可能となっている．ただし，薬剤負荷を行うため循環器内科医の協力が必要であり，検査時間も30～60分程度必要である．撮像方法や解析方法も定まったものはなく，現時点では比較的限られた施設で行われているのが現状である[12]．今後のさらなる検討と普及が期待される．

6) その他の心疾患

そのほか，心臓CTが有用とされる対象疾患には川崎病後の冠動脈瘤に対するフォローアップ，先天性冠動脈奇形(冠動脈肺動脈瘻，冠動脈起始異常，単冠動脈など)の評価があげられる．川崎病に関しては，心エコーが第一選択であるが，瘤内の壁在血栓や内膜肥厚，石灰化の評価に優れているという点で，CTは有用である．ただし，若年者が多いこともあり，低電流・低電圧撮像を行うなど，可能な限り被ばく低減を試みるべきである．冠動脈肺動脈瘻では拡張・蛇行した異常血管が複雑に発達し，時に動脈瘤を伴う．心臓CTにより3D画像を作成することでこれらを詳細に評価でき，治療方針の決定にも有用である．冠動脈起始異常や単冠動脈では，冠動脈の起始異常や分岐の形態，大動脈・肺動脈との位置関係を把握するのに有効である．

b. 大血管CT

1) 大動脈系

胸腹部大動脈瘤や大動脈解離の初期診断あるいは経過観察には単純・造影CTが第一選択となる．いずれも客観的に全大動脈を評価でき，緊急に対応して短時間で検査が可能である．MR angiography(MRA)は経過観察や造影剤禁忌の症例では考慮されるが，空間分解能はCTに劣り検査時間も長いため，一般に急性期では適応とならない．なお，大動脈瘤に対しては，近年ステントグラフト内挿術が行われるようになっており，治療適応の決定や留置計画にも造影CTが使用される．ステントグラフト留置後の評価にも造影CTが

有用で，グラフトの位置異常やエンドリーク，瘤径拡大の有無を評価する[13]．大動脈解離においては，動脈相における心電図同期の併用が有用である．心電図同期を行うことで特に上行大動脈の拍動によるアーチファクトの影響を除去でき，解離に伴う冠動脈閉塞の有無なども評価可能となる．

そのほか，感染性大動脈瘤が疑われる場合も造影CTが第一選択となる．瘤壁の性状や周囲への炎症波及，膿瘍形成の有無を評価する．炎症性大動脈瘤や高安動脈炎に対しても，肥厚した動脈壁の濃染を評価するのに造影CTが選択される．

2）Adamkiewicz動脈

胸腹部大動脈瘤の術前評価のひとつにAdamkiewicz動脈の同定があげられる．Adamkiewicz動脈は，第8肋間動脈から第1腰動脈の間で分岐し，脊髄の尾側1/3を栄養する太さ1mm前後の細い動脈である．この動脈に血流障害や閉塞が生じると途絶による対麻痺を引き起こすため，術前にAdamkiewicz動脈の起始部と走行を把握することは重要である[14]．CTAによるAdamkiewicz動脈の検出能は80〜90％と高い．

3）肺動脈CT

肺動脈CTが必要となる疾患のうち，日常臨床で最もよく遭遇する疾患は肺動脈血栓塞栓症と考えられる．肺動脈血栓塞栓症は治療が遅れると死亡につながる一方，治療には出血などのリスクを伴うため適切な検査法の選択と評価が必要である．肺動脈血栓塞栓症に対する造影CTの位置づけに関しては，日本循環器病学会のガイドライン[15]に沿って記載する．

急性肺動脈血栓塞栓症が疑われる患者が循環虚脱状態の場合は，緊急造影CTが適応となる．循環虚脱はなくても臨床的に疾患可能性が高い場合は造影CTあるいは肺血流シンチグラフィの適応となる．循環虚脱がなく臨床的に疾患可能性が低あるいは中等度の場合はまずDダイマーを測定し，正常域を超えた場合に造影CTあるいは肺血流シンチグラフィを行う．造影CTは緊急でも施行可能であり，大血管をはじめとする他部位の検索も行えるため，肺血流シンチグラフィよりスループットがよい．なお，造影CT時は後期相にて下大静脈〜下肢静脈の撮像(CT venography)を行い，塞栓源の検索や下大静脈フィルターの適応など治療方針の決定を行う．肺動脈CTとCT venographyを組み合わせることで，より高い感度と特異度が得られる[16]．

そのほか，肺動脈CTが必要となる疾患としては，慢性血栓塞栓性肺高血圧症をはじめとする肺高血圧症，肺分画症や肺動静脈奇形といった血管系疾患，気管支動脈塞栓術の術前マッピングなどがあげられる．

5.2 心大血管の撮像および造影プロトコール

a. 心臓CT

1) 冠動脈石灰化スコア

　石灰化スコアにはAgatstonスコアやvolumeスコア，massスコアが知られているが，後者の2つは十分な臨床データが蓄積されておらず，一般的に使用されるには至っていない．したがって，Agatstonスコアが最も広く使用され，冠動脈全体の動脈硬化を反映する（図5-1）[3]．現在はおもにMDCTが用いられているが，撮像法や評価法はEBCTを用いて得られたデータがもととなっている．

　AHA（American Heart Association）のガイドラインでは，4列以上のMDCTであること，心電図同期が可能であること，ガントリーの回転速度が0.5 s/rot以上であることなど，石灰化スコアを測定するうえでのCT装置の最低条件が示されている[17]．この条件を満たすCT装置であれば，EBCTと同等の精度で石灰化スコアの計測が可能である．なお，管電圧は標準管電圧（120 kV）が用いられる．100 kVなどの低電圧撮像ではX線エネルギーの性質上，石灰化成分のような原子番号の大きな物質ではCT値が上昇し，石灰化スコアの計測値が異なってくるためである．一方，管電流は画像ノイズが20～23 HUとなるよう決定するのがよいとされる[18]．これは，線量不足によって画像ノイズが増加すると，ノイズ成分を石灰化と誤認し，やはり石灰化スコアの計測値が異なってくるためである．以上のような条件で撮像を行った場合，平均的な線量は1.4～2.2 mSvとなる．

　石灰化スコアは，被ばくを低減するために拡張早期～中期をターゲットとしたプロスペクティブ心電図同期法での撮像が推奨されているが，心拍変動の大きい症例や高心拍の症例ではモーションアーチファクトの影響を受けやすい．このような症例では，必要に応じて再撮像やpadding幅を広げた撮像が必要となる．被ばく線量を増加させることなく石灰化スコアを正確に算出するためには，可能な限り心拍コントロールを行い，心拍数65回/分以下で撮像を行うのが適切と考えられる（**Key Facts 5-3**）．

　石灰化スコア（Agatstonスコア）の算出には石灰化の面積と最大CT値が用いられる．この際，各スライスにおいてCT値が130 HU以上で，1 mm^{2}以上の面積を有する部位を有意な石灰化と定義している．また上述のように，スコアはEBCTを用いてデータベースが確立されているため，現在でもスライス厚3 mm（もしくは2.5 mm）が使用されている．石灰化部位の最大CT値によって，1～4点と重み付けをして石灰化の面積に乗じ，すべての冠動脈の総和をもって石灰化スコアとする[3]．この計算は，CT装置の本体やワークステーションを用いて半自動的に行うことができる．

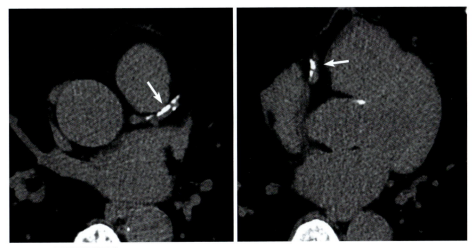

図 5-1 冠動脈石灰化
単純CT　左前下行枝の石灰化(**A**)，右冠動脈の石灰化(**B**)．冠動脈3枝全体の総和を石灰化(→)スコアとする．

Key Facts 5-3

石灰化スコアの撮像のポイント

- 心拍コントロール(心拍数65回/分以下)
- プロスペクティブ心電図同期法
- 管電圧：120 kV
- 画像ノイズ：20〜23 HU

2) 冠動脈 CTA

近年のCT技術の進歩は目覚ましく，さまざまな装置や撮像方法が開発されている．使用するCT装置によって，撮像時間や撮像タイミングの取り方は異なるため，造影および撮像プロトコールを1つに決めることはできない．心臓CTは16列以上のMDCTで撮像可能であるが，ここでは最も普及していると思われる64列CTを用いた場合の撮像法を記載する．

冠動脈CTAのおもな目的は，狭窄病変を検出することと，プラークの性状を評価することである．冠動脈内腔の造影効果がプラークの性状評価に大きく影響するため，撮像の間は冠動脈の造影効果を一定に保つ必要がある[19]．さらには個人差によるばらつきが小さく，かつ再現性のある造影効果が得られるプロトコールが望ましい．

なお，冠動脈CTAの画質は，心拍数とその変動に大きく依存する．一般的に，心拍数が低く(65回/分以下)規則的であればプロスペクティブ心電図同期法にて撮像を行う．心拍数が65回/分を超える場合は，心周期全体のデータを収集するレトロスペクティブ心電図同期法を使用し，心拍動の影響が最も少ない心位相データを再構成に用いる．前述のように，心拍数が80回/分を超える，あるいは心房細動などでR-R間隔が不規則な場合は，心臓CTの相対禁忌として扱われる[8]．

表 5-1 目標とする造影効果

冠動脈起始部	350〜400 HU
上行大動脈	400〜450 HU

表 5-2 冠動脈 CTA の造影プロトコールの例(非イオン性造影剤 350 mgI/mL 使用時)

造影剤投与量	注入時間	ヨード注入速度
0.6 mL/kg	10 秒	21.0 mgI/s/kg
0.7 mL/kg	10 秒	24.5 mgI/s/kg
0.8 mL/kg	12 秒	23.3 mgI/s/kg
1.0 mL/kg	15 秒	23.3 mgI/s/kg

① 冠動脈と上行大動脈の目標とする造影効果

　冠動脈 CTA において，冠動脈の十分な評価を行うにはある程度の高い造影効果と均一な濃染が必要である[20,21]．冠動脈の CT 値が 250 HU 以下では偽陽性・偽陰性が増加し，500 HU 以上ではビームハードニング(beam hardening)やブルーミング(blooming)アーチファクトの影響により，狭窄病変の過小評価をきたすおそれがある[22,23]．Bae らは，300〜350 HU 程度の吸収値を適切な冠動脈内腔の CT 値として報告している[24]．なるべく冠動脈の末梢までこれだけの CT 値を保つためには，冠動脈起始部の CT 値が 350〜400 HU 程度，上行大動脈の CT 値が 400〜450 HU 程度となるよう，プロトコールを組むのが望ましいと考える(表 5-1)．

② 冠動脈 CTA 造影プロトコール

　冠動脈 CTA の造影剤投与量に関しては，欧米では現在でも高濃度造影剤(350〜400 mgI/mL)を一定量(60〜80 mL)用い，一定の速度(3.5〜6.0 mL/s)で注入している報告が多い．しかし，これらの方法では体格の大きな症例に対しては造影効果が不十分となり，逆に体格の小さな症例に対しては造影剤の過剰投与となる．心大血管系の造影効果に最も影響を及ぼす患者関連因子は体重であり，造影剤投与量は患者の体重に合わせて決定することが推奨される[24]．body mass index(BMI)が 30 を超えるような肥満患者では，除脂肪体重あるいは体表面積によって決定することが推奨されるが[25]，アジア人のようにそれほど体格が大きくなければ体重によって決定するのが簡便である．実際には非イオン性造影剤 350 mgI/mL もしくは 370 mgI/mL を 0.6〜1.0 mL/kg 使用するのが適量と考えられる[26〜28]．造影剤の注入時間に関しては，撮像時間が 6〜10 秒であることと注入速度の限界を考慮すると，10〜15 秒程度が適切と思われる．血管内の CT 値は，体重あたりのヨード量(mgI/kg)が増えれば上昇し，注入量が一定であれば注入時間が短いほど上昇するため，造影プロトコールの組み立てに際しては体重当たりのヨード注入速度(mgI/s/kg)を目安にするとよい．冠動脈 CTA では 21〜25 mgI/s/kg 程度が妥当と思われる[14]が，高いほど(350 mgI×0.7 mL/s/kg など)造影能はよい[29](表 5-2)．

　一方，冠動脈の造影効果は心機能にも影響を受けることが知られている．心係数(car-

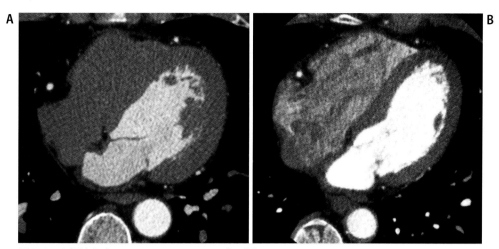

図 5-2　2 相注入 (split-bolus injection) の例
A：通常の冠動脈 CTA, B：2 相注入　通常の冠動脈 CTA (A) では, 生食後押しにより右心系の造影剤は洗い流される. B：生食で 2 倍程度に希釈した造影剤で後押しを行うと, 右心系の評価が可能である.

diac index) が低くなれば大動脈のピーク CT 値は上昇する[30]. 検査時に心機能低下がわかっている場合, もしくはスカウト画像で心拡大を認める場合は, 造影法を調整することが望ましい.

③ 生理食塩水後押し

一般的に循環器領域の CT 撮像では, 造影剤注入後に生理食塩水による後押しが行われる. 後押しにより, 上大静脈〜右房に停滞した造影剤を効率よく心臓へ送ることができると同時に, 右房に到達した高濃度造影剤からのビームハードニングアーチファクトを低減することができる. このビームハードニングアーチファクトは右冠動脈の評価を困難にさせるため, 生食後押しは画質改善にも有効である[31]. 上大静脈〜右房に停滞している造影剤量は 15〜20 mL 程度と考えられる. 必要以上に多くの生理食塩水を使用する必要はなく, 一般的に 20〜40 mL 程度の後押しが行われる. 生理食塩水は造影剤と同じ速度で注入するのが一般的である. なお, 静脈確保は左腕よりも右腕の方が右心房までの距離が短いため, 生理食塩水の後押し効果がより有効である (**Key Facts 5-4**).

④ 右心系の評価

右室心筋や心室中隔の壁肥厚・性状を評価する場合や, 心臓腫瘍が疑われる場合, 心奇形を有する症例などでは, 右心系の評価が必要になることがある. 通常の冠動脈 CTA では, 上記のように生理食塩水の後押しを行うため, 右心系の造影剤はほとんど洗い流されてしまい, 右心系の評価は困難なことが多い (**図 5-2**). 右心系にある程度の造影効果を残存させるためには, 生食で希釈した造影剤で後押しを行う 2 相注入 (split-bolus injection) の有用性が証明されている[32] (**Key Facts 5-4**).

⑤ 撮像タイミングの決定

冠動脈 CTA では, 造影剤量が他部位の撮像より少ないため, 必然的に注入時間は短くなる. その結果, 時間濃度曲線 (time density curve) は尖形のベル型となり, 最適な撮像時

> **Key Facts 5-4**
> **生理食塩水後押し**
> ・20〜40 mL程度を使用する．
> ・造影剤と同じ速度で注入する．
> ・右心系の評価を行う場合は，生食で希釈した造影剤で後押し．

> **Key Facts 5-5**
> **撮像タイミングの決定方法**
> 1) ボーラストラッキング法
>   ・手技が簡便．
>   ・造影効果に個人差が生じやすい．
>   ・心機能の影響を受けやすい．
> 2) テストインジェクション法
>   ・手技が煩雑．
>   ・至適タイミングが捉えやすい．
>   ・心機能低下症例に有利．

間(optimal scan window)は狭くなってくる．冠動脈CTでは時間濃度曲線のピーク近傍を的確に捉える必要があり，一般的にボーラストラッキング(bolus tracking)法かテストインジェクション(test injection)法が用いられるが，いずれの方法にも長所と短所がある(**Key Facts 5-5**)．

　ボーラストラッキング法は造影剤注入が1回のみのため簡便な方法であるが，造影効果に個人差が生じやすく，また心機能の影響を受けやすい．近年では閾値の関心領域(ROI)を2か所設定し，時間濃度曲線のピークをより捉えやすくする方法が開発されている[33]．テストインジェクション法は少量の造影剤を用いてテスト造影を行うため，手技が煩雑で時間がかかるが，個々の症例において至適タイミングが捉えやすい．検査時に心機能低下がわかっている場合，もしくはスカウト画像で心拡大を認める場合は，造影タイミングの予測が困難なため，テストインジェクション法を選択すべきである．近年は，本撮像と同じ注入時間でテスト造影を行ってピークを推定する希釈造影剤法も考案されている[34]．

⑥ 低電圧撮像

　CT検査における管電圧は120 kVが用いられてきたが，80 kVや100 kVを用いた低電圧撮像の有用性も報告されるようになり，近年は80 kVや100 kVがむしろ推奨されるようになっている．被ばく線量は管電圧の2乗に比例するため，低電圧撮像では放射線被ばくを大きく減らすことができるが[35]，皮膚での吸収線量は増加する．実際に低電圧撮像を行う際には，以下のような画質への影響を知っておく必要がある(**Key Facts 5-6**)．

　管電圧を低下させると，X線のエネルギーはk吸収端に近づくため，ヨード造影剤や石

Key Facts 5-6
低電圧撮像の特徴

- 被ばくが低減 → 皮膚線量は増加.
- ヨード造影剤のCT値が上昇 → 腎機能低下症例では造影剤減量が可能.
- 画像ノイズが上昇 → 逐次近似再構成法を併用.

Key Facts 5-7
低電圧撮像の適応

- 小児,若年女性
- BMI 25 kg/m^{2}以下の症例
- 冠動脈石灰化の少ない症例
- ステント留置の既往がない症例

灰化成分などの原子番号の大きな物質のCT値は上昇していく.ヨード造影剤のCT値は120 kVから100 kVへと変化させることで約21%,80 kVへと変化させることで約57%上昇する[25].したがって,冠動脈に高度石灰化やステントを有する症例ではCT値上昇に伴うストリークアーチファクト(streak artifact)の増加で,冠動脈内腔の評価が困難になる可能性がある.低電圧撮像の適応としては,小児や若年女性,BMIが25 kg/m^{2}以下,冠動脈石灰化の少ない症例,ステント留置の既往がない症例などが考えられる[36].なお,腎機能低下の症例に対しては低電圧撮像を行うことで造影剤を減量することができ,有用な手段と考えられる.

また低電圧撮像では画像ノイズが大きく上昇する.上述のようにヨード造影剤のCT値も上昇するため,コントラストノイズ比(contrast noise ratio:CNR)はある程度維持されるが,体格の大きな症例に対しては,画像ノイズの増加を防ぐために代償性に高い管電流を用いる必要も出てくる.近年では低電圧撮像に逐次近似画像再構成法を併用することで画像ノイズの上昇を抑制することができる[37](Part Ⅰ 基礎編,「4.CTの被ばく対策」を参照).

このように,電圧を変化させると被ばく線量やヨード造影剤のCT値,画像ノイズが大きく変化するため,患者の体格や年齢,検査目的に応じて管電圧を適切に使い分けることが望ましい(Key Facts 5-7).

3) 冠動脈バイパス術後

冠動脈バイパス術後の造影プロトコールを詳細に検討した報告はないが,バイパス血管の評価を行うためには,内胸動脈の起始部を含めた広範囲撮像が必要である.冠動脈CTAと比べて撮像時間が長くなるが,造影剤の投与時間もそれに合わせて延長し,投与量も増加させる必要がある.造影プロトコールは使用するCT装置や撮像時間によって各施設で

表 5-3　冠動脈バイパス術後の造影プロトコール

ヨード量	注入時間	生食後押し
300〜400 mgI/kg	15〜20 秒	20〜40 mL 程度

かなりばらつきがあると思われる．欧米からの報告では造影剤 80〜120 mL を 15〜20 秒程度で注入しているが，本邦では 300〜400 mgI/kg を 15〜20 秒で注入している施設が多い．冠動脈 CT 同様，20〜40 mL 程度の生食後押しを行う（**表 5-3**）．なお，バイパスグラフト症例では左腕頭静脈がバイパス血管の近傍を横切るため，血管確保は右側より行うのが望ましい．

b. 大血管 CT

1) 大血管系

　大動脈の時間濃度曲線を考えるうえで，造影剤の注入時間を一定にしておくと，造影剤投与量を変化させても CT 値がピークとなる時間（ピーク時間）の個体差は小さいことが知られている[38]．したがって各施設で注入時間を固定しておけば，造影のピークを捉えやすい．大動脈 CT では，600 mgI/kg 前後を 30 秒程度で注入すると動脈相で十分な造影効果が得られる．造影剤は 350〜370 mgI/mL の高濃度造影剤を用いることで，単位時間当たりのヨード量を増加することができ，高い造影効果が得られる．撮像タイミングは，ボーラストラッキング法かテストインジェクション法を用いることが推奨され，20〜40 mL 程度の生食後押しも有効である（**表 5-4**）．

　大血管の撮像では単純 CT と造影 CT 動脈相が必須であるが，症例によっては後期相が必要で，造影剤注入後より 120〜180 秒後に撮像を追加する．大動脈解離が疑われる場合は，偽腔開存の有無や解離による臓器虚血の有無を評価するため，後期相は必須である．また大動脈ステントグラフト内挿術後ではエンドリークの評価のために後期相が必要である．感染性大動脈瘤や炎症性大動脈瘤が疑われる場合は，後期相により肥厚した大動脈壁の濃染や，周囲への炎症波及を評価する．高安動脈炎が疑われる場合でも後期相が必要で，肥厚した大動脈壁に濃染が認められる．

2) Adamkiewicz 動脈

　Adamkiewicz 動脈は非常に細く蛇行しているため，大動脈 CT の場合と異なり高濃度の造影剤をより急速注入する必要がある．造影プロトコールとしては，非イオン性造影剤 350 mgI/mL の高濃度造影剤 100 mL を 5.0 mL/s で注入することで Adamkiewicz 動脈の描出能が向上することが報告されている[39]．20〜40 mL 程度の生食後押しも有効である（**表 5-5**）．

表 5-4 　大血管 CT のための造影プロトコール

造影剤濃度	ヨード量	注入時間	生食後押し
350〜370 mgI/mL	600 mgI/kg 前後	30 秒前後	20〜40 mL 程度

表 5-5 　Adamkiewicz 動脈描出のための造影プロトコール

造影剤濃度	投与量	注入速度	生食後押し
350〜370 mgI/mL	100 mL	5.0 mL/s	20〜40 mL 程度

表 5-6 　肺動脈血栓塞栓症の造影プロトコール

ヨード量	注入速度	撮像タイミング
600 mgI/kg 前後	3〜4 mL/s	肺動脈 20〜25 秒後 下肢静脈 4〜5 分後

3) 肺動脈血栓塞栓症

　肺動脈血栓塞栓症の検索時は，下肢の CT venography の撮像も必要である．造影剤は，600 mg/kg 前後を 3〜4 mL/s で注入する．動脈相のタイミングは，右心系や肺動脈幹に ROI を設定したボーラストラッキング法やテストインジェクション法を用いるとタイミングを外すことは少ないが，造影剤注入開始より 20〜25 秒後に固定しても問題ないと思われる．CT venography は造影剤注入開始より 4〜5 分後に撮像するが，下肢静脈の造影効果が不良の場合は追加撮像も考慮する(**表 5-6**)．なお CT venography に対しては，80〜100 kV での低電圧撮像を推奨する．通常の 120 kV での撮像と比較し，下肢静脈内の血栓をより明瞭に描出でき，被ばく線量も低減することができる[40]．

5.3 重要疾患の読影

心臓CTに関しては，石灰化スコアの解釈，冠動脈狭窄病変の評価法に加え，日常臨床で比較的よく遭遇する冠動脈疾患や心筋病変について解説する．大血管CTに関しては，後期相が特に有用と思われる感染性大動脈瘤や炎症性大動脈瘤，高安動脈炎などについて提示する．

a. 心臓CT

1）石灰化スコアの解釈

石灰化スコアを測定する目的のひとつは，冠動脈疾患のリスク評価や予後予測を行うことである．2007年に報告されたClinical Expert Consensus Document[41]では，石灰化スコアが400以上の症例は，年間の心臓死や心筋梗塞を発症する率が2.4％であり，石灰化スコアが399以下の症例（0.4〜1.3％）より多いと報告されている．このように，石灰化スコアは予後を規定する指標として使用され，一般的には石灰化スコアが400を超えると高リスク群と考えられる．

一方，冠動脈CTAにて狭窄度を評価するにあたり，強い石灰化が存在すると血管内腔の評価が困難となり，診断能は低下する．したがって単純CTの後，引き続き冠動脈CTを行うか否かの判断は，石灰化スコアの値によって決定する．ACCURACY研究[42]では，石灰化スコアが400を超えると冠動脈CTAの特異度が有意に低下すると報告されている．またAppropriate Use Criteria for Cardiac CT[4]では，石灰化スコアが400以下では冠動脈CTAの撮像はAppropriate（適切）であるが，401以上ではUncertain（不確定）とされている．このように，冠動脈CTAを行うか否かの判断基準としては，石灰化スコア＞400がひとつの目安と考えられる．引き続き冠動脈CTAを撮像するとしても，この値を超える場合は十分な診断能が担保できないことを理解したうえで行う必要がある．

なお石灰化スコア＝0の症例は，心血管イベントのリスクが1年につき0.1％程度と報告されている[17]．つまり冠動脈疾患の合併はほとんどなく，スクリーニングのための冠動脈CTAは正当性が低いと考えられている．ただし，症状を有する石灰化スコア＝0の患者においては17％に非石灰化プラークが，1.8％に有意狭窄があるとの報告もあり[43]，症状の有無やその程度には留意が必要である（**Key Facts 5-8**）．

石灰化スコアは撮像時の心拍に大きく影響するため再現性が高くないという欠点がある（interscan variability：11〜28％）．さらに石灰化スコアは通常3mmスライス厚で定量評価を行うため，部分体積効果の影響を受けやすく，なおかつCT値130 HU以下の石灰化はスコアに反映されない．つまり石灰化スコア＝0の症例でも，0.5mmや1.0mmなどの薄いスライス厚で再構成すると小さな石灰化が指摘されることがある（**図5-3**）．このような症例では当然，動脈硬化の存在が疑われる．今後，石灰化スコア＝0の症例に対しては

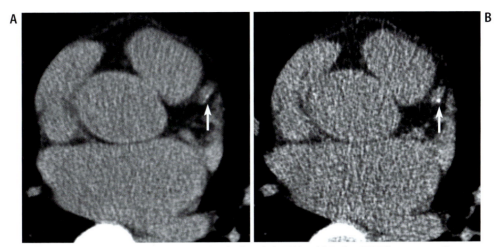

図5-3 薄層スライス厚による石灰化評価(70歳台男性, 糖尿病, 石灰化スコア=0)
単純CT　A:3 mmスライス厚　左前下行枝に小さな石灰化が疑われる(→)が, Agatstonスコアに反映されない. B:0.5 mmスライス厚　3 mmスライス厚では指摘しえなかった小さな石灰化が確認できる(→).

Key Facts 5-8

石灰化スコア値の解釈

- 冠動脈疾患の有無, 予後を予測 ── 石灰化スコア>400で高リスク.
- 石灰化スコア>400 ── 冠動脈CTAの診断能が低下する.
- 石灰化スコア=0 ── 冠動脈CTAは正当性が低い.

より薄いスライス厚で再構成し, 石灰化の有無を再度確認する必要があると思われる.

2) 冠動脈プラークの評価

① 冠動脈評価に有用な画像表示法

　冠動脈狭窄病変の評価には, 通常の横断(水平断)像に加えさまざまな3D画像が利用される. おもな画像表示法としては, volume rendering(VR)画像, curved MPR(multiplanar reconstruction)画像, MIP(maximum intensity projection)画像などが使用される. 心臓の全体像や冠動脈全体の走行を把握するにはVR画像やMIP画像から作成したangiographic viewが[44], 狭窄病変の観察にはcurved MPRや数mmの厚みをもったスラブMIPが有用である. curved MPRは血管の直行断面が得られるので, 狭窄の度合いなどの定量評価にも適している.

② 冠動脈CTAの読影手順

　冠動脈CTAの読影に際しては, 上記の画像表示法を用いてプラークを観察し, ①狭窄病変の部位(セグメント分類), ②プラークの性状, ③狭窄度評価について記載する[45]. 冠動脈のセグメント分類には, American Heart Association(AHA)分類[46]もしくはSociety

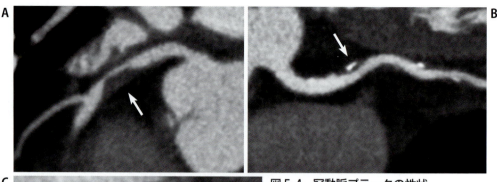

図 5-4 冠動脈プラークの性状
冠動脈 CTA 冠動脈プラークの性状は，非石灰化プラーク（A，→），混合型プラーク（B，→），石灰化プラーク（C，→）に分類される．

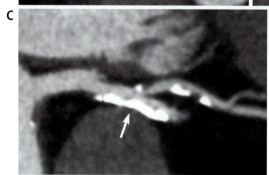

表 5-7 冠動脈狭窄のグレード分類

0（正常）	プラーク，内腔狭窄ともに認めない
1（軽微）	25％未満の狭窄を伴うプラーク
2（軽度）	25〜49％の狭窄
3（中等度）	50〜69％の狭窄
4（高度）	70〜99％の狭窄
5（閉塞）	

of Cardiovascular Computed Tomography（SCCT）分類[45]が用いられる．AHA 分類は冠動脈造影に基づいて冠動脈を＃1〜15 のセグメントに分類しているのに対し，SCCT 分類ではより冠動脈 CTA での観察に適した分類となっており，＃1〜18 のセグメントに分類している．冠動脈プラークの性状は SCCT ガイドラインによって非石灰化プラーク，混合型プラーク，石灰化プラークに分類され（図 5-4），これに基づき記載する．狭窄度評価は，狭窄部位とその近位部のプラークの存在しない部位に対して内腔の径の比を計算する．ただし，CT を用いた狭窄度判定は測定者によってばらつきが大きく，やや幅をもたせた狭窄度評価が推奨されている（表 5-7）．なお，有意狭窄の有無にかかわらず，プラークの有無を記載すべきである．

③ 不安定プラーク

急性冠症候群（acute coronary syndrome：ACS）では不安定化したプラークが破綻やびらんをきたし，そこに血栓が付着することで急速に冠動脈内腔が閉塞する．冠動脈 CTA

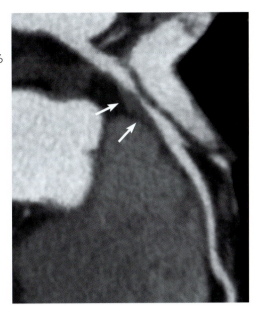

図 5-5　positive remodeling
冠動脈 CTA　冠動脈プラークを有する部位で，血管内腔を保持するように外方へ拡大している（→）．

Key Facts 5-9

不安定プラークを示唆する所見

- Positive remodeling
- 低吸収プラーク（30～35 HU 以下）
- 点状石灰化（3 mm 以下）
- Napkin-ring sign

で破綻しやすい不安定プラーク（vulnerable plaque）を指摘することは，ACS 発症のリスク診断を行ううえで重要である（**Key Facts 5-9**）．

　ACS 群の患者には positive remodeling，低吸収プラーク（30～35 HU 以下），点状石灰化（3 mm 以下）を有するプラークが高頻度に認められる[47]．これらの所見は重複して認められることも多く，positive remodeling と低吸収プラークの両方の所見を有するプラークは ACS を発症する確率が高いとされる[48]．positive remodeling は動脈硬化の初期過程において，血管内径を保持するように血管自体が外方へ代償性に拡大する現象で（**図 5-5**），正常血管径の 1.1 倍以上であれば positive remodeling 陽性とされる．低吸収プラークの CT 値は 30～35 HU 以下とされるが，造影方法や撮像条件，使用する CT 装置によっても異なり，その違いは考慮しておくべきである．また，低吸収プラークの辺縁に新生血管による淡い濃染を認める"napkin-ring sign"も不安定プラークを示唆する重要な所見である（**図 5-6**）．病理所見では，脂質に富むプラークと辺縁の線維性被膜を反映していると考えられている[49]．

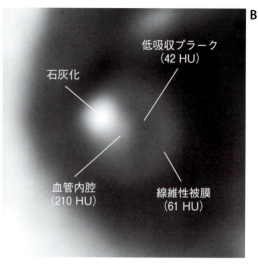

図 5-6　napkin-ring sign
A：curved MPR 像，B：短軸 MPR 像　左回旋枝近位部に，positive remodeling を伴った低吸収プラークを認め，高度狭窄を呈している(A，→)．短軸 MPR 像(B)では，低吸収プラークの辺縁にリング状の淡い濃染を認める(napkin-ring sign)．

3) 冠動脈ステント内再狭窄の評価

　CT ではステント内に生じた新生内膜の肥厚による再狭窄(in-stent restenosis：ISR)の有無を評価する(図 5-7)．内膜肥厚により 50% を超えるステント内再狭窄を認めた場合，もしくはステントの端 5 mm 以内に生じた再狭窄を ISR とする(**Key Facts 5-10**)．一般的にステント径が 3 mm 以上であれば内腔の評価が可能で，これより小さな径のステントでは十分な開存性の評価が困難である．またステントの種類や材質により描出能は大きく異なるため，CT によるステント開存性の評価はかなり限定的である．ステント内腔の評価を制限する大きな要因は，金属製ステントから生じるブルーミングアーチファクトである．過去の報告では 7.3〜14% のステントにおいて，開存性およびステント内再狭窄の評価が困難であったとされる[50]．特に直径が 2.5 mm 以下のステントにおいては，ブルーミングアーチファクトにより狭窄の偽陽性または過大評価をもたらす可能性がある．近年普及してきた逐次近似再構成法を使用すれば，診断能の改善が期待されるが[51]，まとまった報告はまだない．

4) 冠動脈バイパス術後

　グラフト血管(内胸動脈，右胃大網動脈，橈骨動脈，大伏在静脈など)の開存性や，吻合部狭窄の有無，新たな冠動脈病変の有無を評価する(図 5-8)．静脈グラフトの開存率は術後 5 年以降で低下する一方，内胸動脈の開存率は 90% 以上を保ち，生存率・心事故回避率も静脈グラフトより優れる[52]．

5) Myocardial bridging

　心外膜下脂肪組織内を走行する冠動脈が心筋内に埋没し，再び脂肪組織内を走行する．左前下行枝が最も多く，埋没する深さは 1〜5 mm 程度，長さは 8〜50 mm 程度と報告され

図5-7 70歳台男性 ステント内再狭窄

A:curved MPR像，B:冠動脈造影(右冠動脈) curved MPR像(A)では，右冠動脈(#2)に留置されたステント内に低吸収域を認め(→)，再狭窄が疑われる．冠動脈造影(B)にて同部位に75％狭窄を認め(→)，バルーン血管拡張術が施行された．

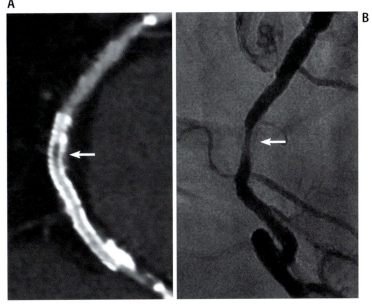

Key Facts 5-10

冠動脈ステント内再狭窄(ISR)

- 50％を超えるステント内狭窄
- ステントの端5mm以内に生じた狭窄

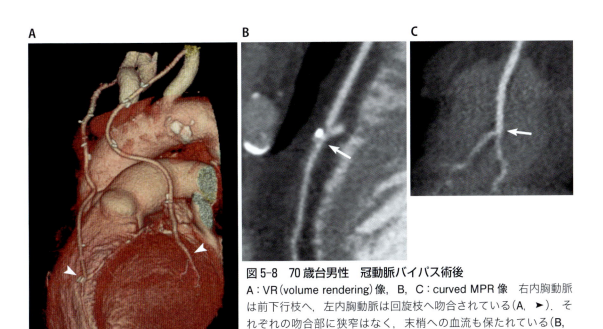

図5-8 70歳台男性 冠動脈バイパス術後

A:VR(volume rendering)像，B，C:curved MPR像 右内胸動脈は前下行枝へ，左内胸動脈は回旋枝へ吻合されている(A，▶)．それぞれの吻合部に狭窄はなく，末梢への血流も保たれている(B，C，→)．

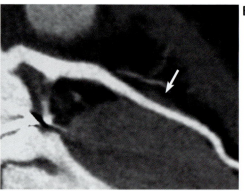

図5-9　70歳台男性　myocardial bridging
冠動脈CTA　A：収縮期（心位相40％），B：拡張中期（心位相80％）　収縮期（A）では，前下行枝に狭窄を認める（→）．拡張中期（B）で確認すると，収縮期で認められた狭窄病変は開存しており，心筋内を走行していることがわかる（→）．

ている[53]．収縮期に周囲の心筋により圧迫され，非典型的な胸痛をきたすことがある．埋没部では動脈硬化性変化を伴わないが，その近位部では高率に伴うことが知られている[54]．CT撮像時の心拍が早く，収縮期で画像を再構成した場合は，狭窄病変として認められることがあるため，拡張期の画像も確認する必要がある（図5-9）．

6）冠動脈瘻

右または左冠動脈が瘻血管を介して直接心臓，または大血管腔に開口する．流入先の約80％は右心系，特に肺動脈に多い．先天性心疾患の0.2～0.4％で，やや女性に多い．約半数は無症状であるが，シャント量が多い場合は心不全や盗血現象による心筋虚血などをきたす．約15％に冠動脈瘤を合併し（図5-10），瘤が破裂して心タンポナーデを発症することがある．心臓CTにより3D画像を作成することでこれら異常血管や動脈瘤を詳細に評価できる．

7）川崎病の冠動脈瘤

川崎病後の冠動脈瘤は，左右冠動脈の近位部に好発する．紡錘状瘤，囊状瘤として認められ，大きさにより小動脈瘤（内径≦4 mm），中等瘤（4 mm＜内径＜8 mm），巨大瘤（8 mm≦内径）に分類される．巨大瘤は予後不良で，瘤壁に沿った石灰化や内膜肥厚，器質化血栓による内腔狭窄が生じ（図5-11），虚血性心疾患や心筋梗塞などをきたしうる[55]．

8）IgG4関連疾患

IgG4関連疾患は，血清IgG4高値と組織中へのIgG4陽性形質細胞の浸潤を特徴とする疾患である．近年，IgG4関連疾患において冠動脈の周囲にIgG4陽性形質細胞浸潤を伴った軟部影を認めた症例が報告されている[56]（図5-12）．CTでは冠動脈の周囲に分節状の軟部影が連続性に認められ，その特徴的な形態からpigs-in-a-blanket coronary arteries（ソーセージを生地で包んだロールパン）とよばれている[56]．頻度は多くないと思われる

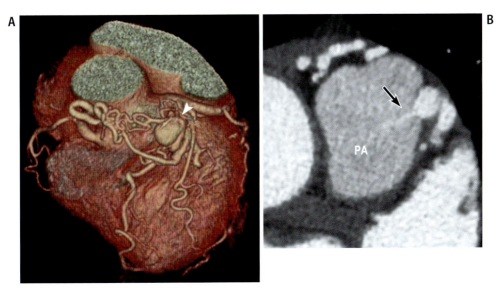

図5-10 70歳台女性 冠動脈瘻
A：VR像，B：横断像 VR(A)では，屈曲・蛇行した異常血管が複雑に発達し，左前下行枝の近傍では動脈瘤の形成が認められる(▶)．横断像(B)では，異常拡張した冠動脈から肺動脈内への造影剤の流入がジェットとして認められる(→)．PA：肺動脈．

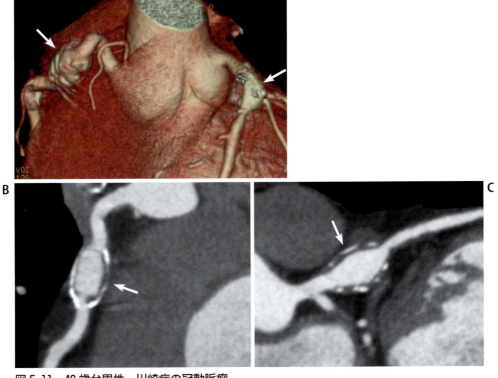

図5-11 40歳台男性 川崎病の冠動脈瘤
A：VR像，B, C：curved MPR像(B：右冠動脈，C：左冠動脈) 右冠動脈近位部および左前下行枝近位部に紡錘状の瘤を認め(A，→)，瘤壁には石灰化や内膜肥厚を伴っている(B, C，→)．

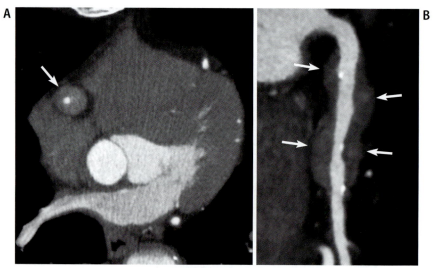

図 5-12　80 歳台男性　IgG4 関連疾患
A：横断像，B：curved MPR 像　右冠動脈近位部の周囲に分節状の軟部影が連続性に認められる（A, B，→）．

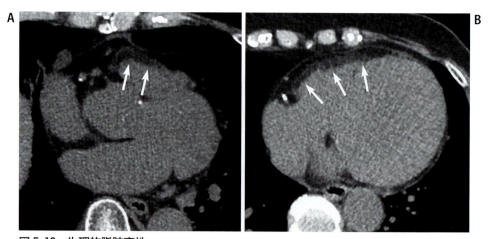

図 5-13　生理的脂肪変性
単純 CT　A：80 歳台男性，B：80 歳台女性　右室流出路に脂肪変性を認める（A，→）．右室自由壁に脂肪変性を認める（B，→）．

が，冠動脈狭窄を伴った症例も報告されており[57]，IgG4 関連疾患の CT 像を読影する際には冠動脈にも目を向ける必要がある．

9）生理的脂肪変性

加齢により心筋に生理的な脂肪変性が認められ，CT では 16〜43％で指摘される．正常心筋を分け入るように霜降り状に脂肪化し，右室流出路や右室自由壁に生じることが多い[58]（図 5-13）．脂肪変性を伴った壁は軽度肥厚する．自覚症状はなく，右室の機能低下や心電図異常も認められない．不整脈源性右室心筋症（ARVC，後述）との鑑別が問題となる

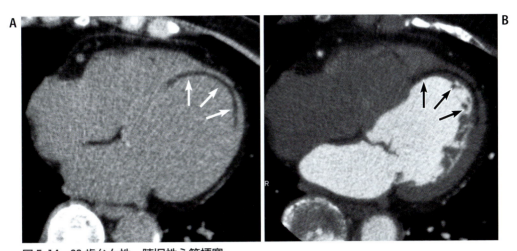

図5-14　60歳台女性　陳旧性心筋梗塞
A：単純CT，B：造影CT　単純CT（A）では，心尖部にて心筋梗塞後の脂肪変性が弧状の低吸収域として認められる（→）．造影CT（B）では心内膜下優位に梗塞巣が存在することがわかる（→）．

図5-15　80歳台女性　心室瘤
造影CT矢状断像　心尖部に心室瘤を認め（▶），瘤内腔に血栓形成（→）が認められる．心尖部には壁の菲薄化を認め，心内膜下の脂肪変性も伴っている．

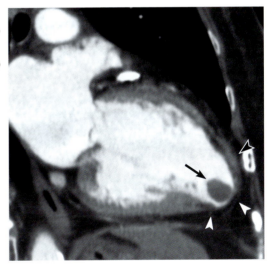

が，ARVCは若年者に多く，不整脈や右室拡大・右室壁の菲薄化を伴う[59]．なお，左室心尖部にも生理的脂肪変性が認められることがあり，陳旧性梗塞との鑑別が問題となる．

10）陳旧性心筋梗塞

　陳旧性心筋梗塞の描出に最も優れているのは遅延造影MRIである．造影剤投与後より約10分後の撮像にて，正常心筋より濃い造影効果を呈する．陳旧性梗塞巣に脂肪変性や左室心筋の菲薄化をきたすことがあり，心筋梗塞後3年を超える患者で多くみられる[60]．この所見はCTでも評価可能で，冠動脈の支配領域に一致して，線状・弧状の脂肪変性が心内膜下優位に認められる（図5-14）．心筋壁の菲薄化や石灰化を伴うこともある．心室瘤をきたした場合には，内腔に血栓形成の有無に注意する（図5-15）．

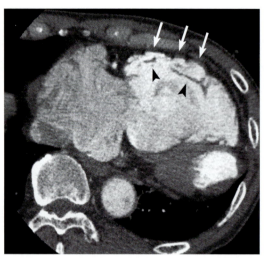

図 5-16 70歳台男性　不整脈源性右室心筋症（ARVC）
造影 CT　右室の拡張と右室壁の菲薄化，肉柱の発達（▶）を認める．右室自由壁には scalloping が認められる（→）．

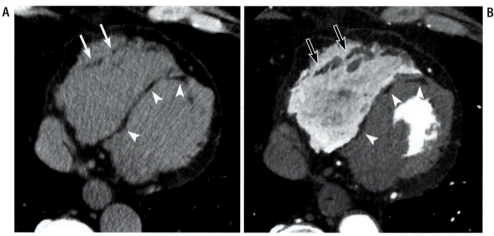

図 5-17 60歳台男性　不整脈源性右室心筋症（ARVC）
A：単純 CT，B：造影 CT　心室中隔の右室よりに脂肪変性を認める（▶）．右室肉柱にも小さな脂肪が散見される（→）．

11) 不整脈源性右室心筋症

　不整脈源性右室心筋症（arrhythmogenic right ventricular cardiomyopathy：ARVC）は，右室心筋が脂肪や線維組織で置換される遺伝性心筋症の一種である．右室を起源とする心室頻拍をきたし，心不全や突然死をきたす．画像所見としては，右室流出路の拡張，右室壁の菲薄化，右室肉柱の発達，右室瘤が特徴的である[59]．右室自由壁の小さな心室瘤は bulging や scalloping（帆立貝の貝殻様）とよばれる（**図 5-16**）．心筋の脂肪変性は MRI よりも CT の方が同定しやすく，右室流出路，三尖弁下，右室心尖部が好発部位である[59]．心室中隔や右室肉柱，左室心筋壁に脂肪変性を認めることもある（**図 5-17**）．2010 年に提案された診断基準には右室の壁運動異常と定量評価が含まれており，シネ MRI が有用である[61]．

12）心臓以外の病変（incidental findings）

心臓 CT では冠動脈や心筋などを観察した後，必ず心外病変の有無をチェックする[45]．撮像内には，心臓以外にも肺野や縦隔，食道，椎体，肝臓や乳腺の一部が入っており，バイパス術後の撮像では甲状腺も撮像範囲内に入る．肺結節影や肺気腫，肝腫瘍など経過観察もしくは精査が必要な病変は必ずレポートする．

b. 大血管 CT

1）大動脈瘤破裂

ほどんどの動脈瘤は破裂しない限りは無症状であるが，いったん破裂すると大量出血をきたし，ショック状態となる．一般的に，上行大動脈は径 6 cm，下行大動脈は径 7 cm，腹部大動脈は径 5.5 cm を超えると破裂のリスクが急激に高くなる[62]．瘤径は壁在血栓も含めた最大短径を計測する．大動脈瘤破裂は，frank rupture（壁の完全断裂），contained rupture（大動脈壁が破綻しているが，その周囲に存在する臓器や血腫によって被覆されている状態），impending rupture（壁在血栓あるいは瘤壁内に新鮮血腫がみられ，切迫破裂の状態）（図 5-18）に分類される．CT は短時間で非侵襲的にこれらの状態を診断でき，大動脈瘤破裂の診断において有用な情報をもたらす．

2）ステントグラフト内挿術後

ステントグラフト内挿術後の経過観察では，グラフトの位置ずれ（migration）やエンドリーク，瘤径拡大の有無を評価する．Type I（ステント近位側もしくは遠位側の圧着部からの漏れ）や Type III（グラフトの損傷や接合部からの漏れ）のエンドリークでは瘤壁に大動脈圧が直接かかり，原則追加治療が必要となる．Type II（腰動脈や下腸間膜動脈からの逆流，図 5-19）や Type IV（グラフトからの血液の染み出し）では経過観察される[13]．

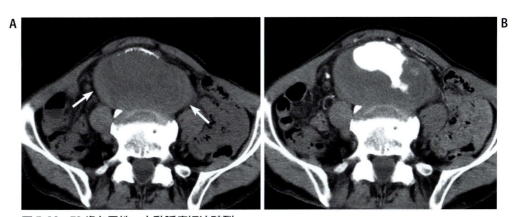

図 5-18　70 歳台男性　大動脈瘤切迫破裂
A：単純 CT，B：造影 CT 動脈相　単純 CT（A）では瘤壁の辺縁に三日月状の高吸収（hyperattenuating crescent sign）が認められ（→），切迫破裂と診断される．

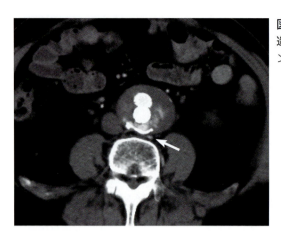

図5-19　80歳台男性　ステントグラフト内挿術後
造影CT動脈相　腰動脈(→)からの逆流によるType IIエンドリークがみられる．

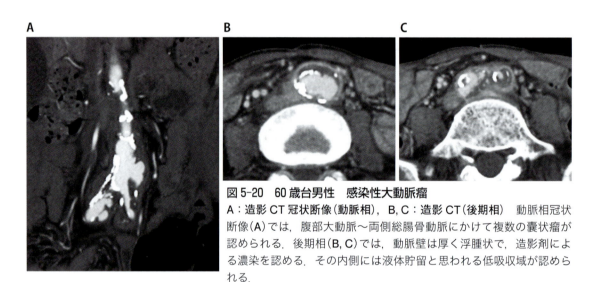

図5-20　60歳台男性　感染性大動脈瘤
A：造影CT冠状断像(動脈相)，B，C：造影CT(後期相)　動脈相冠状断像(A)では，腹部大動脈～両側総腸骨動脈にかけて複数の囊状瘤が認められる．後期相(B，C)では，動脈壁は厚く浮腫状で，造影剤による濃染を認める．その内側には液体貯留と思われる低吸収域が認められる．

3）感染性大動脈瘤

　感染により大動脈壁が破壊され，仮性動脈瘤となっているため破裂のリスクが高い．短期間で急速に瘤が拡大するため，迅速な診断と治療開始を必要とする．限局した囊状瘤として認められ，分葉状を呈することが多い(**図5-20**)．瘤の周囲には脂肪組織濃度の上昇を認める．内腔は不整で瘤の壁は厚く，造影CT後期相では動脈瘤壁およびその周囲が不均一に濃染される．瘤辺縁部に膿瘍形成やガス産生を認めることがある．また，椎体への炎症波及による骨髄炎などを伴うこともある．

4）炎症性大動脈瘤

　造影CTは，肥厚した大動脈瘤壁や周囲への炎症波及の評価に有用である．特に造影CT後期相では，肥厚した大動脈瘤壁が3層構造(動脈内腔，造影されない血栓層，造影される瘤壁)を呈し，"mantle sign"とよばれる(**図5-21**)．約半数の症例で血清IgG4の上昇がみられる．

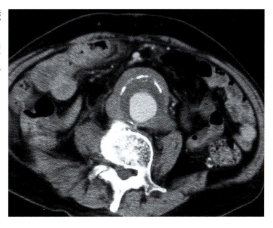

図5-21　70歳台女性　炎症性大動脈瘤：mantle sign
造影CT後期相　肥厚した大動脈瘤壁が3層構造（動脈内腔，造影されない血栓層，造影される瘤壁）を呈している．

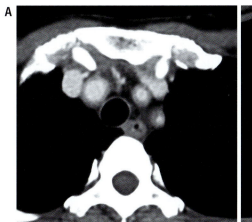
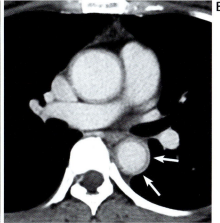

図5-22　30歳台女性　高安動脈炎（急性期）
A, B：造影CT後期相　腕頭動脈，左総頸動脈，左鎖骨下動脈に壁肥厚を認める（A）．胸部下行大動脈には double ring enhancement が認められる（B，→）．

5）高安動脈炎

　急性期と慢性期で画像所見は大きく異なる．急性期では大動脈とその主要分枝，肺動脈，冠動脈に全周性の壁肥厚を認める．単純CTでは肥厚した動脈壁が高吸収として認められ，造影CT後期相では肥厚した壁に2層のリング状濃染（double ring enhancement）が認められることがある（**図5-22**）[63]．慢性期に移行すると線維化による狭窄と拡張が混在し，数珠状の形態を呈する．また，全層性に壁の石灰化がみられるようになり，胸部下行大動脈の狭小化を伴う強い石灰化は本症に特徴的である．

6）Adamkiewicz動脈

　Adamkiewicz動脈の起始には個人差があり，第8肋間動脈から第1腰動脈までの肋間もしくは腰動脈より分岐する．Adamkiewicz動脈と似た走行を示す前根髄質静脈と区別するため，分岐部から根髄質動脈〜Adamkiewicz動脈〜前脊髄動脈までを curved MPR を用いて描出し，連続性を証明する．Adamkiewicz動脈が前脊髄動脈と合流する際には特徴

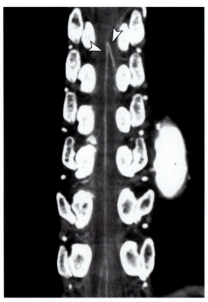

図 5-23　70 歳台男性　Adamkiewicz 動脈
造影 CT 冠状断像　前脊髄動脈との合流部が特徴的なヘアピンカーブを呈している(▶).

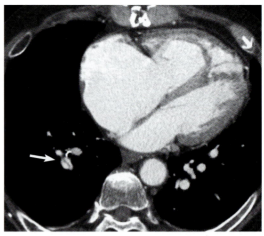

図 5-24　60 歳台男性　慢性血栓塞栓性肺高血圧症(CTEPH)
造影 CT　右肺動脈に,血管壁の両端に固定される線状の構造物(band)を認める(→).右心系は拡大し,右室壁の肥厚も認められる.

的なヘアピンカーブを描く(図 5-23).

7)　慢性血栓塞栓性肺高血圧症

　慢性血栓塞栓性肺高血圧症(chronic thromboembolic pulmonary hypertension：CTEPH)は,器質化した血栓により肺動脈が狭窄・閉塞することにより発症し,6 か月以上にわたって血流分布や肺循環動態の異常が大きく変化しない病態である.CTEPH をはじめとする肺高血圧症では,中枢側肺動脈の拡張,および肺動脈本幹径の拡大がみられる.また,肺動脈分岐部レベルの最大肺動脈幹径が,同レベルの上行大動脈径より大きいことが肺高血圧症を疑う指標とされる[64].

　CTEPH では血栓による肺動脈内の造影欠損(図 5-24)や血栓部での急な狭小化(abrupt narrowing)などがみられ,肺動脈の VR 画像はこれらの形態を明瞭に描出できる(図 5-25).肺動脈の閉塞性変化に伴って側副血行路(気管支動脈,肋間動脈,下横隔動脈など)の発達を認めることもある.心臓では肺高血圧による後負荷と三尖弁逆流による容量負荷が生じる.CT では右心負荷を反映して右室拡大,右室壁の肥厚(5 mm 以上),心室中隔の左室側への偏位がみられる.右心不全の存在は肺高血圧症の予後を規定するため,右心不可に伴う所見の有無を指摘することは重要である.肺野条件では,血流の不均一な還流により吸収値の低い領域と高い領域が混在するモザイク状陰影が高頻度で認められる(図 5-26).低吸収値の領域は末梢血管病変による肺血流量の減少を,高吸収値の領域は肺血流量が保たれている領域を示していると考えられる.

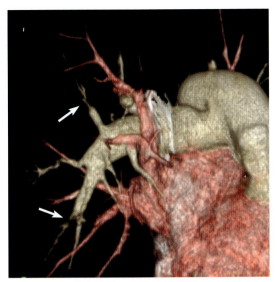

図 5-25 50歳台男性 慢性血栓塞栓性肺高血圧症 (CTEPH)
造影 CT 肺動脈の VR 像 血栓による肺動脈の急な狭小化（abrupt narrowing）が認められる（→）.

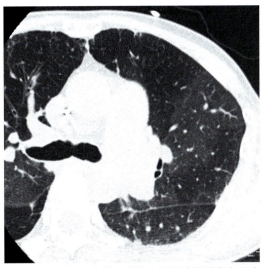

図 5-26 30歳台女性 慢性血栓塞栓性肺高血圧症 (CTEPH)
CT（肺野条件） 肺野には吸収値の低い領域と高い領域が混在するモザイク状陰影が認められる.

文 献

1) McCarthy JH, Palmer FJ : Incidence and significance of coronary artery calcification. Br Heart J 1974 ; 36 : 499-506.
2) Wexler L, Brundage B, Crouse J, et al : Coronary artery calcification : pathophysiology, epidemiology, imaging methods, and clinical implications : a statement for health professionals from the American Heart Association. Writing Group. Circulation 1996 ; 94 : 1175-1192.
3) Agatston AS, Janowitz WR, Hildner FJ, et al : Quantification of coronary artery calcium using ultrafast computed tomography. J Am Coll Cardiol 1990 ; 15 : 827-832.
4) Taylor AJ, Cerqueira M, Hodgson JM, et al : ACCF/SCCT/ACR/AHA/ASE/ASNC/NASCI/SCAI/SCMR 2010 appropriate use criteria for cardiac computed tomography : a report of the American College of Cardiology Foundation Appropriate Use Criteria Task Force, the Society of Cardiovascular Computed Tomography, the American College of Radiology, the American Heart Association, the American Society of Echocardiography, the American Society of Nuclear Cardiology, the North American Society for Cardiovascular Imaging, the Society for Cardiovascular Angiography and Interventions, and the Society for Cardiovascular Magnetic Resonance. J Am Coll Cardiol 2010 ; 56 : 1864-1894.
5) Greenland P, Alpert JS, Beller GA, et al : 2010 ACCF/AHA guideline for assessment of cardiovascular risk in asymptomatic adults : executive summary : a report of the American College of Cardiology Foundation/American Heart Association Task Force on Practice Guidelines. Circulation 2010 ; 122 : 2748-2764.
6) 山科 章, 上嶋健治, 木村一雄・他：循環器病の診断と治療に関するガイドライン（2007-2008年度合同研究班報告）：冠動脈病変の非侵襲的診断法に関するガイドライン. Circ J 2009 ; 73 Suppl Ⅲ : 1019-1089.
7) Vanhoenacker PK, Heijenbrok-Kal MH, Van Heste R, et al : Diagnostic performance of multidetector CT angiography for assessment of coronary artery disease : meta-analysis. Radiology 2007 ; 244 : 419-428.

8) Abbara S, Arbab-Zadeh A, Callister TQ, et al：SCCT guidelines for performance of coronary computed tomographic angiography：a report of the Society of Cardiovascular Computed Tomography Guidelines Committee. J Cardiovasc Comput Tomogr 2009；3：190-204.
9) Hamon M, Lepage O, Malagutti P, et al：Diagnostic performance of 16- and 64-section spiral CT for coronary artery bypass graft assessment：meta-analysis. Radiology 2008；247：679-686.
10) Yang DH, Kim YH：CT myocardial perfusion imaging：current status and future perspectives. Int J Cardiovasc Imaging 2017；33：1009-1020.
11) Caruso D, Eid M, Schoepf UJ, et al：Dynamic CT myocardial perfusion imaging. Eur J Radiol 2016；85：1893-1899.
12) Rochitte CE, George RT, Chen MY, et al：Computed tomography angiography and perfusion to assess coronary artery stenosis causing perfusion defects by single photon emission computed tomography：the CORE320 study. Eur Heart J 2014；35：1120-1130.
13) Wadgaonkar AD, Black JH 3rd, Weihe EK, et al：Abdominal aortic aneurysms revisited：MDCT with multiplanar reconstructions for identifying indicators of instability in the pre- and postoperative patient. RadioGraphics 2015；35：254-268.
14) Yoshioka K, Niinuma H, Ohira A, et al：MR angiography and CT angiography of the artery of Adamkiewicz：noninvasive preoperative assessment of thoracoabdominal aortic aneurysm. RadioGraphics 2003；23：1215-1225.
15) 安藤太三，伊藤正明，應儀成二・他：循環器病の診断と治療に関するガイドライン（2008年度合同研究班報告）：肺血栓塞栓症および深部静脈血栓症の診断，治療，予防に関するガイドライン（2009年改訂版）. <http//www.j-circ.or.jp/guideline/pdf/ICS2009_andoh_h.pdf>
16) Stein PD, Fowler SE, Goodman LR, et al：Multidetector computed tomography for acute pulmonary embolism. N Engl J Med 2006；354：2317-2327.
17) Budoff MJ, Achenbach S, Blumenthal RS, et al：Assessment of coronary artery disease by cardiac computed tomography：a scientific statement from the American Heart Association Committee on Cardiovascular Imaging and Intervention, Council on Cardiovascular Radiology and Intervention, and Committee on Cardiac Imaging, Council on Clinical Cardiology. Circulation 2006；114：1761-1791.
18) McCollough CH, Ulzheimer S, Halliburton SS, et al：Coronary artery calcium：a multi-institutional, multimanufacturer international standard for quantification at cardiac CT. Radiology 2007；243：527-538.
19) Cademartiri F, Mollet NR, Runza G, et al：Influence of intracoronary attenuation on coronary plaque measurements using multislice computed tomography：observations in an ex vivo model of coronary computed tomography angiography. Eur Radiol 2005；15：1426-1431.
20) Cademartiri F, Mollet NR, Lemos PA, et al：Higher intracoronary attenuation improves diagnostic accuracy in MDCT coronary angiography. AJR Am J Roentgenol 2006；187：W430-433.
21) Cademartiri F, Mollet NR, van der Lugt A, et al：Intravenous contrast material administration at helical 16-detector row CT coronary angiography：effect of iodine concentration on vascular attenuation. Radiology 2005；236：661-665.
22) Cademartiri F, Maffei E, Palumbo AA, et al：Influence of intra-coronary enhancement on diagnostic accuracy with 64-slice CT coronary angiography. Eur Radiol 2008；18：576-583.
23) Fei X, Du X, Yang Q, et al：64-MDCT coronary angiography：phantom study of effects of vascular attenuation on detection of coronary stenosis. AJR 2008；191：43-49.
24) Bae KT, Seeck BA, Hildebolt CF, et al：Contrast enhancement in cardiovascular MDCT：effect of body weight, height, body surface area, body mass index, and obesity. AJR 2008；190：777-784.
25) Bae KT：Intravenous contrast medium administration and scan timing at CT：considerations and approaches. Radiology 2010；256：32-61.
26) Tatsugami F, Kanamoto T, Nakai G, et al：Reduction of the total injection volume of contrast material with a short injection duration in 64-detector row CT coronary angiography. Br J Radiol 2010；83：35-39.
27) Tatsugami F, Matsuki M, Inada Y, et al：Feasibility of low-volume injections of contrast material with a body weight-adapted iodine-dose protocolin 320-detector row coronary CT angiography. Acad Radiol 2010；17：207-211.

28) Nakaura T, Awai K, Yanaga Y, et al：Contrast injection protocols for coronary computed tomography angiography using a 64-detector scanner：comparison between patient weight-adjusted- and fixed iodine-dose protocols. Invest Radiol 2008；43：512-519.
29) Isogai T, Jinzaki M, Tanami Y, et al：Body weight-tailored contrast material injection protocol for 64-detector row computed tomography coronary angiography. Jpn J Radiol 2011；29：33-38.
30) Sakai S, Yabuuchi H, Chishaki A, et al：Effect of cardiac function on aortic peak time and peak enhancement during coronary CT angiography. Eur J Radiol 2010；75：173-177.
31) Cademartiri F, Mollet N, van der Lugt A, et al：Non-invasive 16-row multislice CT coronary angiography：usefulness of saline chaser. Eur Radiol 2004；14：178-183.
32) Kerl JM, Ravenel JG, Nguyen SA, et al：Right heart：split-bolus injection of diluted contrast medium for visualization at coronary CT angiography. Radiology 2008；247：356-364.
33) Tatsugami F, Awai K, Takada H, et al：Reduction of interpatient variability of arterial enhancement using a new bolus tracking system in 320-detector computed tomographic coronary angiography. J Comput Assist Tomogr 2013；37：79-83.
34) Masuda T, Funama Y, Imada N, et al：Prediction of aortic enhancement on coronary CTA images using a test bolus of diluted contrast material. Acad Radiol 2014；21：1542-1546.
35) Leschka S, Stolzmann P, Schmid FT, et al：Low kilovoltage cardiac dual-source CT：attenuation, noise, and radiation dose. Eur Radiol 2008；18：1809-1817.
36) Feuchtner GM, Jodocy D, Klauser A, et al：Radiation dose reduction by using 100-kV tube voltage in cardiac 64-slice computed tomography：a comparative study. Eur J Radiol 2010；75：e51-56.
37) Oda S, Utsunomiya D, Funama Y, et al：A hybrid iterative reconstruction algorithm that improves the image quality of low-tube-voltage coronary CT angiography. AJR 2012；198：1126-1131.
38) Awai K, Hiraishi K, Hori S：Effect of contrast material injection duration and rate on aortic peak time and peak enhancement at dynamic CT involving injection protocol with dose tailored to patient weight. Radiology 2004；230：142-150.
39) Utsunomiya D, Yamashita Y, Okumura S, Urata J：Demonstration of the Adamkiewicz artery in patients with descending or thoracoabdominal aortic aneurysm：optimization of contrast-medium application for 64-detector-row CT angiography. Eur Radiol 2008；18：2684-2690.
40) Oda S, Utsunomiya D, Awai K, et al：Indirect computed tomography venography with a low-tube-voltage technique：reduction in the radiation and contrast material dose--a prospective randomized study. J Comput Assist Tomogr 2011；35：631-636.
41) Greenland P, Bonow RO, Brundage BH, et al：ACCF/AHA 2007 clinical expert consensus document on coronary artery calcium scoring by computed tomography in global cardiovascular risk assessment and in evaluation of patients with chest pain：a report of the American College of Cardiology Foundation Clinical Expert Consensus Task Force(ACCF/AHA Writing Committee to Update the 2000 Expert Consensus Document on Electron Beam Computed Tomography). Circulation 2007；115：402-426.
42) Budoff MJ, Dowe D, Jollis JG, et al：Diagnostic performance of 64-multidetector row coronary computed tomographic angiography for evaluation of coronary artery stenosis in individuals without known coronary artery disease：results from the prospective multicenter ACCURACY (Assessment by Coronary Computed Tomographic Angiography of Individuals Undergoing Invasive Coronary Angiography)trial. J Am Coll Cardiol 2008；52：1724-1732.
43) Alqarqaz M, Zaidan M, Al-Mallah MH：Prevalence and predictors of atherosclerosis in symptomatic patients with zero calcium score. Acad Radiol 2011；18：1437-1441.
44) Jinzaki M, Sato K, Tanami Y, et al：Diagnostic accuracy of angiographic view image for the detection of coronary artery stenoses by 64-detector row CT：a pilot study comparison with conventional post-processing methods and axial images alone. Circ J 2009；73：691-698.
45) Raff GL, Abidov A, Achenbach S, et al：SCCT guidelines for the interpretation and reporting of coronary computed tomographic angiography. J Cardiovasc Comput Tomogr 2009；3：122-136.
46) Austen WG, Edwards JE, Frye RL, et al：A reporting system on patients evaluated for coronary artery disease：report of the Ad Hoc Committee for Grading of Coronary Artery Disease,

Council on Cardiovascular Surgery, American Heart Association. Circulation 1975；51(4 Suppl)：5-40.
47) Motoyama S, Kondo T, Sarai M, et al：Multislice computed tomographic characteristics of coronary lesions in acute coronary syndromes. J Am Coll Cardiol 2007；50：319-326.
48) Motoyama S, Sarai M, Harigaya H, et al：Computed tomographic angiography characteristics of atherosclerotic plaques subsequently resulting in acute coronary syndrome. J Am Coll Cardiol 2009；54：49-57.
49) Maurovich-Horvat P, Hoffmann U, Vorpahl M, et al：The napkin-ring sign：CT signature of high-risk coronary plaques? JACC Cardiovasc Imaging 2010；3：440-444.
50) Cademartiri F, Schuijf JD, Pugliese F, et al：Usefulness of 64-slice multislice computed tomography coronary angiography to assess in-stent restenosis. J Am Coll Cardiol 2007；49：2204-2210.
51) Tatsugami F, Higaki T, Sakane H, et al：Coronary artery stent evaluation with model-based iterative reconstruction at coronary CT angiography. Acad Radiol 2017；24：975-981.
52) Lytle BW, Loop FD, Cosgrove DM, et al：Long-term(5 to 12 years) serial studies of internal mammary artery and saphenous vein coronary bypass grafts. J Thorac Cardiovasc Surg 1985；89：248-258.
53) Leschka S, Koepfli P, Husmann L, et al：Myocardial bridging：depiction rate and morphology at CT coronary angiography—comparison with conventional coronary angiography. Radiology 2008；246：754-762.
54) Nakaura T, Nagayoshi Y, Awai K, et al：Myocardial bridging is associated with coronary atherosclerosis in the segment proximal to the site of bridging. J Cardiol 2014；63：134-139.
55) 小川俊一，鮎澤　衛，石井正浩：循環器病の診断と治療に関するガイドライン(2012年度合同研究班報告)：川崎病心臓血管後遺症の診断と治療に関するガイドライン(2013年改訂版). <http://www.j-circ.or.jp/guideline/pdf/JCS2013_ogawas_h.pdf>
56) Urabe Y, Fujii T, Kurushima S, et al：Pigs-in-a-blanket coronary arteries：a case of immunoglobulin G4-related coronary periarteritis assessed by computed tomography coronary angiography, intravascular ultrasound, and positron emission tomography. Circ Cardiovasc Imaging 2012；5：685-687.
57) Sakamoto A, Tanaka T, Hirano K, et al：Immunoglobulin G4-related coronary periarteritis and luminal stenosis in a patient with a history of autoimmune pancreatitis. Intern Med 2017；56：2445-2450.
58) Kim E, Choe YH, Han BK, et al：Right ventricular fat infiltration in asymptomatic subjects：observations from ECG-gated 16-slice multidetector CT. J Comput Assist Tomogr 2007；31：22-28.
59) Kimura F, Matsuo Y, Nakajima T, et al：Myocardial fat at cardiac imaging：how can we differentiate pathologic from physiologic fatty infiltration? RadioGraphics 2010；30：1587-1602.
60) Ichikawa Y, Kitagawa K, Chino S, et al：Adipose tissue detected by multislice computed tomography in patients after myocardial infarction. JACC Cardiovasc Imaging 2009；2：548-555.
61) Marcus FI, McKenna WJ, Sherrill D, et al：Diagnosis of arrhythmogenic right ventricular cardiomyopathy/dysplasia：proposed modification of the task force criteria. Circulation 2010；121：1533-1541.
62) JCS Joint Working Group：Guidelines for diagnosis and treatment of aortic aneurysm and aortic dissection(JCS 2011)：digest version. Circ J 2013；77：789-828.
63) Matsunaga N, Hayashi K, Sakamoto I, et al：Takayasu arteritis：protean radiologic manifestations and diagnosis. RadioGraphics 1997；17：579-594.
64) Ng CS, Wells AU, Padley SP：A CT sign of chronic pulmonary arterial hypertension：the ratio of main pulmonary artery to aortic diameter. J Thorac Imaging 1999；14：270-278.

6 呼吸器

6.1 呼吸器病変の画像検査における CT の位置づけ

　呼吸器疾患の画像検査としては，第一に胸部単純 X 線写真(以下，胸部 X 線写真)の撮影が行われ，精査として CT が行われることが多い(**Key Facts 6-1**)．さらに，核医学検査(^{18}F-FDG-PET，換気・血流シンチグラフィなど)や MRI が行われることもある．そのほかに画像を用いた検査として，CT ガイド下生検など侵襲的な検体検査がある．ここではおもに CT に関して，疾患ごとの位置づけを述べる．

a. 感染症

　一般的な市中肺炎の診断は，臨床所見と胸部 X 線写真により行われる．「成人肺炎診療ガイドライン 2017」では，成人市中肺炎診断において，問診，身体診察と胸部 X 線写真で診断した場合には，ルーチンに CT 検査を行わないことが弱く推奨されている[1]．「成人市中肺炎の画像診断ガイドライン」によると，肺炎が強く疑われ胸部 X 線写真が陰性の場合に，CT を施行してもよいとされており[2]，日常診療においては，CT が行われることも多い．また，肺炎の経過観察においては，重篤な合併症が疑われた場合，治療抵抗性の場合，および CT によってのみ検出された病変の場合には，CT が考慮される[2]．
　市中肺炎の CT パターンには，大きく肺胞性肺炎と気管支肺炎に分けられ，起炎菌により，それぞれ大まかな特徴が報告されている．しかし，市中肺炎のなかで頻度が高い肺炎球菌肺炎とマイコプラズマ肺炎を除いては，起炎菌推定に関する有用性のエビデンスは限られている[3]．
　肺結核は依然として，しばしば遭遇する疾患である．一方，非結核性抗酸菌症は近年患者数が増加している疾患である．比較的特徴的な画像所見から，抗酸菌感染症の可能性を指摘することが可能である．感染症と鑑別を要する疾患には多くの非感染性疾患が含まれる．それらの診断に関しては，高分解能 CT(high-resolution CT：HRCT)によりある程度の鑑別が可能であるとされている[3]．また，免疫抑制状態では，しばしば日和見感染を合併し，それらの診断にも HRCT は有用である．ただし，免疫抑制状態の肺炎では，非典型

> **Key Facts 6-1**
>
> **胸部の画像診断**
>
> 1) 肺炎
>   - スクリーニング：胸部X線写真
>   - 胸部X線写真が陰性の場合，合併症が疑われる場合，治療抵抗性の場合：単純CT
>   - 膿瘍の評価：造影CT
>
> 2) 肺腫瘍，縦隔腫瘍
>   - スクリーニング：胸部X線写真，単純CT
>   - 精査：造影CT，PET，造影MRI（縦隔腫瘍）
>   - 転移精査，転移性腫瘍が疑われる場合は原発巣検索：胸部～骨盤部造影CT，PET
>
> 3) びまん性肺疾患
>   - 胸部X線写真，単純CT
>
> 4) 外傷
>   - スクリーニング：胸部X線写真，単純CT，
>   - 出血，大動脈損傷：造影ダイナミックCT
>
> 6) 先天性異常
>   - 胸部X線写真，単純CT
>   - 血管の異常が疑われる場合：造影CT

的な画像所見を呈することも多い．

肺炎の評価には，基本的には単純CTが選択されるが，肺化膿症や合併症などの評価や腫瘍との鑑別には造影CTが行われることもある．

b. 肺癌，その他の肺腫瘍

「画像診断ガイドライン2016年版」によると，HRCTによる肺結節の良悪性の鑑別診断は，微細形態評価が可能であり強く推奨されている．結節の良悪性の鑑別のために造影CTを施行することを考慮してもよいとされている[3]．PETが実施可能な施設では，精査のために施行されることもある．孤立性肺結節では，径5 mm未満のものは1年後，5 mm以上10 mm未満のものは3か月後の経過観察が勧められている．サイズ（1 cm以上），性状，形態，増大速度，石灰化，脂肪成分，造影効果，周囲の変化などから判断し，必要に応じて侵襲的検査を行う[3,4]．

肺癌の局所浸潤やリンパ節転移，遠隔転移の評価にもCTは有用である．広い範囲を一度に検査できる点はCTの利点である．また，MDCT（multidetector-row CT）では，矢状断や冠状断など任意の断面を再構成することができ，詳細な評価が可能である．ただし，

TNM分類におけるT0〜2とT3〜4の鑑別には感度63％，特異度84％，N因子に関しては短径1 cmを基準として感度52〜75％，特異度66〜88％と診断能に限界がある[3,5-7]．PET/CTを行うことで診断能が向上するとされているが，7〜10 mm以下の病変の偽陰性，炎症による偽陽性により，診断に難渋することもある．

転移性肺腫瘍が疑われる場合には，転移巣の評価とともに原発巣の検索のためにCTが用いられる．乳癌，大腸癌，腎癌，子宮癌，前立腺癌，頭頸部癌などの頻度が高いが，原発巣はさまざまである[8,9]．低頻度ではあるが，子宮筋腫，髄膜腫，多形腺腫など良性腫瘍が転移することもある．石灰化/骨化，空洞，出血など転移巣の性状から原発巣が類推されることもある．

中枢気道からは，扁平上皮癌，腺様嚢胞癌，粘表皮癌，カルチノイド，転移性腫瘍などの悪性腫瘍，過誤腫などの良性腫瘍が発生する．これらの評価にもCTが用いられる．CTにて腫瘍の性状・範囲，気道の開存状況，末梢の変化，転移の評価を行い，適宜，気管支鏡などの侵襲的検査を行う．

c. 縦隔腫瘍，胸膜・胸壁疾患

縦隔は解剖学的に，縦隔上部，前縦隔，中縦隔，後縦隔に分けられる．縦隔上部からは縦隔内甲状腺腫，副甲状腺腫瘍，神経原性腫瘍，リンパ節病変など，前縦隔には胸腺上皮腫瘍，胚細胞性腫瘍，悪性リンパ腫など，中縦隔にはリンパ節病変，食道腫瘍，神経原性腫瘍など，後縦隔には神経原性腫瘍などが好発する．縦隔腫瘍は胸部X線写真により存在が疑われることが多い．精査にはCTが行われることが多く，存在部位や性状を詳細に評価することができる．単純CTでは脂肪成分，石灰化成分，出血成分などの性状を評価し，造影CTにて嚢胞，壊死成分，充実部の増強効果の評価を行い，診断の手がかりとなる．また，腫瘍の他臓器への浸潤や播種，転移の評価も同時に行う．さらに必要に応じて，造影MRIやFDG-PETなど追加の検査を行う．画像所見に加え，年齢，性別，症状，腫瘍マーカーなどと合わせて鑑別診断を行う．

胸膜は臓側胸膜と壁側胸膜に分けられる．正常胸膜はCTにて描出されないことが多いが，MDCTの普及により薄層スライスやMPR(multiplanar reconstruction)画像の作成が可能となり，胸膜の微小な変化を捉えることができるようになった．胸水の評価は胸部X線写真にて行われるが，CTではより感度が高く，少量の胸水も検出可能である．また，胸膜には転移性腫瘍や胸膜中皮腫など悪性腫瘍を生じることがある．「画像診断ガイドライン2016年版」では，胸膜病変の良悪性の鑑別には造影CTが有用とされている．結節状あるいは不整な肥厚，縦隔胸膜病変の存在は信頼性が高く，全周性の肥厚や1 cm以上の壁側胸膜肥厚は参考所見になるとされる[2]．

胸壁には骨軟部腫瘍，リンパ節病変，肺癌や乳癌などの浸潤，胸囲結核などの感染症，外傷性変化を生じることがある．それらの診断にもCTは有用である．

d. びまん性肺疾患

　　HRCTの普及により，びまん性肺疾患の画像診断は大きく進歩した．HRCTでは薄層スライスを用いて，肺の小葉単位での評価が可能となった．病変の分布，性状の詳細な評価が可能であり，画像診断とともに，生検部位の決定にも有用である．

　　米国呼吸器学会(ATS)および欧州呼吸器学会(ERS)の特発性間質性肺炎の診断基準では，HRCT所見が重要視されている．通常型間質性肺炎(usual interstitial pneumonia：UIP)パターンのHRCT診断は，UIP pattern, possible UIP pattern, inconsistent with UIP patternに分けられる．蜂巣肺(蜂窩肺)を認める場合にはUIP patternと診断され，外科的生検なしに診断は確定されるため，CTによる診断は非常に重要である[10]．そのほかに，間質性肺炎の胸部CT所見から，膠原病や薬剤性肺障害などを疑う契機となることもある．

　　気道病変の評価にもCTは多く用いられる．通常の吸気CTにて気管や気管支の評価を行うとともに，呼気CTにて呼気時の末梢気道の狭窄/閉塞により生じるエア・トラッピング(air trapping)を評価する．これらの所見は，呼吸機能検査での閉塞性換気障害と相関すると報告されている[11]．

　　びまん性肺疾患の鑑別は多岐にわたり，画像所見のみでの診断は困難であることも多い．臨床症状・経過，免疫状態，検査データなどと合わせて，総合的に診断することが重要である．

e. 外傷

　　胸部には肺，心臓，大血管など重要臓器が存在し，高度外傷時には致死的になることもある．そのため，迅速かつ的確な診断が重要である．外傷時には，身体所見の確認とともに，まずはスクリーニングとして胸部X線撮影が行われる．救急外来ではポータブルで撮影されることも多い．そこでは緊急性の高い粗大な所見を拾い上げる．続いて見落とした場合に致死的となる所見をCTにて確認する[12]．気胸，血胸，肺実質損傷，気管気管支損傷，横隔膜損傷，骨折の存在診断は単純CTで可能である．活動性の出血や大動脈損傷の評価は造影CTが必須である．ダイナミックCTを行い，造影剤の血管外への漏出や仮性動脈瘤の有無を確認することが重要である．

f. 先天性異常

　　気管支や肺の形成異常に対しては単純CTを，肺血管の形成異常，走行異常に対しては造影CTを用いて評価を行う．また，肺分画症では造影CTにて分画肺に分布する血管の評価を行う．さらに，他臓器の合併奇形の有無も評価することができる．

g. 肺動脈疾患・大動脈疾患

　　これについては，「5．心臓・血管」の章(p.108)を参照．

6.2 呼吸器疾患に対するCT撮像および造影プロトコール

a. 撮像プロトコール

　肺野の評価は単純CTにて行われることが多い．肺炎，びまん性肺疾患，肺癌のスクリーニングなどは単純CTで十分である．必要に応じて，HRCTによる詳細な評価を行う．腫瘍の精査，血管性病変などの評価には後述するように造影CTによる評価が望まれる．

　現在，臨床的に使用されているおもなCT装置では，0.5 mmスライスが最も薄く，その空間分解能は0.35 mmである．2017年には，高精細CTとよばれるスライス厚0.25 mmの撮像が可能な装置が登場した．高精細CTの空間分解能は0.15 mmとされており，これによりさらに詳細な評価が可能となり，今後の臨床研究が期待されている．

　例として，当院で使用している胸部CT撮像のパラメータを**表6-1**に示す．

b. 造影プロトコール

　前述のように，肺，縦隔，胸壁などの腫瘍性病変の評価には造影CTが用いられる．

　一般的な造影CTでは，良好な増強効果を得るためには，体重当たり600 mgIが至適造影剤容量とされており，300 mgI/mL濃度造影剤換算で2.0 mL/kgが基本である（**表6-2**）．体格が大きい場合は，150 mLまで使用したり，370 mgI/mLの高濃度造影剤を使用したりすることもある．

　造影剤注入時間は，ピークCT値到達時間に関与するとされており，一定とするのが基本である．通常の造影CTでは注入時間50秒，肺動脈，大動脈などのダイナミックCTでは注入時間30秒と設定することが多い．注入時間が短縮することで，単位時間当たりのヨード投与量が増加し，動脈などの濃度ピーク値が上昇する．その結果，動脈のコントラストは上昇する．

　肺癌などの腫瘍性病変，縦隔，胸壁病変など通常の造影CTでは平衡相のみの1相の撮像をすることが多い．特殊な腫瘍や腫瘍に関与する血管の評価などにはダイナミックCTが行われることもある．必要に応じて転移精査または転移性腫瘍が疑われる場合は，原発巣検索のために腹部以下の造影CTを同時に撮像する．

c. Dual energy CT

　胸部領域では，おもに肺血流の評価に用いられる．肺血流の評価には，Lung Perfused Blood Volume (Lung PBV)（シーメンス）とLung Vessels（シーメンス）がある．造影CTでは，肺野のCT値はヨードにより上昇する．Lung PBVのアプリケーションでは，肺野に分布したヨード造影剤を抽出し，肺野の血流を評価することができる．Lung Vesselsのア

表 6-1　胸部 CT 撮像のパラメータ例（慶應義塾大学病院）

管電圧 (kV)	管電流	ガントリ回転時間 (s/rot)	ビームピッチ	スライス厚 (mm)
120	AEC 100〜700 mA Target SD：15	0.4	1.375	5.0 and 1.25

表 6-2　肺・縦隔における一般的な造影プロトコール

造影剤濃度	造影剤量	注入時間	撮像遅延時間
300 mgI/mL	600 mgI/kg 〜100 mL	50 秒	90 秒 胸部の場合は 60 秒

プリケーションでは，ヨード造影剤とその他の物質を分離し，肺血管内のヨード造影剤の有無を描出することができる．造影 CT を行い，Lung PBV では，3-material decomposition（3MD）法を用いて肺実質のヨード造影剤分布を評価する．Lung Vessels では，2-material decomposition（2MD）法を用いて肺血管内のヨード造影剤の有無を評価する．これにより，これまで通常の CT では困難であった亜区域枝以下の末梢の血流の評価も可能となった．Lung PBV では，肺血流シンチグラフィと同等の診断が可能であると報告されている[15]が，気管支動脈より流入したヨードも画像化してしまう点，粒子径が ^{99m}Tc-MAA に比べ小さい点から，肺血流シンチグラフィでの欠損域に比べてヨード欠損域が小さく描出されることがある．また，ビームハードニングアーチファクトやモーションアーチファクトが画質不良の原因となりうる．その他の適用としては，Xe を用いた肺換気 CT やヨードマップを用いた肺腫瘍の造影効果の評価などに用いられることもある．

Dual energy CT では，ヨード密度画像や実効原子番号画像も得ることができるが，肺血栓塞栓症では，血流低下域はヨード密度の低下や実効原子番号の低下として描出される．さらに，ヨード密度ヒストグラム解析により，腫瘍の血流や造影効果の不均一さを評価することができ，良悪性の鑑別や腫瘍進展の診断に役立つ可能性がある[16]．

6.3 重要疾患の読影

a. 腫瘍性疾患(縦隔も含む)

1) 肺癌 lung cancer

2017年に「肺癌取扱い規約 第8版」が発行され，TNMのT分類が大幅に改訂された(表6-3)．まず，腫瘍最大径により第7版よりも細分化された．今回の改訂では，充実成分とすりガラス影を含む腺癌の分類を分けた点が最大の特徴である．充実性腫瘍は充実型とよばれ従来通りの大きさによる分類が適応される．一方，すりガラス影を含む腫瘍はすりガラス影のみで一切の充実成分を含まないすりガラス型結節(pure ground-glass nodule：pure GGN)とすりガラス影内に充実成分を含む部分充実型結節(part-solid nodule)に分類された[18] (Key Facts 6-2)．

① 充実型結節 solid nodule

充実型結節では，大きさ，辺縁の性状が重要である．境界明瞭であるか境界不整であるか，spiculation(スピキュラ)などに着目する．spiculationは比較的腺癌に特徴的な所見である(図6-1)．辺縁が不整の場合は悪性腫瘍である可能性が高い．境界明瞭，辺縁平滑な結節は良性のこともが多いが，悪性の可能性もあり，1回の検査だけでは良悪性の鑑別は困難である．内部に粗大な石灰化や脂肪成分を含む結節では良性の可能性が高いとされる．10 mm以上の充実型結節は悪性腫瘍である可能性があるので，生検を含めた確定診断が望まれる(低線量CTによる肺癌検診の判定基準)．一方，6 mm以上10 mm未満の結節については喫煙者では3，6，12，18，24か月後までの経過観察が推奨され，非喫煙者では4，12，24か月までの経過観察が推奨されている．最大径で2 mm以上の増大があれば，確定診断することが勧められている[19]．

充実型結節/腫瘤は大きさによってT分類が異なる．大きさの次に結節/腫瘤と胸膜，気管支，気管，肺動脈，縦隔などへの浸潤の有無を評価する．臓側胸膜浸潤があればT2とされる．腫瘍の浸潤が主気管支までで気管分岐部に達していない場合もT2である．壁側胸膜，胸壁，横隔神経，心膜への直接浸潤はT3である(図6-2)．同一肺葉内転移もT3である．横隔膜，縦隔，心臓，大血管，気管，反回神経，食道，椎体，気管分岐部浸潤はT4である．同側他肺葉内転移もT4である．一方，対側肺転移，胸膜播種(図6-3)，心膜播種は遠隔転移(M1a)である．

② 部分充実型結節 part-solid nodule

部分充実型結節は悪性腫瘍である可能性が高いが[19〜21] (図6-4)，炎症性病変でも同様の所見を呈するため，経過観察にて陰影の縮小や消失の有無を確認する必要がある．すりガラス影を含めた結節全体の最大径が15 mm以上の場合は確定診断が推奨されている[19]．最大径が15 mm未満の場合は充実成分が5 mm以上の場合に確定診断をし，5 mm以下の場

表6-3　肺癌取扱い規約：TNM分類

T分類
Tis：すりガラス影の最大径が3 cm以下で充実成分なし．
T1：充実成分径は3 cm以下，主気管支には及ばない．すりガラス影の最大径3 cm以下
　T1mi：充実成分5 mm以下
　T1a：充実成分6〜10 mm
　T1b：充実成分11〜20 mm
　T1c：21〜30 mm
T2：充実成分3 cmを超え5 cm以下，または充実成分3 cm以下で以下のいずれかを満たす．
・主気管支に及ぶが気管分岐部には及ばない．
・臓側胸膜浸潤
・肺門まで連続する部分的または一側全体の無気肺か閉塞性肺炎を伴う．
　T2a：充実成分径3 cmを超え，かつ4 cm以下．
　T2b：充実成分径4 cmを超え，かつ5 cm以下．
T3：充実成分径5 cmを超えかつ，7 cm以下，または充実成分径5 cm以下で以下のいずれかを満たす．
・壁側胸膜，胸壁，横隔神経，心膜のいずれかに直接浸潤．
・同一肺葉内の不連続な副腫瘍結節
T4：充実成分径7 cmを超える，または大きさを問わず以下を満たす．
・横隔膜，縦隔，心臓，大血管，気管，気管分岐部，反回神経，食道，椎体への直接浸潤
・同側他肺葉への転移

N分類
N0：所属リンパ節転移なし
N1：同側の気管支周囲，肺門，肺内リンパ節転移
N2：同側縦隔あるいは気管分岐下リンパ節転移
N3：対側縦隔，対側肺門，同側/対側の前斜角筋，鎖骨上窩リンパ節転移

M分類
M0：遠隔転移なし
M1：遠隔転移あり
　M1a：対側肺転移，胸膜/心膜結節，悪性胸水（同側・対側），悪性心嚢液
　M1b：肺以外の単一臓器への単発遠隔転移
　M1c：肺以外の臓器への多発遠隔転移

（文献18）より改変）

Key Facts 6-2

肺癌のCT診断

- 充実型，部分充実型，すりガラス型結節に分類する．
- 部分充実型では充実成分の長径を最大径とする．
- 胸膜，大血管，縦隔，周囲臓器への浸潤の有無を評価する．
- リンパ節腫大の有無を確認する．
- 遠隔転移の有無を確認する．

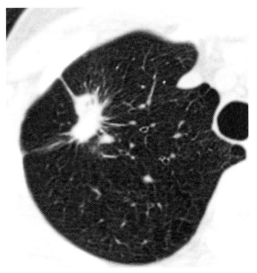

図 6-1　40 歳台女性　肺腺癌
HRCT　星芒状結節を認め，辺縁の毛羽立ち像は spiculation とよばれている．また，胸膜に連続する線状影を伴っている．いずれも腺癌に特徴的な所見である．

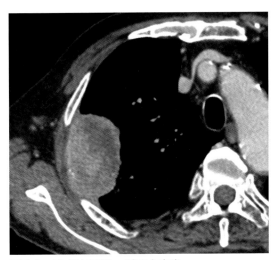

図 6-2　70 歳台男性　扁平上皮癌
造影 CT　胸壁に浸潤する肺癌．T3 である．

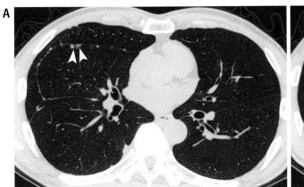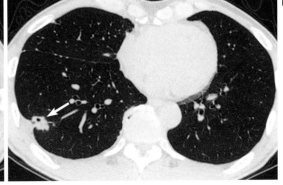

図 6-3　50 歳台男性　胸膜播種(pleural dissemination)
A, B：HRCT　右下葉に胸膜陥入像，偏心性の空洞を伴う原発巣を認める(B，→)．壁側胸膜，葉間胸膜に沿って微細粒状影が散見され(A，▶)，胸膜播種が疑われる所見である．

合は要経過観察とされる．全体の最大径または充実成分が 2 mm 以上増大した場合に有意な変化とする．

③ すりガラス型結節　pure ground-glass nodule(pure GGN)

結節の最大径が 15 mm 以上では，4 か月後の経過観察にて不変あるいは増大している場合に確定診断が推奨されている．最大径 15 mm 未満の場合は 4, 12, 24 か月後の経過観察を行い，2 mm 以上の増大あるいは濃度上昇がある場合は確定診断を行う．内部に充実成分が出現した場合は部分充実型結節(part-solid nodule)に準じる．24 か月後に不変であっても原則として年 1 回の経過観察が長期にわたって必要である[19](図 6-5)．

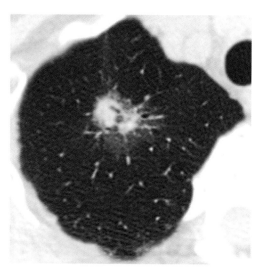

図6-4　80歳台女性　腺癌
HRCT　辺縁にすりガラス影を認め，内部に充実成分を認める部分充実型結節（part-solid nodule）としてみられる．

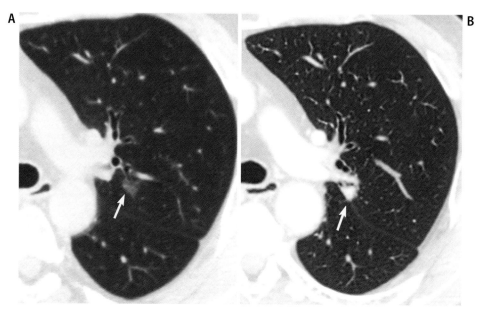

図6-5　50歳台男性　腺癌
A：HRCT，B：HRCT（2年後）　境界明瞭なすりガラス型結節（pure GGN）を認める（A，→）．2年後（B），結節は充実型（solid nodule）に変化し（→），葉間胸膜を引き込み，胸膜陥入像を伴っている．結節の収縮傾向，線維化を見ていると考えられる．

④ N分類，M分類

　N因子に関しては，リンパ節の名称，N分類ともに第7版から変更はない．原発巣と同側気管支周囲，肺門，肺内リンパ節転移はN1，同側縦隔あるいは気管分岐下リンパ節転移まではN2，対側肺門・縦隔あるいは同側/対側の前斜角筋，鎖骨上窩リンパ節転移はN3と定義される．M因子に関しては対側肺転移，胸膜/心膜結節，悪性胸水（同側・対側），悪性心嚢液はM1a，胸腔外の一臓器への単発転移はM1b，胸腔外臓器への多発転移はM1cとされた．

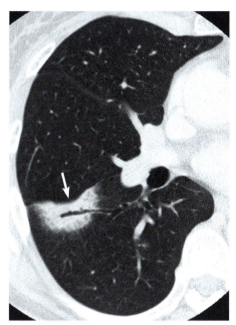

図 6-6　70 歳台女性　MALT リンパ腫 (MALToma)
HRCT　右下葉 S6 に境界不明瞭な腫瘤影を認め，内部に気管支透亮像 (air bronchogram) を認め (→)，葉間胸膜の陥凹像を伴っている．腺癌との鑑別は困難．

2) その他の腫瘍性病変
① その他の悪性腫瘍

　肺原発の悪性リンパ腫は，肺のみ，または肺門・縦隔リンパ節に浸潤する悪性リンパ腫で，少なくとも 3 か月以上は他臓器に病変がないものと定義される[22]．肺原発の悪性リンパ腫の大部分は低悪性度 B 細胞性非 Hodgkin リンパ腫で，MALT リンパ腫 (mucosa-associated lymphoid tissue lymphoma：MALToma) とよばれる．既存の肺構造を保ちながら進展し，緩徐に増大し，予後良好である．CT 所見は単発，多発する結節，腫瘤影，コンソリデーション (consolidation) である．単発病変の場合は肺癌との鑑別に苦慮する (図 6-6)．MALToma では辺縁部にすりガラス影を伴うことがあり，"CT halo sign" とよばれる[22,23]．

　肺の悪性リンパ腫の大半は続発性肺悪性リンパ腫である．Hodgkin リンパ腫の方が非 Hodgkin リンパ腫よりも多い．両肺に多発する結節，腫瘤影，コンソリデーション，すりガラス影など多彩な所見を呈する．気管支血管束の肥厚や小葉間隔壁の肥厚など，広義間質の肥厚所見がみられる場合もある．肺原発性と比較して肺門・縦隔リンパ節腫大，胸水貯留の頻度が高い[22]．

② 肺の良性腫瘍

　肺の良性腫瘍は比較的まれであるが，過誤腫，硬化性血管腫が多い[9]．いずれも境界明瞭な孤発性結節として偶発的に発見されることが多い．過誤腫は，軟骨組織，上皮組織，脂肪組織が混在する組織奇形で後天性腫瘍と考えられている．30～40 歳台に好発し，肺の末梢に生じることが多い．時に気管支内に発生する．結節の中心部にポップコーン様の石灰化 (約 30%) や脂肪成分 (約 60%) がみられると過誤腫に特徴的な所見である (図 6-7)[24]．

　硬化性血管腫は，II 型肺胞上皮への分化傾向のある pneumocytoma と考えられており，最近では，硬化性肺胞上皮腫とよばれるようになった．40 歳台の女性に好発する．造影 CT では比較的よく造影される．時に腫瘍周囲に気腫性変化や囊胞状変化を伴うことがあ

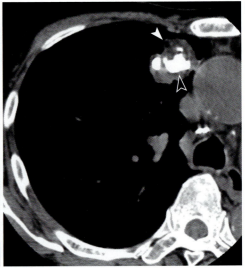

図 6-7　80 歳台男性　過誤腫
A：HRCT，B：単純 CT　右上葉縦隔側に境界明瞭，辺縁分葉状の結節を認め（→），内部に粗大石灰化（黒矢頭）と充実成分よりも低吸収を示す脂肪成分（白矢頭）を含む．過誤腫として典型的な所見である．

る[25]．

3）縦隔腫瘍

縦隔区分にはさまざまな区分が用いられているが，「縦隔腫瘍ガイドライン」[22,26]の縦隔区分では左腕頭静脈の頭側を縦隔上部と定義し，左腕頭静脈から横隔膜までの高さで，前，中，後縦隔に分けられている．前縦隔は心・大血管（上行弓部大動脈，肺動脈幹，上大静脈など）の腹側と定義されている．後縦隔は椎体周囲（その前縁は椎体前縁より 1 cm 後方）と定義されている[22,26]．中縦隔は前縦隔と後縦隔との間で，心臓，食道，気管・主気管支周囲と定義されている（**Key Facts 6-3**）．

① 前縦隔腫瘍

代表的な前縦隔腫瘍は，胸腺腫，奇形腫（成熟嚢胞性奇形腫），悪性リンパ腫である．胸腺腫は 50〜60 歳台に好発し，非浸潤性胸腺腫と浸潤性胸腺腫に分類されている．前者は境界明瞭で予後良好であるのに対して，後者は周囲への浸潤傾向が強く，再発，転移をきたす可能性がある（**図 6-8**）．胸腺由来の悪性腫瘍は胸腺癌とよばれる．石灰化は非浸潤性胸腺腫の 5〜25％でみられ，浸潤性胸腺腫，胸腺癌などの悪性度の高い腫瘍で頻度が高い[22,27]．

奇形腫は 10 歳台後半〜40 歳台に好発し，境界明瞭な嚢胞性腫瘤で，しばしば内部に脂肪成分や石灰化を伴う（**図 6-9**）．一般的に予後良好であるが，時に破裂したり，悪性転化をきたしたりすることが知られている．突然に発症した胸痛で前縦隔腫瘍を見た場合には，奇形腫の破裂を鑑別としてあげる必要がある[28]．

奇形腫は小児の前縦隔腫瘍では最も多く，成人では 2 番目である．縦隔原発大細胞型 B 細胞性リンパ腫は 30〜40 歳台に好発し，境界不明瞭な巨大腫瘤を形成し，他の腫瘍と比較して血管や周囲臓器の圧排傾向が弱く，浸潤傾向が強いことが多い．治療前には一般的に

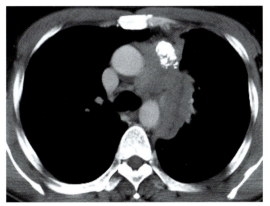

図6-8 40歳台男性 浸潤性胸腺腫(invasive thymoma)
造影CT 前縦隔に境界不明瞭で浸潤性に広がる軟部腫瘤を認め,内部に粗大石灰化を伴っている.

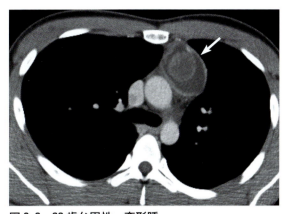

図6-9 20歳台男性 奇形腫
造影CT 前縦隔に厚い壁を有する嚢胞性腫瘤がみられる(→).

> **Key Facts 6-3**
>
> **縦隔腫瘍のCT診断**
>
> - 前縦隔では胸腺腫,奇形腫,悪性リンパ腫の鑑別が重要である.
> - 中縦隔には嚢胞性疾患(気管支原性嚢胞,心膜嚢胞など)が好発する.
> - 後縦隔には神経原性腫瘍,神経節神経腫が好発する.

石灰化しないといわれている(図6-10)[22].

② 中縦隔腫瘍

中縦隔に好発する腫瘍性病変として,気管支原性嚢胞(図6-11),重複嚢胞,心膜嚢胞があげられる.ほかに食道裂孔ヘルニアや大動脈瘤があげられる[9,26].

③ 後縦隔腫瘍

後縦隔に好発する代表的な腫瘍は神経原性腫瘍である.末梢神経由来の神経鞘腫と神経線維腫が好発する.境界明瞭で内部が不均一に造影されることが多い.脊柱管内から神経孔を経由して後縦隔に広がり,ダンベル状を呈することがある.また,肋骨に沿って進展する傾向がある.一方,交感神経節由来の腫瘍性病変として神経節神経腫と神経芽腫があげられる.傍椎体領域で頭尾側方向に進展する境界明瞭な腫瘍である.非造影CTでは低吸収を示し,内部に石灰化が散見されることもある.造影パターンはさまざまで,増強効果に乏しいこともあれば,強く造影されることもある.鑑別点として,神経鞘腫は肋骨に沿って進展する傾向があるのに対して,神経節神経腫は頭尾側方向に沿って進展する傾向がある(図6-12)[29].ほかにリンパ管腫や髄外造血巣などがあげられる[26].

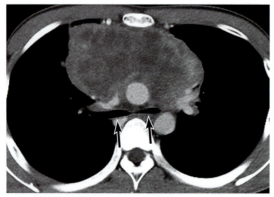

図 6-10　17 歳男性　前縦隔腫瘍(primary mediastinal large B-cell lymphoma)
造影 CT　前縦隔に不均一に造影される境界不明瞭な腫瘤を認め，両側主気管支を圧排している(→).

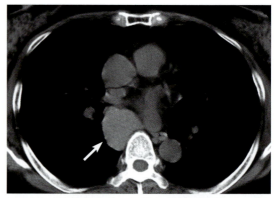

図 6-11　70 歳台女性　気管支原性嚢胞(bronchogenic cyst)
単純 CT　右中縦隔に境界明瞭な腫瘤を認め，内部は均一な淡い高吸収を示している(→).

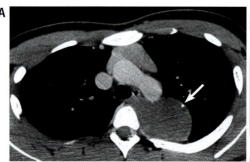
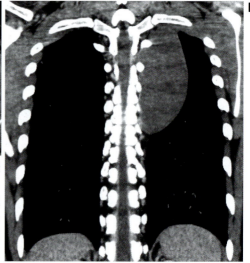

図 6-12　16 歳男性　後縦隔腫瘍(神経節神経腫)
A：造影 CT，B：冠状断再構成像　左後縦隔に境界明瞭な腫瘤を認め，淡く造影されている．偏心性の微小石灰化を認める(A，→)．腫瘤は頭尾側方向に伸びている(B)．

4) 胸膜腫瘍

　悪性胸膜腫瘍としては悪性中皮腫，胸膜播種が重要である(図 6-13)．胸膜の不整な肥厚，多発する胸膜腫瘤の鑑別として悪性中皮腫と胸膜播種が重要である．胸水貯留を伴うことが多い．

　悪性中皮腫は石綿曝露の確認が重要である．悪性腫瘍の胸膜播種は原発巣として肺，乳腺，消化管が多い[26]．悪性腫瘍の既往がある場合には鑑別に悩むことは少ないが，初発では悪性中皮腫と肺癌の胸膜播種と鑑別に悩むことが多く，病理学的にも鑑別に苦慮することがある．

　胸膜由来の孤立性腫瘍性病変として孤立性線維腫瘍(solitary fibrous tumor：SFT)が重要である．胸膜に沿った境界明瞭な腫瘤である．一般的には臓側胸膜に好発する(図 6-

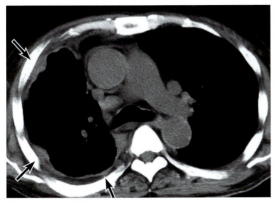

図6-13 60歳台男性　悪性中皮腫(malignant mesothelioma)
単純CT　右胸膜は不整に肥厚している(→).

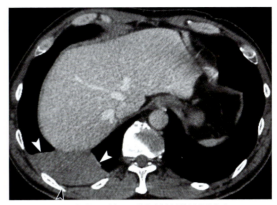

図6-14 50歳台男性　孤立性線維性腫瘍(solitary fibrous tumor：SFT)
造影CT　右胸腔底部に境界明瞭な軟部腫瘤を認める(▶).辺縁は直線的である.

14).良性病変であるが時に転移することもある[30].時に低血糖発作を合併することが知られている[31].

b. 感染症

　日常的に肺の感染症に遭遇する頻度が高い.典型的な肺炎(細菌感染症)は大きく2つに分類され,肺胞性肺炎と気管支肺炎に分類される.前者は区域性,非区域性の浸潤影,コンソリデーションを示し,陰影内にair bronchogram(気管支透亮像)を伴う(図6-15, Key Facts 6-4).後者は気管支周囲に分布する傾向のある区域性浸潤影で気管支壁肥厚を伴っている(図6-16).成人市中肺炎の診断では,まず定型肺炎か非定型肺炎かを鑑別する必要がある.非定型肺炎としてマイコプラズマ肺炎,レジオネラ肺炎,クラミドフィラ肺炎,ウイルス性肺炎などが代表的である.一般的には臨床的に両者の鑑別がなされる.CT検査では,浸潤影内に空洞や液面形成を認める場合は肺膿瘍,肺化膿症が疑われる.一方,若年者や,病変が多発している場合,すりガラス影を主体とした浸潤影を見たときには非定型肺炎を考慮する必要がある[1].

　肺結核は上葉優位に空洞性結節/腫瘤を認め,周囲に散布巣を伴う所見が典型的である(図6-17).小葉中心性の境界明瞭な粒状影や分枝影を認めることも多い.近年は非結核性抗酸菌症が増加している.空洞形成型,結節気管支拡張型(気管支型,中葉舌区型),全身播種型に分類される.空洞形成型は結核に類似し,上葉に好発し,空洞を形成する.一方,結節気管支拡張型は気管支型,中葉舌区型ともよばれ,中高年女性に好発する.中葉舌区を主体とした陰影に,両肺に小葉中心性の粒状影や分枝影,気管支拡張を認める(図6-18)[32].

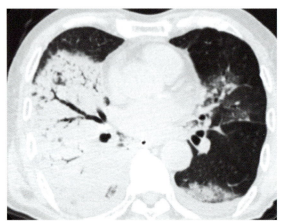

図6-15 80歳台男性 肺炎球菌性肺炎（pneumococcal pneumonia）
HRCT 右肺優位で両肺にコンソリデーションが広がっている．陰影内にair bronchogram（気管支透亮像）を認める．

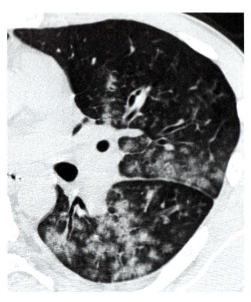

図6-16 80歳台男性 気管支肺炎（bronchopneumonia）
HRCT 気管支壁の肥厚と，小葉中心性に広がる浸潤影が認められ，経気道性の病変分布である．

Key Facts 6-4

肺感染症のCT診断

- 非区域性のコンソリデーションでは肺胞性肺炎が疑われる．
- 気管支壁肥厚，気管支周囲の浸潤影では気管支肺炎が疑われる．
- すりガラス影を主体とした陰影，複数の浸潤影がみられる場合は非定型肺炎が疑われる．
- 上葉優位の空洞，多発結節，粒状影では結核を疑う．
- 非結核性抗酸菌症は近年増加しつつあり，空洞形成型，結節気管支拡張型が多い．

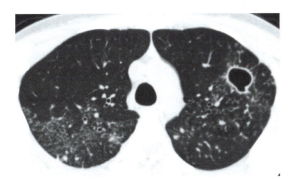

図6-17 20歳台女性 肺結核(pulmonary tuberculosis)
HRCT 空洞と多数の小葉中心性微細粒状影，分枝影を認め，肺結核に特徴的な所見である．

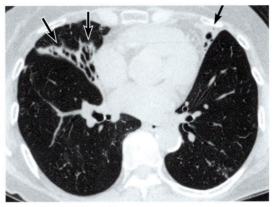

図6-18 70歳台女性 *Mycobacterium avium* complex(MAC)
HRCT 中葉，舌区に陰影を認め，内部に拡張した air bronchogram(気管支透亮像)を認め(→)，容積減少をきたしている．両側下葉末梢に微細粒状影が散見される．いずれも MAC の所見である．

c. びまん性肺疾患

びまん性肺疾患の読影の際には，まず病変の分布を見る．びまん性，多発性，中枢側優位か末梢優位か，上肺野優位か肺底部優位か評価する．次に小葉との関連性を見る．肺の二次小葉は小葉間隔壁で囲まれた領域をいい(図6-19)，小葉中心部には細気管支，細動脈があり，小葉辺縁部は小葉間隔壁，胸膜である．小葉間隔壁内に肺静脈が走行する．次に病変の性状を評価する．代表的な所見として結節，粒状影，すりガラス影，網状影，コンソリデーションがあげられる．病変の分布，二次小葉との関連性，病変の性状を解析することで鑑別診断を絞ることができる．

1) びまん性粒状影

一般的に多発結節，粒状影を呈する所見では，病変の分布，形状，二次小葉との関係を解析することで鑑別を絞ることができる(**Key Facts 6-5**)．

病変の分布として，一般的には上肺野優位の分布を示す疾患としてサルコイドーシス，塵肺症，Langerhans細胞組織球症(Langerhans cell histiocytosis：LCH)があげられる．一方，下肺野優位としては血行性肺転移があげられる[22,33]．病変と二次小葉との関係では，小葉中心性の分布，リンパ行性の分布，ランダムな分布と分けることができる．

小葉中心性結節(centrilobular nodule)は小葉中心部の細気管支，細気管支周囲，肺動脈に沿って病変が認められる．一般的に結節同士は比較的等間隔で並び，胸膜直下には認められない．小葉内の肺動脈と接することはあるが，小葉間隔壁と接しない[22,33]．小葉中心性の浸潤影，すりガラス影を呈する疾患として，気管支肺炎，過敏性肺炎(図6-20)，濾胞性細気管支炎，塵肺症があげられる．肺水腫，肺胞出血などの血管性病変も小葉中心性の結節を呈しうる．血管性病変の場合は両肺びまん性の分布を示すことが多い．浸潤性粘液

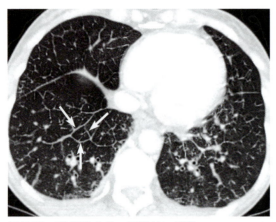

図6-19　50歳台女性　悪性リンパ腫
HRCT　小葉間隔壁の肥厚,葉間胸膜の肥厚を認め,二次小葉が明瞭に描出されている(→).

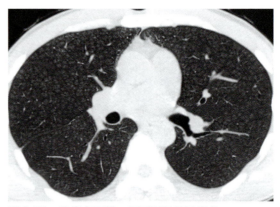

図6-20　40歳台男性　夏型過敏性肺炎(hypersensitivity pneumonia)
HRCT　両肺に小葉中心性のすりガラス影が広がっている.血管,胸膜から離れている点が特徴的である.

　腺癌の経気道性転移も小葉中心性のすりガラス影を呈することがある(図6-21).
　一方,小葉中心性の分枝影は細気管支病変を見ていることが多く,感染性細気管支炎,特にマイコプラズマ肺炎(図6-22)や結核,非結核性抗酸菌症の頻度が高い.また,濾胞性細気管支炎などの非感染性の細気管支炎も鑑別としてあげられる.時に肺血管病変,特に腫瘍塞栓症が小葉中心性の分枝影として描出される.
　一般的に肺内では気管支血管束周囲,小葉間隔壁,胸膜に沿ってリンパ管が発達し,広義間質とよばれる.広義間質に沿って病変が認められるときにはリンパ行性の病変分布を考える.サルコイドーシス,癌性リンパ管症,リンパ増殖疾患,悪性リンパ腫,塵肺症があげられる.サルコイドーシスは最も頻度が高い.個々の結節は境界明瞭で,気管支血管束周囲,肺静脈周囲,小葉間隔壁に沿って微細粒状影,結節がみられることが多い(図6-23).癌や悪性リンパ腫のリンパ行性進展は,小葉間隔壁,気管支血管束周囲間質,胸膜下間質の平滑な肥厚として認められることが多く,時に結節性病変が混在する(図6-24).
　ランダム分布を示す病変は,既存の気管支血管や小葉構造と一定の関係をもたずに広がる.一般的には数mm大の境界明瞭な結節,粒状影である.このような分布を示す病変は血行性進展が疑われる所見である(図6-25).肺底部では相対的に血流が多いため,病変の密度が高く,サイズもやや大きい傾向にある.一方,粟粒結核では上肺野優位に分布する傾向がある.上肺野の酸素分圧が高く,結核の成育に適しているからであるといわれている[33].

2) すりガラス影　ground-glass opacity：GGO

　肺野濃度上昇は大きく分けてすりガラス影とコンソリデーションに分けられる.HRCT,薄層CTにおいてすりガラス影とは内部の血管が認識できる程度の肺野濃度上昇と定義される[34](図6-26).すりガラス影は肺胞性陰影のこともあれば間質性陰影を見ていることもあり,両者が混在している場合もある.急性の症状を有する場合は感染症,特に非定型肺炎(ウイルス性肺炎,ニューモシスチス肺炎),肺水腫(心原性,非心原性),びま

図6-21 80歳台男性 肺腺癌：多発肺転移（multiple lung metastases）
HRCT 両肺に淡い結節状のすりガラス影が多発している．小葉中心性の分布を示し，経気道性の転移が示唆される所見である．

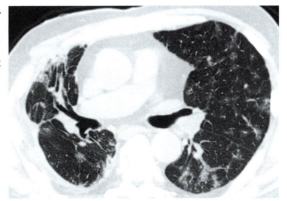

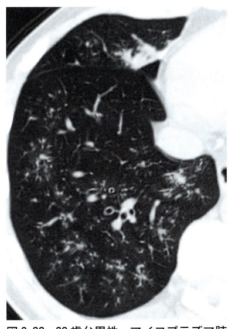

図6-22 30歳台男性 マイコプラズマ肺炎（mycoplasmal pneumonia）
HRCT 気管支壁肥厚，小葉中心性の分枝影が多発し，気管支細気管支炎を主体とした所見である．

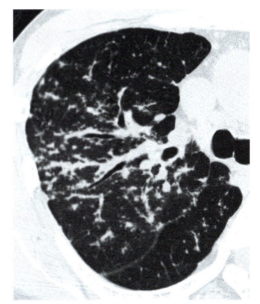

図6-23 40歳台男性 サルコイドーシス
HRCT 気管支血管束，葉間胸膜，小葉間隔壁など広義間質に沿った微細粒状影がみられる．

Key Facts 6-5

びまん性粒状影のCT診断

病変と二次小葉との関係を評価することが重要である．
- 小葉中心性 → 経気道性（過敏性肺炎，細気管支炎）
- 広義間質に沿った分布 → リンパ行性（サルコイドーシス，癌性リンパ管症）
- ランダム分布 → 血行性（粟粒結核，粟粒転移）

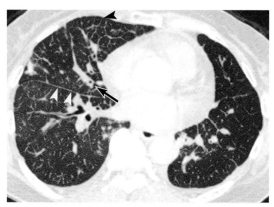

図6-24　60歳台女性　癌性リンパ管症（lymphangitis carcinomatosa）
HRCT　気管支血管束の肥厚（→），小葉間隔壁の肥厚（黒矢頭），葉間胸膜の肥厚（白矢頭）を認める．広義間質に沿った病変の進展を見ている．

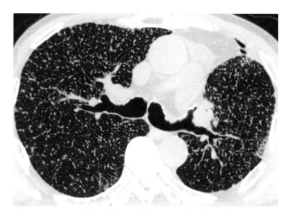

図6-25　70歳台男性　肺腺癌：粟粒転移（miliary lung metastases from lung adenocarcinoma）
HRCT　両肺にびまん性の粒状影がランダムに分布している．

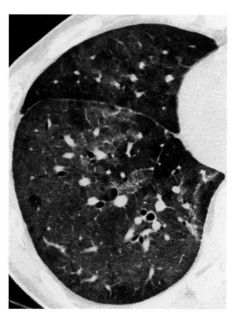

図6-26　40歳台男性　ニューモシスチス肺炎（pneumocystis pneumonia：PCP）
HRCT　びまん性のすりガラス影が認められる．PCPに特徴的な所見のひとつである．

ん性肺胞傷害（diffuse alveolar damage：DAD），肺胞出血などが疑われる．慢性期の症状を有する場合は過敏性肺炎，慢性間質性肺炎〔非特異性間質性肺炎（nonspecific interstitial pneumonia：NSIP），剝離性間質性肺炎（desquamative interstitial pneumonia：DIP）〕，浸潤性粘液腺癌（図6-27），肺胞蛋白症などがあげられる（表6-4）．すりガラス影が末梢優位に分布する傾向があれば，NSIP，DIPの可能性が高くなり，特に胸膜直下がspareされている場合はNSIP（図6-28）が疑われる．すりガラス影内に小葉中心性の結節が混在している場合は，過敏性肺炎が疑われる．一方，すりガラス影にモザイクパターンやエア・トラッピングの所見が併存している場合は，過敏性肺炎の可能性が高くなる[33]（図6-29）．

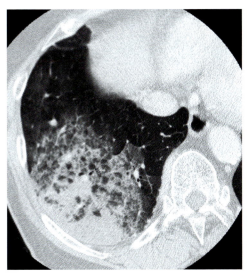

図6-27 60歳台女性 肺炎様肺癌(mucinous invasive adenocarcinoma)
HRCT 右下葉にコンソリデーションとすりガラス影が混在した浸潤影を認める．肺炎として治療され，改善せず，生検にて肺腺癌と判明した．

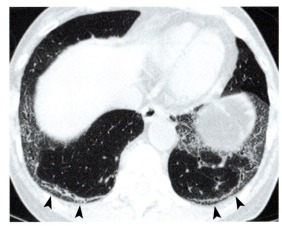

図6-28 70歳台女性 非特異性間質性肺炎(non-specific interstitial pneumonia：NSIP)
HRCT 両側下葉末梢優位に比較的均一なすりガラス影，網状影が認められる．胸膜直下はやや spare される傾向がある(→)．典型的な NSIP pattern の所見である．

図6-29 50歳台男性 夏型過敏性肺炎(hypersensitivity pneumonia)
HRCT 両肺にすりガラス影が不均一に広がっている．一部，小葉単位で不均一な分布を示し，モザイクパターンを呈している．

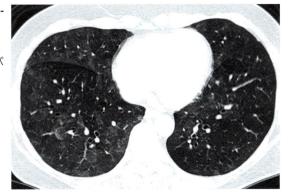

表6-4 すりガラス影を示す鑑別疾患

急性	慢性
感染症(非定型肺炎が多い)	過敏性肺炎
肺水腫	間質性肺炎(NSIP，DIP)
びまん性肺胞傷害	好酸球性肺炎
肺胞出血	浸潤性粘液性腺癌
過敏性肺炎	肺胞蛋白症
急性好酸球性肺炎	リポイド肺炎

(文献33)より改変)

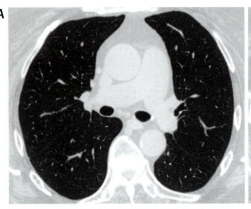 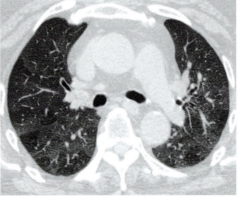

図6-30　50歳台女性　閉塞性細気管支炎(bronchiolitis obliterans)：骨髄移植術後
HRCT　A：吸気時，B：呼気時　吸気時(A)に肺実質は比較的均一な低吸収を示している．呼気時(B)では肺実質の透過性が低下するが，濃淡の不均一さが顕在化している．エア・トラッピングが示唆される所見である．

3) モザイクパターンとエア・トラッピング　mosaic pattern, air trapping

　局所の肺血流あるいは換気が低下すると肺野の透過性が亢進する．正常肺と透過性が亢進した領域が不均一に混在しモザイク状を呈し，モザイクパターンとよばれる[34]．慢性肺動脈塞栓症などの血管病変や閉塞性細気管支炎(図6-30)などの細気管支病変によって生じる．

　閉塞性の細気管支病変によってエア・トラッピングが生じると，その領域の血管が攣縮し，肺の血流が低下し，肺実質の透過性が亢進し，モザイクパターンを呈する．呼気時の撮像を追加することで，吸気時と比較して肺の濃淡が強調される領域があれば，エア・トラッピングの存在が示唆される[35](図6-30)．

4) Crazy-paving pattern

　すりガラス影に平滑な小葉間隔壁肥厚，小葉内線状影が重畳した所見を"crazy-paving pattern"という[34]．当初は肺胞蛋白症に特異的な所見[36](図6-31)とされていたが，その後，肺水腫(図6-32)，肺胞出血，びまん性肺胞傷害，急性好酸球性肺炎などさまざまな疾患でも同様の所見が認められることが報告され，現在は非特異的な所見とされる[33]．

5) コンソリデーション　consolidation

　コンソリデーションは浸潤影，均等影，融合影などとよばれ，血管の走行が確認できない均一な肺野濃度の上昇と定義される[34]．しばしば air bronchogram(気管支透亮像)を伴う．肺胞性病変，間質性病変のいずれでも認められるが，前者のことが多い．急性経過のコンソリデーションの鑑別は肺炎の頻度が高く，鑑別として肺水腫，肺胞出血，びまん性肺胞傷害，好酸球性肺炎などがあげられる．慢性経過のコンソリデーションの原因としては器質化肺炎が多い．器質化肺炎は感染症，膠原病肺，薬剤性肺炎などに合併する二次性の器質化肺炎と，これらを除外した特発性器質化肺炎(cryptogenic organizing pneumonia：COP)(図6-33)が含まれる．他の鑑別として慢性好酸球性肺炎，浸潤性粘液腺癌，悪

図6-31 40歳台男性 肺胞蛋白症(pulmonary alveolar proteinosis：PAP)
HRCT 両肺にすりガラス影が斑状に多発し，小葉間隔壁の肥厚に小葉内線状影，網状影の重畳が認められる．典型的なcrazy-paving apperanceである．

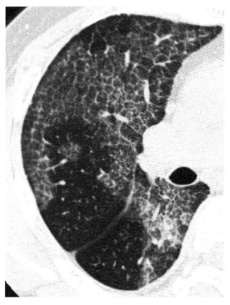

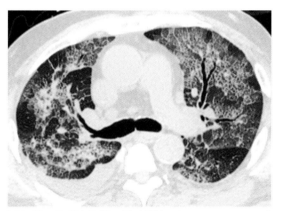

図6-32 70歳台男性 肺水腫(pulmonary edema)
HRCT 両肺にすりガラス影，網状影を認め，左肺はcrazy-paving appearanceを呈している．

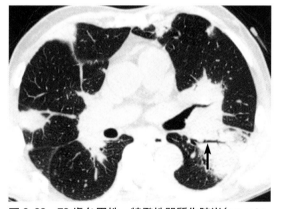

図6-33 70歳台男性 特発性器質化肺炎(cryptogenic organizing pneumonia：COP)
HRCT 両肺末梢優位に斑状のコンソリデーションが散見される．陰影内にair bronchogram(気管支透亮像)が認められる(→)．

性リンパ腫などがあげられる(**表6-5**)．

　すりガラス影，コンソリデーションに関して両者が混在していることが多いが，過敏性肺炎，慢性間質性肺炎(NSIP，DIP)，肺胞蛋白症，急性好酸球性肺炎はすりガラス影を主体とすることが多い(**Key Facts 6-6**)．一方，細菌性肺炎，真菌性肺炎，誤嚥性肺炎，器質化肺炎，好酸球性肺炎はコンソリデーションを主体とすることが多い．肺水腫，肺胞出血，びまん性肺胞傷害，浸潤性粘液性腺癌，悪性リンパ腫はすりガラス影主体のこともあればコンソリデーション主体のこともあり，画像所見はさまざまである(**表6-6**)．

表 6-5 コンソリデーションを示す鑑別疾患

急性	慢性
感染症	器質化肺炎
肺水腫	好酸球性肺炎
びまん性肺胞傷害	浸潤性粘液性腺癌
肺胞出血	悪性リンパ腫
過敏性肺炎	
急性好酸球性肺炎	

(文献 33)より改変)

表 6-6 すりガラス影 vs. コンソリデーションの鑑別

すりガラス影	コンソリデーション
非定型肺炎(ウイルス,非定型,PCP)	細菌性肺炎,真菌,抗酸菌感染症
びまん性肺胞傷害	器質化肺炎
肺水腫	浸潤性粘液性腺癌
肺胞出血	悪性リンパ腫
過敏性肺炎	好酸球性肺炎
間質性肺炎(NSIP, DIP)	
肺胞蛋白症	

(文献 33)より改変)

Key Facts 6-6

すりガラス影,コンソリデーション,網状影の CT 診断

- すりガラス影,コンソリデーションは感染症,腫瘍,びまん性肺疾患などでみられ,鑑別は多岐にわたる.
- すりガラス影内に拡張した air bronchogram がみられるときには,びまん性肺胞傷害の可能性を考える.
- 網状影,牽引性気管支拡張,蜂巣肺がみられるときには,肺の構造改変,線維化が示唆される所見である.
- モザイクパターンは,肺の局所の血流あるいは換気が不均一になることで生じる.慢性過敏性肺炎,慢性血栓性肺高血圧症,閉塞性細気管支炎が代表的である.

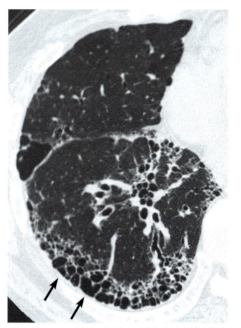

図 6-34　70歳台男性　特発性肺線維症
(idiopathic pulmonary fibrosis：IPF)
HRCT　下葉末梢優位に嚢胞の集簇を認め
(→)．典型的な蜂巣肺の所見である．

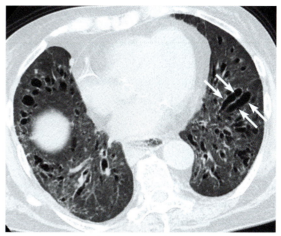

図 6-35　70歳台女性　牽引性気管支拡張(traction bronchiectasis)
HRCT　強皮症に合併した慢性間質性肺炎(fibrotic NSIP pattern)に合併した牽引性気管支拡張がみられる(→)．

6) 網状影　reticular opacity

　網状影の所見は，間質性肺炎や肺線維症の存在を疑わせる所見である[34]．基本的には不整網状影，肺実質索状影，胸膜下線状影，不整な小葉間隔壁の肥厚を主体とした陰影である．肺の線維化は小葉間隔壁の辺縁を鋸歯状にし，不整にゆがめる[33]．蜂巣肺や牽引性気管支拡張を伴うことがある．鑑別として特発性間質性肺炎(IPF/UIP，NSIP)，慢性過敏性肺炎，膠原病肺，サルコイドーシスなどがあげられる．

7) 蜂巣肺　honeycombing, honeycomb lung

　蜂巣肺は肺線維症を示唆する所見で，明瞭な壁を有する 3～10 mm 程度の囊胞である．一般的に胸膜下に存在し，囊胞壁は比較的厚く，胸膜下に重層していることが多い[34]（**図 6-34**）．また，蜂巣肺は分岐構造を示さず，分岐構造を示す場合は牽引性気管支拡張，牽引性細気管支拡張の範疇である．蜂巣肺は通常型間質性肺炎(UIP)の組織パターンに一致して認められ，診断的価値の高い所見である[33]．

8) 牽引性気管支拡張　traction bronchiectasis

　牽引性気管支拡張は周囲肺の線維化によって受動的に気管支が拡張する病態であり，気管支壁自体の異常所見ではない．気管支は不整に拡張し，末梢に行くに従って細くなる tapering の所見を欠き，蛇腹状の形状を呈するようになる．周囲には不整網状影やすりガラス影を認め，間質性肺炎，肺の構造改変が示唆される所見である[34]（**図 6-35**）．

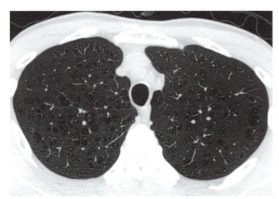

図6-36　60歳台男性　小葉中心性肺気腫(centrilobular emphysema)
HRCT　両肺に類円形の低吸収域が散在している．中心部に微小血管が認められる．

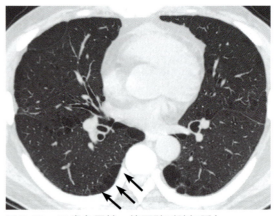

図6-37　40歳台男性　傍隔壁型肺気腫(paraseptal emphysema)
HRCT　胸膜直下に一層に並ぶ気腔の拡張がみられ（→）．壁は非常に薄いかほとんど認められない．

9）すりガラス影＋不整網状影

　臨床経過と症状を加味して，鑑別は多岐にわたる．急性発症であれば肺水腫，感染症，びまん性肺胞傷害，慢性間質性肺炎の急性増悪，肺胞出血が疑われる．慢性経過であれば過敏性肺炎やNSIP patternの慢性間質性肺炎を考える．NSIP patternの場合は背景に膠原病が原因となっていることがあるので，自己抗体など膠原病の検索をする[33]．

10）線維化を示唆する所見

　不整網状影，牽引性気管支拡張，蜂巣肺は線維化が強く示唆される所見である．蜂巣肺は線維化に最も特異的な所見である．不整網状影に伴った牽引性気管支拡張も線維化に特徴的な所見である．しかし，すりガラス影に伴った牽引性気管支拡張は，治療によって改善する余地がある．すりガラス影は，線維化を含めさまざまな微細変化を表している非特異的な所見である[33]．

11）肺の透過性亢進

　肺実質の透過性亢進をきたす病態としては，肺気腫，肺血流の低下，閉塞性細気管支炎，囊胞形成などがあげられる．肺気腫は喫煙，酵素欠損，薬剤などにより生じ，肺構造が破壊される．二次小葉内の分布によって小葉中心性，汎小葉性，傍隔壁型に分けられる．小葉中心性の肺気腫は数mm〜1cm程度の大きさで明らかな壁を有していない．上葉優位に分布する傾向がある(図6-36)．汎小葉性の肺気腫はα_1アンチトリプシン欠損症の合併症として知られているが，本邦ではまれである．傍隔壁型肺気腫は胸膜直下に一層に認められる(図6-37)．この囊胞壁は小葉間隔壁に由来する[22, 33]．

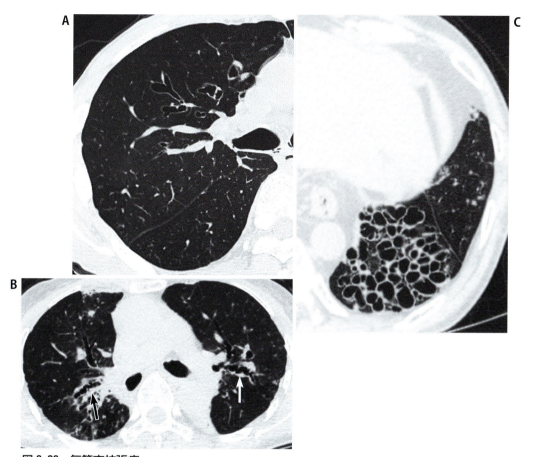

図 6-38 気管支拡張症
HRCT　年齢性別不明　**A：円柱状気管支拡張**（cylindrical bronchiectasis）　右上葉になめらかに拡張した気管支拡張像が認められる．**B：静脈瘤様気管支拡張**（varicose bronchiectasis）　両肺に数珠状に拡張した気管支が認められる（→）．**C：囊胞状気管支拡張**（cystic bronchiectasis）　左下葉に囊胞状に拡張した所見が多発している．

12）気道病変

　気道病変は大きく large airway disease と small airway disease に分けられる．前者は気管支病変であり，壁に軟骨を含む．後者は細気管支病変であり，径 2 mm 以下で軟骨を欠く．両者が混在することもあるが，どちらか一方が優勢であることが多い（**Key Facts 6-7**）．

　代表的な気管支病変は気管支拡張，気管支壁肥厚，粘液栓である．気管支拡張は気管支の非可逆的な拡張所見である．気管支と伴走する肺動脈よりも気管支径が大きければ，気管支拡張が疑われる．気管支拡張の原因として感染症，慢性炎症，膠原病，先天性などがあげられる．気管支拡張は形態により，円柱状，静脈瘤様，囊胞状気管支拡張（**図 6-38**）に分類される．正常の気管支壁は気道径に対して 0.1～0.2 程度である．この比率が高くなると気管支壁肥厚が疑われる．感染や炎症によって気管支壁が肥厚する．気道内腔に分泌物が充満すると粘液栓とよばれる状態を呈する（**図 6-39**）．

　代表的な細気管支病変は細気管支壁肥厚，細気管支拡張があげられ，ほかに，モザイク

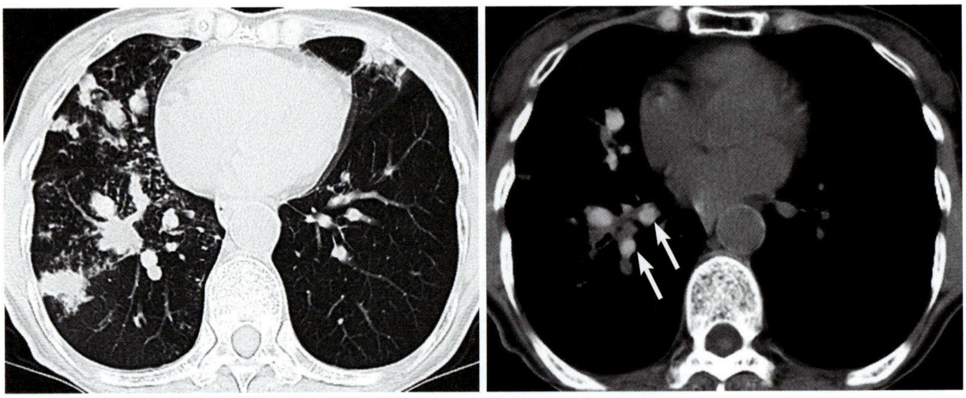

図6-39 70歳台女性　アレルギー性気管支肺アスペルギルス症(allergic bronchopulmonary aspergillosis：ABPA)
A：HRCT, B：単純CT(縦隔条件)　HRCT(A)では右中葉，下葉気管支は拡張し，内腔に粘液栓が充満している．縦隔条件の単純CT(B)では，右中下葉の気管支栓は縦隔条件で淡い高吸収を示している．ABPAに特徴的な所見である．

Key Facts 6-7

気道病変のCT診断

- 大きく気管支病変と細気管支病変に分けられる．
- 気管支病変は気管支壁肥厚，気管支拡張，気管支粘液栓である．
- 細気管支病変は小葉中心性の粒状影，分枝影として描出される．
- 閉塞性細気管支炎では，呼気時の撮像を追加してエア・トラッピングを検出することが重要である．

パターン，エア・トラッピングがあげられる．通常，細気管支は描出されないが，CTで細気管支が描出されると細気管支病変が疑われる．小葉中心性の粒状影，分枝影として描出される．エア・トラッピングは閉塞性細気管支炎(図6-30)の存在が示唆される[33]．

文 献

1) 日本呼吸器学会成人肺炎診療ガイドライン2017作成委員会：成人肺炎診療ガイドライン2017. 日本呼吸器学会，2017.
2) 荒川浩明，芦澤和人，高橋雅士・他：日本医学放射線学会および日本放射線科専門医会・医会共同・編：2007年版 成人市中肺炎の画像診断ガイドライン，2007.
3) 日本医学放射線学会・編：画像診断ガイドライン2016年版. 金原出版，2016.
4) Winer-Muram HT：The solitary pulmonary nodule. Radiology 2006；239：34-49.
5) Webb WR, Gatsonis C, Zerhouni EA, et al：CT and MR imaging in staging non-small cell bronchogenic carcinoma：report of the Radiologic Diagnostic Oncology Group. Radiology 1991；178：705-713.
6) McLoud TC, Bourgouin PM, Greenberg RW, et al：Bronchogenic carcinoma：analysis of staging in the mediastinum with CT by correlative lymph node mapping and sampling. Radiology 1992；182：319-323.
7) Birim O, Kappetein AP, Stijnen T, Bogers AJ：Meta-analysis of positron emission tomographic and computed tomographic imaging in detecting mediastinal lymph node metastases in non-small cell lung cancer. Ann Thorac Surg 2005；79：375-382.
8) Coppage L, Shaw C, Curtis AM：Metastatic disease to the chest in patients with extrathoracic malignancy. J Thorac Imaging 1987；2：24-37.
9) 村田喜代史，上甲 剛，村山貞之・編：胸部のCT 第3版. メディカル・サイエンス・インターナショナル，2011.
10) Travis WD, Costabel U, Hansell DM, et al：An official American Thoracic Society/European Respiratory Society statement：update of the international multidisciplinary classification of the idiopathic interstitial pneumonias. Am J Respir Crit Care Med 2013；188：733-748.
11) Arakawa H, Webb WR：Air trapping on expiratory high-resolution CT scans in the absence of inspiratory scan abnormalities：correlation with pulmonary function tests and differential diagnosis. AJR Am J Roentgenol 1998；170：1349-1353.
12) 陣崎雅弘，百島祐貴：MDCTの基本パワーテキスト. メディカル・サイエンス・インターナショナル，2010.
13) 萩原久哉：CTにおける患者被ばく低減技術の進歩 ⑤ standard deviationと視認性を考慮したCT-AEC技術と逐次近似を応用したノイズ低減技術による患者被ばく低減. 臨床画像 2015；31：1444-1448.
14) 三浦幸子，吉川公彦：Dual energy CTの胸部領域への応用. 映像情報メディカル 2014；46：129-135.
15) Thieme SF, Becker CR, Hacker M, et al：Dual energy CT for the assessment of lung perfusion-correlation to scintigraphy. Eur J Radiol 2008；68：369-374.
16) 坂部大介，船間芳憲：Dual energy CTの実践活用—dual layer spectral CTを用いた新たな臨床への活用. 映像情報メディカル 2017；49：8-11.
17) 伊藤俊英：The innovations of SOMATOM CT. INNERVISION 31 (11 付録)：14-15, 2016.
18) 日本肺癌学会・編：臨床・病理 肺癌取扱い規約 第8版. 金原出版，2017.
19) 日本CT検診学会，肺がん診断基準部会・編：低線量CTによる肺がん検診の肺結節の判定基準と経過観察の考え方 第4版. 2016.
20) Li F, Sone S, Abe H, et al：Malignant versus benign nodules at CT screening for lung cancer：comparison of thin-section CT findings. Radiology 2004；233：793-798.
21) Henschke CI, Yankelevitz DF, Mirtcheva R, et al：CT screening for lung cancer：frequency and significance of part-solid and nonsolid nodules. AJR 2002；178：1053-1057.
22) 高橋雅士・監・編：新 胸部画像診断の勘ドコロ. メジカルビュー社，2014.
23) King LJ, Padley SP, Wotherspoon AC, Nicholson AG：Pulmonary MALT lymphoma：imaging findings in 24 cases. Eur Radiol 2000；10：1932-1938.
24) Hochhegger B, Nin CS, Alves GR, et al：Multidetector computed tomography findings in pulmonary hamartomas：a new fat detection threshold. J Thorac Imaging 2016；31：11-14.
25) Shin SY, Kim MY, Oh SY, et al：Pulmonary sclerosing pneumocytoma of the lung：CT characteristics in a large series of a tertiary referral center. Medicine (Baltimore) 2015；94：e498.
26) 日本胸腺研究会・編：臨床・病理 縦隔腫瘍取扱い規約 第1版. 金原出版，2009.
27) Benveniste MF, Rosado-de-Christenson ML, Sabloff BS, et al：Role of imaging in the diagnosis,

staging, and treatment of thymoma. RadioGraphics 2011；31：1847-1861；discussion 1861-1863.
28) Sasaka K, Kurihara Y, Nakajima Y, et al：Spontaneous rupture：a complication of benign mature teratomas of the mediastinum. AJR 1998；170：323-328.
29) Forsythe A, Volpe J, Muller R：Posterior mediastinal ganglioneuroma. RadioGraphics 2004；24：594-597.
30) England DM, Hochholzer L, McCarthy MJ：Localized benign and malignant fibrous tumors of the pleura：a clinicopathologic review of 223 cases. Am J Surg Pathol 1989；13：640-658.
31) Han G, Zhang Z, Shen X, et al：Doege-Potter syndrome：a review of the literature including a new case report. Medicine(Baltimore) 2017；96：e7417.
32) Martinez S, McAdams HP, Batchu CS：The many faces of pulmonary nontuberculous mycobacterial infection. AJR 2007；189：177-186.
33) 高橋雅士・訳：肺 HRCT エッセンシャルズ—読影の基本と鑑別診断. メディカル・サイエンス・インターナショナル，2014.
34) Hansell DM, Bankier AA, MacMahon H, et al：Fleischner Society：glossary of terms for thoracic imaging. Radiology 2008；246：697-722.
35) Arakawa H, Niimi H, Kurihara Y, et al：Expiratory high-resolution CT. AJR 2000；175：1537-1543.
36) Murch CR, Carr DH：Computed tomography appearances of pulmonary alveolar proteinosis. Clin Radiol 1989；40：240-243.

7 肝臓

7.1 肝病変の画像検査におけるCTの位置づけ

　肝疾患に対する一般的な画像検査としては，CTのほか，超音波検査(造影超音波検査を含む)，MRI，^{18}F-FDG-PET，血管造影下CTなどがあげられる．ここでは，CTとその他の画像検査の診断能を比較し，肝疾患におけるCT検査の位置づけを述べる．

a. 原発性肝細胞癌

　「肝癌診療ガイドライン2017年版」[1]によれば，C型慢性肝疾患患者，B型慢性肝疾患患者，および非ウイルス性の肝硬変患者が肝細胞癌の定期的スクリーニング対象とされている．スクリーニング法としては，3〜6か月間隔での腹部超音波検査，ならびに腫瘍マーカー測定の併用を軸とし，肝硬変患者などの超高危険群ではダイナミックCTまたはダイナミックMRIの併用も考慮するとある．したがって，一般的には，超音波検査が肝細胞癌の検出のためのfirst lineとなる．しかしながら，超音波検査は術者の技量により病変の描出が左右されることや，解剖学的な死角の存在などの欠点がある．

　肝腫瘍を対象とするダイナミックCTは，後述する単純CTを含む4相のダイナミックCTのことであり，EOBダイナミックMRIとは肝細胞特異性造影剤であるGd-EOB-DTPA(以下，EOBと略する)を使用し，T1強調像・T2強調像・肝細胞造影相を含むダイナミックスタディを含むMRI検査のことである．

　ダイナミックCT，EOBダイナミックMRIによる肝細胞癌の検出に関する特異度はそれぞれ0.93〜0.94および0.94〜0.96であり，特異度は両者でほぼ同等である．これに対して，ダイナミックCT，EOBダイナミックMRIの感度はそれぞれ0.70〜0.74および0.86〜0.95であり，ダイナミックCTはEOBダイナミックMRIに腫瘍の検出に関しては劣っている[2,3]．特に，2cm以下の腫瘍ではEOBダイナミックMRIの感度0.82に対してダイナミックCTの感度は0.53となり，小さな腫瘍ではダイナミックCTの検出能はEOBダイナミックMRIと比較してかなり低い[2,3]．さらに，EOBダイナミックMRIは，早期肝癌と異型結節の鑑別[4,5]，乏血性腫瘍の多血化の予測[6]，中分化肝癌の予後の予測[7]などにも

役立つことから，検出のみならず肝細胞癌の質的診断についても，ダイナミックCTはEOB-ダイナミックMRIに及ばないと言わざるをえない．

　CTが，EOBダイナミックMRIを凌駕する点は，肝外転移巣の検出である．EOBダイナミックMRIでは，撮像部位はほぼ肝の局所に限定されるのに対して，CTでは広範な撮像も容易であることから，ダイナミックCTに追加して同時に肝外転移巣の検索を行うことができる．肝細胞癌の42～55％の症例で肺転移が認められるとされ，症例を選べば外科的切除により患者の予後が改善することから[8～10]，ダイナミックCTに胸部CTを追加して肺転移を検索することは有用である．また，骨転移も肝細胞癌の28％の患者でみられる[8]．肝癌の骨転移は溶骨性変化をきたすので，CTで容易に検出可能である．そのほか，CTがMRIよりも有利な点としては，検査のスループットがよいことがあげられる．EOBダイナミックMRIでは患者一人あたり30～40分の検査時間がかかるのに対して，ダイナミックCTでは，肝外転移巣の検索を含めても10分程度で検査を終了することができる．

　以上より，肝癌診療にCT，MRIの両者を利用しやすい施設では，肝の局所はEOBダイナミックMRIで検査を行い，肝外転移の検索にCTを利用するのが妥当である．ただし，施設によっては，MRIが容易に利用できないこともあり，その場合は局所の精査および肝外転移の検索をすべてCTで行うことになる．肝外転移はほとんどが進行肝細胞癌で認められることから[8]，進行肝細胞癌ではダイナミックCTを行い，平衡相で肺から骨盤までの肝外転移巣の検索を追加するのも，"one stop shop"として有用であろう．これに対して，小さな肝細胞癌の検出や早期肝癌の鑑別は，前述のように可能な限りEOBダイナミックMRIを優先させるほうがよい（**Key Facts 7-1**）．

　血管造影下CTは，肝細胞癌の多段階発癌に伴う血行支配の変化に基づく肝細胞癌の診断，多血性病変の鑑別などに有用である．しかしながら，血管造影下で行うという侵襲性，X線被ばくの多さなどから，他の方法で確定診断ができなかった場合の最終診断法であり，ルーチンに行われる検査ではない．

　^{18}F-FDG-PETは，^{18}F-FDGが肝細胞癌に集積しにくいため，肝細胞癌の検出や鑑別診断には用いられない．

　現在，肝細胞癌の治療として，リピオドール（Lipiodol）と抗癌剤の混合液を注入後に塞

Key Facts 7-1

原発性肝細胞癌の画像診断

1) 早期の肝細胞癌
   - 肝腫瘍のスクリーニング：超音波検査
   - 肝腫瘍の精査＊：EOBダイナミックMRIまたはダイナミックCT
   - オプション：血管造影下CT

2) 進行肝細胞癌
   - 肝腫瘍の精査：ダイナミックCT
   - 遠隔転移検索：上記ダイナミックCTの平衡相で胸部，骨盤の撮像を追加．

＊可能であればEOBダイナミックMRIを優先する．

> **Key Facts 7-2**
> **TACE 後の肝細胞癌の画像診断**
> - TACE 直後のリピオドール集積のチェック
>   →単純 CT
> - TACE 後の肝細胞癌の再発診断＊
>   →EOB ダイナミック MRI またはダイナミック CT
>
> ＊可能であれば EOB ダイナミック MRI を優先する．

栓物質を注入する肝動脈化学塞栓療法（transcatheter arterial chemoembolization：TACE）がしばしば行われている．TACE 後にリピオドールが濃厚に集積している部位は腫瘍が壊死している可能性が高い[11]．リピオドールは，単純 CT では高吸収域として容易に認識できるのに対して，MRI ではリピオドールの集積はわかりにくいことから，TACE 後のリピオドールの集積の程度の判定については，単純 CT が第一選択である．TACE 後の腫瘍の再発は，肝ダイナミック CT 動脈優位相にて，リピオドール集積部の部分的欠損部あるいは周囲の早期濃染巣としてみられる．しかしながら，リピオドールは X 線吸収度が極めて高いことから，周囲にビームハードニングアーチファクトを生じて早期濃染が不明瞭となることがある[12]．したがって，TACE 後の腫瘍再発の診断には，ダイナミック CT よりもダイナミック MRI のほうが，診断能が高い[12]（**Key Facts 7-2**）．しかしながら，近年普及しつつある dual energy CT は，ビームハードニングアーチファクトをある程度抑制できることから，リピオドール周囲の早期濃染も容易に検出できる可能性がある．これに現時点では十分な検討がなされておらず，今後の研究が期待される．

b. 転移性肝腫瘍

肝臓には種々の臓器の悪性腫瘍が転移する．このうち，大腸癌と神経内分泌腫瘍の肝転移では，外科的切除により生命予後の改善が期待される．したがって，これらの腫瘍では，小さな肝転移も見逃さないようにすることが必要である．

転移性肝腫瘍の検索も，侵襲性が低い超音波検査でスクリーニングするべきであるが，超音波検査に加え，検査の客観性および再現性の高さから CT，MRI，^{18}F-FDG-PET が実施されることが多い．転移性肝腫瘍に対する CT 検査としては，後述するように単純 CT および造影 CT 門脈優位相を撮像する．原発巣によっては動脈優位相の撮像の追加も行う．MRI については肝細胞癌の EOB ダイナミック MRI に準じて撮像を行う．この際，拡散強調画像を追加することにより病変の検出能を向上させることができるという報告もある．

CT，EOB-MRI の特異度はいずれも 95％以上で高いのに対して，CT および ^{18}F-FDG-PET の感度は EOB-MRI と比較してかなり低い（CT は 63〜83％，^{18}F-FDG-PET は 67〜72％，EOB ダイナミック MRI は 91〜95％）[13-19]．特に，1 cm 以下の病変については CT および ^{18}F-FDG-PET の感度はいずれも 20％前後であり[16,19]，小病変については CT，^{18}F-FDG-PET では検出困難と考えられる．以上より，EOB-MRI が利用しやすい施設では，

Key Facts 7-3
転移性肝腫瘍の画像診断

- 肝腫瘍のスクリーニング：超音波検査
- 肝腫瘍の精査*：EOB ダイナミック MRI または造影 CT
- 肝以外の遠隔転移検索**：^{18}F-FDG-PET または造影 CT

＊可能であれば EOB ダイナミック MRI で行う．
＊＊可能であれば^{18}F-FDG-PET を行う．

EOB-MRI で肝転移の検索を行うのが妥当である．この場合，CT の役割は，原発巣の評価，リンパ節転移，肺転移などの肝転移以外の転移巣の検索などとなる．しかしながら，諸般の事情でMRIが利用しにくい施設では，次善の策として原発巣および肝を含めた転移巣の検索をCT で実施する(**Key Facts 7-3**)．

c. その他の肝腫瘍

肝内胆管癌，限局性結節性過形成(FNH)，肝細胞腺腫などの，肝細胞癌および転移性肝腫瘍以外の肝の腫瘍性病変(占居性病変)においても，基本的には超音波検査でスクリーニングを行い，CT あるいは EOB ダイナミック MRI で精査を行うというフローは同様である．しかしながら，肝細胞癌および転移性肝腫瘍以外の占居性病変においては，疾患の頻度が少ないこともあり，CT と MRI の診断能を比較した報告がほとんどない．

注意を要するのは肝海綿状血管腫の診断である．肝海綿状血管腫では，後述するように，ダイナミック CT にて動脈優位相から部分的に強い濃染を生じ平衡相にかけて濃染は拡大し持続する．ところが，EOB ダイナミック MRI では，海綿状血管腫においても約半数の症例でしか持続濃染は認められず[20]，この傾向は 1 cm 以下の小さな病変で顕著である[21]．したがって，海綿状血管腫が疑われる場合は，ダイナミック CT あるいは通常の細胞外液性 Gd 製剤を使用したダイナミック MRI を実施するべきである．

^{18}F-FDG-PET については，肝内胆管癌に対する有用性が報告されている．しかしながら，現時点では 1.5 cm 以下の小さな腫瘍の検出は^{18}F-FDG-PET では困難であるので，腹膜播種，肺，骨などの遠隔転移，腹部以外のリンパ節転移などの検索が^{18}F-FDG-PET の主目的となる．

d. びまん性肝疾患

びまん性肝疾患においては，肝の脂肪沈着，線維化，炎症，金属沈着などの情報が求められる場合がある．これらのなかで，脂肪沈着については，CT でもある程度の診断が可能であるが，線維化や炎症の有無，金属沈着などの特異的診断は，CT では困難である．したがって，びまん性肝疾患の質的診断のみを目的として CT が実施されることはない．

肝の脂肪沈着については，一般に超音波検査で評価されることが多く，bright liver, 肝

腎コントラスト，深部減衰，vascular blurring などの所見が認められる．これらの所見の組み合わせにより脂肪沈着の程度を半定量的に評価する試みも行われているが，正確な脂肪定量は超音波においても困難である．脂肪定量に MR スペクトロスコピー(spectroscopy)が用いられることがあるが，鉄の混在，脂肪構造の不均一などで，しばしば過小あるいは過大評価となり必ずしも正確ではない．脂肪定量については，現在，dual energy CT を使用した multimaterial decomposition(MMD)が注目されており，今後の発展が期待される[22,23]．

　線維化については，超音波エラストグラフィ(elastography)やMRエラストグラフィが，現在研究されているが，いまだ広く臨床で使用されるには至っていない．炎症の有無については，いずれの画像診断でも特異的な診断は困難である．また，金属沈着については，MRIによるR2*mapが研究されているが，これについても臨床において普及するには至っていない．

 Advance：Multimaterial decomposition(MMD)：物質弁別

　X線が物質を通過するときの減弱の程度は，X線のエネルギーによって異なり，それがCT値に反映される．また，このX線のエネルギーによるCT値の変化は物質固有のパターンを呈する．これを逆手にとらえ，同一の対象を2つの異なるエネルギーをもつX線で撮影する dual energy CT データを用い，X線エネルギーごとの減弱係数の違いから対象の物質を推定する解析方法を物質弁別とよび，結石の成分の識別や脂肪成分の定量などに使用されている．ヨードマップも広い意味では物質弁別の一種である．

7.2 肝疾患に対するCT撮像および造影プロトコール

a. 造影プロトコール

原発性肝細胞癌を中心とする原発性肝腫瘍のCT検査はダイナミックCTが中心となる．原発性肝腫瘍においては，動脈優位相における多血性腫瘍および門脈優位相における肝実質の十分な濃染を両立させるためには，造影剤量は，体重あたりの投与ヨード量は600 mgI程度が適切である(**表7-1**)[24,25]．動脈優位相における動脈系および多血性腫瘍の濃染は造影剤量および注入速度の兼ね合いにより決まるため，造影剤の注入時間(注入速度)も考慮する必要がある[26]．注入時間を30秒と設定した場合は，大部分の患者で注入速度は5.0 mL/s以下となり妥当範囲内で注入速度に設定することができる．低管電圧で撮像する場合は，ヨードのCT値が標準管電圧(120 kV)で撮像する場合の1.5倍前後となるので，造影剤量を体重あたり450 mgI程度まで減らすことができる．腎機能が低下している患者では低管電圧撮像を使用することも有用である[27]．

転移性肝腫瘍においては，後述するように乏血性腫瘍の頻度が多いため，病変の検出においては門脈優位相において十分な肝実質の濃染を得ることが重要である．一般には，肝実質の濃染(エンハンスメント)は最低50 HU程度が必要と言われており，これを実現するためには平均的に体重あたり520 mgI程度のヨード量を投与することが必要である[28]．しかしながら，実際には，この量では半数の近くの患者で肝実質の濃染が50 HU未満になる可能性があり，さらに原発巣により多血性肝転移を生じることもあることから，転移性肝腫瘍においても体重あたりの600 mgI程度のヨードを投与することが望ましい．転移性肝腫瘍の造影CTで，門脈優位相のみ撮像する場合は注入速度を2.0 mL/sより高速で注入しても肝実質の濃染はほとんど上昇しないため(p.44参照)，2.0 mL/s程度で注入するのが適当である(**表7-2**)．

後述するように，多血性肝転移が予想される場合は，原発性肝腫瘍のダイナミックCTに準じた造影を行う．

生理食塩水の後押しは，肝ダイナミックCTの場合は通常行わなくてもよいが，投与造影剤量が少ない場合は，生理食塩水の後押しをしたほうが造影剤を有効に利用することができる．この場合，生理食塩水の注入速度は造影剤の注入速度と合わせることが多い．

表7-1 肝ダイナミックCTの造影プロトコール

ヨード量	注入時間	生食後押し
600 mgI/kg	30秒	なし

表 7-2 門脈優位相のみを撮像するときの造影プロトコール

ヨード量	注入速度	生食後押し
600 mgI/kg	2.0 mL/s	なし

b. 撮像プロトコール

1) 原発性肝腫瘍に対する肝ダイナミック CT

　原発性肝細胞癌，肝内胆管癌，その他の原発性肝腫瘍が疑われる場合は，前述したように原則として肝ダイナミック CT を行う．

　造影剤の静注開始から，造影剤が肝動脈に到達する時間は平均すれば 13 秒前後であるが，非常に個人差が大きい．このため，肝ダイナミック CT の動脈優位相において，撮像タイミングを患者ごとに正確に合わせるためには，ボーラストラッキング(bolus tracking)法あるいは造影剤のテストインジェクションによる腹腔動脈レベルの大動脈への造影剤到達時間を測定することが望ましい．テストインジェクション法のほうが正確に造影剤到達時間を測定することが可能であるが，方法がやや煩雑であるため，肝においてはボーラストラッキング法が実施されることが多い．ボーラストラッキング法では，CT 値のモニタリング用の ROI(region of interest)は第 1 腰椎レベルに接して，CT 値の閾値は 150 HU とする．CT 値の閾値に到達後，18〜20 秒後に動脈優位相の撮像を開始することにより，多血性腫瘍の濃染が強い時期に撮像することが可能である．門脈優位相および平衡相では，時間推移による CT 値の変化は少ないことから(2 章, p.44 参照)，固定のスキャンタイミング(門脈優位相は造影剤注入開始後 80 秒，平衡相は 180 秒)で撮像して問題はない(**表 7-3**).

　ボーラストラッキング法やテストインジェクション法を実施しない場合は，動脈優位相は造影剤注入開始から 38〜40 秒後に動脈優位相の撮像を開始する(**表 7-4**).

　肝内胆管癌では，線維成分を多く含むため腫瘍の濃染が持続し[29]，造影剤注入開始後 10〜20 分の遅い平衡相(遅延相)で，周囲肝実質より相対的に高吸収となる[29,30]．したがって，臨床的状況あるいは肝ダイナミック CT の単純 CT，動脈優位相，門脈優位相で肝内胆管癌が疑われる場合は，造影剤注入開始後 10 分の遅い平衡相の撮像を追加することが重要である．

　海綿状血管腫の場合も，造影剤注入開始後 3 分では腫瘤全体の十分な濃染が得られず判断に迷うことがある．この場合も，必要に応じて造影剤注入開始後 10 分程度の遅い平衡相の追加撮像が必要である(**Key Facts 7-4**).

　原発性肝細胞癌において肝動脈化学塞栓療法(TACE)を実施した場合に，肝内のリオピオドールの集積を確認するために行う CT 検査では，単純 CT のみを実施すればよい．しかしながら，TACE 後に腫瘍再発の検出を目的とする CT 検査では，上記の肝ダイナミック CT を実施しなければならない．

　画像再構成スライス厚は，現在，5 mm 程度を使用している施設が多いと思われるが，

表 7-3 肝ダイナミック CT の撮像プロトコール（ボーラストラッキングを使用する場合）

ボーラストラッキング		単純CT	スキャンタイミング		
閾値	モニター部位		動脈優位相	門脈優位相	平衡相
150 HU	大動脈 L1 レベル	必要	Tr*＋18～20 秒	Tr＋40 秒	180 秒

＊Tr：ボーラストラッキングで閾値に達する時間

表 7-4 肝ダイナミック CT の撮像プロトコール（ボーラストラッキングを使用しない場合）

単純CT	スキャンタイミング		
	動脈優位相	門脈優位相	平衡相
必要	38～40 秒	80 秒	180 秒

Key Facts 7-4

肝内胆管細胞癌，海綿状血管腫の留意点

- 遅い平衡相（10 分）の撮像を考慮する．

空間分解能を向上させるため可能であれば 2.0～2.5 mm 程度のスライス厚を使用するのが望ましい．これについては，いずれの肝腫瘍についても同様である．

2）転移性肝腫瘍に対する造影 CT

転移性肝腫瘍の多くは乏血性である．このため，門脈優位相で転移性肝腫瘍は十分検出でき，肝動脈優位相や単純 CT は必ずしも全例で必要なわけではなく，造影 CT の門脈優位相のみを撮像すればよいことが多い（**表 7-5**）．しかしながら，胃癌や大腸癌などの粘液を産生する腫瘍の肝転移では石灰化を伴うことがあり[31]，これらは造影 CT では不明瞭となることから，少なくとも初回 CT では単純 CT も実施したほうがよい．神経内分泌腫瘍，腎細胞癌，甲状腺癌などの原発巣が多血性を示す腫瘍では，しばしば肝転移も多血性腫瘍を示す．したがって，これらの転移性腫瘍では，単純 CT，造影 CT 門脈優位相に加え，動脈優位相の撮像も望ましい．静脈系の描出も必要な場合は平衡相も追加する．乏血性腫瘍の場合でも，動脈優位相を追加することにより転移性腫瘍の検出を向上させることができるとの報告[32]もあることから，腫瘍マーカーの上昇など臨床的に新たな転移が出現している可能性が高い場合には，動脈優位相を適宜追加する．また，大腸癌や神経内分泌性腫瘍の肝転移の場合は，肝転移巣の外科的切除により患者予後の改善が見込まれることから，術前に血管解剖を詳細に把握するために動脈優位相を追加して，肝動脈，門脈などの 3 次元画像を作成することも有用である（**Key Facts 7-5**）．

表 7-5 転移性肝腫瘍検索の撮像プロトコール(基本)

単純 CT	スキャンタイミング
	門脈優位相
必要	80 秒

Key Facts 7-5
転移性肝腫瘍における動脈優位相の撮像

以下の場合に追加
- 多血性原発巣,大腸癌や神経内分泌腫瘍の肝転移
- 外科的切除が計画されている場合

3) びまん性肝疾患に対する CT

　びまん性肝疾患そのものの形態評価のために CT が実施されることは少なく,ほとんどの場合は肝腫瘍の評価の際に併せてびまん性肝疾患の評価も行う.後述の肝実質 CT 値の変化を評価するのみが目的の場合は,単純 CT のみで十分である.肝硬変などで門脈の側副血行路を評価する場合は,単純 CT に門脈優位相を追加することになる.しかしながら,この場合も,しばしば原発性肝細胞癌の精査も兼ねて行うことが多いことから,通常の肝ダイナミック CT が行われることが多いであろう.

7.3 重要疾患の読影

a. 肝占居性病変　hepatic space occupying lesion

1) 肝細胞癌　hepatocellular carcinoma

　肝細胞癌は原発性肝癌の約95％を占め，慢性肝炎あるいは肝硬変を背景として発生する肝細胞由来の悪性腫瘍である．肝細胞癌は前癌病変である異型結節から早期肝細胞癌，進行肝細胞癌へと脱分化する多段階発癌の様式を示すことが特徴であり，各分化度により異なる画像所見をとる．特にB型・C型肝炎ウイルスによる慢性肝炎(あるいは肝硬変)，ウイルス以外の原因による肝硬変症は肝癌の高危険群であり，この肝癌高危険群では，ダイナミックCTやMRIで典型的な画像所見を呈すれば，画像所見のみで進行肝細胞癌と診断できる[33]．

　肝細胞癌は，多段階発癌に伴い結節内門脈・動脈血流が変化する(図7-1)．病変の悪性度が増すと門脈供血は単純減少，動脈供血は減少後，異常動脈血流の獲得によって増加する[34]．一方で排血に関しては，正常肝組織は肝静脈に排血されるが，癌化に伴い，肝静脈閉塞によって経類洞排血，被膜形成による腫瘍と背景肝の類洞共有遮断によって門脈への排血が認められるようになる[35]．これらの血流状態の変化を詳細に把握するため，肝細胞癌診断にダイナミックCTは必須である(**Key Facts 7-6**)．

① 進行肝細胞癌

　中分化型肝細胞癌：異常動脈血流の増加に伴い，動脈優位相で全体が濃染され，平衡相では造影剤の洗い出し(washout)が認められる(図7-2)．門脈優位相では，しばしば腫瘍と

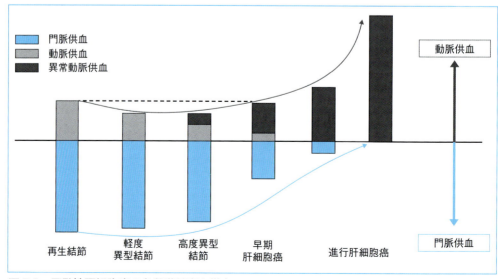

図7-1　原発性肝細胞癌の多段階発育と供血

Key Facts 7-6

肝細胞癌の CT 診断

1) 進行肝細胞癌
   - 動脈優位相では，多血性腫瘍を示す．
   - 平衡相では，造影剤の洗い出し(washout)，被膜様濃染(偽被膜)などの所見がみられる．

2) 異型結節・早期肝細胞癌
   - 動脈優位相では，乏血性腫瘍を示す．
   - 平衡相では，低吸収結節を示す．

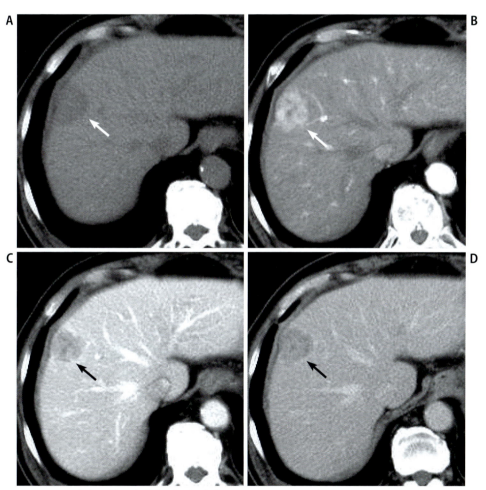

図 7-2　70 歳台男性　中分化型肝細胞癌
A：単純 CT，B〜D：ダイナミック CT(B：動脈優位相，C：門脈優位相，D：平衡相)　肝 S8 被膜下に単純 CT(A)で低吸収，動脈優位相(B)で腫瘤全体が濃染され，門脈優位相〜平衡相(C〜D)で内部が washout される腫瘍性病変(→)が認められる．切除術が施行され，病理学的に中分化型原発性肝細胞癌と診断された．

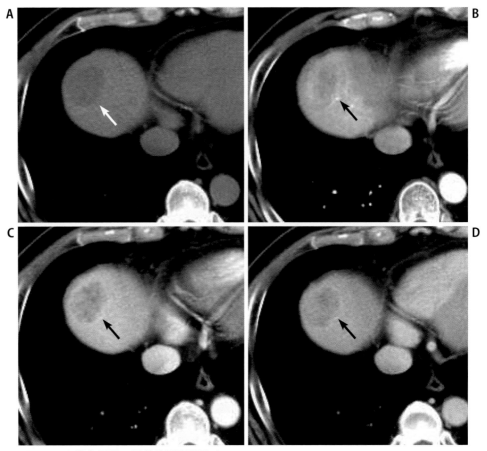

図7-3 60歳台男性 低分化型肝細胞癌
A：単純CT，B〜D：ダイナミックCT（B：動脈優位相，C：門脈優位相，D：平衡相） 肝S8に単純CT（A）で低吸収，動脈優位相（B）で中心部は乏血性だが辺縁は造影され，門脈優位相〜平衡相（C〜D）で内部不均一な低吸収となる腫瘍性病変（→）が認められる．切除術が施行され，病理学的に低分化型原発性肝細胞癌と診断された．

背景肝実質のCT値が同程度となり腫瘍が不明瞭となる．平衡相では，腫瘍辺縁には被膜様濃染（偽被膜）が認められる．偽被膜は，真の被膜ではなく，腫瘍により圧排された正常組織が被膜様に濃染したものである．動脈優位相で周囲のコロナ様濃染（Advance参照）が認められることもある．進行肝細胞癌であることを見逃さないためには，肝動脈優位相が適切なタイミングで撮像されているかをチェックする必要がある．また，動脈優位相で一見濃染がないようにみえる場合も，単純CTをよく観察し，単純CTと比較して，腫瘍が相対的に濃染していないかを見極める必要がある．

低分化型肝細胞癌：低分化型肝細胞癌では嫌気性代謝が亢進し，出血壊死などの変性をきたす．このため低分化型肝細胞癌は中分化型肝細胞癌と比較し動脈血流が低下すると報告されており[36]，動脈優位相での濃染は乏しくなる（図7-3）．

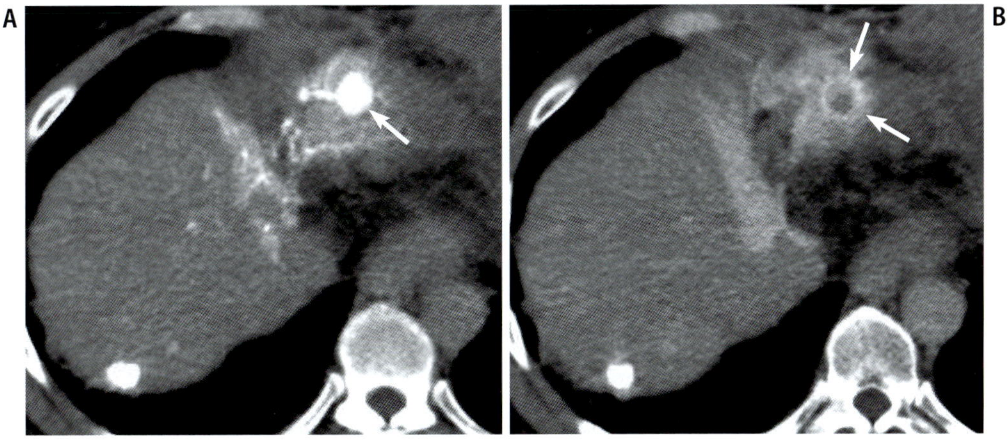

図7-4　70歳台女性　原発性肝細胞癌（TACEが繰り返されている）
CTHA（CT during hepatic arteriography）　A：1相目，B：2相目　肝左葉外側区の腫瘤はダイナミックCTの動脈優位相で濃染・平衡相で洗い出し（washout）像が認められ，原発性肝細胞癌再発が疑われた（画像は非提示）．この腫瘍は左肝動脈からのCTHAの1相目（A）では強く濃染され（→），2相目（B）では「コロナ様濃染」が認められている（→）．原発性肝細胞癌の再発として矛盾のない所見と考えられ，TACEが施行された．

Advance：コロナ様濃染

門脈からの流出血流が腫瘍周囲の類洞に広がる様子はコロナ様濃染と命名されており，CTHA（CT during hepatic arteriography）の後期相で最も正確に評価することができるが[37]（図7-4），通常のダイナミックCTでもタイミングが合えば描出され，肝細胞癌に特異的な所見であると報告されている．

② 異型結節・早期肝細胞癌

動脈優位相では背景肝と比較し等血流またはわずかに乏血性を呈し，平衡相では背景肝と比較し低吸収となる（図7-5）．ダイナミックCTでの異型結節と早期肝細胞癌の鑑別は難しいが，多血化（進行肝細胞癌への移行）率が上昇するサイズとして10～15 mmがひとつの目安となる[38, 39]．

Advance：肝細胞癌診断における肝ダイナミックCT読影時の留意点

進行肝細胞癌と異型結節あるいは早期肝細胞癌との大きな相違点は，進行肝細胞癌は異常動脈血流が増加，すなわち動脈優位相で背景肝と比較し高血流となることである．このため，肝動脈優位相が動脈血流を正しく評価できるような適切なタイミングで撮像されているのか，いつも留意しなければならない．また，腫瘍が単純CTで背景肝より低吸収となっていれば，たとえ肝動脈優位相で背景肝と腫瘍が同程度に濃染されていても，腫瘍は背景肝より強く造影されている，すなわち異常動脈血流が増加していると考えなければならない．動脈優位相で腫瘍濃染がよくわからない場合は，動脈優位相から単純CTをサブトラクションした画像が診断に有用である[40]．

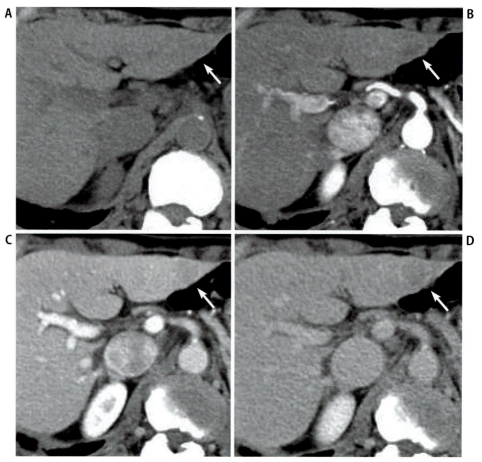

図 7-5　70 歳台男性　早期肝細胞癌
A：単純 CT，B〜D：ダイナミック CT（B：動脈優位相，C：門脈優位相，D：平衡相）　肝左葉外側区に単純 CT（A）では同定困難，動脈優位相（B）でごくわずかに低吸収，平衡相（D）で淡い低吸収となる径 17 mm の腫瘍性病変（→）が認められる．切除術が施行され，病理学的に早期原発性肝細胞癌と診断された．

2) 肝内胆管癌（胆管細胞癌）　intrahepatic cholangiocarcinoma

　肝内胆管癌は肝癌取扱い規約上，肝内に発生した胆管上皮に似る，あるいはそれに由来する細胞からなる上皮性悪性腫瘍とされる[41]．原発性肝癌の 5〜15％ を占め，肝細胞癌に次いで 2 番目に多い．肝内胆管結石症，原発性硬化性胆管炎，慢性ウイルス性肝疾患，アルコール性肝疾患，肝吸虫症，biliary malformation などとの関連が知られている．肉眼分類では，腫瘤形成型，胆管浸潤型，胆管内発育型に分類されるが，肝内胆管癌では純粋な胆管浸潤型や胆管内発育型は少なく，腫瘤形成型＋胆管浸潤型のパターンを呈することが多い．

　肝内胆管癌では腫瘤形成型を呈することが多いため，この画像所見についてのみ概説する（胆管浸潤型や胆管内発育型胆管癌の詳細に関しては「9．胆道系」を参照されたい）．腫瘤形成型肝内胆管癌は，動脈優位相では全体的には乏血性腫瘍を呈することが多いが，しばしば辺縁優位に濃染する．平衡相では，内部の豊富な線維を反映し遷延性濃染を示す（図

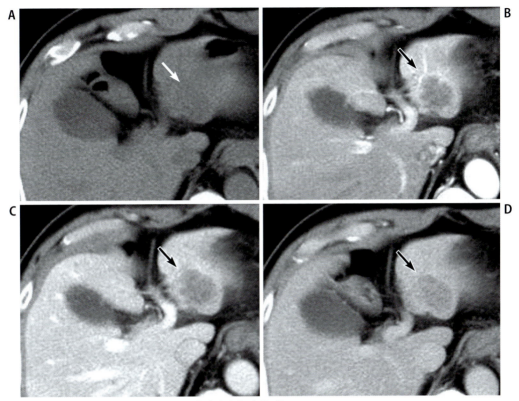

図 7-6 60歳台男性 肝内胆管細胞癌(腫瘤形成型)
A：単純 CT，B〜D：ダイナミック CT(B：動脈優位相，C：門脈優位相，D：平衡相) 肝左葉外側区に単純 CT(A)で淡い低吸収，動脈優位相(B)で辺縁優位に濃染され，門脈優位相〜平衡相(C〜D)にかけて徐々に濃染される腫瘤性病変(→)が認められる．切除術が施行され，病理学的に腫瘤形成型の肝内胆管細胞癌と診断された．

Key Facts 7-7

肝内胆管細胞癌の CT 診断

- 動脈優位相では，全体としては乏血性腫瘍を示し，しばしば辺縁優位に濃染する．
- 平衡相*では，遷延性濃染を示す．

＊撮像時に，必要に応じて遅い平衡相(10分)を追加する．

7-6)．前述したように，通常の造影剤注入開始後 3 分の平衡相では遷延性濃染が不明瞭なことがあり，この場合は造影剤注入開始後 10 分の遅い平衡相が有用である[29] (p.173参照)．臨床的状況あるいは単純 CT やダイナミック CT の動脈優位相で胆管細胞癌が疑われる場合は遅い平衡相を追加する必要がある(**Key Facts 7-7**)．

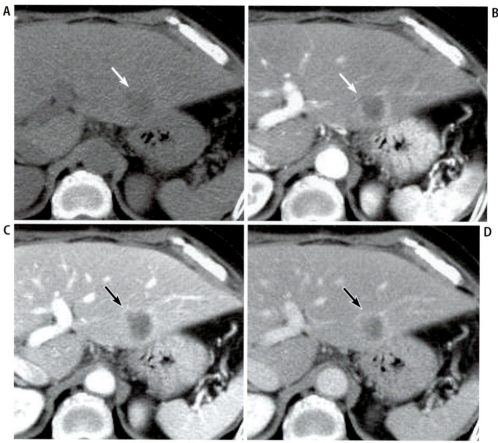

図 7-7　80 歳台男性　大腸癌の肝転移
A：単純 CT，B〜D：ダイナミック CT（B：動脈優位相，C：門脈優位相，D：平衡相）　肝左葉外側区に単純 CT（A）で低吸収，動脈優位相（B）で辺縁がリング状に濃染され，門脈優位相（C）では周囲肝実質と比較し低吸収，平衡相（D）では内部が徐々に濃染される腫瘤（→）が認められる．切除術が施行され，病理学的に転移性肝腫瘍と診断された．

3）転移性肝腫瘍　hepatic metastasis

　肝臓は代表的な転移性腫瘍の標的臓器のひとつであり，あらゆる臓器癌からの転移先となる．転移性肝腫瘍の頻度は高く，原発性肝癌の約 20 倍となっている．

　転移性肝腫瘍は，単純 CT および門脈優位相で低吸収の腫瘤を示す（**図 7-7**）．多くの症例では，門脈優位相で転移性肝腫瘍は十分検出可能である．しばしば，腫瘍の中心部が線維組織に置換されたり，浮腫が生じたり，壊死に陥ったりするため，腫瘍の中央寄り部分の増強効果が弱いことが多い．平衡相が撮像された場合は，腫瘍内部の線維性間質へ造影剤が染み込み，遅延濃染として描出されることがある[37]．胃癌や大腸癌などの粘液を産生する腫瘍の肝転移では石灰化を伴うことがあることから，単純 CT の注意深い読影が必要である[31]．また，悪性黒色腫などでは腫瘍内に出血を伴うことがあり，この場合も単純 CT の十分な読影を行う（**Key Facts 7-8**）．悪性嚢胞性腫瘍からの転移あるいは充実性腫瘍の融解壊死によって，転移性肝腫瘍が嚢胞状となることがある[42]．

　腎細胞癌，甲状腺癌，神経内分泌腫瘍，絨毛癌，悪性黒色腫，肉腫などの多血性原発巣

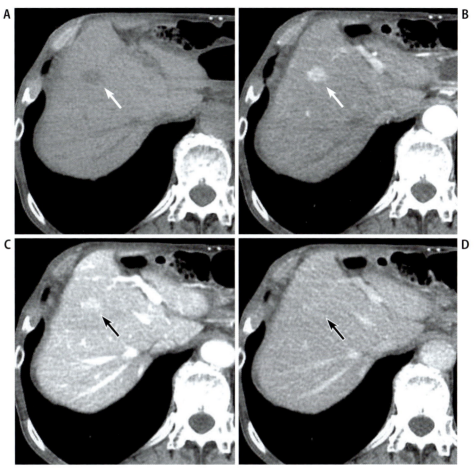

図7-8 80歳台男性 上咽頭癌の肝転移
A：単純CT，B～D：ダイナミックCT(B：動脈優位相，C：門脈優位相，D：平衡相) 肝右葉に単純CT(A)で低吸収，動脈優位相(B)で濃染され，門脈優位相(C)でも背景肝と比較しやや高吸収，平衡相(D)では同定困難となる腫瘤(→)が認められる．生検が施行され，病理学的に転移性肝腫瘍と診断された．

Key Facts 7-8

転移性肝腫瘍のCT診断

- 門脈優位相で，多くの肝転移は低吸収域として描出される．
- 単純CTでは，石灰化や出血を認めることがある．
- 多血性の原発巣では，動脈優位相で肝転移も濃染する．

では，肝転移も多血性転移となる頻度が高いと報告されている[43]．したがって，これらの腫瘍では動脈優位相も有用である(図7-8)．

Advance：転移性肝腫瘍診断における動脈優位相の意義

転移性肝腫瘍の多くは動脈優位相で乏血性腫瘍を示すとされるが，小さな転移巣の多くは動脈優位相で多血性腫瘍を示す．このため，動脈優位相の追加により，乏血性腫瘍においても 10 mm 以下の肝転移の検出能を向上させると報告されている[32]．サイズが大きい場合も，動脈優位相では，辺縁部が淡くリング状に濃染されることが多い．

4）まれな肝癌
① 混合型肝癌　combined hepatocellular and cholangiocarcinoma

「原発性肝癌取扱い規約 第 6 版」によると，混合型肝癌とは，単一腫瘍内に肝細胞癌と肝内胆管癌へ明瞭に分化した両成分が混ざりあった腫瘍である．混合型肝癌内の肝細胞癌成分は通常の肝細胞癌成分であり，肝内胆管癌成分は腺癌で，粘液産生を伴うと定義されている．

典型的画像所見としては，単一の腫瘍内に肝細胞癌と肝内胆管癌が併存する場合となるため，混合型肝癌の CT 診断にはダイナミック CT が必須となる（**Key Facts 7-9**）．しかしながら，日常臨床において明確に両成分を分離できる症例は少ないため，腫瘍マーカー値（肝細胞癌であれば AFP や PIVKA II，肝内胆管癌であれば CEA や CA19-9）も考慮しながらの診断が必要である[44]（**図 7-9**）．

② 細胆管細胞癌　cholangiolocellular carcinoma

細胆管細胞癌は，肝細胞索と小葉間胆管に存在する胆管系細胞である Hering 管または細胆管由来と考えられている腫瘍である．Steiner らは肝細胞癌と胆管癌の成分があるが，細胆管由来の細胞が主体であるものを細胆管細胞癌として混合型肝癌から独立させた[45]．「原発性肝癌取扱い規約 第 6 版」では，肉眼的には肝内胆管癌に類似するが，約半数は慢性肝炎あるいは肝硬変を合併し，肝内胆管癌と異なり粘液産生を認めないとされている[41]．

辺縁に早期濃染が認められ，経時的に中央に濃染が移行すると報告されている（**図 7-10**）．サイズが小さいものでは血管腫と鑑別が難しいものもある．腫瘍内の門脈や肝静脈の貫通，層構造，被膜がみられないことや隣接組織の牽引が特徴との報告もある[46]．これらの画像所見を捉えるためにも，細胆管細胞癌の CT 診断にもダイナミック CT が必須である．

Key Facts 7-9

まれな肝癌の CT 診断

1) 混合型肝癌
   - 単一腫瘍に肝細胞癌と肝内胆管癌を疑わせる所見が併存する．
   - 診断には腫瘍マーカー値も考慮する．

2) 細胆管細胞癌
   - 辺縁に早期濃染が認められ，経時的に中央に濃染が移行する．
   - 腫瘍内に門脈や肝静脈が貫通する．
   - 隣接組織の牽引を伴う．

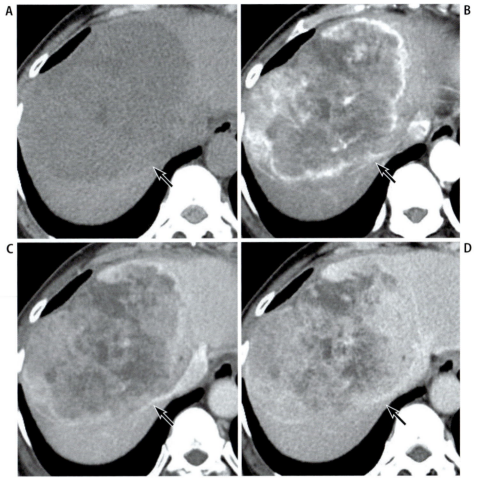

図 7-9　60 歳台女性　混合型肝癌
A：単純 CT，B～D：ダイナミック CT（B：動脈優位相，C：門脈優位相，D：平衡相）　肝右葉に単純 CT（A）で低吸収，動脈優位相（B）で辺縁はリング状，内部は不均一に濃染され，平衡相（D）では内部が徐々に濃染される部分と washout のようにみえる部分が混在する腫瘤（→）が認められる．生検が施行され，病理学的に混合型肝癌と診断された．

5）海綿状血管腫　cavernous hemangioma

　日常的に遭遇する頻度の高い肝の良性腫瘍である．血管内皮に裏打ちされた大小の血管腔から構成され，各血管腔周囲には線維性結合組織がみられ，全体として海綿状を呈する．基本的には無症状だが，巨大な腫瘍の場合，まれに凝固異常を呈し，Kasabach-Merritt 症候群をきたす．時に自然退縮，増大する症例がある．

　海綿状血管腫はいわば血管の塊であり，単純 CT では血管と同程度の低吸収を呈し，ダイナミック CT では動脈優位相で辺縁に結節状の早期濃染を認め，平衡相にかけてこの濃染が徐々に内部に広がっていく[47]（図 7-11，Key Facts 7-10）．典型的には濃染する部分はいずれの時相でも大動脈などの血管内と類似した濃度を呈する．これらの所見を確実に評価し，海綿状血管腫であると診断するためにダイナミック CT が必須である．小さな海綿状血管腫では動脈優位相で結節全体が濃染する，あるいは染まりの悪い血管腫では，平

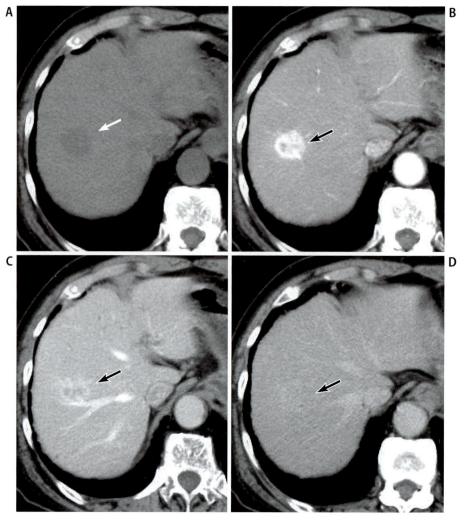

図7-10 90歳台男性 細胆管細胞癌
A：単純CT，B〜D：ダイナミックCT（B：動脈優位相，C：門脈優位相，D：平衡相）
肝右葉に単純CT（A）で低吸収，動脈優位相（B）で辺縁がリング状に強く濃染され，濃染が徐々に中心部に移行する腫瘤（→）が認められる．切除術が施行され，病理学的に細胆管細胞癌と診断された．

衡相でも結節の一部しか濃染がない場合もある．このため，必要に応じて平衡相よりもさらに遅い相の撮像を行う．

6）限局性結節性過形成　focal nodular hyperplasia：FNH

　正常肝に発生する限局性の血流異常に起因する良性，非腫瘍性の過形成結節である．典型的には中心部に星芒状の瘢痕（central scar）が認められ，辺縁に向かって放射状に線維性隔壁が伸びる．限局性結節性過形成（FNH）は動脈血のみによって栄養され，栄養動脈は中心瘢痕から腫瘍内に入り，線維性隔壁に沿って放射状に末梢へ分布する．原則としてFNHが悪性化することはなく，症状のないものでは経過観察が基本である．

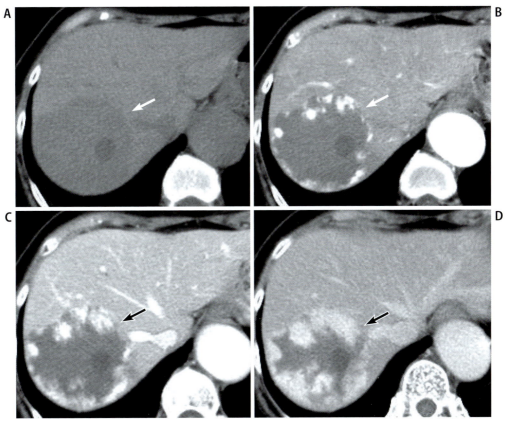

図7-11 40歳台女性 肝海綿状血管腫
A：単純CT，B〜D：ダイナミックCT（B：動脈優位相，C：門脈優位相，D：平衡相） 肝右葉に単純CT（A）で血管と同程度の低吸収を呈し，ダイナミックCTでは動脈優位相（B）で辺縁に結節状の早期濃染を示す腫瘤（→）が認められ，平衡相（D）にかけてこの濃染が徐々に内部に広がっている．

Key Facts 7-10

海綿状血管腫のCT診断

- 単純CTでは血管と同程度の低吸収域を示す．
- 動脈優位相で結節状の早期濃染を認め，平衡相にかけて濃染が拡大する．

　単純CTでは肝実質と等吸収，動脈優位相では均一に強い早期濃染を認め，平衡相では等吸収となる（図7-12）．中心瘢痕は単純CTや動脈優位相では低吸収を呈し，平衡相でやや強く濃染されるが，描出頻度は50〜60％である[48,49]（Key Facts 7-11）．

 Advance：限局性結節性過形成と進行肝細胞癌の鑑別
　臨床的には進行肝細胞癌との鑑別が非常に重要であり，ダイナミックCTにて平衡相でのwashoutの有無を詳細に評価することが重要である．

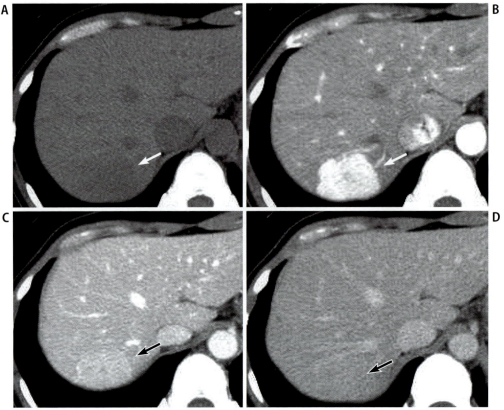

図7-12 30歳台女性 限局性結節性過形成
A：単純CT，B〜D：ダイナミックCT（B：動脈優位相，C：門脈優位相，D：平衡相） 肝右葉に単純CT（A）で周囲肝と比較しわずかに低吸収を呈し，ダイナミックCTでは動脈優位相（B）で全体が強く濃染され，門脈優位相（C），平衡相（D）にかけて不明瞭化する腫瘤（→）が認められる．動脈優位相や門脈優位相では中心部に中心瘢痕と思われるわずかな造影不良域があるようにもみえる．

> ### Key Facts 7-11
> #### 限局性結節性過形成のCT診断
> - 単純CTでは，肝実質と等吸収を示す．
> - 動脈優位相では，均一に強い早期濃染を認め，平衡相では等吸収となる．中心瘢痕が認められることもある．
> - 平衡相では，肝実質と等吸収となる．

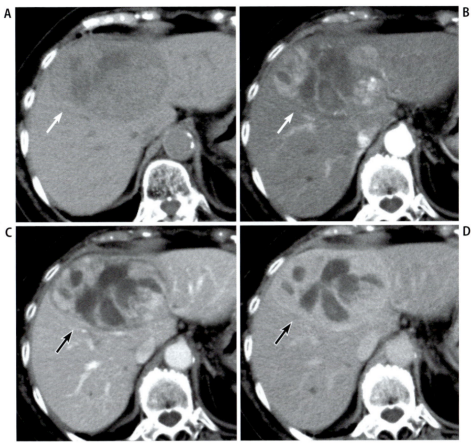

図7-13　80歳台女性　肝細胞腺腫
A：単純CT，B〜D：ダイナミックCT（B：動脈優位相，C：門脈優位相，D：平衡相）　肝左葉内側区から右葉にかけて単純CT（A）で内部不均一な巨大な腫瘤（→）が認められる．動脈優位相（B）では不均一に濃染され，増強効果は平衡相（D）まで持続し，濃染される範囲も徐々に拡大しているが，中心部に造影不良域を伴っている．切除術が施行され，肝細胞腺腫（β-catenin-mutated hepatocellular adenoma）と病理学的に診断された．

7）肝細胞腺腫　hepatocellular adenoma

　肝細胞腺腫は，非硬変肝に生じる比較的まれな良性腫瘍であり，20〜40歳台の女性に多い．経口避妊薬や糖原病との関連があるとされており，しばしば多発する．腫瘍径が大きく肝表直下にあるものは腹腔内出血のリスクがあり，癌化の報告もある．

　肝細胞腺腫は脂肪を含有することがあり，また出血を合併することもある．このため，単純CT像は脂肪の含有や出血の有無に左右される．早期相では均一な濃染を示し，後期相では等〜低吸収を呈するとされているが，腫瘍のサイズが大きくなると辺縁より中心にかけて緩徐に濃染するパターンを呈することもある（図7-13）．画像上は進行肝細胞癌との鑑別が困難なこともあるが，経口避妊薬や糖原病といった特徴的な病歴も考慮する必要がある（Key Facts 7-12）．

Key Facts 7-12
肝細胞腺腫の CT 診断
- 単純 CT 画像は，脂肪の含有や出血の有無に左右される．
- 動脈優位相では，均一な濃染を示す．
- 平衡相では，等〜低吸収を呈す．
- 経口避妊薬や糖原病といった病歴も考慮して診断する．

Advance：肝細胞腺腫の亜分類

近年では遺伝子的背景を踏まえて，肝細胞腺腫を以下の4つに分類することが提唱されている．①inflammatory hepatocellular adenoma, ②hepatocyte nuclear factor 1α(HNF1α)-mutated hepatocellular adenoma, ③β-catenin-mutated hepatocellular adenoma, ④unclassified hepatocellular adenoma[50]．①②に経口避妊薬関連が多く，③に癌化が多いとされている．近年は特にMRIでこの亜分類に従った画像所見の検討も報告されつつある[51,52]．

b. びまん性肝疾患

1) 肝実質の CT 値のびまん性上昇

正常の肝実質は単純CTでおよそ55〜65 HUであり，脾よりおよそ10 HU 高い値を呈する．また，肝実質は筋肉や血管より高い値を呈する．肝に原子番号が高い元素(鉄や金，銅，ヨードなどの金属)や高分子化合物の異常沈着をきたすと肝実質のCT値は上昇する．臨床的によく経験されるものとして，鉄沈着(長期にわたる輸血に伴うヘモジデローシスなど)があげられる(図7-14)．そのほか，しばしば見るものとしてはヨード沈着(抗不整脈薬のアミオダロンの長期投与)(図7-15)，MRI造影剤投与後のガドリニウム造影剤の滞留があげられる[53](Key Facts 7-13)．

Advance

脈管内の血液の吸収値が低下した場合に，相対的に正常肝実質が高吸収にみえることがあるので注意を要する．具体的には，高度貧血患者では血管の吸収値が低下するため肝血管コントラストが上昇し，肝実質があたかも高吸収を呈しているようにみえることがある(図7-16)．

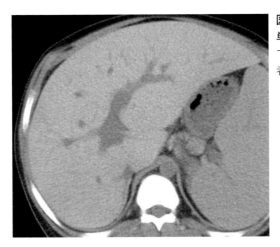

図 7-14 20 歳台男性　鉄過剰症
単純 CT　肝実質は全体的に高吸収を呈している．定期的に輸血が施行されている患者であり，鉄過剰症と考えられる．

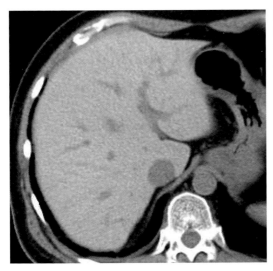

図 7-15 50 歳台男性　アミオダロン肝
単純 CT　肝実質は全体的に高吸収を呈している．アミオダロン内服中の患者であり，アミオダロン肝と考えられる．

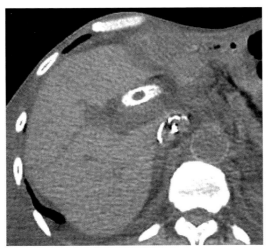

図 7-16 70 歳台男性　高度貧血
単純 CT　胃癌術後のリンパ節転移再発に対し加療中の患者．肝実質は全体的にやや高吸収を呈しているようにみえるが，高度貧血があり(Hb 2.8 g/dL)，脈管が正常より低吸収になったため，相対的に正常肝実質が高吸収にみえているものと考えられる．

Key Facts 7-13
肝実質のCT値上昇の原因として多いもの

- 長期輸血に伴うヘモジデローシス
- アミオダロン投与に伴うヨード沈着
- ガドリニウム造影剤の滞留

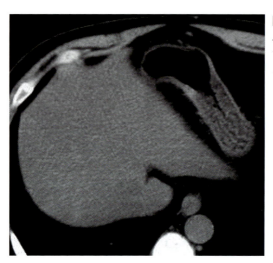

図7-17　50歳台男性　脂肪肝
単純CT　肝実質は全体的に低吸収を呈しており，内部の脈管は若干高吸収にもみえる．脂肪肝と考えられる．

2) 肝実質のCT値びまん性低下

　肝実質が正常（単純CTで55〜65 HU）よりも低値を示した場合は，異常沈着症，炎症性疾患あるいは腫瘍性疾患を考慮しなければならない．肝のCT値がびまん性に低下する疾患として最も頻度が高いのは脂肪肝である（図7-17）．肝の脂肪含量が5％以上になった状態が脂肪肝とされるが，CTで脂肪が検出できるのは脂肪含量が30％以上になった場合である．脂肪肝では，正常では門脈や肝静脈などの脈管は肝実質よりも低吸収を示すのに対して，高度脂肪肝では肝実質が著明な低吸収を示すため，肝・脈管コントラストの不明瞭化あるいは逆転が生じる．また，CT値の低下のため肝のCT値は40 HU以下となり[54]，肝と脾のコントラスト（肝脾コントラスト＝［肝CT値］／［脾CT値］）は1.1以下となる[55]．

　肝アミロイドーシスでは沈着したアミロイドにより，肝実質はびまん性の低吸収を示す．炎症性疾患では，急性肝炎（図7-18），放射線肝炎や胆管炎などがあげられる．肝細胞の腫大や壊死，炎症細胞浸潤などを反映して肝実質は低吸収を呈する．また，炎症後の高度な線維化巣では線維増生や炎症細胞浸潤，細胆管増生が生じるため，肝実質が低吸収を呈する．腫瘍性病変としては，悪性リンパ腫（図7-19）などの血液性疾患の肝浸潤やびまん性肝細胞癌，びまん性肝転移などがあげられる．このような疾患では，腫瘍が明瞭な結節を形成せずに肝細胞を置換するように増殖する場合と，類洞に腫瘍細胞が浸潤する場合があり，肝細胞索の萎縮や肝細胞の消失をきたすため，肝実質はびまん性の低吸収を呈する[53]（Key Facts 7-14）．

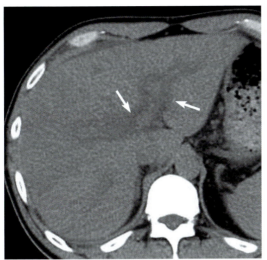

図 7-18　40 歳台男性　急性肝炎
単純 CT　B 型急性肝炎を発症している症例．肝実質は全体的にやや腫大し，濃度は少し低くみえる．門脈周囲には periportal collar sign と思われる低吸収域が広がっている（→）．

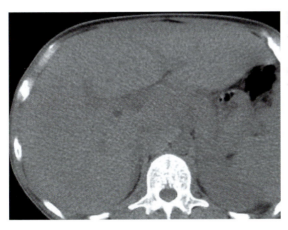

図 7-19　50 歳台男性　悪性リンパ腫
単純 CT　健康診断で重度の貧血を指摘され，最終的に肝浸潤を伴う悪性リンパ腫と診断された症例である．肝実質は全体的に腫大し，濃度は少し低くみえる．

Key Facts 7-14

肝実質の CT 値びまん性低下

- 異常沈着症：脂肪やアミロイドなど
- 炎症性疾患あるいは腫瘍性疾患

 Advance

　多くの肝腫瘤は単純 CT で低吸収を呈する．このため，前述のような肝実質が低吸収を呈する症例で肝腫瘤が存在する場合，肝・腫瘤コントラストが通常と異なってくる．高度な脂肪肝の症例では肝腫瘤が等吸収あるいは高吸収を呈しているようにみえることもあるため留意が必要である．

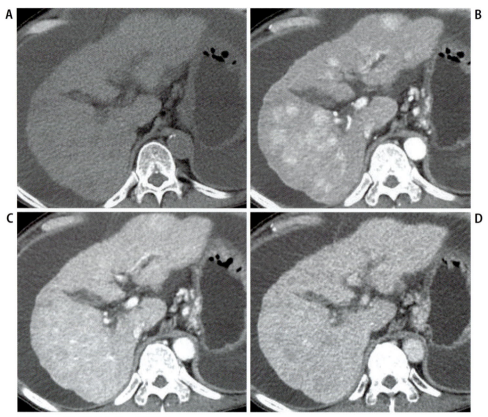

図 7-20　70 歳台女性　肝硬変
A：単純 CT，B〜D：ダイナミック CT（B：動脈優位相，C：門脈優位相，D：平衡相）　アルコール性肝硬変の患者．腹水貯留が疑われ受診．肝は全体的に萎縮し，表面は不整である．多量の腹水も認められ，肝硬変像と考えられる．なお，肝内には進行原発性肝細胞癌と思われる腫瘍が多発している．

3）肝腫大・萎縮　hepatomegaly or hepatatrophia

　肝腫大では，多くの場合，肝辺縁の突出部分の鈍化を伴う．肝のサイズは体格あるいは性別にも影響されるが，鎖骨中線上で肝の頭尾方向の長さが 15.5 cm 以上の場合，肝腫大とするというものがある[56]．肝腫大の原因としては，肝の炎症あるいは代謝性疾患によって，びまん性に肝細胞が影響を受け肝実質全体が腫大するもの（急性・慢性肝炎や糖原病，Wilson 病など）がある．また，うっ血肝や Budd-Chiari 症候群，類洞閉塞性症候群といった循環障害なども肝のびまん性腫大をきたす．また，悪性リンパ腫や肝細胞癌のびまん型，びまん性類洞内肝転移などでは，腫瘍によってもびまん性肝腫大をきたしうる．

　これに対して，肝萎縮では，肝と腹壁に間隙が生じる．肝萎縮はおもに肝細胞の壊死，脱落によって起こる．肝萎縮をきたす病態として，急性肝炎（劇症肝炎）や慢性肝障害の最終形態として肝硬変（図 7-20）などがあげられる（**Key Facts 7-15**）．

Key Facts 7-15

肝腫大と肝萎縮

1) 肝腫大
   - 肝の炎症，代謝性疾患，循環障害など
2) 肝萎縮
   - 急性肝炎（劇症肝炎）
   - 肝硬変

Advance：肝の形態変化

　前述のごとく，肝はさまざまな原因によってびまん性に形態が変化する．臨床情報やそのほかの部位の画像所見も加味しながら診断を進めなければならない．たとえば，心不全患者における肝腫大では，まずはうっ血肝（図 7-21）を考慮すべきであろう．また，肝は自覚症状がなかなか現れないため沈黙の臓器ともよばれており，肝の萎縮などの形態変化を画像所見で指摘されたことから慢性肝障害が発覚することもまれではない．このため，臨床情報を加味しながら，肝全体の形態変化にも留意した読影が必須である．

4) Periportal collar sign

　単純 CT・造影 CT で胆管拡張以外に門脈周囲に沿った低吸収の帯状域を認めることがあり，"periportal collar sign" とよばれる（図 7-22）．1986 年 Marincek らにより生体肝移植後レシピエントの門脈周囲に低吸収域が認められ，移植後のリンパ流の排泄障害が原因であるとして報告され[57]，翌年 Welchsler らによって生体肝移植後患者で急性拒絶反応のサインとして報告された[58]．病理組織像ではリンパ球増殖および門脈周囲への浸潤像であり，periportal collar は急性拒絶反応の有力な手がかりであると考えられていたが，最近では拒絶反応との関連性は必ずしもないとの報告もある．組織学的には門脈域の腫瘍浸潤，炎症性変化，リンパ浮腫，出血を反映した病態と考えられている．移植後肝以外にも肝炎，うっ血肝，外傷，また悪性リンパ腫や白血病の門脈域への浸潤，胃癌などの肝へのリンパ行性転移などでも観察される．

Advance：periportal collar sign を呈するもの

　前述のごとく，periportal collar sign はさまざまな病態で認められる．癌性リンパ管症などの腫瘍性病変に伴う periportal collar sign は，門脈の狭小化を伴うことが多く，periportal collar sign 部の CT 値もリンパ浮腫が原因の場合と比べ高い傾向にある．しかし，炎症性変化や外傷で出血性変化を伴っている場合も CT 値が高いことがある．このため，periportal collar sign を呈する疾患の鑑別には，臨床データおよび画像所見から基礎疾患の絞り込みを丹念に行う必要がある．

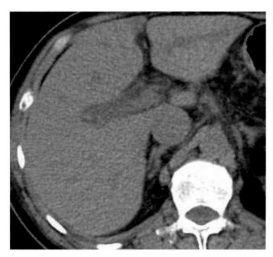

図7-21 60歳台男性 うっ血肝
単純CT 心嚢水が急速に増加し，急性心不全をきたしている症例．下大静脈は緊満し，肝実質は全体的にやや腫大している．うっ血肝と考えられる．門脈周囲にはperiportal collar signと思われる低吸収域が広がっている．

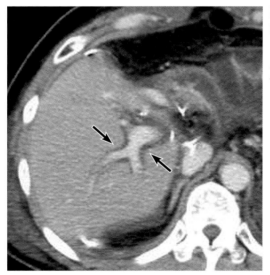

図7-22 40歳台男性 periportal collar sign
ダイナミックCT（門脈優位相） 肝移植後患者である．門脈周囲に低吸収域（periportal collar sign，→）がみられる．

文 献

1) 日本肝臓学会・編. 肝癌診療ガイドライン 2017 年版. 金原出版, 2017.
2) Guo J, Seo Y, Ren S, et al：Diagnostic performance of contrast-enhanced multidetector computed tomography and gadoxetic acid disodium-enhanced magnetic resonance imaging in detecting hepatocellular carcinoma：direct comparison and a meta-analysis. Abdom Radiol(NY) 2016；41：1960-1972.
3) Ye F, Liu J, Ouyang H：Gadolinium ethoxybenzyl diethylenetriamine pentaacetic acid(Gd-EOB-DTPA)-enhanced magnetic resonance imaging and multidetector-row computed tomography for the diagnosis of hepatocellular carcinoma：a systematic review and meta-analysis. Medicine (Baltimore) 2015；94(32)：e1157.
4) Ichikawa T, Sano K, Morisaka H：Diagnosis of pathologically early HCC with EOB-MRI：experiences and current consensus. Liver Cancer 2014；3：97-107.
5) Sano K, Ichikawa T, Motosugi U, et al：Imaging study of early hepatocellular carcinoma：usefulness of gadoxetic acid-enhanced MR imaging. Radiology 2011；261：834-844.
6) Hyodo T, Murakami T, Imai Y, et al：Hypovascular nodules in patients with chronic liver disease：risk factors for development of hypervascular hepatocellular carcinoma. Radiology 2013；266：480-490.
7) Kitao A, Zen Y, Matsui O, et al：Hepatocellular carcinoma：signal intensity at gadoxetic acid-enhanced MR imaging：correlation with molecular transporters and histopathologic features. Radiology 2010；256：817-826.
8) Katyal S, Oliver JH, 3rd, Peterson MS, et al：Extrahepatic metastases of hepatocellular carcinoma. Radiology 2000；216：698-703.
9) Mizuguchi S, Nishiyama N, Izumi N, et al：Clinical significance of multiple pulmonary metastasectomy for hepatocellular carcinoma. World J Surg 2016；40：380-387.
10) Zhang SM, Zeng ZC, Tang ZY, et al：Prognostic analysis of pulmonary metastases from hepatocellular carcinoma. Hepatol Int 2008；2：237-243.
11) Choi BI, Kim HC, Han JK, et al：Therapeutic effect of transcatheter oily chemoembolization therapy for encapsulated nodular hepatocellular carcinoma：CT and pathologic findings. Radiology 1992；182：709-713.
12) Kloeckner R, Otto G, Biesterfeld S, et al：MDCT versus MRI assessment of tumor response after transarterial chemoembolization for the treatment of hepatocellular carcinoma. Cardiovasc Intervent Radiol 2010；33：532-540.
13) Berger-Kulemann V, Schima W, Baroud S, et al：Gadoxetic acid-enhanced 3.0 T MR imaging versus multidetector-row CT in the detection of colorectal metastases in fatty liver using intraoperative ultrasound and histopathology as a standard of reference. Eur J Surg Oncol 2012；38：670-676.
14) Chan VO, Das JP, Gerstenmaier JF, et al：Diagnostic performance of MDCT, PET/CT and gadoxetic acid(Primovist(R))-enhanced MRI in patients with colorectal liver metastases being considered for hepatic resection：initial experience in a single centre. Ir J Med Sci 2012；181：499-509.
15) Kim YK, Park G, Kim CS, et al：Diagnostic efficacy of gadoxetic acid-enhanced MRI for the detection and characterisation of liver metastases：comparison with multidetector-row CT. Br J Radiol 2012；85：539-547.
16) Muhi A, Ichikawa T, Motosugi U, et al：Diagnosis of colorectal hepatic metastases：comparison of contrast-enhanced CT, contrast-enhanced US, superparamagnetic iron oxide-enhanced MRI, and gadoxetic acid-enhanced MRI. J Magn Reson Imaging 2011；34：326-335.
17) Scharitzer M, Ba-Ssalamah A, Ringl H, et al：Preoperative evaluation of colorectal liver metastases：comparison between gadoxetic acid-enhanced 3.0-T MRI and contrast-enhanced MDCT with histopathological correlation. Eur Radiol 2013；23：2187-96.
18) Sofue K, Tsurusaki M, Murakami T, et al：Does Gadoxetic acid-enhanced 3.0T MRI in addition to 64-detector-row contrast-enhanced CT provide better diagnostic performance and change the therapeutic strategy for the preoperative evaluation of colorectal liver metastases? Eur Radiol 2014；24：2532-2539.
19) Wiering B, Ruers TJ, Krabbe PF, et al：Comparison of multiphase CT, FDG-PET and intra-

20) Tateyama A, Fukukura Y, Takumi K, et al：Gd-EOB-DTPA-enhanced magnetic resonance imaging features of hepatic hemangioma compared with enhanced computed tomography. World J Gastroenterol 2012；18：6269-6276.
21) Goshima S, Kanematsu M, Watanabe H, et al：Hepatic hemangioma and metastasis：differentiation with gadoxetate disodium-enhanced 3-T MRI. AJR Am J Roentgenol. 2010；195：941-946.
22) Hyodo T, Hori M, Lamb P, et al：Multimaterial decomposition algorithm for the quantification of liver fat content by using fast-kilovolt-peak switching dual-energy CT：experimental validation. Radiology 2017；282：381-389.
23) Hyodo T, Yada N, Hori M, et al：Multimaterial decomposition algorithm for the quantification of liver fat content by using fast-kilovolt-peak switching dual-energy CT：clinical evaluation. Radiology 2017：in press.
24) Yamashita Y, Komohara Y, Takahashi M, et al：Abdominal helical CT：evaluation of optimal doses of intravenous contrast material：a prospective randomized study. Radiology 2000；216：718-723.
25) Yanaga Y, Awai K, Nakaura T, et al：Optimal contrast dose for depiction of hypervascular hepatocellular carcinoma at dynamic CT using 64-MDCT. AJR 2008；190：1003-1009.
26) Yanaga Y, Awai K, Nakayama Y, et al：Optimal dose and injection duration(injection rate)of contrast material for depiction of hypervascular hepatocellular carcinomas by multidetector CT. Radiat Med 2007；25：278-288.
27) Kidoh M, Nakaura T, Awai K, et al：Low-contrast dose protection protocol for diagnostic computed tomography in patients at high-risk for contrast-induced nephropathy. J Comput Assist Tomogr 2013；37：289-296.
28) Heiken JP, Brink JA, McClennan BL, et al：Dynamic incremental CT：effect of volume and concentration of contrast material and patient weight on hepatic enhancement. Radiology 1995；195：353-357.
29) Lacomis JM, Baron RL, Oliver JH, 3rd, et al：Cholangiocarcinoma：delayed CT contrast enhancement patterns. Radiology 1997；203：98-104.
30) Keogan MT, Seabourn JT, Paulson EK, et al：Contrast-enhanced CT of intrahepatic and hilar cholangiocarcinoma：delay time for optimal imaging. AJR 1997；169：1493-1499.
31) Hale HL, Husband JE, Gossios K, et al：CT of calcified liver metastases in colorectal carcinoma. Clin Radiol 1998；53：735-741.
32) Honda Y, Higaki T, Higashihori H, et al：Re-evaluation of detectability of liver metastases by contrast-enhanced CT：added value of hepatic arterial phase imaging. Jpn J Radiol 2014；32：467-475.
33) Bruix J, Sherman M：Management of hepatocellular carcinoma. Hepatology 2005；42：1208-1236.
34) Hayashi M, Matsui O, Ueda K, et al：Correlation between the blood supply and grade of malignancy of hepatocellular nodules associated with liver cirrhosis：evaluation by CT during intra-arterial injection of contrast medium. AJR 1999；172：969-976.
35) Kitao A, Zen Y, Matsui O, et al：Hepatocarcinogenesis：multistep changes of drainage vessels at CT during arterial portography and hepatic arteriography-radiologic-pathologic correlation. Radiology 2009；252：605-614.
36) Asayama Y, Yoshimitsu K, Nishihara Y, et al：Arterial blood supply of hepatocellular carcinoma and histologic grading：radiologic-pathologic correlation. AJR 2008；190：W28-34.
37) Gabata T, Matsui O, Kadoya M, et al：Delayed MR imaging of the liver：correlation of delayed enhancement of hepatic tumors and pathologic appearance. Abdom Imaging 1998；23：309-313.
38) Sakamoto M, Hirohashi S, Shimosato Y：Early stages of multistep hepatocarcinogenesis：adenomatous hyperplasia and early hepatocellular carcinoma. Hum Pathol 1991；22：172-178.
39) Motosugi U, Ichikawa T, Sano K, et al：Outcome of hypovascular hepatic nodules revealing no gadoxetic acid uptake in patients with chronic liver disease. J Magn Reson Imaging 2011.
40) Nakaura T, Awai K, Yanaga Y, et al：Detection of early enhancement of hypervascular hepatocellular carcinoma using single breath-hold 3D pixel shift dynamic subtraction MDCT. AJR

2008；190：W13-8.
41) 日本肝臓研究会・編：原発性肝癌取扱い規約 第6版, 金原出版, 2015.
42) Chen MY, Bechtold RE, Savage PD et al：Cystic changes in hepatic metastases from gastrointestinal stromal tumors(GISTs) treated with Gleevec(imatinib mesylate). AJR 2002；179：1059-1062.
43) Silva AC, Evans JM, McCullough AE, et al：MR imaging of hypervascular liver masses：a review of current techniques. RadioGraphics 2009；29：385-402.
44) Fowler KJ, Sheybani A, Parker RA, 3rd, et al：Combined hepatocellular and cholangiocarcinoma (biphenotypic) tumors：imaging features and diagnostic accuracy of contrast-enhanced CT and MRI. AJR 2013；201：332-339.
45) Steiner PE, Higginson J：Cholangiolocellular carcinoma of the liver. Cancer. 1959；12：753-759.
46) Fukukura Y, Hamanoue M, Fujiyoshi F, et al：Cholangiolocellular carcinoma of the liver：CT and MR findings. J Comput Assist Tomogr 2000；24：809-812.
47) Caseiro-Alves F, Brito J, Araujo AE, et al：Liver haemangioma：common and uncommon findings and how to improve the differential diagnosis. Eur Radiol 2007；17：1544-1554.
48) Brancatelli G, Federle MP, Grazioli L, et al：Focal nodular hyperplasia：CT findings with emphasis on multiphasic helical CT in 78 patients. Radiology. 2001；219：61-68.
49) Buetow PC, Pantongrag-Brown L, Buck JL, et al：Focal nodular hyperplasia of the liver：radiologic-pathologic correlation. RadioGraphics 1996；16：369-388.
50) Bioulac-Sage P, Rebouissou S, Thomas C, et al：Hepatocellular adenoma subtype classification using molecular markers and immunohistochemistry. Hepatology 2007；46：740-748.
51) Katabathina VS, Menias CO, Shanbhogue AK, et al：Genetics and imaging of hepatocellular adenomas：2011 update. RadioGraphics 2011；31：1529-1543.
52) Yoneda N, Matsui O, Kitao A, et al：Benign hepatocellular nodules：hepatobiliary phase of gadoxetic acid-enhanced MR imaging based on moolecular background. RadioGraphics 2016；36：2010-2027.
53) Boll DT, Merkle EM：Diffuse liver disease：strategies for hepatic CT and MR imaging. RadioGraphics 2009；29：1591-1614.
54) Kodama Y, Ng CS, Wu TT, et al：Comparison of CT methods for determining the fat content of the liver. AJR 2007；188：1307-1312.
55) Iwasaki M, Takada Y, Hayashi M, et al：Noninvasive evaluation of graft steatosis in living donor liver transplantation. Transplantation 2004；78：1501-1505.
56) Gosink BB, Leymaster CE：Ultrasonic determination of hepatomegaly. J Clin Ultrasound. 1981；9：37-44.
57) Marincek B, Barbier PA, Becker CD, et al：CT appearance of impaired lymphatic drainage in liver transplants. AJR 1986；147：519-523.
58) Wechsler RJ, Munoz SJ, Needleman L, et al：The periportal collar：a CT sign of liver transplant rejection. Radiology 1987；165：57-60.

8 膵臓

8.1 膵病変の画像検査におけるCTの位置づけ

　膵疾患の画像検査としては，超音波検査(US)，CTのほか，MRI/MRCP，超音波内視鏡(endoscopic ultrasonography：EUS)などがあげられるが，その目的(Key Facts 8-1)に応じて組み立てるべき検査は異なる．何らかの腹部症状を訴える患者にまず行う検査は，普及性に優れ低侵襲・低コストで被ばくのない超音波検査であるが，膵は胃や横行結腸の背側に位置するため，超音波検査では全膵を詳細に検討することは難しく，検者の技量に大きく左右される臓器のひとつである．そのため，臨床的に膵疾患が強く疑われる場合や超音波所見に確信が得られない場合は，CTあるいはMRI検査が行われる．CTは放射線被ばくがあるものの，十分な診断能を有しており，また検査のアクセシビリティが良好なため，超音波検査に先立って行われる場合もある．さらに，造影CTを加えることで，病変の検出能の向上および病態理解に有益な情報を得ることができる．たとえば，膵管癌では切除可能性評価が，急性膵炎では重症度評価が可能となる．本章では，CTとその他の画像検査の診断能を比較しながら，膵疾患におけるCT検査の位置づけを述べる．

Key Facts 8-1

膵病変の画像検査の目的

- 急性腹症(急性膵炎とその合併症，後腹膜血腫，輸入脚症候群など)
- 糖尿病悪化に対する悪性疾患精査
- 閉塞性黄疸や背部痛などの原因検索
- 膵管内乳頭粘液性腫瘍(IPMN)の診断とフォローアップ
- 偶発腫(incidentaloma)の精査(膵癌，囊胞性膵腫瘍など)
- 術後のフォローアップ(脾静脈血栓，膵瘻，縫合不全，血管損傷)
- 外傷(ハンドル外傷など)

a. 膵腫瘍に対する CT 検査の役割

　膵腫瘍の診断において，その存在診断，質的診断，そして進展度診断が重要である．この目的において，造影ダイナミック CT 検査の有用性は極めて高い．

　臨床的に日常頻繁に依頼される検査目的のひとつに，糖尿病患者において血糖値のコントロールが不良である場合の悪性腫瘍のスクリーニングがある．まず，腹部超音波検査がコスト・被ばくの観点から行われることが多いが，前述のように膵臓は胃などの消化管の背後に存在するため十分に観察できない場合が多く，検者の技術依存度が高い検査である．そのため CT が撮像されることが多いが，単純 CT のみでは特に微小膵病変の検出において満足いく結果は得られない．一方，造影ダイナミック CT と MRI では膵癌の検出能はほぼ同等(3 テスラ MRI と 64 列の MDCT の比較)と報告されている[1]．さらに，膵癌では腫瘍の周囲脈管の浸潤に基づいた切除可能性分類が必須であることから，空間分解能に優れているダイナミック CT が最も推奨される検査法である[2]．膵神経内分泌腫瘍(pancreatic neuroendocrine tumor：PNET)は多血性腫瘍であるため，造影早期にて周囲の膵より高吸収を示す．多血膵病変を検出するためにはダイナミック CT の後期動脈相(膵実質相，40〜45 秒)が必須である[3,4]．膵管内乳頭粘液性腫瘍(intraductal papillary mucinous neoplasm：IPMN)は粘液過剰産生を特徴とする囊胞性腫瘍で，異型度の弱い病変から高異型度(上皮内癌)，浸潤癌と多段階発癌を示す，頻度の高い膵腫瘍である．通常，軽異形度〜中間異形度では経過観察となるため，造影ダイナミック CT では充実部あるいは浸潤部の有無の評価が重要である．囊胞内外の性状を正しく評価するためには動脈相を含めた各時相の thin slice 画像が必要である．後述のように IPMN では画像所見による悪性度診断のフローチャートが示されており，悪性を疑う所見を認めた場合は超音波内視鏡(EUS)による精査が推奨されている．粘液性囊胞性腫瘍(mucinous cystic neoplasm：MCN)，漿液性囊胞性腫瘍(serous cystic neoplasm：SCN)，solid pseudopapillary neoplasm(SPN)のような囊胞を伴う病変においても充実部の評価は重要である．囊胞内容の成分の評価・診断にはコントラスト分解能に優れる MRI が CT に勝る．一方で，CT の大きな特徴として，石灰化の検出能の高さがあげられる．石灰化は種々の膵腫瘍でみられ，その検出には単純 CT が最も高感度である．MCN や SPN の囊胞壁の石灰化，SCN の中心瘢痕部の石灰化などは比較的高頻度にみられる．また，前述の PNET にも石灰化を伴うことがある．慢性膵炎では膵実質に石灰化，膵管内に膵石がみられ，診断に有用である．

b. 急性腹症

　急性腹症を呈する疾患は多岐にわたる．通常は腹部超音波検査が施行され，精査として CT が撮像される場合が多い．救急の現場において，必ずしもダイナミック CT 検査が施行できるとは限らないが，膵疾患においてはダイナミック CT が有用である場合が多い．急性腹症を呈する膵疾患としては，急性膵炎，後腹膜血腫，膵疾患の合併症，輸入脚症候群などがある(**Key Facts 8-1**)．

　急性膵炎では造影 CT による CT Grade が予後予測因子として有用であると報告されている．膵虚血/壊死は膵実質相で最もコントラストが明瞭になるため，ダイナミック CT が

必須である.さらに,perfusion CTによる膵壊死の早期診断の可能性が報告されている[5]. そのほか,膵損傷が疑われる場合も同様に膵壊死や仮性動脈瘤,血管外漏出の評価にダイナミック CT が推奨される.

c. びまん性膵疾患

びまん性膵疾患として,急性膵炎(前項の急性腹症を参照),慢性膵炎,膵脂肪浸潤(軽度のものから lipomatous pseudohypertrophy まで)などがあげられる.また,主膵管は種々の疾患で拡張するが,加齢とともに主膵管径が増大する傾向にある.主膵管の詳細な評価はCTに比べてMR胆管膵管撮影(MR cholangiopancreatography:MRCP)が優れている.膵内分泌・外分泌能が保たれている早期慢性膵炎の診断には,超音波内視鏡(EUS)の有用性が報告されている.しかしながら,CTでは早期慢性膵炎の診断は困難であり,その診断能はEUSには及ばない.

8.2 膵疾患に対する CT 撮像および造影プロトコール

a. 造影プロトコール

膵のダイナミックCTにおいて,造影剤の注入方法は肝細胞癌を標的とした肝ダイナミックCTに準じる.膵の造影効果は造影剤ボーラス静注後15秒であり,すなわち30秒固定で造影剤を注入すると45秒で膵実質相が得られることになる.また,造影剤は高濃度であればあるほど膵吸収値のピークは高まるため,ヨード濃度 350 mgI/mL あるいは 370 mgI/mL の高濃度造影剤が推奨される.造影剤量は 600 mgI/kg とし,注入時間は 30 秒に固定して注入を行う(**表 8-1**).

腎機能不良例においては低電圧 CT を利用することで造影剤量を減らすことが可能[6]であるが,画質劣化を伴う可能性があるため,詳細な局所進展の評価が必要な膵癌診断での利用については慎重な議論が必要である.

表 8-1 膵ダイナミック CT の造影プロトコール

ヨード量	注入時間	生食後押し
600 mgI/kg	30 秒	なし

＊ヨード濃度 350〜370 mgI/mL の高濃度造影剤の使用を推奨.

b. 撮像プロトコール

1）膵腫瘍精査に対するプロトコール

　膵癌は未だ予後不良な癌腫のひとつであり，予後改善には膵癌の早期発見法の確立が喫緊の課題である．そこで，ここでは微小膵腫瘍の検出も視野に入れた膵疾患プロトコールの組み立てについて解説する．膵癌は乏血性腫瘍を示す場合が多く，そのため，CTのプロトコールには造影ダイナミックスタディが必須である．その際の造影剤の注入方法は，前項に示したように肝細胞癌を標的とした肝ダイナミックCTに準じる．

　「画像診断ガイドライン」を参照すると，単純・後期動脈相(膵実質相)・門脈相・平衡相の4相を撮像する．術前の3D-CTAが必要な場合は，早期動脈相を加える[7]（表8-2）.

　膵実質は，胃十二指腸動脈から分岐する膵頭十二指腸動脈，背側膵動脈および脾動脈から分岐する大膵動脈などから供血され，膵濃染のピーク到達時間は脾臓と同程度である．後期動脈相は膵が最も濃染される相であり，膵実質相ともよばれる（図8-1）．本章では，今後，後期動脈相を「膵実質相」と記述することとする（Key Facts 8-2）．膵管癌は，通常，線維性間質を有する乏血性の腫瘍であるため，膵実質相では背景の膵より相対的に低吸収を示すため，膵管癌を明瞭に描出するためには良好な膵実質相を得ることが重要である．その際の要点は，高濃度造影剤を使用し[8]，注入時間を一定(30秒)[9]にしたダイナミックスタディにて撮像することである．膵管癌は，門脈相から平衡相にかけては漸増性に濃染する場合が多い．

　撮像における最小検出器幅は0.5〜1 mm，再構成スライス厚は2〜5 mmを基本とする．膵腫瘍と周囲の構造物の関係を明瞭に描出するために適宜MPR(multiplanar reconstruction)を作成する[2]（図8-2）．膵臓は胃の後方，右側の十二指腸と左側の脾臓の間に存在する長く伸びた臓器であり，膵頭部は右下方，膵尾部は左上方を向く．また，膵臓の中央では第二腰椎レベルで大動脈を横切るようにくの字に折れ曲がっている．そのため，MPRを作成する場合は膵頭部と膵尾部に分けて斜冠状断を作成し，また，膵臓の走行面に一致する斜横断(斜軸位断)を追加すると膵の全容を捉えやすくなる．脈管との連続性を見るために，我々は2 mm厚，画像間隔1.5 mmで再構成を行っている（図8-2）．

> ### Key Facts 8-2
> #### 膵ダイナミックCTにおける膵実質相(後期動脈相)
> - 膵管癌は，膵実質相にて背景の膵より相対的に低吸収を示す．
> - 良好な膵実質相を得るためには，高濃度造影剤を使用し，造影剤注入時間を一定(30秒)にしたダイナミックスタディにて撮像する．

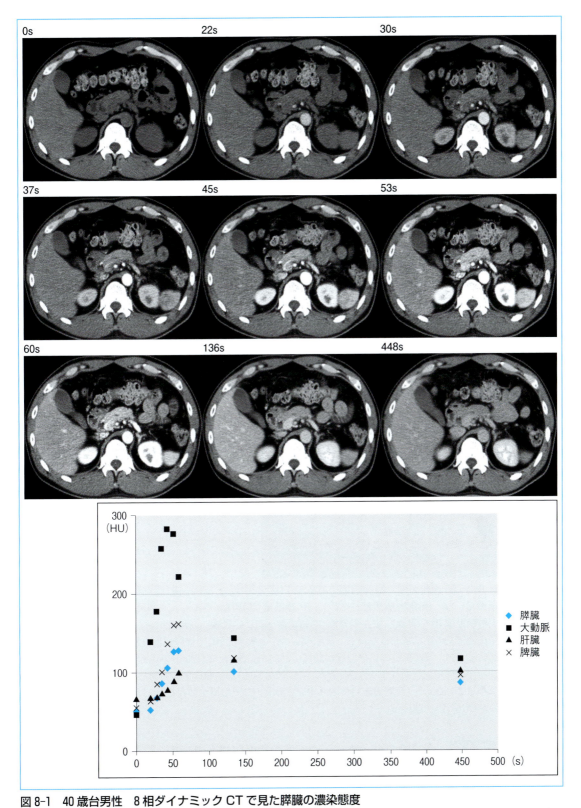

図 8-1 40 歳台男性　8 相ダイナミック CT で見た膵臓の濃染態度
膵臓は大動脈の濃染ピークにやや遅れて最大濃染を示す．脾臓の最大濃染タイミングとほぼ一致し，また肝臓の最大濃染のタイミングよりやや早いことがわかる．

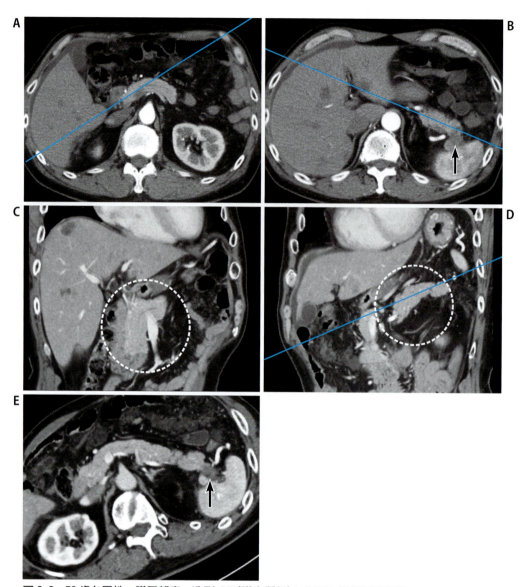

図8-2　50歳台男性　膵尾部癌　造影CT(膵実質相)とMPR像(膵実質相)
造影CT　A：横断像(膵頭部レベル)，B：横断像(膵尾部レベル)，C：斜冠状断像(Aの青線)，D：斜冠状断像(Bの青線)，E：斜横断(斜軸位断)像(Dの青線)　膵頭部レベルの横断面(A)で膵臓は中央部でくの字に弯曲している．膵尾部レベルの横断面(B)では膵尾部末梢に乏血性結節(膵癌)を認める(→)．膵頭部レベルの斜冠状断(C)では膵頭部の全体(破線円内)が明瞭に把握できる．膵尾部レベルの斜冠状断(D)でも膵尾部の全体(破線円内)が明瞭に把握できる(この断面では膵尾部癌は写っていない)．膵臓の走行に合わせた斜横断(E)では膵全体が把握できる．膵尾部末梢に乏血性結節(膵癌)を認める(→)．

表8-2　膵腫瘍のダイナミックCTの撮像プロトコール

単純CT	スキャンタイミング			
	早期動脈相*	膵実質相	門脈相	平衡相
必要	25秒	40〜45秒	70秒	180秒

＊早期動脈相：術前検査として3D-CT angiographyが必要な場合に実施．

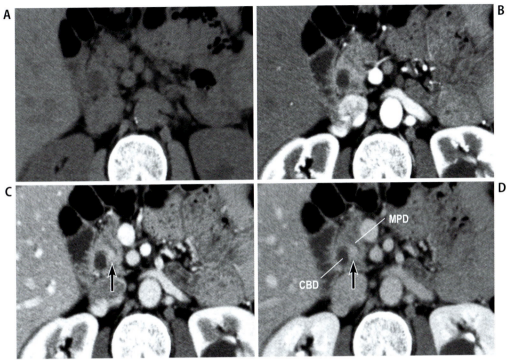

図8-3 50歳台男性 膵実質相で等吸収を示し，平衡相で濃染される微小膵癌
A：単純CT，B〜D：ダイナミックCT(B：膵実質相，C：門脈相，D：平衡相) 単純CT(A)，膵実質相(B)では膵病変は検出できない．門脈相(C)，平衡相(D)では周囲膵より高吸収を示す微小結節性病変が同定可能である(→)．CBD：総胆管，MPD：主膵管．

 Advance：微小膵管癌

微小膵管癌では膵実質相で背景膵と等吸収になり，病変の同定ができない場合があり，注意が必要である[10]．その場合，平衡相あるいは遅延相(300秒前後)を追加することで線維性間質の豊富な微小膵癌が検出しやすくなることがある[11](**図8-3**)．

2) 急性腹症(特に急性膵炎)に対するプロトコール

「急性膵炎診療ガイドライン2015」によると，急性膵炎が疑われた場合，「重症急性膵炎の治療を行う施設では，造影可能な重症急性膵炎症例では，初療後3時間以内に，造影CTを行い，膵造影不良域や病変の広がりなどを検討し，CT Gradeによる重症度判定を行う」と記載されている．しかしながら，このガイドラインでは造影CTのプロトコールについては明記されていないため，各施設ごとにさまざまなプロトコールで撮像が行われているものと推察される．「画像診断ガイドライン2016年版」では膵炎が疑われる場合の撮像方法として，単純CT，ダイナミック膵実質相(40〜45秒後)，門脈相(70秒後)，平衡相(180秒後)の4相を撮像することが多いと記載されており，膵炎にかかわらず，血管病変，実質臓器すべてを精査するプロトコールに準じている(**表8-3**)．特に膵実質相は正常膵が最も造影される時期であるため，急性膵炎における膵実質の虚血/壊死の判定に最も適した時相と言える[12]．さらに，仮性動脈瘤(急性膵炎の合併症，後腹膜出血の原因)も同時に評価

できる．また，門脈相～平衡相は血管外漏出の診断や門脈・静脈の血栓症や狭窄の診断に有用である．

膵腫瘍と同じく，撮像における最小検出器幅は 0.5～1 mm，再構成スライス厚は 2～5 mm を基本とする．

3）びまん性膵疾患に対するプロトコール

びまん性に膵臓を侵す疾患として，膵炎(特に慢性膵炎，自己免疫性膵炎)，膵の脂肪沈着(加齢や糖尿病に伴うもの，lipomatous pseudohypertrophy など)などがあげられる．単純 CT は膵実質の脂肪浸潤の程度，石灰化病変の検出に優れている．造影 CT では膵管の同定がしやすくなる．撮像プロトコールは疑われる疾患に応じた調整が必要であり，たとえば自己免疫性膵炎が疑われている場合は，膵管癌と鑑別を要するため，膵腫瘍プロトコールに準じた撮像が必要となる(表 8-4)．また，慢性膵炎は膵癌のリスクファクターではあるもののその発生率は 20 年間で 5% と報告されており[13]，慢性膵炎患者の全例に多相ダイナミックスタディが必要であるかどうかについては定まっていない．膵の石灰化，脂肪沈着を評価する場合，造影 CT は必須ではないが，膵管を評価したい場合は造影 CT を加える必要がある．

表 8-3 急性膵炎のダイナミック CT の撮像プロトコール

単純 CT	スキャンタイミング		
	膵実質相	門脈相	平衡相
必要	40～45 秒	70 秒	180 秒

表 8-4 びまん性膵疾患のダイナミック CT の撮像プロトコール

単純 CT	スキャンタイミング		
	膵実質相	門脈相*	平衡相*
必要	40～45 秒	70 秒	180 秒

*状況に応じて門脈相あるいは平衡相は省略可能．

8.3 重要疾患の読影

膵腫瘍性病変を Key Facts 8-3 にあげる．本項では重要疾患を取り上げ，解説する．

Key Facts 8-3
膵腫瘍性病変

1) 膵充実性腫瘍
   膵癌，膵神経内分泌腫瘍(PNET)，solid pseudopapillary neoplasm(SPN)，転移性膵腫瘍

2) 膵嚢胞性腫瘍
   膵管内乳頭粘液性腫瘍(IPMN)，膵管内管状乳頭腫瘍(ITPN)，粘液性嚢胞

a. 膵充実性病変　pancreatic neoplasm

1) 膵癌　pancreatic carcinoma

膵癌の95％は膵管癌であり，残りの5％は腺房細胞癌である．膵管癌のほとんどは腺癌であり，まれに腺扁平上皮癌，粘液癌，退形成癌がある．これらの膵癌は膵悪性腫瘍のうち，最も頻度が高く，予後不良な腫瘍である．外科切除が唯一の治療法であるため，早期発見・治療が患者の予後改善に極めて重要である．通常，膵癌の読影については，病変の検出，質的診断，切除可能性分類というプロセスで行う．

膵管上皮から発生するため，病初期より尾側膵管の拡張を伴うことが多いが，分枝膵管レベルで発生した場合や膵鉤部に発生した場合，主膵管拡張がみられない症例もしばしばみられる．膵管を閉塞することで随伴性膵炎が生じ，その結果として尾側膵実質の萎縮がみられることがある．主膵管拡張のみならず膵の不釣合な萎縮は単純CTで確認可能であり，これらは膵癌の存在を示唆する所見である．したがって，単純CTで膵に変形がみられた場合は，膵癌を念頭にダイナミックCTによる精査を追加することが重要である．

膵管癌は周囲膵に比べて，単純CTで低吸収，ダイナミックCTでは膵実質相で低吸収，門脈相から平衡相にかけて漸増性に濃染することが多い（図8-4）．膵実質相では著明に造影される膵実質に対し，乏血性の膵管癌との良好なコントラストが得られることが多く，病変の検出に有用な時相と言える（Key Facts 8-4）．ただし，膵に慢性炎症が存在すると膵実質の造影効果が弱くなるため，病変が見づらくなる可能性があり，注意が必要である．このような膵腫瘤の存在がダイナミックCTで確診に至らない場合は，ダイナミックMRIやEUSなどによる精査の追加を勧めなければいけない．

2016年に発行された「膵癌取扱い規約 第7版」[14]では，膵管癌を含めた膵癌の切除可能

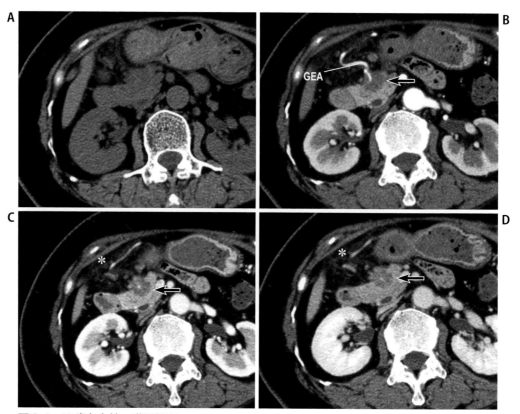

図 8-4　60 歳台女性　膵頭部癌
A：単純 CT，B〜D：ダイナミック CT（B：膵実質相，C：門脈相，D：平衡相）　単純 CT（A）では，膵頭部腫瘤は同定できない．膵実質相（B）では膵頭部に周囲膵より低吸収の境界不明瞭な腫瘤を認める（→）．内部に胃大網動脈（GEA）の走行を認める．膵実質相および門脈相（C）で腫瘤の描出能が最も優れていることがわかる（→）．平衡相（D）では腫瘍の漸増性濃染を認める（→）．なお，動脈（腹腔動脈，上腸間膜動脈，総肝動脈，固有肝動脈）や門脈・上腸間膜静脈への浸潤はみられないが，大網脂肪組織の混濁を認め播種が疑われる（＊）．切除可能性分類としては UR-M（切除不能，遠隔転移）である．

性分類について，病変の広がりと脈管侵襲，遠隔転移の評価が記載されている．切除可能性分類は以下の 3 つに分けることができる（**図 8-5**）．

- 切除可能（resectable：R）──基本的手術により癌遺残のない（R0）切除が可能なもの．
- 切除可能境界（borderline resectable：BR）
- 切除不能（unresectable：UR）──局所進行（UR-LA），遠隔転移あり（UR-M）．

　肝転移や肺転移，腹膜播種などの遠隔転移がある場合，UR-M となり切除不能である．また，膵癌が十二指腸下縁を越えた場合，UR-LA となり，切除不能である．脈管侵襲としては，腹腔動脈や上腸間膜動脈に 180°以上の浸潤あるいは固有肝動脈や大動脈に浸潤がある場合，UR-LA となり，腹腔動脈や上腸間膜動脈に浸潤があっても 180°以内に留まる場合は BR-A となる．上腸間膜動脈，腹腔動脈に浸潤がない場合，上腸間膜静脈/門脈をチェックし，浸潤がないあるいは 180°未満の浸潤に留まれば R，180°以上（閉塞も含む）があれば BR-PV となる．なお，BR-A，BR-PV に対する外科切除の可否は施設によって考

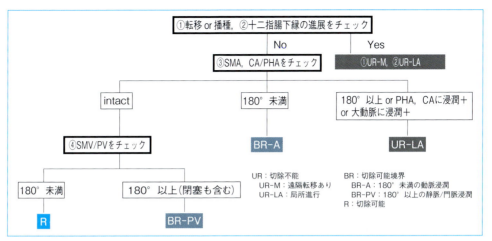

図 8-5 切除可能性分類
まず，①転移，播種が認められれば UR-M，②膵癌が十二指腸下縁を越えて進展していれば UR-LA となり，いずれの場合も切除不能である．これらが認められない限局性病変においては，③上腸間膜動脈(SMA)，腹腔動脈(CA)/固有肝動脈(PHA)をチェックし，これらの動脈に浸潤がある場合，BR-A あるいは UR-LA となる．SMA，CA ともに浸潤がみられない場合，④上腸間膜静脈(SMV)および門脈(PV)をチェックする．浸潤/狭窄があっても 180°未満であれば R(切除可能)と判断され，180°以上の場合は BR-PV と判断できる．(文献 14)をもとに作成)

Key Facts 8-4

膵管癌の CT 診断の有用性と限界

1) 有用性
   - 腫瘍の検出(膵実質相が重要)
   - 腫瘍の質的診断
   - 腫瘍の切除可能性分類

2) 限界
   - 微小肝転移の検出

え方が異なるので，各施設の考え方を押さえておくとよい．以上の切除可能性分類の評価にはダイナミック CT は広範囲の撮像が可能である点，優れた空間分解能を有する点で他のモダリティを圧倒していると言える[2](図 8-6)．しかしながら，CT による微小肝転移の存在診断能には限界があることは認識しておく必要がある．EOB 造影 MRI は造影 CT に比べて肝転移病巣の検出能が非常に高く，有用である[15]．

2) 膵神経内分泌腫瘍　pancreatic neuroendocrine tumor：PNET

　膵神経内分泌腫瘍(PNET)は通常，多血性結節であり，ダイナミック CT では早期濃染を示す．そのため，存在診断にはダイナミックスタディが必須である．PNET は境界明瞭であることが多く，主膵管を圧排することもしないこともある(図 8-7)．病理学的に PNET は G1〜3 に分類され，G3 が最も悪性度が高い．G1 は典型的な画像所見(多血性結

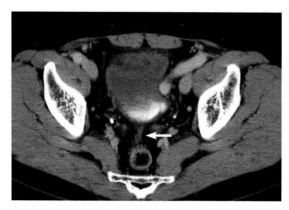

図 8-6 50 歳台男性　膵尾部癌(図 8-2 と同一症例)
造影 CT　Douglas 窩に播種結節を認め(→), UR-M(切除不能, 遠隔転移)と判断できる.

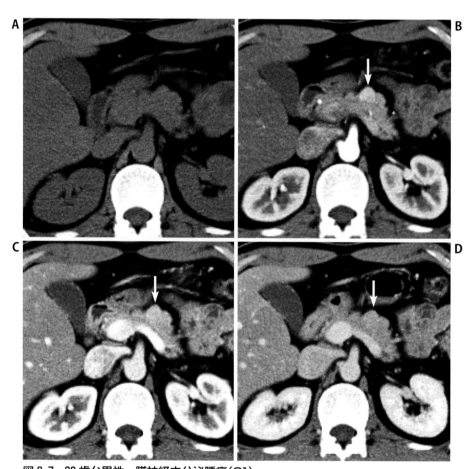

図 8-7　30 歳台男性　膵神経内分泌腫瘍(G1)
A：単純 CT, B〜D：ダイナミック CT(B：膵実質相, C：門脈相, D：平衡相)　単純 CT(A)では腫瘤は同定できない. 膵実質相(B)では膵尾部腹側に均一に濃染する境界明瞭な腫瘤を認める(→). 門脈相(C)から平衡相(D)では病変の視認性は低下している(→).

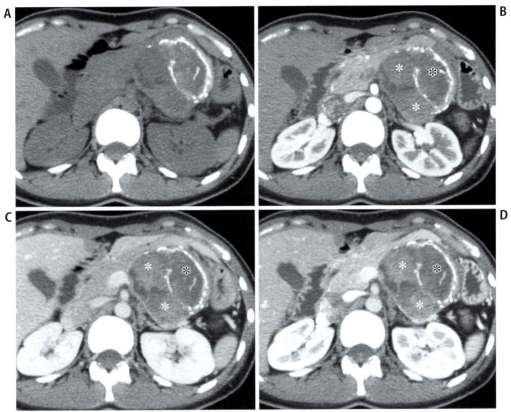

図 8-8 20 歳台女性　膵尾部の solid pseudopapillary neoplasm(SPN)
A：単純 CT，B〜D：ダイナミック CT(B：膵実質相，C：門脈相，D：平衡相)　単純 CT(A)で膵尾部に石灰化を伴う巨大な腫瘤を認める．腫瘍内部は淡い高吸収が混在している．膵実質相(B)，門脈相(C)，平衡相(D)にかけて淡い増強効果を認める部分(白＊)と，濃染が不明瞭な部分(黒＊)がある．濃染不明瞭な部分は大きな腫瘍内血腫であった．

節)を示すことが多いが，G2，G3 では不均一〜乏血性結節を示す頻度が高いと報告[16]されており，ダイナミック CT による腫瘍の血流情報は PNET の悪性度推定に有用なバイオマーカーであると言える．

　石灰化や囊胞，壊死変性をしばしば伴うことがあり，囊胞性病変と誤診される場合もある．膵実質にびまん性に病変を認める場合があり，切除範囲を決定するうえで血管造影検査にてカルシウム負荷試験を併用した静脈サンプリングを行うことにより，画像で検出できない微小病変の精査を行うことがある[17]．オクトレオチドを用いた核医学検査は主病変のみならず転移性病変の評価に有用である．なお，PNET の肝転移は主病巣と同等の vascularity を有するため，肝細胞癌に類似した多血性結節として描出されることがある．

3) Solid pseudopapillary neoplasm：SPN[18]

　SPN は若年女性に好発する malignant potential を有する腫瘍である．しばしば腹痛発症で発見されることがある．内部の囊胞・壊死，出血などの変性を伴うことが多く，また壁に石灰化を有することも多い(**図 8-8**)．前述の PNET も変性をきたすことが多いが，囊胞

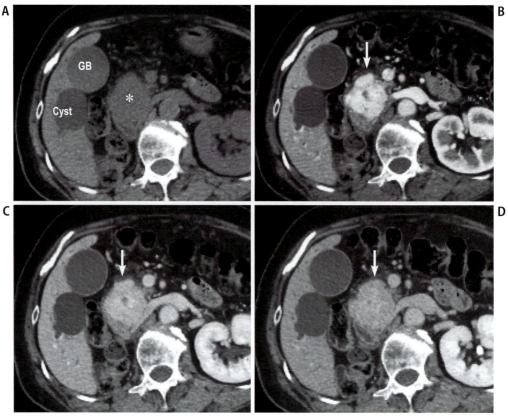

図 8-9 70歳台女性 腎細胞癌膵転移
A：単純CT，B〜D：ダイナミックCT（B：膵実質相，C：門脈相，D：平衡相）　単純CT（A）で膵頭部に腫大を認める（*）．膵実質相（B）では均一に強く濃染する分葉形態を示す腫瘤が同定できる（→）．門脈相（C）から平衡相（D）にかけて腫瘤はwashoutする（→）．腫瘤により胆管は閉塞され（非提示），閉塞性黄疸の状態である．GB：濃縮胆汁の充満により腫大した胆囊．Cyst：肝囊胞．

部分の濃度が単純CTで高吸収を示す場合は血性の液体貯留が疑われ，SPNを疑うポイントとなる．また，腫瘍の大部分に造影効果がみられない場合，MCN（後述）が鑑別となる．存在する充実部の性状により，充実性腫瘍の変性（SPN）なのか囊胞性腫瘍の充実部（MCN）なのか詳細に検討する必要がある．

4）転移性膵腫瘍[19]

　膵臓は，肝，肺，脳，副腎，卵巣に比べて，他臓器からの転移が比較的少ない臓器である．しかしながら，腎癌や肺癌，乳癌では膵臓に転移することがしばしばあり，その他の悪性腫瘍でも膵転移をきたすことがある．まれに転移性膵腫瘍により急性膵炎を発症することがある．特に高齢者の原因がはっきりしない急性膵炎例では転移性膵腫瘍を念頭に入れた画像検索および病歴の確認が必要であり，ダイナミックCTによる検索が望ましい．転移性膵腫瘍の画像所見は原発巣に準じた濃染パターンを示すことが多く，腎癌の転移では多血性あるいはリング状濃染することからPNETと鑑別を要し，また，肺癌，乳癌などの転移では乏血性腫瘍を示すことから膵癌と鑑別が必要になる（図8-9）[20]．

b. 膵嚢胞性病変

　画像診断機器の発達により，日常的に膵嚢胞性病変に遭遇するようになった．特に高齢者での膵嚢胞性病変の検出頻度が高く，MDCTを用いた検討では80歳以上の患者の8.7%にみられると報告されている[21]．嚢胞性膵腫瘍に対するMDCTの診断精度は76〜82%と比較的良好な成績が報告されている[22]．このように，CTにおける役割は膵嚢胞性病変の質的診断を進めること，すなわち悪性度の高いものを選別し，必要に応じてMRIやEUSなどのさらなる精査を提案することである[23]（Key Facts 8-5）．

1）膵管内乳頭粘液性腫瘍　intraductal papillary mucinous neoplasm：IPMN

　膵管内乳頭粘液性腫瘍（IPMN）はおそらく膵腫瘍のなかで最も高頻度にみられる病変である．膵管上皮の異型が低異型度から中間異型度，高異型度（上皮内癌相当），そして浸潤癌という多段階発癌を示す．画像診断の発達に相まって，早期（微小）病変が多数検出されるようになり，これらが真の腫瘍性病変なのかどうなのか，もし腫瘍性病変であるならばいつ治療すればいいのか，ということが喫緊の課題となっている．IPMN/MCNの国際診断ガイドラインが2012年に改訂され，悪性IPMNを疑うべき所見とそのような所見がみられない場合のフォローアップ方法が整理された[24]．

　通常，IPMNは肉眼的に分枝膵管型（branch duct type：BD）と主膵管型（main duct type：MD），そして混合型（mixed type）に分類される．これらは画像で容易に分類可能である（図 8-10）．すなわち，BD-IPMNでは主膵管と連続する小嚢胞が通常集簇してみられ，「ブドウの房状」と形容される．MD-IPMNは主膵管径を5 mm以上のものとし，mixed-IPMNはBD-IPMN，MD-IPMNの両者の特徴を有するものである．膵管の描出は特に分枝膵管において，MRCPがCTを凌駕している．しかし，BD-IPMN，MD-IPMNいずれにおいても，悪性度診断にダイナミックCT，MRIに明確な優劣はない[25]．前述の国際ガイドラインでは悪性化を疑う所見として，3つのhigh risk stigma（嚢胞内の濃染される充実部，閉塞性黄疸の併発，主膵管径10 mm以上）のいずれかがある場合，耐術能の保たれた患者において，外科切除が推奨されている．また，6つのworrisome features（臨床的に膵炎がある，あるいは画像上以下の項目がある：①嚢胞径≧30 mm，②造影される壁肥厚，③主膵管径5〜9 mm，④造影効果のない壁在結節，⑤尾側に閉塞性膵炎を伴う主膵管狭窄）のいずれかがある場合，超音波内視鏡（EUS）を施行し，細胞診，充実部の再評価などを実施したうえで，悪性所見がある場合に外科切除をすることと述べられている．また，これらの悪性を疑う所見がない場合，嚢胞の形態に応じたフォローアップ方法が示されており，報告書を記載するうえで参考になる[24]．

Key Facts 8-5

膵嚢胞性病変におけるCTの役割

- 悪性度の高い病変の選別
- MRIやEUSなどの必要性の判断

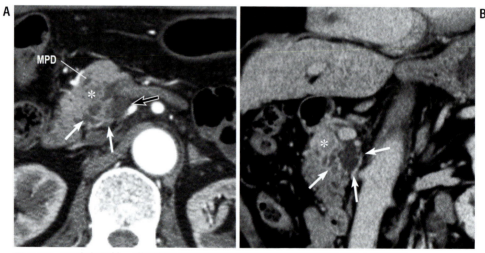

図 8-10　膵管内乳頭粘液性腫瘍（IPMN）
A：70歳台男性　乳頭状腫瘍を有する主膵管型 IPMN　ダイナミック CT（門脈相，斜冠状断像）
拡張した主膵管内に乳頭状腫瘍が明瞭に描出されている（＊）．Du 2nd：十二指腸水平脚．
B：70歳台男性　濃染される充実部を有する分枝型 IPMN　ダイナミック CT（平衡相）　濃染される充実部を有する分枝型 IPMN．膵頭部に多房性囊胞を認める（＊）．囊胞内に造影される充実部を認める．

図 8-11　70歳台男性　膵頭部分枝型膵管内乳頭粘液性腫瘍（IPMN）と膵管癌
ダイナミック CT　A：膵実質相，B：平衡相，冠状断像　膵実質相（A）では膵頭部に多房性囊胞性病変を認める（→）．囊胞の右側に乏血性結節（＊）を認める．平衡相の冠状断像（B）では，膵頭部の多房性囊胞性病変（→）と囊胞右側の乏血性結節（＊）が明瞭である．病理学検討では乏血性結節は膵管癌であったが，囊胞性病変との関連は不明であり，IPMN 随伴癌と考えられた．
MPD：主膵管．

　Advance：IPMN 随伴癌

　IPMN では IPMN 由来癌のみならず，IPMN 随伴癌に注意が必要である．すなわち，IPMN を有する膵では囊胞性病変とは別の膵に膵管癌がまれならず発生することがある[26]（**図 8-11**）．囊胞内の充実部の有無だけに注目するのではなく，膵全体を慎重に観察することが重要である．

2）膵管内管状乳頭腫瘍　intraductal tubulopapillary neoplasm：ITPN[27]

　膵管内管状乳頭腫瘍（ITPN）は膵管内に鋳型状に増殖する管状乳頭腫瘍であり，IPMNとは異なり粘液の産生は伴わない．病変は単純CTで膵と等吸収～淡い高吸収を示し，ダイナミックCTではどの相でも膵と比べて低吸収を示し，門脈相で最も腫瘍の描出能が高いと報告されている．腫瘍により膵管は拡張し，膵液路の閉塞/狭窄による末梢の主膵管の拡張を伴うが，MD-IPMNと異なり，病変より乳頭側の主膵管は拡張しない．病変と末梢の拡張した主膵管が液体としての低吸収を示し，膵管に鋳型状にはまり込む腫瘍は液体より高吸収を示す所見を"2 tone duct sign"とよぶ．なお，ITPNは分枝膵管にも発生することがある．

3）粘液性囊胞性腫瘍　mucinous cystic neoplasm：MCN[28]

　粘液性囊胞性腫瘍（MCN）は膵尾部に好発する囊胞性腫瘍である（**Key Facts 8-6**）．中年女性に好発し，男性例は極めてまれである．IPMNと同様に上皮の異型度によって低異型度，中間異型度，高異型度（上皮内癌相当），浸潤癌に分類される．MCNは外科切除が原則[29]である．腫瘍は単房性，多房性いずれの場合もあり，内容液は淡い高吸収を示すことが多い．囊胞壁は「夏みかんの皮」と形容されるほどの厚い壁であることが多い（**図8-12**）．しばしば壁に石灰化を伴うことがある．壁在結節が目立つ症例ではSPN（前述）との鑑別に苦慮する場合がある．

4）漿液性囊胞性腫瘍　serous cystic neoplasm：SCN[30]

　漿液性囊胞性腫瘍（SCN）は膵頭部に好発する良性腫瘍である．非常に細かな囊胞が集簇したもの，大きな囊胞が集簇したもの，充実性のものなど，さまざまな肉眼形態を呈する．細かな囊胞の集簇したものは，隔壁が造影され，一見して充実性腫瘍にみえる場合があり（**図8-13**），「染まる水」と形容される．多血性充実性腫瘤にみえるためPNETと誤診される場合がある．しかし，2～3 mmの薄いスライスでは細かな囊胞が認識できることが多く，診断に有用である．確定にはMRI T2強調像あるいはMRCPで水の信号を確認することが有用である．また，SCNはしばしば腫瘍中心部に石灰化を伴う瘢痕を認めることがあ

Key Facts 8-6

粘液性囊胞性腫瘍 vs. 漿液性囊胞性腫瘍

	粘液性囊胞性腫瘍	漿液性囊胞性腫瘍
好発部/性差	膵尾部に多い（90％）． ほぼ女性．	特になし（膵頭部にやや多い）． 性差なし．
囊胞の性状	単房性 or 多房性 囊胞壁は厚い（夏みかんの皮）	さまざまな大きさの囊胞が集簇．CTでは微小囊胞が識別できず，PNETと鑑別を要する場合がある．
石灰化	囊胞壁に石灰化を伴うことがある．	腫瘍中心に石灰化を伴う瘢痕

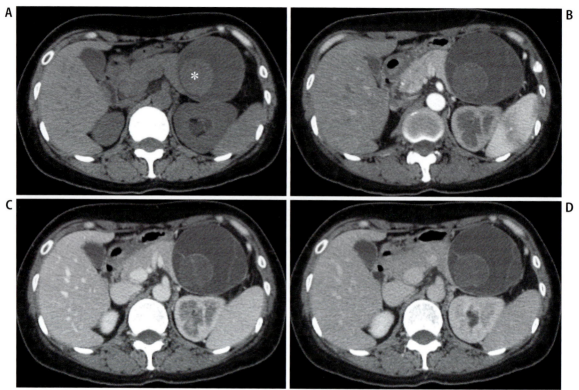

図 8-12　40 歳台女性　膵尾部の粘液性嚢胞腺腫
A：単純 CT，B～D：ダイナミック CT（B：膵実質相，C：門脈相，D：平衡相）　単純 CT（A）では膵尾部に巨大な囊胞性腫瘤を認める．淡く高吸収な cyst-in-cyst 構造を伴う（＊）．膵実質相（B），門脈相（C），平衡相（D）では隔壁に増強効果を認め，多房性嚢胞性腫瘤であることがわかる．嚢胞壁はしっかりした厚みがある．mural nodule は認められない．

り，特異度の高い有用な所見である．腹部症状がなく，腫瘍径が 4 cm 以下の場合は 2 年ごとのフォローアップを行い[31]，腹部症状がある場合あるいは腫瘍径が 4 cm を超えた場合は症状の有無にかかわらず外科切除が推奨される[32,33]．

5) リンパ上皮囊胞　lymphoepithelial cyst：LE cyst[34]

リンパ上皮囊胞（LE cyst）は真性囊胞のひとつであり，良性囊胞性腫瘤である．囊胞内にはケラチン様物質や粘稠な液体がみられ，角化物質からなる固体成分や脂質が認められることがある．単純 CT で囊胞内容が高吸収を呈することが特徴である．腫瘤は膵外方性に突出することが多い．また，脂質を反映してしばしば結節内にマイナスの CT 値を認めることがある（図 8-14）．PNET の囊胞変性としばしば誤診される．

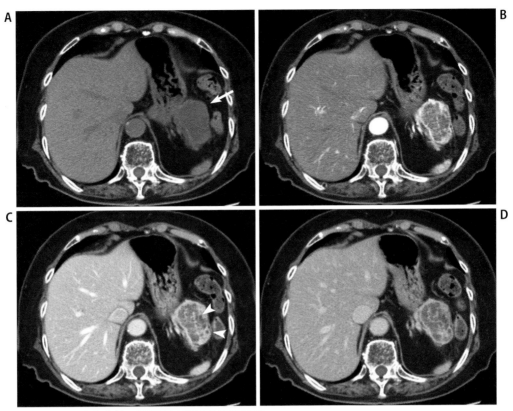

図8-13 80歳台女性 膵尾部の漿液性囊胞腺腫
A：単純CT，B~D：ダイナミックCT（B：膵実質相，C：門脈相，D：平衡相） 単純CT（A）では膵尾部に淡い低吸収の腫瘤を認める（→）．本例では石灰化はみられなかった．膵実質相（B），門脈相（C），平衡相（D）で腫瘍は不均一に濃染される．腫瘍内に小さな囊胞が多数認められる（▶）．

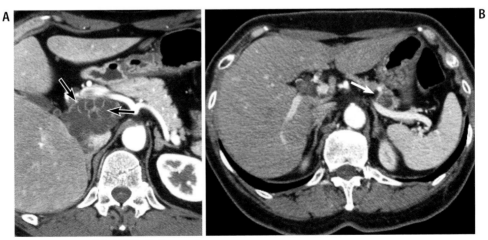

図8-14 リンパ上皮囊胞（LE cyst）
A：50歳台男性 膵頭部の多房性囊胞を示したLE cyst ダイナミックCT（膵実質相） 膵頭部に多房性囊胞性腫瘤を認める．膵より外方性に突出した病変である．囊胞壁はやや不整である（→）．
B：60歳台女性 膵尾部の単房性囊胞を示したLE cyst ダイナミックCT（膵実質相） 膵尾部に単房性腫瘤を認める．内部には角化物質と思われる淡い吸収値がみられる（→）．

C. 膵炎症性病変　inflammatory pancreatic disease

1) 慢性膵炎

慢性膵炎の特徴的な画像所見のうち確診所見として，「膵管内の結石」および「膵全体に分布する複数ないしびまん性の石灰化」があげられ(**Key Facts 8-7**)[35]，準確診所見として，「CTにおいて主膵管の不規則なびまん性の拡張とともに膵辺縁が不規則な凹凸を示す膵の明らかな変形」があげられている．CTは確診所見である結石および石灰化の描出に鋭敏であり，容易に判定可能である(**図8-15**)[36]．しかしながら，これらの所見は進行した非代償期の慢性膵炎でみられることが多い．近年は早期慢性膵炎の検出に注目が集まっており，EUSの有用性が報告されているが，現時点でCTでの早期慢性膵炎の検出のエビデンスはみられない[36]．慢性膵炎に付随した仮性嚢胞や脾静脈・門脈の血栓，狭窄は造影CTで診断可能である．

2) 急性膵炎・重症膵炎

急性膵炎は診断後速やかに重症度判定を行い，予後の悪い重症例を早期に検出することが強く推奨されている．重症度判定は臨床的データに基づいた「予後因子」と造影CTを用いた「造影CT Grade」があり，重症度判定は，①予後因子が3点以上，または②造影CT Grade 2以上の場合は重症とされる[38](**表8-5**)．本邦のCT評価法のほかに，modified CT severity indexがある．これは膵の炎症，壊死，膵外病変をスコア化したものであり患者のoutputとの相関，診断医間の高い一致率が報告されている[39]．これらの造影CT Grade, modified CT severity indexいずれもダイナミックCTが必須である．ただし，造影CT Gradeで示されている膵の造影不良域について，明記されていないため，この取扱

Key Facts 8-7

慢性膵炎の確診所見

- 膵管内の結石
- 膵全体に分布する複数ないしびまん性の石灰化

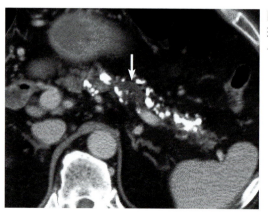

図8-15　50歳台男性　慢性膵炎
造影CT(平衡相)　膵は高度に萎縮し，石灰化が多数みられる．主膵管の拡張を認める(→)．

表 8-5　造影 CT による CT Grade 分類（予後因子と独立した重症度判定項目）

膵造影不良域 \ 膵外進展度	前腎傍腔	結腸間膜根部	腎下極以遠
$<\dfrac{1}{3}$	Grade 1	Grade 1	Grade 2
$\dfrac{1}{3}\sim\dfrac{1}{2}$	Grade 1	Grade 2	Grade 3
$\dfrac{1}{2}<$	Grade 2	Grade 3	Grade 3

＊浮腫性膵炎は造影不良域＜1/3 に入れる．
＊原則として発症後 48 時間以内に判定する．
（文献 38）より許可を得て転載）

いについては診断医各位で混乱が生じていると思われる．「急性膵炎診療ガイドライン」では，膵実質相ならびに平衡相でCT 値が 30 HU 以下であれば膵壊死が疑われる〔正常膵は後期動脈相（膵実質相）で最も造影効果が高く，100～150 HU を呈する〕と記載されているが，膵の造影不良域は必ずしも膵壊死を示した文言でないことに注意が必要である．我々は適正に撮像された膵実質相で膵実質が 70 HU 以下である場合，膵の造影不良域と判断している（**Key Facts 8-8**，**図 8-16**）．

　炎症所見である膵内外の液体貯留について，改訂 Atlanta 分類で細かく整理された[40,41]．膵周囲の液体貯留を認めた場合，それが fluid collection なのか necrotic collection なのか，そして発症から 4 週間を超えているか，超えていないかでそれぞれ固有の呼称が与えられた．4 週以内の fluid collection であれば急性膵周囲液体貯留（acute peripancreatic fluid collection：APFC），4 週以内の necrotic collection であれば急性壊死性貯留（acute necrotic collection：ANC），4 週を超えた fluid collection（通常は被包化される）は膵仮性嚢胞（pancreatic pseudocyst：PPC），4 週を超えた necrotic collection（これも被包化される）は被包化壊死（wall-off necrosis：WON）とよぶ．この分類は感染が制御できている場合において，4 週を超えた時点でドレナージやネクロセクトミーを考慮するという治療指針を念頭に置いた分類である（**図 8-17**）．necrotic collection と fluid collection の CT 上の鑑別ポイントは，fluid collection は浮腫あるいは滲出液貯留であり，CT では不均一あるいは均一な低吸収を呈するのに対し，necrotic collection は出血性の脂肪壊死であることを反映して，不均一な淡い高吸収を呈することである（**図 8-17 A, B**）．

Advance：膵の perfusion CT

　Perfusion CT は造影剤を急速静脈投与し，連続あるいはこれに準じた高い時間分解能で関心領域を撮像する CT であり，さまざまな血流パラメータを得ることができる．膵の perfusion CT では膵癌，膵内分泌腫瘍，急性膵炎などを対象として研究が進められている．急性膵炎における perfusion CT の研究では，膵組織血流速度（pancreatic blood flow：PBF）を測定し膵血流低下領域を診断することで，急性膵炎発症早期の膵虚血診断・予測が可能であると報告されている[42]．

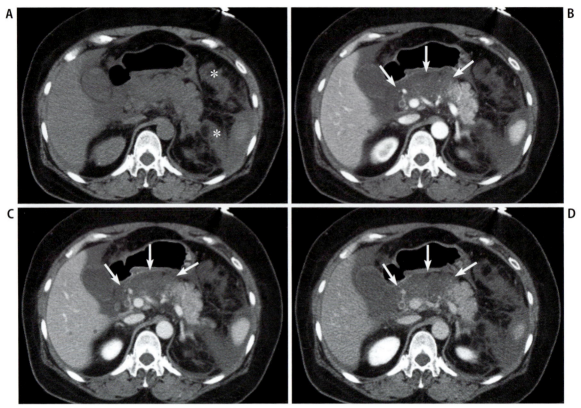

図 8-16　50 歳台女性　急性膵炎：造影不良域
A：単純 CT，B〜D：ダイナミック CT（B：膵実質相，C：門脈相，D：平衡相）　単純 CT（A）では膵のびまん性腫大を認める．肝，脾周囲に腹水を認める．左前腎傍腔，胃脾間膜に軟部影を認め，出血性脂肪壊死と考えられる（＊）．膵実質相（B），門脈相（C），平衡相（D）では膵頭部に造影不良域を認める（→）．

Key Facts 8-8

急性膵炎の CT 診断

- ダイナミック CT が必須．
- 膵実質相で，膵実質が 70 HU 以下の部位を造影不良域と判断する．

3）自己免疫性膵炎　autoimmune pancreatitis：AIP

　自己免疫性膵炎は IgG4 陽性形質細胞の増殖を特徴とする Type 1 と，好中球細胞浸潤（granulocytic epithelial lesion：GEL）を特徴とする Type 2 に分類され，本邦ではほとんどが Type 1 である．病理学的に両者はまったく別の疾患であるが，画像上，両者は類似し鑑別は困難である．疫学的には Type 1 は中年男性に好発し，Type 2 は若年に好発し，大きく異なる．ここでは Type 1 AIP の CT 所見について簡潔に記載する．Type 1 AIP ではソーセージ状の膵腫大と，造影にて膵周囲に浮腫状変化（capsular rim sign）がみられることが多い[43〜45]（図8-18）．しばしば腫瘤性病変として見つかることがあり，その場合はダイナミック MRI で腫瘤内に speckled enhancement（腫瘤に残存した腺房細胞を反映）がみら

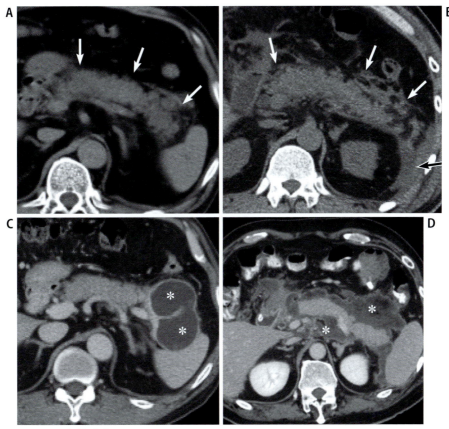

図 8-17 急性膵炎
A：60 歳台男性　急性膵周囲液体貯留（APFC）（急性膵炎発症時）　単純 CT　膵周囲の脂肪組織の混濁を認める（→）．B：30 歳台男性　急性壊死性貯留（ANC）（急性膵炎発症後 3 日）　単純 CT　膵周囲，左前腎傍腔の脂肪組織の混濁を認める（→）．A の症例に比べ濃度が高いことがわかる．出血性脂肪壊死が疑われる．C：40 歳台男性　膵仮性囊胞（PPC）（膵炎後 5 か月）　単純 CT　膵尾部に明瞭な被膜で覆われた囊胞性病変を認める（＊）．急性膵炎後の仮性囊胞である．D：50 歳台男性　被包化壊死（WON）（膵炎後 38 日）　造影 CT　膵周囲に不整な脂肪組織濃度上昇とそれを取り巻く被膜状構造を認める．内部には脂肪濃度がみられる（＊）．

Key Facts 8-9

自己免疫性膵炎の CT 像

- ソーセージ状の膵腫大
- 膵周囲の浮腫状変化（capsular rim sign）
- ダイナミック CT での病変部の speckled enhancement
- 病変内の主膵管貫通（duct penetrating sign）

れることが報告[46]され，この所見は限局性 AIP と膵管癌との鑑別に有用である．同様の所見はダイナミック CT でも観察できる．膵実質内に多中心性に結節病変がみられることもある．明瞭な腫瘤を形成しても主膵管は貫通（duct penetrating sign）することが多いのも特徴のひとつである（Key Facts 8-9）．

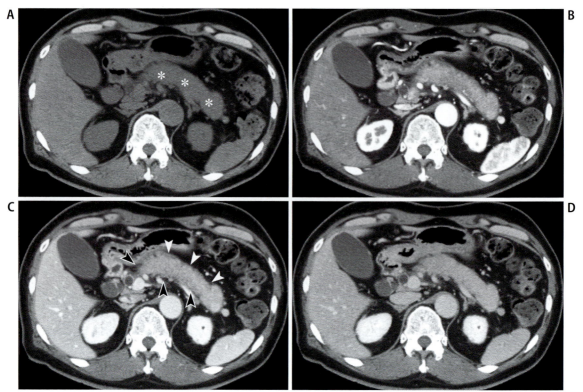

図 8-18　60 歳台男性　自己免疫性膵炎
A：単純 CT，B〜D：ダイナミック CT（B：膵実質相，C：門脈相，D：平衡相）　単純 CT（A）では膵のびまん性腫大を認める（＊）．膵実質相（B）では膵はびまん性に不均一な濃染を認める．膵実質相（B），門脈相（C），平衡相（D）では膵周囲に rim 状低吸収を認める（capsular rim sign，▶，C）．主膵管拡張は認められない（duct penetrating sign）．

d. その他

1）膵外傷

　膵臓は肝臓，脾臓，腎臓に比べて比較的損傷されにくい臓器であるが，見逃すと重篤な合併症を引き起こす．特に高エネルギー外傷の際に注意深く観察する必要がある．膵損傷は膵体部に多い．膵体部は外傷による力と椎体により挟まれる位置に存在するからである．日本外傷学会の膵損傷分類 2008（Key Facts 8-10）[47]によると，Ⅰ型は膵被膜の連続性が保たれて，膵液の腹腔内漏出がない状態で，実質の挫滅や実質内血腫を伴うことがある．Ⅱ型は被膜が損傷されるが，実質損傷の深さは実質径の 1/2 未満かつ主膵管損傷は伴わないものをいう．Ⅲ型は実質損傷の深さは実質径の 1/2 を超え，主膵管損傷を伴わないⅢa と主膵管損傷を伴うⅢb に分ける．膵挫傷は正常膵が最も高吸収に描出される膵実質相にて低吸収域として描出される．主膵管損傷は緊急手術を要するため，特に重要な読影ポイントである（Key Facts 8-11）．また，膵周囲の液体貯留（膵液瘻）の有無，仮性動脈瘤の有無につき慎重に読影しなければならない（図 8-19）．

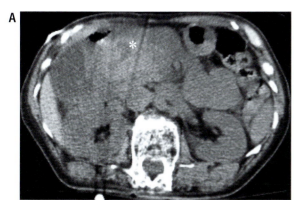
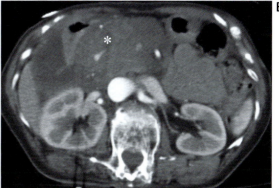

図8-19 70歳台女性 交通外傷，膵損傷，仮性動脈瘤形成

A：単純CT，B, C：ダイナミックCT（B：早期相，C：平衡相） 単純CT（A）では膵頭部の腫大を認める．淡い高吸収の中に低吸収域を認める（＊）．早期相（B）では膵頭部腫大の中心に不整な造影効果を認め（＊），平衡相（C）ではその濃染が拡大し，仮性動脈瘤と診断された．急遽血管造影が施行され，マイクロコイルにて仮性動脈瘤をisolationした．主膵管断裂はなく，保存的加療にて軽快した．

Key Facts 8-10

日本外傷学会の膵損傷分類 2008

Ⅰ型　被膜下損傷 subcapsular injury
Ⅱ型　表在性損傷 superficial injury
Ⅲ型　深在性損傷 deep injury
　a. 単純深在性損傷 simple deep injury
　b. 複雑深在性損傷 complex deep injury

（文献47）より許可を得て転載）

Key Facts 8-11

膵外傷の読影のポイント

- 主膵管損傷の有無
- 膵周囲の液体貯留（膵液瘻）の有無
- 仮性動脈瘤の有無

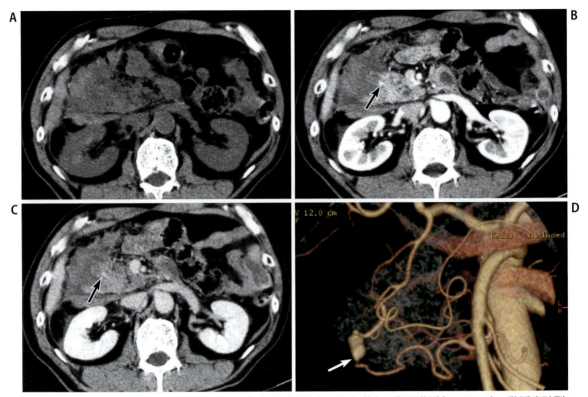

図 8-20 50歳台男性 正中弓状靭帯による腹腔動脈幹狭窄と後上膵十二指腸動脈（PSPDA）の動脈瘤破裂
A：単純 CT, B, C：ダイナミック CT（B：早期相, C：平衡相）, D：3D-CTA 単純 CT（A）では膵頭部に不均一な濃度上昇を認める．早期相（B）から平衡相（C）では点状の増強効果を認め（→），仮性動脈瘤と判断できる．3D-CTA（D）では後上膵十二指腸動脈（PSPDA）の仮性動脈瘤が明瞭であり（→），IVR の血管アプローチの際に参考になる画像である．

2）膵動脈瘤

　膵頭部アーケードにしばしば動脈瘤が形成され，破裂すると膵頭部〜十二指腸下行脚の後腹膜に血腫を示す．血腫は単純 CT で淡い高吸収を示し，境界は通常不明瞭である（図8-20）．そのため，しばしば後腹膜腫瘍と誤診されることがある．診断にはダイナミックCT が必須であり，血腫には造影効果はみられないこと，そして責任となる仮性動脈瘤を早期相で同定することが必要である．併存症として正中靭帯による腹腔動脈根部狭窄が知られている．腹腔動脈根部で高度な狭窄/閉塞がある場合，膵頭部アーケードあるいは膵内吻合枝により上腸間膜動脈側から腹腔動脈の血流を代償する[48]ため，これらの微小血管に圧負荷がかかり，瘤化するものと思われる．

文 献

1) Koelblinger C, Ba-Ssalamah A, Goetzinger P, et al：Gadobenate dimeglumine-enhanced 3.0-T MR imaging versus multiphasic 64-detector row CT：prospective evaluation in patients suspected of having pancreatic cancer. Radiology 2011；259：757-766.
2) Al-Hawary MM, Francis IR, Chari ST, et al：Pancreatic ductal adenocarcinoma radiology reporting template：consensus statement of the Society of Abdominal Radiology and the American Pancreatic Association. Radiology 2014；270：248-260.
3) Horton KM, Hruban RH, Yeo C, Fishman EK：Multi-detector row CT of pancreatic islet cell tumors. RadioGraphics 2006；26：453-464.
4) Sahani DV, Bonaffini PA, Fernández-Del Castillo C, Blake MA：Gastroenteropancreatic neuroendocrine tumors：role of imaging in diagnosis and management. Radiology 2013；266：38-61.
5) Tsuji Y, Hamaguchi K, Watanabe Y, et al：Perfusion CT is superior to angiography in predicting pancreatic necrosis in patients with severe acute pancreatitis. J Gastroenterol 2010；45：1155-1162.
6) Noda Y, Goshima S, Miyoshi T, et al：Determination of the least amount of iodine load required for the detection of pancreatic adenocarcinoma at 80-kVp CT. Eur J Radiol 2016；85：901-905.
7) 日本医学放射線学会・編：画像診断ガイドライン 2016 年版．金原出版，2016：272-274.
8) Fukukura Y, Hamada H, Kamiyama T, et al：Pancreatic adenocarcinoma：analysis of the effect of various concentrations of contrast material. Radiat Med 2008；26：355-361.
9) Yanaga Y, Awai K, Nakayama Y, et al：Pancreas：patient body weight-tailored contrast material injection protocol versus fixed dose protocol at dynamic CT. Radiology 2007；245：475-482.
10) Yoon SH, Lee JM, Cho JY, et al：Small（≤20 mm）pancreatic adenocarcinomas：analysis of enhancement patterns and secondary signs with multiphasic multidetector CT. Radiology 2011；259：442-452.
11) Ishigami K, Yoshimitsu K, Irie H, et al：Diagnostic value of the delayed phase image for isoattenuating pancreatic carcinomas in the pancreatic parenchymal phase on multidetector computed tomography. Eur J Radiol 2009；69：139-146.
12) Shyu JY, Sainani NI, Sahni VA, et al：Necrotizing pancreatitis：diagnosis, imaging, and intervention. RadioGraphics 2014；34：1218-1239.
13) Raimondi S, Lowenfels AB, Morselli-Labate AM, et al：Pancreatic cancer in chronic pancreatitis；aetiology, incidence, and early detection. Best Pract Res Clin Gastroenterol 2010；24：349-358.
14) 日本膵臓学会・編：膵癌取扱い規約 第 7 版．金原出版，2016：48-53.
15) Motosugi U, Ichikawa T, Morisaka H, et al：Detection of pancreatic carcinoma and liver metastases with gadoxetic acid-enhanced MR imaging：comparison with contrast-enhanced multidetector row CT. Radiology 2011；260：446-453.
16) Toshima F, Inoue D, Komori T, et al：Is the combination of MR and CT findings useful in determining the tumor grade of pancreatic neuroendocrine tumors? Jpn J Radiol 2017；35：242-253.
17) Imamura M：Recent standardization of treatment strategy for pancreatic neuroendocrine tumors. World J Gastroenterol 2010；16：4519-4525.
18) 本杉宇太郎，山口 浩：病理から理解する画像所見 膵 solid pseudopapillary neoplasm. 画像診断 2015；35：1325-1335.
19) Klein KA, Stephens DH, Welch TJ：CT characteristics of metastatic disease of the pancreas. RadioGraphics 1998；18：369-378.
20) Low G, Panu A, Millo N, Leen E：Multimodality imaging of neoplastic and nonneoplastic solid lesions of the pancreas. RadioGraphics 2011；31：993-1015.
21) Laffan TA, Horton KM, Klein AP, et al：Prevalence of unsuspected pancreatic cysts on MDCT AJR Am J Roentgenol 2008；191：802-807.
22) Visser BC, Yeh BM, Qayyum A, et al：Characterization of cystic pancreatic masses：relative accuracy of CT and MRI. AJR 2007；189：648-656.
23) Sahani DV, Kambadakone A, Macari M, et al：Diagnosis and management of cystic pancreatic lesions. AJR 2013；200：343-354.
24) Tanaka M, Fernández-del Castillo C, Adsay V, et al：International consensus guidelines 2012 for the management of IPMN and MCN of the pancreas. Pancreatology 2012；12：183-197.

25）Seo N, Byun JH, Kim JH, et al：Validation of the 2012 international consensus guidelines using computed tomography and magnetic resonance imaging：branch duct and main duct intra-ductal papillary mucinous neoplasms of the pancreas. Ann Surg 2016；263：557-564.
26）Yamaguchi K, Ohuchida J, Ohtsuka T, et al：Intraductal papillary-mucinous tumor of the pancreas concomitant with ductal carcinoma of the pancreas. Pancreatology 2002；2：484-490.
27）Motosugi U, Yamaguchi H, Furukawa T, et al：Imaging studies of intraductal tubulopapillary neoplasms of the pancreas：2-tone duct sign and cork-of-wine-bottle sign as indicators of intraductal tumor growth. J Comput Assist Tomogr 2012；36：710-717.
28）Buetow PC, Rao P, Thompson L：From the archives of the AFIP. Mucinous cystic neoplasms of the pancreas：radiologic-pathologic correlation. RadioGraphics 1998；18：433-449.
29）Thevenot A, Bournet B, Otal P, et al：Endoscopic ultrasound and magnetic resonance cholangiopancreatography in patients with idiopathic acute pancreatitis. Dig Dis Sci 2013；58：2361-2368.
30）Procacci C, Graziani R, Bicego E, et al：Serous cystadenoma of the pancreas：report of 30 cases with emphasis on the imaging findings. J Comput Assist Tomogr 1997；21：373-382.
31）Berland LL, Silverman SG, Gore RM, et al：Managing incidental findings on abdominal CT：white paper of the ACR incidental findings committee. J Am Coll Radiol 2010；7：754-773.
32）Allen PJ, D'Angelica M, Gonen M, et al：A selective approach to the resection of cystic lesions of the pancreas：results from 539 consecutive patients. Ann Surg 2006；244：572-582.
33）Tseng JF, Warshaw AL, Sahani DV, et al：Serous cystadenoma of the pancreas：tumor growth rates and recommendations for treatment. Ann Surg 2005；242：413-421.
34）Shinmura R, Gabata T, Matsui O：Lymphoepithelial cyst of the pancreas：case report with special reference to imaging--pathologic correlation. Abdom Imaging 2006；31：106-109.
35）厚生労働省難治性膵疾患に関する調査研究班：慢性膵炎臨床診断基準 2009. 膵臓 2009；24：645-646.
36）Campisi A, Brancatelli G, Vullierme MP, et al：Are pancreatic calcifications specific for the diagnosis of chronic pancreatitis? A multidetector-row CT analysis. Clin Radiol 2009；64：903-911.
37）Büchler MW, Martignoni ME, Friess H, Malfertheiner P：A proposal for a new clinical classification of chronic pancreatitis. BMC Gastroenterol 2009；9：93.
38）急性膵炎診療ガイドライン 2015 改訂出版委員会・編：急性膵炎診療ガイドライン 2015 第4版. 金原出版，2015：96-117.
39）Mortele KJ, Wiesner W, Intriere L, et al：A modified CT severity index for evaluating acute pancreatitis：improved correlation with patient outcome. AJR 2004；183：1261-1265.
40）Banks PA, Bollen TL, Dervenis C, et al：Classification of acute pancreatitis-2012：revision of the Atlanta classification and definitions by international consensus. Gut 2013；62：102-111.
41）Thoeni RF：The revised Atlanta classification of acute pancreatitis：its importance for the radiologist and its effect on treatment. Radiology 2012；262：751-764.
42）Tsuji Y, Yamamoto H, Yazumi S, et al：Perfusion computerized tomography can predict pancreatic necrosis in early stages of severe acute pancreatitis. Clin Gastroenterol Hepatol 2007；5：1484-1492.
43）Irie H, Honda H, Baba S, et al：Autoimmune pancreatitis：CT and MR characteristics. AJR 1998；170：1323-1327.
44）Sahani DV, Kalva SP, Farrell J, et al：Autoimmune pancreatitis：imaging features. Radiology 2004；233：345-352.
45）Takahashi N, Fletcher JG, Fidler JL, et al：Dual-phase CT of autoimmune pancreatitis：a multireader study. AJR 2008；190：280-286.
46）Sugiyama Y, Fujinaga Y, Kadoya M, et al：Characteristic magnetic resonance features of focal autoimmune pancreatitis useful for differentiation from pancreatic cancer. Jpn J Radiol 2012；30：296-309.
47）日本外傷学会臓器損傷分類委員会：膵損傷分類 2008（日本外傷学会）．日外傷会誌 2008；22：264.
48）Song S-Y, Chung JW, Kwon JW, et al：Collateral pathways in patients with celiac axis stenosis：angiographic-spiral CT correlation. RadioGraphics 2002；22：881-893.

9 胆道

9.1 胆道病変の画像検査におけるCTの位置づけ

　一般的には胆道疾患に対する画像検査としては，まずは超音波検査が施行され，次のステップとしてCT（造影を含む）やMRI〔MR胆管膵管撮影（MR cholangiopancreatography：MRCP）を含む〕が施行される．最終的には内視鏡的逆行性胆管膵管造影（endoscopic retrograde cholangiopancreatography：ERCP）が治療を兼ねて，あるいはCT/MRIでもはっきりしない場合に施行される．^{18}F-FDG-PETなどは補助的精査として行われる．ここでは，大きく胆道結石が疑われる場合と，腫瘍性病変を想定する場合とに分け，その他の画像検査の診断能を比較しつつ，胆道疾患におけるCT検査の位置づけを述べる．

a. 胆道結石

　「画像診断ガイドライン」[1]，「胆石症診療ガイドライン」[2]によるまでもなく，胆道結石が疑われる場合の画像診断の第一選択は超音波検査である（Key Facts 9-1）．結石の構成成分によらず「音響陰影を伴う高エコー病変」として描出される．非侵襲的でかつベッドサイドでも施行できる簡便さがある反面，術者の技量により病変の描出が左右されることや，解剖学的な死角の存在などの欠点も知られている[1,2]．

　胆嚢結石に対する超音波検査の有用性としては，初期の報告では感度・特異度・正確度はそれぞれ75%・62%・72%程度であったが[3]，その後95%前後の正確度が報告されている[4,5]．救急部ベッドサイド超音波検査での胆嚢結石診断能のメタアナリシスでは，感度約90%，特異度88%と報告され[6]十分に高い診断能をもつと判断される．

　一方，総胆管結石に対しては，体の深部にあるため腸管ガスなどの影響を受けやすく，超音波検査の診断能はさほど高くない．感度・特異度は25〜63%・89〜95%と報告される[7,8]．

　CTによる胆道結石診断は原則として単純CTで行われる．造影すると周囲の組織の濃染により淡い石灰化結石は検出困難になるからである[1]．thin-sliceが撮れなかった初期の報告では，感度・特異度・正確度は76〜79%・100%・約90%とあまり高くなかったが[9,10]，

多列検出器型CT（MDCT）によるMPR（multiplanar reconstruction）を駆使した最近の報告では，感度・特異度・正確度はそれぞれ約90％・93％・91％と高い診断能をもつ[11]．超音波検査に対するCTの利点は，なんと言っても超音波検査の死角である総胆管などにも表在臓器である胆嚢同様の検出能をもつことである．一方でCTは，原理的にX線透過性の違いを指標として物質を区別するものであるので，コレステロール系結石が胆汁と類似したCT値をもつ場合には検出困難となる（いわゆるradiolucent stone）．この点に関しては後述する低電圧撮像，dual-energy CT（DECT）により解決される可能性を秘めている[12]．胆道結石の合併症として感染症の存在，その範囲，あるいは膿瘍形成などを評価するためには造影CT（特に門脈優位相）が追加される[1]．

MRI/MRCPにおいては結石は基本的にいずれのシーケンスでも無信号に描出されるが，T2強調像の亜型であるMRCPで評価されることが多い．あるメタアナリシスにおいてMRCPによる胆道結石診断の感度は92％とされる[13]．また超音波内視鏡検査（endoscopic ultrasonography：EUS）と比較したメタアナリシスでは同等の診断能とされ[14]，EUSの侵襲性，CTの被ばくを考慮するとMRCPは超音波検査に次いで推奨される検査であろう．一部のビリルビンカルシウム結石（ことに肝内結石）はT1強調像で高信号に描出される場合があり，MRCPに高分解能脂肪抑制T1強調像を追加することが有用である，という報告もある[1]．

点滴静注胆嚢胆管造影（drip infusion cholecystocholangiography：DIC）は，その造影剤の副作用が高頻度・重篤であるため一時使用が途絶えていたが，MDCTの出現により，DIC下CT（DIC-CT）もしくはCT cholangiographyとして一部で復活した．結石は造影剤の中の欠損像（filling defect）として描出される．感度・特異度が78％・100％という報告もある[15]．肝機能が保たれている生体肝移植のドナー術前検査などでは高画質が得られよい適応と考えられるが，胆道閉塞を伴いやすい結石の診断としては標準検査とはなりえない．

ERCPは，結石検出率が高く，多くの研究で基準的検査として用いられているが，侵襲的であり，少ないながら3〜4％の頻度で膵炎などの合併症を起こすので，通常，診断目的のみでは推奨されない．臨床的に重篤で早期の排石などの処置が必要な場合は，優先して行う[1]．超音波内視鏡検査（EUS），管腔内超音波検査（intraductal ultrasonography：IDUS）に関しても同様である[1]．

Key Facts 9-1

胆道結石の画像診断

・第一選択：超音波検査
・第二選択：MRI/MRCP，または，単純CT（造影CTは合併症診断のために追加）

b. 胆囊炎

急性胆囊炎は90％以上において結石が原因とされ，通常は臨床所見(炎症反応，Murphy徴候など)と画像所見から総合的に診断される．全体の死亡率は10％と低いが，重篤になりうる壊疽性胆嚢炎，気腫性胆嚢炎や，破裂などの合併症の診断に，画像診断は大きな役割を果たす(**Key Facts 9-2**)．胆嚢は比較的皮膚に近い臓器なので超音波検査が有用であり，第一選択となる[1]．

超音波所見としては超音波プローブによるMurphy徴候，胆嚢腫大，3 mm以上の壁肥厚，結石・胆泥の存在，胆嚢周囲液体貯留，不整な多層構造を呈する低エコー帯，などである．感度・特異度・正確度は86％・99％・92％だったが，これに超音波ドプラ検査で壁の血流増加を評価することで，それぞれ95％・100％・99％に上昇したとの報告もある[16]．

CTは，造影CTが基本であるが，同時に結石の評価も必須であるため，通常は単純と造影CTの組み合わせで施行される．造影は原則として門脈優位相の撮像を行う．所見としては，胆嚢腫大，壁肥厚，胆汁の高吸収化，胆嚢周囲の液体貯留，胆嚢周囲脂肪組織内の線状高吸収域，漿膜下浮腫，などがみられる．しかし，その診断能は超音波検査の82％に対し36％しかなかったとの報告[17]のように，決して高いものではない．しかし，CTの利点は重篤になりうる合併症の検出に優れることであり，胆嚢壁破裂(断裂)の診断能は超音波検査の39％に対し69％あったとの報告もある[18]．

MRI/MRCPでもCT同様の所見が描出されるが，特にT2強調像での胆嚢壁周囲の高信号が，同部の液体貯留や漿膜下浮腫に相当し，有用とされる[19]．また，超音波検査では死角となりやすい胆嚢頸部から胆嚢管の結石の正確度が，MRCPにおいては97％と超音波検査(77％)よりも良好であったとの報告もある[20]．

胆道シンチグラフィは診断能が高く，欧米ではしばしば最も有用な検査として位置づけられる[1]が，検査時間が長く放射性同位元素(テクネシウム)を扱う施設が必要となるため，胆嚢炎の有病率の高さを考えると実用的ではない．本邦では現在ほとんど施行されていない．

Key Facts 9-2

胆嚢炎の画像診断

- スクリーニング：超音波検査
- 合併症の診断：単純＋造影CT

c. 胆管炎

　急性胆囊炎と異なり，急性胆管炎はより重篤で敗血症から致死的にもなりうるため，より迅速な診断，治療が求められ，おのずと画像診断の役割も異なってくる．基本的には胆道が何らかの原因で閉塞し胆汁がうっ滞，そこに細菌が増殖した感染症である．急性胆管炎の臨床診断は，A：全身の炎症所見(発熱，炎症反応)，B：胆汁うっ滞所見(黄疸，肝機能検査値異常)，C：胆管の画像所見(胆管拡張，胆道閉塞の原因疾患の描出)のうち，すべてを満たすものを確診，Aと，BかCのいずれかを満たすものを疑診とする．すなわち，急性胆管炎における画像診断の役割は胆管拡張および閉塞機転の検出の2点に集約される．重症度は通常，臨床情報で判断され，(膿瘍を形成した場合を除いては)画像所見は重症度判定には寄与しない点も急性胆囊炎と異なる[1, 21]．

　急性胆管炎においても，第一選択は簡便性，非侵襲性に優れる超音波検査である．ただし，前述の2点のうち胆管拡張は容易に超音波検査で診断できても，原因疾患はしばしば総胆管下部にあるので，超音波検査では描出できないことが多い．たとえば，総胆管結石の超音波検査の診断能は20〜60％であり，不十分である[22]．

　CTは膵頭部領域を含め，超音波検査よりもより広く，深部まで描出できる点が優れる．胆管拡張，胆道気腫，胆管壁肥厚など超音波検査でも描出可能な所見に加え，膿瘍形成など合併症の描出にも優れる．近年，造影ダイナミックCT動脈優位相で，肝実質全体の濃染所見が胆管系の活動性炎症を表す所見として報告された[23]．これは胆管内の炎症により胆管周囲静脈叢が拡張することによる一種の動脈門脈シャントを反映している，と推察されており，超音波検査では表現できない重要な所見である．胆管閉塞の原因として頻度の高い結石を描出するため，単純相を含んだ造影ダイナミックCTを通常は施行する．

　MRI/MRCPにおいてもCT同様，広範囲の情報が得られる利点がある．胆管拡張，胆道気腫，胆管壁肥厚など非特異的所見に加え，胆管から波及した門脈域に沿ったT2強調像での高信号も有用な所見である．胆管内の胆汁や，胆汁漏による液体貯留がT2強調像で低信号，拡散強調画像で高信号を示せば感染した膿汁・膿瘍であることが示唆される．MRCPでは結石は腫瘍など閉塞機転の描出に優れ，結石では感度・特異度ともに90％とも報告される[24]．

　胆管炎においてもERCPは，臨床的に軽症例で診断目的のためであれば推奨されず，前出の超音波検査，CT，MRI/MRCPなど非侵襲的検査を優先する．しかし，胆管炎は胆囊炎に比べ重篤な転帰をとる場合が少なくないので，致命的になりうる中等度以上の臨床状態にある場合には，ドレナージを前提としたERCPを優先すべきである[1, 21]．

d. 胆嚢腫瘍

　胆嚢癌・腫瘍の診断においては，良悪性の鑑別と疾患の広がり(stage)診断とが重要である．特に胆嚢には腫瘍類似良性病変が多く，一方で胆嚢癌(ほとんどが腺癌)の予後は不良であるため，その鑑別は重要であるが，術前診断が難しい例も少なくない．超音波検査はスクリーニングとしての役割が主体で，それだけで検査が終了することはない．最終的には最も空間分解能の高いEUS(場合によってはEUS下生検)や細胞診などで総合的に診断されるが，その前にCTあるいはMRI/MRCPで質的，および広がり診断をすることが多い[1,25]．

　MDCT，高分解能MRI出現以前の時代は，CTやMRIは胆嚢の主病変ではなく，転移の有無を判定することが主目的であったが，その出現以降，病変自体の質的診断，深達度診断にも応用されつつある．CTは単純相，動脈優位相，門脈優位相，平衡相を含む造影ダイナミック撮像が施行される．全相を通じた増強パターンで質的診断を，単純相で結石，出血の有無を，動脈優位相/門脈優位相では脈管の解剖学的破格診断と癌の浸潤の有無，平衡相では腺癌と特有の腫瘍内線維化を判定する．とは言うものの，MPRを駆使しても感度・特異度はEUSの86%・87%に対しMDCTは72%・91%とまだEUSには及ばない[26]．特に早期癌においては33%・94%と不十分である[27]のが現状である．

　特に深達度(T因子)は予後に関わる因子であり重要である．早期(T1, T2)では胆嚢壁の層構造自体を描出できるEUSが有利であるが，逆にT3以上の進行例では漿膜を越えた範囲の評価が必要となるため，EUSよりもCTの方が有利である[1]．全体のT因子の正確度はCTで71〜93%[2,28]，T3以上に限定すると感度・特異度80〜100%・81〜95%[2,29]と良好な成績である．

　一方，MRIは各種シーケンス，ダイナミック撮像，MRCPを施行する．ダイナミック撮像によるT因子診断においては，感度・特異度は67〜100%・86〜100%とほぼCTと同様な成績ではあるが，まだ報告例が少なく，一般的には空間分解能の優れるCTに勝るとは言いがたい．MRIの特徴はやはりその高濃度分解能，マルチパラメータ診断能であり，質的診断に寄与する．T2強調像，MRCPによるRokitanski-Aschoff sinus(RAS)の描出により癌との鑑別において重要な腺筋腫症の診断は高率に可能であるし[30]，拡散強調画像の癌診断の有用性も報告されつつある[31,32]．しかし，慢性胆嚢炎，特に黄色肉芽腫性胆嚢炎と癌との鑑別は，数件の報告はあるもののいまだ困難で，予後不良の胆嚢癌を否定できずに最終的に切除に頼らざるをえない場合も多いのが現状である(「9.3 重要疾患の読影」の項参照)．

e. 胆管腫瘍

　胆管腫瘍(癌)は一般に胆管閉塞による症状をきっかけに発見されるため，拡張胆管およびその閉塞部の詳細な描出が求められる．超音波検査は，胆管拡張は検出できても閉塞機転の診断には限界があり，スクリーニングとしての役割が主であることは胆囊腫瘍の場合と同様である(**Key Facts 9-3**)．

　CT は広範囲にかつ高い空間分解能で評価できるので，胆管拡張の程度・範囲，その閉塞機転を適切に描出する．胆囊腫瘍と同様に腺癌が多いため，CT は単純相，動脈優位相，門脈優位相，平衡相を含む造影ダイナミック撮像が施行される．各相のもつ意義も胆囊癌と同様である．また，胆管癌でも MPR は重要で，胆管の長軸，短軸方向に沿った進展を任意に描出し，評価することが推奨されている[1,33〜35]．術式決定に重要な情報である脈管・胆管浸潤診断の正確度は 85〜100％と報告されている[36,37]．また，形態学的亜型分類 (mass forming/periductal infiltrating/intraductal growing)においても 79％の正確度であった[38]．

　MRI/MRCP の位置づけも，胆囊腫瘍の場合と同様であるが，より MRCP の役割が大きい．最近は，ダイナミック撮像は高空間分解能の 3D T1 強調像が普及しつつあり，撮像後に胆管の走行方向に合わせて任意の断面で診断でき，推奨される．胆管閉塞の存在診断，閉塞部位の同定について MRCP のメタアナリシス[39]によれば，良悪性を問わない場合，それぞれ感度 97％，98％と高い診断能をもつ．MRCP は内視鏡的逆行性胆管造影(endoscopic retrograde cholangiography：ERC)や経皮経肝胆管造影(percutaneous transhepatic cholangiography：PTC)の直接造影に比べ狭窄部の遠位，近位両側の情報が非侵襲的に得られるため，狭窄範囲の同定，多発狭窄の診断に優れ，それぞれ治療方針決定や良性疾患との鑑別に有用である[40]．拡散強調画像による閉塞部の胆管癌の検出は，感度・特異度・正確度がそれぞれ 94.3％・100％・96.4％と報告がある[41]．

　一方，胆管癌と鑑別が問題になる疾患としては，種々の原因による硬化性胆管炎があげられる．原発性硬化性胆管炎，IgG4 関連硬化性胆管炎，反復感染による続発性硬化性胆管炎などが含まれる．明らかに肝実質などの胆管周囲に腫瘤を形成していれば癌の可能性が高いと診断できるが，単に壁肥厚性病変の場合は，局所所見のみでは CT，MRI でも鑑別は困難なことが多い[1]．これはいずれも病理学的に適度な細胞成分と線維性間質から構成される疾患だからである．古典的直接造影所見を基に胆管全体像(単発 vs. 多発，狭窄の性状，壁肥厚の分布など)や，多臓器疾患の有無，臨床情報などと合わせ総合的に鑑別する必要がある．

Key Facts 9-3

胆管炎，胆囊・胆管腫瘍の画像診断

・スクリーニング：超音波検査
・精査：ダイナミック CT，MRI/MRCP

9.2 胆道病変に対するCT撮像および造影プロトコール

a. 造影プロトコール

　前述したように，結石が疑われる場合には単純CTが主体である．さらに何らかの合併症を疑う臨床所見がある場合には，門脈優位相を追加する．

　胆嚢炎，胆管炎においては，原因としての結石の確認のみなら単純CTのみ，炎症の程度，合併症の有無を確認したい場合には，単純CT＋造影ダイナミック撮像（動脈優位相＋門脈優位相，または動脈優位相＋平衡相）を行う．造影剤量は，肝のプロトコールに準じ，体重あたりの投与ヨード量は600 mgI程度とする（**表9-1**）．注入時間は30秒とする．低管電圧で撮像する場合は，肝の場合と同様，造影剤量を450 mgI/kg程度まで減らすことができ，腎機能が低下している患者には有用である．

　胆道腫瘍が想定される場合は，肝のダイナミックCT（単純相，動脈優位相，門脈優位相，平衡相）に準じて施行する（**表9-2**）．ただし，平衡相のタイミングは造影剤注入開始後180秒ではなく240秒以上を用いる方がよい（当施設では240秒）．これは腺癌の特徴である遅延性・遷延性濃染をより確実に描出するためである．肝の平衡相180秒はあくまでも肝細胞癌のwashoutを検出するためのものであり，画像上も大動脈，門脈，下大静脈の濃度差が明らかな場合の方が多く，文字通りの平衡状態（血管内と細胞外液腔で等濃度）ではない．腺癌系を対象とした部位での平衡相の設定は，より厳密に考える必要がある（撮像プロトコールの項も参照）．

　生理食塩水の後押しも，肝ダイナミックCTに準じ通常は行わないが，投与造影剤量が少ない場合には有効に利用するために，造影剤の注入速度と合わせて生理食塩水20〜30 mLの後押しを考慮する．

　DIC-CTでは，胆汁排泄型ヨード系造影剤であるmeglumine iotorate（ビリスコピン®，バイエル薬品）を30分以上かけて点滴静注し，その後30分から約1時間で肝から上腹部を撮像する．本造影剤は副作用が通常のヨード系造影剤よりも強いので患者観察に十分留意する必要がある[1]．

表9-1 胆道ダイナミックCTの造影プロトコール

ヨード量	注入時間	生食後押し
600 mgI/kg	30秒	なし

表 9-2　胆道ダイナミック CT の撮像プロトコール（ボーラストラッキングを使用する場合）

ボーラストラッキング		単純 CT	スキャンタイミング		
閾値	モニター部位		動脈優位相	門脈優位相	平衡相
150 HU	大動脈 L1 レベル	必要	Tr*＋18 秒	Tr*＋40 秒 または 70〜80 秒	240 秒

*Tr：ボーラストラッキングで閾値に達する時間

b. 撮像プロトコール

1) 結石に対する CT

通常は 120 kV，1〜3 mm スライス厚で単純 CT を撮像する．

Dual-energy CT（DECT）では 40〜140 keV の仮想単色 X 線画像を作成する．スペクトラル HU 曲線（p.242 参照）に基づき，胆石の石灰化成分の高吸収は低 keV ではより強調され，高 keV では減弱して描出される．一方，コレステロール成分は，通常の 120 kV では胆汁と等吸収で検出できないこと（radiolucent stone）をしばしば経験するが，脂肪組織と類似したスペクトラル HU 曲線をもつため，低 keV では周囲胆汁よりも低吸収，高 keV では高吸収に描出され，検出できるようになる．すなわち，DECT を用いると，いわゆる radiolucent stone は原理的には存在しなくなる（図 9-1）．two-material decomposition 法を用いた脂肪[水]画像も有用で，コレステロール成分は低吸収に描出される（図 9-2）．

80 kV 程度の低電圧撮像をする際は，DECT での低 keV 像に相当するので，コレステロール結石が胆汁よりも低吸収に描出されることに注意する．ただし，純粋なコレステロールではない場合，低電圧像で胆汁と等吸収になる可能性もあり，正確に判定するには他のエネルギーの仮想単色 X 線画像と比較が可能な DECT の方が有利であろう．

合併症を想定して造影門脈優位相のみ撮像する場合（表 9-3, 4），DECT では造影相のみから仮想単純 CT（virtual non-contrast：VNC）像を作成することで単純相を省略することも提案されている[42]．現在のところ動脈優位相，門脈優位相から作成した VNC 画像の胆石検出能に差はないものの，小さな結石，石灰化の弱いもの（<78 HU）にはその描出に限界があるという（図 9-3）．

DIC-CT では MIP（maximum intensity projection），あるいは VR（volume rendering）で再構成表示することが前提なので，1 mm 厚での撮像が推奨される．また，胆管内の造影剤を鋭敏に描出するため低電圧もしくは DECT が有用で，被ばくを考慮すれば低電圧 CT 単独で十分であろう[43]．

2) 胆道炎症性および腫瘍性疾患に対するダイナミック CT

胆道系の腫瘍が疑われる場合は，原則としてダイナミック CT を行う（Key Facts 9-4）．プロトコールは肝の撮像プロトコールに準じる（p.173）．

造影剤の静注後ボーラストラッキング法を用いて撮像タイミングを決定する（表 9-2）．

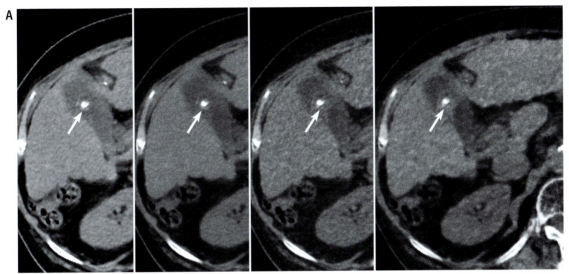

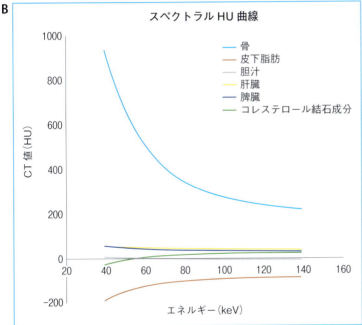

図 9-1 70 歳台女性　混合石胆嚢炎
A：仮想単色 X 線画像（左から 40, 65, 80, 140 keV）．B：各部位のスペクトラル HU 曲線　コレステロール成分と思われる部分（→）は，120 kV 相当の 65 keV ではほぼ胆汁と等吸収を呈しているが，低 keV になるほど相対的に低吸収になり高 keV になるほど高吸収になる．一方，中心の石灰化成分は逆に低 keV になるほど胆汁に対して相対的に高吸収になり，高 keV になるほど高吸収が目立たなくなる．コレステロール成分のスペクトラル HU 曲線は皮下脂肪のそれと類似するパターンを示す．骨皮質（石灰化），胆汁，肝実質，脾のスペクトラル HU 曲線とはまったく異なることが明らかである．

表 9-3　門脈優位相のみ撮像する場合の造影プロトコール

ヨード量	注入速度	生食後押し
600 mgI/kg	2.0 mL/s	なし

表 9-4　門脈優位相のみ撮像する場合の撮像プロトコール

単純 CT	スキャンタイミング
	門脈優位相
必要	70〜80 秒

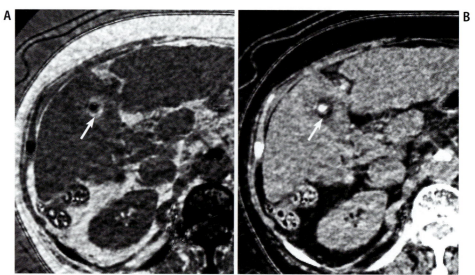

図 9-2 図 9-1 と同一症例の two-material decomposition 法による分別画像
A：脂肪［水］画像，B：水［脂肪］画像　脂肪［水］画像（A）ではコレステロール成分は高吸収に，水［脂肪］画像（B）では低吸収に描出される（→）．

Key Facts 9-4

胆嚢癌，胆管癌のプロトコール

- ダイナミック 4 相撮像（単純 CT，動脈優位相，門脈優位相，平衡相）
- 平衡相は 3 分よりも遅め（240 秒）に設定．

　CT 値のモニタリング用の ROI（region of interest）は第 1 腰椎レベルの大動脈内に設定し，CT 値の閾値は 150 HU とする．CT 値の閾値に到達後，18〜20 秒後に動脈優位相の撮像を開始することにより，多血性腫瘍の濃染が強い時期に撮像する．胆管炎があると，この相で肝実質の不整な濃染が確認できる[23]．門脈優位相および平衡相では，固定のスキャンタイミング（門脈優位相は造影剤注入開始後 80 秒，平衡相は 240 秒）で撮像する．

　ここで留意すべきは平衡相のタイミングである．肝においては肝癌の washout を検出する目的で 3 分（180 秒）に設定している施設が多いが，これは文字通りの「平衡」という観点からは，正しくない設定である．多相 CT データからのシミュレーション[44]では，3 分（180 秒）後では大動脈，門脈，脾静脈，下大静脈などの CT 値はかなりばらつき，とても平衡とは言いがたい状況であるが，4 分（240 秒）ではその差は縮まり一定の値に収束する傾向にある（図 9-4）．胆道系の腫瘍はほとんどが線維性間質の多い腺癌であるため，その描出には正しい平衡相が極めて重要である．胆管癌と鑑別が重要な硬化性胆管炎（IgG4 関連疾患も含む）においても，病理学的に線維成分が豊富であるため，その診断に平衡相は重要である．肝細胞癌の被膜も，線維成分が主体であるので同様に考えることができる．すなわち，線維性間質の描出のためには，少なくとも平衡相の delay time は 3 分（180 秒）よりは長く設定すべきで，スループットなどの現実的側面を考慮し，筆者の施設では以前から，

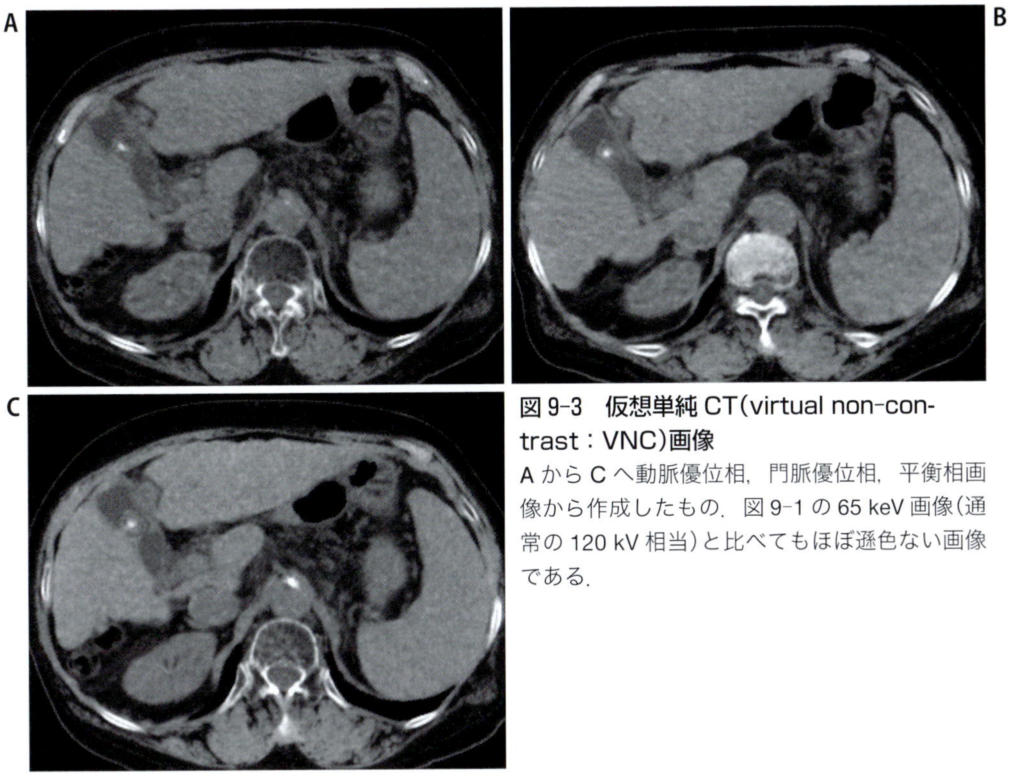

図 9-3　仮想単純 CT（virtual non-contrast：VNC）画像
A から C へ動脈優位相，門脈優位相，平衡相画像から作成したもの．図 9-1 の 65 keV 画像（通常の 120 kV 相当）と比べてもほぼ遜色ない画像である．

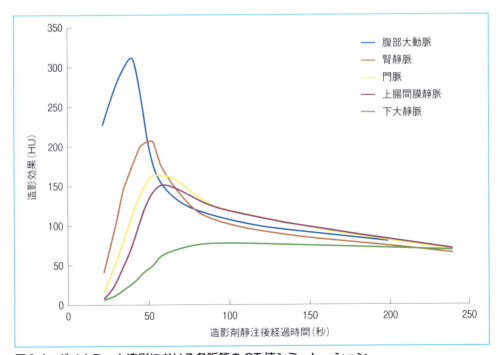

図 9-4　ダイナミック造影における各脈管の CT 値シミュレーション
多相撮像のデータベースに 90 秒と 210 秒の実測値を入力して得られたもの．180 秒では各血管の CT 値がかなり分散しているが，240 秒ではより収束していることがわかる．（信州大学　山田　哲先生のご厚意による）

肝も含めすべてのダイナミック撮像の「平衡相」には4分(240秒)を採用している．必要であれば，肝の胆管細胞癌・血管腫に準じさらに遅い5〜10分後の平衡相を撮像するオプションもあるが，日常診療では煩雑であり現実的ではないので，特例に限られる．

ボーラストラッキング法やテストインジェクション法を実施しない場合は，動脈優位相は造影剤注入開始から38〜40秒に撮像を開始する(表9-5)．

画像再構成スライス厚は，細かい解剖を評価する必要があるので1.0〜2.5 mm程度のスライス厚を使用するのが望ましい．

前述した炎症性，腫瘍性病変の血流情報は動脈優位相を，病変と門脈もしくは肝実質との関係は門脈優位相を，線維性間質の描出は平衡相を，さらに低電圧またはDECTの低keV-仮想単色X線画像で観察することで，より強調して観察することが可能になる(**Key Facts 9-5**)．あるいは，腎機能保全の目的で，造影剤量を低減(450〜500 mgI/kg程度)することも可能である．ノイズとの関連で，低電圧は80 kV程度，DECTでは50〜55 keV程度が推奨されている[12]．

また，結石の項で示した，DECTによる仮想単純CT(VNC)像を作成することで単純相を省略することも提案されている．

表9-5 胆道ダイナミックCTの撮像プロトコール(ボーラストラッキングを使用しない場合)

単純CT	スキャンタイミング		
	動脈優位相	門脈優位相	平衡相
必要	38〜40秒	70〜80秒	240秒

Key Facts 9-5

胆道系に対する低電圧，dual energy CT(DECT)

・低電圧は80 kV程度．
・DECTは50〜55 keV程度．

9.3 重要疾患の読影

a. 胆道結石の CT 診断

1) 胆嚢結石　gallstone/gallbladder stone/cholecystolithiasis

胆嚢結石の検出には，ほぼ超音波検査で事足りる(感度・特異度ともに 95％以上)．したがって，検出目的に CT/MRI(MRCP)が用いられることはまれであり，肝の萎縮または横隔膜挙上などで超音波検査のウィンドウが取れない場合に限られる．

CT による質的診断，すなわち上記の構成成分による結石のタイプ分類は厳密には困難とされる．一般にはコレステロール石(ChSt)の方が色素結石よりも CT 値は低い傾向はあるものの，いずれのタイプの結石もそのカルシウムや金属含量で CT 値は決定され，かなりのオーバーラップがあるからである[1,45]．しかしながら，前述のように今後 DECT のスペクトラル HU 曲線解析による構成成分鑑別の可能性は十分にある(図 9-1 参照, **Key Facts 9-6**)．

本邦では ChSt を下記の3亜型に分類することが多い[1,46]．純コレステロール石(pure ChSt)は約 15％を占め，ほぼ 100％コレステロールで構成され，その結晶が放射状構造を取る．大きめで単発，CT で胆汁と等吸収(いわゆる radiolucent)，もしくは淡い高吸収を呈する．明らかな石灰化外殻をもち，内部が純コレステロール石(まれに混合石)のものを混成石(combination stone)といい ChSt の 15％を占める．これも大きめで単発が多く，CT ではリング状高吸収として描出される．ChSt の残りの 70％が混合石(mixed stone)とよばれ，ビリルビンカルシウム(BCSt)成分が種々の割合で混在し，構造上も放射状・層状構造が混在する．大きさ・形状は多様で多発することが多く，CT 上も多様な所見を呈する．混合石の形成過程で，急激に結晶化する際に内部に陰圧による亀裂が生じ，内部に窒素ガスが生成されるものがある．古典的に X 線写真でもいわゆる "Mercedes sign" とよばれるものである[45](図 9-5)．

2) 胆管結石　bile duct stone/choledocholithiasis

存在診断・検出に関しては，胆嚢結石自体よりも総胆管結石における CT・MRI の重要性が強調されてきた．胆嚢結石患者の 15％に総胆管結石が合併しているとされ，その有無が手術内容を左右するものの，超音波検査による総胆管結石の診断には限界があるからである．従来，総胆管結石の存在診断には CT が用いられ，適正なウィンドウや薄層による CT，または単純 CT を用いるべきであることの重要性が提唱されており，その診断能は 75〜90％以上に及ぶ[45,46]．今後は前述のように DECT による仮想単色 X 線画像が奏功する可能性もある(図 9-1 参照)．

3) 肝内結石　intrahepatic stone/hepatolithiasis

肝内結石も総胆管結石同様 BCSt が大部分を占める(残りは ChSt)が，総胆管結石よりも

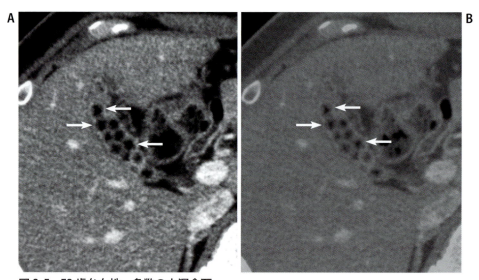

図9-5　50歳台女性　多数の小混合石
造影CT　A：通常の腹部条件，B：ウィンドウを変えて内部のガスを見やすくした条件　内部に窒素ガスと思われる低吸収像がみられる．矢印（→）のものでは，同低吸収が3方向に分断されてみえ，いわゆるMercedes signを呈している．（文献45)より許可を得て転載）

より石灰化程度が低い[45]．したがって，CTではより慎重な読影が必要であり，適切な単純CTで評価すべきである．MRIでは，胆管拡張を伴わないこともまれではないこと，胆道気腫が紛らわしいこと，などの理由からT2強調系のMRCPにもまして高分解能3D T1強調像が重要である[1]．肝内結石症では，結石そのものよりも結石による二次的炎症などに伴う肝実質の変化（門脈血流低下による萎縮）も重要な所見である[47,48]．

　ちなみに，2011年度の診療ガイド[47]によれば，肝内結石のCT所見の確診所見としては肝内胆管内の結石像の証明，参考にすべき所見として，肝内胆管の拡張狭窄，肝区域の萎縮，肝区域内の血流低下・低灌流，肝内石灰化があげられている．同MRIの確診所見として胆道気腫（pneumobilia）を否定した肝内胆管内の陰影欠損，参考にすべき所見として肝内胆管の拡張狭窄があげられている．

Advance：DECTにおける胆石のスペクトラルHU曲線

　DECTで得られるスペクトラルHU曲線は，各エネルギーレベルでの減弱の程度を反映した物質特有の新たなパラメータと考えられる．コレステロールは通常の脂質（中性脂肪）とは異なる物質ではあるが，スペクトラルHU曲線上は類似した振る舞いをする．すなわち低keVで低値，高keVで高値となる．一方，胆汁は一般的には水と同様のフラットなスペクトラルHU曲線を通常示すが，実際はその構成主成分のひとつであるコレステロールの量により，わずかに低keVで低値を示す場合もある[12]（**図9-1B**参照）．

> **Key Facts 9-6**
> 低電圧 CT，dual energy CT(DECT)における結石
> その成分を反映して，見え方がさまざまに変化することに注意.

b. 胆道炎症性疾患の CT 診断

1) 胆嚢炎　cholecystitis

① 急性胆嚢炎　acute cholecystitis

　急性胆嚢炎の多くは胆石に起因する有石性胆嚢炎であるが，胆石を伴わない無石胆嚢炎も 3.7～14％を占める．術後の胆嚢炎や無石胆嚢炎患者では，死亡率が 23～40％と高い．臨床症状として Murphy 徴候(炎症のある胆嚢を検者の手で触知すると，痛みを訴えて呼吸を完全に行えない状態)が有名であり，高い特異度を示すが，感度は低い．臨床では Murphy 徴候や右上腹部痛，圧痛などの胆嚢局所の炎症所見と，発熱や血液検査による全身の炎症反応所見を認めた場合に急性胆嚢炎を疑い，画像診断で確認して診断する[1,21]．病理学的には，毛細血管・リンパ管のうっ滞・拡張を主体とする浮腫性胆嚢炎(edematous cholecystitis)：1 期(発症 2～4 日)，浮腫性変化の後に組織の壊死出血が起こった壊疽性胆嚢炎(necrotizing cholecystitis)：2 期(発症 3～5 日)，壊死組織に白血球が浸潤し化膿が始まった化膿性胆嚢炎(suppurative cholecystitis)：3 期(発症後 7～10 日)，の 3 つに分類されるが，これらは明瞭に区別されるものではなく，移行像も存在し，対応する画像所見も混在する[49]．

　CT は，超音波検査で確定診断に至らない場合，合併症の検索を行う場合は造影 CT が必要となる．急性胆嚢炎の造影 CT 所見は，胆嚢腫大，胆嚢壁肥厚，漿膜下浮腫，胆嚢粘膜濃染，胆嚢壁濃染部の不整あるいは断裂，胆嚢周囲の液体貯留，胆嚢周囲膿瘍，胆嚢内ガス像，胆嚢周囲脂肪組織内の線状高吸収域，などである(図 9-6, 7)．また，胆嚢壁の炎症に伴う肝実質への胆嚢静脈血流の増加を反映して，肝動脈優位相での胆嚢周囲の肝実質の一過性濃染がみられ[49,50]，胆嚢壁肥厚を伴わない軽度の胆嚢炎でも診断に有用な場合がある．

② 壊死性胆嚢炎　necrotizing(gangrenous) cholecystitis

　浮腫性変化の後に組織の壊死出血が起こった胆嚢炎であり，発症後 3～5 日の 2 期の状態が広汎に生じたもの．壊疽性胆嚢炎とほぼ同義に用いられることも多い．内圧の上昇に伴い，胆嚢壁内脈管が機械的狭小化，炎症波及による血栓形成などにより循環不全に陥る．粘膜を主体とした壊死，脱落が起こるが，全層性の壊死はまれとされる．急性胆嚢炎に壊死性胆嚢炎を合併する頻度は，2～26％であり，報告により大きな差がみられる．壊死性・気腫性胆嚢炎，胆嚢穿孔合併の危険因子として，男性，高齢，合併症(糖尿病など)，38℃以上の発熱，白血球数 15,000～18,000 以上，などの因子があげられている．また，高齢は敗血症の合併の危険因子でもある．壊死性胆嚢炎と診断された場合，中等症以上の重症度と判定される．

　CT では胆嚢壁の不整な肥厚，胆嚢壁の造影不良(interrupted rim sign)，胆嚢周囲脂肪

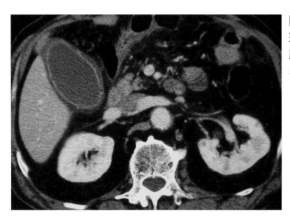

図 9-6 50 歳台女性 無石急性胆嚢炎
造影 CT(門脈優位相) 胆嚢は緊満し粘膜の増強と漿膜下層の低吸収が明らかである．

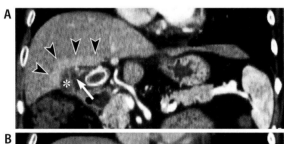

図 9-7 70 歳台女性 混成石を伴う急性胆嚢炎
ダイナミック CT 冠状断像 A：動脈優位相，B：平衡相 増強される粘膜の断裂部(→)と胆嚢床の肝実質との間に形成された膿瘍腔(＊)が明らかである．矢頭(▶)は増加した胆嚢静脈環流による濃染を示す．

組織濃度上昇，胆嚢内腔あるいは壁内のガス，内腔の膜様構造(intraluminal flap, intraluminal membrane)，胆嚢周囲膿瘍などがあげられる(図 9-8)．通常の急性胆嚢炎と同様，胆嚢周囲肝実質の動脈優位相での早期濃染を伴うことがあり，この濃染は胆嚢の炎症の程度に応じて強くなるが，広範な壊死性胆嚢炎で虚血が著しい場合は，造影効果が乏しく肝実質の濃染も減弱する[49]．

③ 気腫性胆嚢炎 emphysematous cholecystitis

気腫性胆嚢炎は急性胆嚢炎の亜型で，ガス産生菌の感染により胆嚢壁内，胆嚢内腔，あるいは胆嚢周囲に air density を有するものである．

危険因子としては，糖尿病，高齢男性，胃切除後，高血圧などが知られる．胆嚢の局所的な炎症にとどまることなく，腹腔内膿瘍，汎発性腹膜炎，腹壁ガス壊疽，敗血症などの致死的な合併症を起こし，極めて急激な臨床経過をたどることが多い．致死率は 15～20% とされる．診断されれば重症度判定で中等症以上の判定の根拠となり，胆嚢摘出術や胆嚢ドレナージなどの早急な対応が必要である．

CT 所見では，ガス像は単純 CT でも一般に診断は容易であり，CT の普及とともに比較

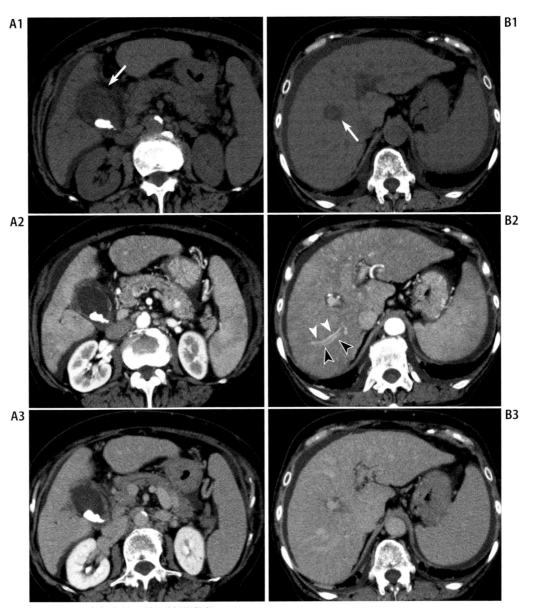

図9-8 60歳台女性 壊死性胆嚢炎
ダイナミックCT A：胆嚢レベル，B：門脈臍部レベル A1・B1：単純CT，A2・B2：動脈優位相，A3・B3：平衡相 胆嚢レベル(A)では，単純CT(A1)で胆嚢壁は淡い高吸収で出血性変化が示唆される(→)．胆嚢粘膜〜漿膜下層には早期濃染はみられず，虚血に近い状態であることが示唆されるが，平衡相(A3)で淡く濃染されるので完全な虚血ではない．胆嚢床肝実質が左葉より濃染しているのは増加した胆嚢静脈環流のためである．本例では胆嚢炎が門脈域に波及し，胆管炎にみられる肝実質性変化(図9-15および本文胆管炎の項参照)に類似した像を呈した．門脈臍部レベル(B)では，門脈域の浮腫性変化またはperiportal collar(→)，肝実質内のA-Pシャント様不均一な濃染(S4 表面図示)，後区域では動脈枝(白矢頭)に併走する門脈枝(黒矢頭)が描出されている．胆管炎と異なり，本症例では肝内胆管拡張がみられない．

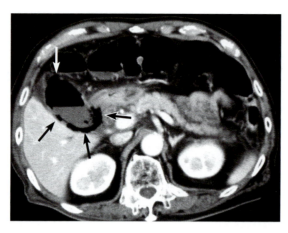

図9-9　70歳台男性　気腫性胆嚢炎
ダイナミックCT門脈優位相　胆嚢壁に一致したair densityが明瞭である（→）．
（文献51）より許可を得て転載）

的早期に診断されるようになっている．壊死性胆嚢炎，胆嚢穿孔，腹腔内膿瘍など局所の評価に加え合併症の評価も必要となるため，できるだけ造影ダイナミックCTが施行されることが推奨されている（**図9-9**）．

なお，airの起源として，乳頭切開術後に代表されるOddi括約筋不全によって高頻度にみられ臨床的意義の低い，いわゆる「胆道気腫」の可能性を否定することが重要である[49,51]．

 Advance：胆嚢捻転

高齢のやせた女性に多いとされ，胆嚢を覆う腹膜が間膜を形成する，いわゆる「遊走胆嚢」に生じやすい．間膜で固定される部分が少ないほど完全捻転しやすい．急性胆嚢炎の臨床症状にもかかわらず造影CTで胆嚢粘膜が増強されない点，胆嚢頸部に渦巻き状構造"whirl sign"（胆嚢動静脈，胆嚢管など）がみられる点が画像上の特徴である．遊走胆嚢状態であるため，経皮経肝ドレナージでは対処できないことがあるので，緊急手術の適応である[49]（**図9-10**）．

④ 慢性胆嚢炎　chronic cholecystitis

急性胆嚢炎が消退/沈静化したものと，持続性細菌感染や胆石による機械的刺激によって生じるものに大別される．壁は線維性に肥厚し，周囲構造と癒着し，胆嚢自体の容積は収縮する．線維性肥厚は漿膜下層に最も顕著とされる[52]．

CTではこれらの病理像を反映し，動脈優位相～門脈優位相では粘膜が軽度の濃染を呈し，平衡相で漿膜下層まで遷延性・遅延性濃染を示す．

⑤ 黄色肉芽腫性胆嚢炎　xanthogranulomatous cholecystitis

慢性胆嚢炎のまれな亜型と考えられており，60～70歳の女性に多い．臨床的には，右季肋部痛，発熱，嘔吐，白血球上昇などの嵌頓結石を伴った急性胆嚢炎の発症と，その後1か月程度の経過観察中に急速に胆嚢壁肥厚が進行するのが典型的である．結石の嵌頓によって胆嚢内圧が上昇し，RASが穿破することで胆嚢壁内に胆汁が漏出・侵入し，これを組織球が貪食して泡沫状の組織球よりなる肉芽腫が形成される．経過とともに病巣の周囲から線維化が進行し，病巣が陳旧化すると漿膜下層に線維組織の増生がみられる．肉眼的には黄白色調の結節や層状構造を呈し，組織学的には脂肪を貪食したマクロファージが認

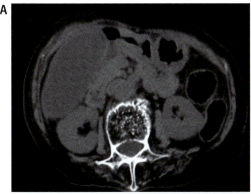
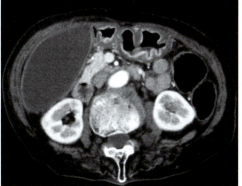
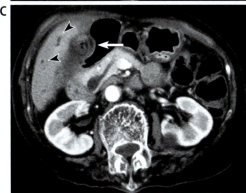

図9-10 80歳台女性 胆嚢捻転症
A：胆嚢体部レベルの単純CT，B：胆嚢体部レベルの造影CT（動脈優位相），C：肝門側レベルの造影CT（早期相） 胆嚢は著明に緊満しているが壁の増強はみられ，完全な虚血には陥っていない．肝門側レベル（C）で whirl sign が明瞭であり（→），動静脈に相当すると思われる脈管構造の濃染もみられることからも，不完全型の捻転が示唆される．肝内胆管の拡張がみられ（▶），Mirizzi 症候群も伴っている．（福岡大学筑紫病院 放射線科 東原秀行先生のご厚意による）

Key Facts 9-7

黄色肉芽腫性胆嚢炎

- 画像所見のみでは胆嚢癌との鑑別は困難．
- 炎症反応，経時的変化が重要．

められる．その症状は数年間くすぶり続けることもある．基本的には手術による治療が選択される場合が多いが，胆嚢壁の肥厚と周囲への広範な炎症浸潤をきたすことから，胆嚢癌との術前診断が問題となる代表的な腫瘍類似疾患である．胆嚢壁はさまざまな程度に肥厚し，周囲への炎症波及はしばしば結腸肝弯曲部や十二指腸へも及び，極期には進行胆嚢癌と鑑別が困難な形態像を呈することがある（Key Facts 9-7）．リンパ節腫大も伴うことがある．

CTではびまん性もしくは局在性の胆嚢壁肥厚を認め，不均一に早期濃染され，しばしば周囲肝実質などに進展する．粘膜面は保たれ，線状に造影される．肥厚した壁内にCTで低吸収を呈し，同部は造影効果を認めず，嚢胞性結節の像を呈する．被包化膿瘍あるいは肉芽腫を反映しているとされるが，この出現頻度は30〜50％程度に過ぎないとの報告もある（図9-11）．この構造はRASより大きく，やや不整形を呈することが多く，RASとの判別が必要である．比較的短時間で画像所見が変化することも一つの鑑別点である[49]．

⑥ 胆嚢腺筋腫症　adenomyomatosis of the gallbladder

高頻度に遭遇する良性の非腫瘍性病変であり，摘出胆嚢の8.7％に認められると報告さ

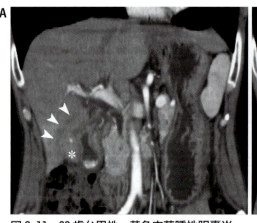 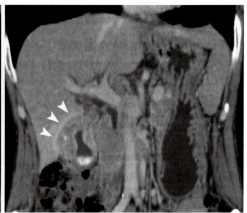

図 9-11　60 歳台男性　黄色肉芽腫性胆嚢炎
ダイナミック CT 冠状断像　A：動脈優位相，B：平衡相　ほぼ全周性の壁肥厚がみられ（＊），同部は早期濃染，軽度の washout を呈している．その肝実質側には早期（A）には低吸収，平衡相（B）では遅延性濃染を呈する帯状域がみられ（▶），反応性線維化層を表すと考えられる．本例ではいわゆる壁内低吸収域は認めなかった．粘膜面は遷延性濃染を呈し，保たれている．

れている．病理学的には，胆嚢粘膜上皮の非腫瘍性の過形成，増殖であり，線維化や平滑筋の増生を伴う．増生した粘膜構造が，筋層ないし漿膜下へ進展し，壁肥厚および RAS とよばれる憩室を形成する．一般的に，病変の分布から，diffuse type（びまん型），segmental type（分節型），fundal type（底部型）の 3 型に分類されているが，segmental type と fundal type の合併はしばしば認められる．fundal type は，超音波検査にてしばしば胆嚢ポリープとして認識される．胆嚢癌との鑑別が問題となりうるが，典型的な画像であれば診断は容易で，経過観察が可能である．一方，腺筋腫症自体が前癌病変ではなくとも，胆嚢結石や慢性炎症との関連が示唆されており，しばしば胆嚢癌合併が経験される．また，胆嚢癌のなかでも粘液産生能の高いものは腺腔の拡大，または粘液湖が RAS 様所見を呈し，腺筋腫症に類似した画像所見を呈する場合があり，慎重な診断が求められる[53]．

CT では，単純 CT では前述の各型に応じた壁肥厚がみられ，造影 CT で周囲粘膜と連続したなだらかな増強効果を有するが，RAS 自体が捉えられることは少ない．diffuse type の腺筋腫症は，動脈優位相〜門脈優位相にて粘膜側優位の増強を呈し，平衡相にて漿膜側へ増強が広がるパターンを呈し，胆嚢癌との鑑別点となりうる．特徴的分布で腺筋腫症を疑うことは可能であるが，確定診断には RAS の描出に優れる MRI/MRCP を用いる[54,55]（図 9-12）．

2）胆管炎　cholangitis
① 急性胆管炎　acute cholangitis

急性胆管炎の臨床徴候として，右上腹部痛，発熱，黄疸が Charcot 三徴として有名で，その診断において非常に高い特異度を示すが，感度は低く，急性胆管炎の拾い上げは困難である．「急性胆管炎・胆嚢炎診療ガイドライン 2013」[21]では，臨床徴候ならびに血液検査により「感染」と「胆汁うっ滞」を，画像所見により「胆管病変」を証明することによって急性胆管炎の診断を行う．

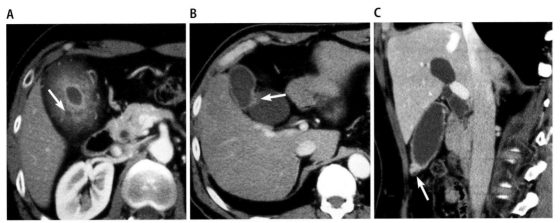

図9-12 胆嚢腺筋腫症
造影CT（A・B：やや遅めの動脈優位相，C：動脈優位相） A：びまん型（40歳台女性），B：分節型（60歳台男性），C：底部型（30歳台男性）（矢状断像） いずれも粘膜濃染が早期からみられる．かろうじて Rokitanski-Aschoff sinus（RAS）に相当する小囊胞構造（→）は疑われるものの，その描出は淡い．（A, B：文献55）より許可を得て転載）

病態としては，胆管内に急性炎症が発生した病態であり，その発生には，①胆管内に著明に増加した細菌の存在，②細菌またはエンドトキシンが血中・リンパ流中に逆流（cholangiovenous and cholangiolymphatic reflux）するような胆管内圧の上昇，の2因子が不可欠となる．敗血症などの重篤かつ致死的な感染症に進展しやすい．胆管炎の進展により細胆管が破綻し，細菌やエンドトキシン，胆汁内容物が肝内に及び，肝膿瘍を形成することがある．かつては総胆管結石が最も頻度の高い成因であったが，近年は悪性疾患や硬化性胆管炎，非手術的胆道操作による急性胆管炎が増加している．

CTでは，胆管拡張，壁の肥厚濃染の直接所見に加え，胆管の炎症のGlisson鞘への波及に伴うA-Pシャント様の不均一な肝実質の濃染像を動脈優位相で高頻度に認め，診断に有用である[22]（図9-13）．また，高頻度に合併する肝膿瘍もリング状濃染域として描出される．成因としての膵胆道系腫瘍の評価にも有用である．DIC-CTは黄疸例では造影率が著しく低下するため，急性胆管炎の診断に用いることは推奨されない[49]．

② 原発性硬化性胆管炎　primary sclerosing cholangitis：PSC

PSCは，肝内外の胆管壁に慢性炎症と進行性の多発性の肥厚・狭窄をきたす疾患であり，自己免疫性機序が疑われているもののいまだ成因は不明である．男性にやや多く，好発年齢は20歳台と50〜60歳台の二峰性を示すとされる．初期には無症状であるが，胆汁うっ滞に伴う皮膚搔痒感，黄疸，胆管炎による発熱，腹痛などを生じる．最終的に肝硬変，肝不全に至る予後不良の疾患で，根本的な治療法は肝移植のみである．潰瘍性大腸炎などの炎症性腸疾患の合併が多く，約10％に胆道癌が発生すると報告されている．

病理学的には，大型胆管に連続性の炎症細胞浸潤と線維化，内腔の狭小化と拡張を認める一方，小型胆管レベルにはonion-skin状の線維化が取り囲む像がみられ，これが特徴的とされる．しかし小型胆管病変は不均等に分布し，肝生検診断はしばしば困難である．

本疾患の診断にはMayo Clinicの診断基準が用いられることが多く，①典型的な胆管造影所見と，②臨床所見・生化学所見，③二次性硬化性胆管炎の除外，からなる．病理学的所見は診断基準には含まれないが，他疾患の除外の目的で行われることが多い．

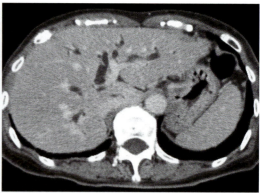

図9-13　70歳台女性　急性胆管炎
ダイナミックCT　A：動脈優位相，B：平衡相　動脈優位相(A)では，肝両葉にびまん性に不整な早期濃染が多発しているが，平衡相(B)では異常所見はみられない．肝内胆管拡張が明らかである点が，急性胆嚢炎時の炎症波及(図9-8参照)との違いである．

　CTでは肝内胆管拡張や胆管壁の肥厚に加え，慢性的な胆汁うっ滞に伴う二次的変化を認める．本疾患の診断よりも，膿瘍や胆管癌の合併の有無，肝硬変や門脈圧亢進の評価を主目的として行われる．また，thin-sliceで撮像したうえでMPR，最小強度投影法(minimal intensity projection：MinIP)などの再構成像で胆管全体の評価することや，肝外病変を検索することも，後述するIgG4関連疾患と鑑別するうえで，有用である[56](図9-14)．

 Advance：原発性胆汁性胆管炎(primary biliary cholangitis：PBC)の名称変更について

> 　従来，原発性胆汁性肝硬変(primary biliary cirrhosis：PBC)として知られてきた疾患であるが，2014年から2015年にかけ世界的に上記名に変更されたことを受け，本邦でも2016年春に関連学会が承認し，厚労省指定難病名としても原発性胆汁性胆管炎(primary biliary cholangitis：PBC)と名称が変更された．これは，以前はほとんどの患者が肝硬変状態で診断されていたのに対し，最近は抗ミトコンドリア抗体の測定が広く行われるようになったことなどにより，非肝硬変期に診断される患者(いわゆる「無症候性」)が7〜8割を占めるようになっている現状を反映した処置である．合わせて，PBCの診断のためには，①慢性的胆道系酵素上昇，②抗ミトコンドリア抗体陽性，③病理学的に非化膿性破壊性胆管炎の証明，の3項目のうち2項目を満たせばよく，すなわち必ずしも病理所見は必要ない点も知っておきたい[57]．画像上は，前出の胆管異常自体が描出されることはなく，いわゆる「症候性」になった際に非特異的肝硬変の像を呈する．肝門部のリンパ節腫大が目立つとの報告もあるが，これも非特異的である．

③ IgG4関連硬化性胆管炎　IgG4-related sclerosing cholangitis：IgG4-SC

　IgG4-SCは，IgG4関連疾患の部分症であり，血中IgG4値の上昇，病変局所の線維化とIgG4陽性形質細胞の著しい浸潤などを特徴とする原因不明の自己免疫機序の関連する硬化性胆管炎である．高齢の男性に好発し，閉塞性黄疸を発症することが多い．自己免疫性膵炎を高率に合併する．多くはステロイド治療に良好に反応して臨床徴候，画像所見など

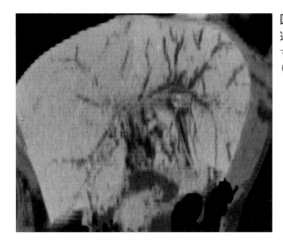

図9-14　30歳台男性　原発性硬化性胆管炎
造影CT平衡相から作成したMinIP像　肝内両葉に多発する不整な胆管狭窄がよく描出されている．（文献33）より許可を得て転載）

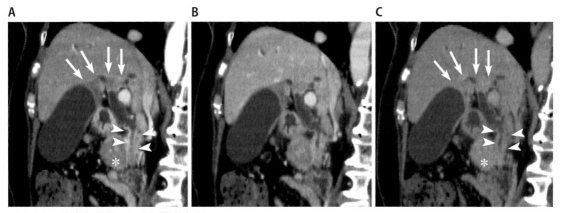

図9-15　40歳台女性　IgG4関連疾患
ダイナミックCT矢状断像　A：動脈優位相，B：門脈優位相，C：平衡相　下部胆管の壁肥厚（▶）のほか，胆囊頸部から胆囊管にかけて壁肥厚・軟部組織増生（→），膵全体の腫脹がみられた．いずれの病変も遷延性・遅延性濃染が明らかである．＊：膵頭部．

の改善を認めるが，肝硬変や肝萎縮をきたすこともあり，長期予後は不明である．
　病理組織学的には粘膜から漿膜にかけて，びまん性のリンパ球，形質細胞浸潤と線維化を伴った胆管壁の全層性の壁肥厚を，肝内外の胆管に限局性あるいは多発性に認める．また閉塞性静脈炎，好酸球浸潤も特徴のひとつとされている．IgG4免疫染色では多数のIgG4陽性形質細胞浸潤が認められる．
　CTでは肝内・肝外胆管にびまん性，あるいは限局性の狭窄像と壁肥厚を伴う硬化性病変を認める．10 mm以上の比較的長い狭窄とその上流の単純拡張が特徴的とされる．全周性，対称性の壁肥厚を呈することが多く，内膜面，外膜面は平滑で内部は均一であり，明らかな狭窄部以外の胆管壁，時には胆囊壁にも広範に同様の肥厚所見を認める．狭窄を認めない部位にも壁肥厚がみられる点が特徴的とされる．時に胆管周囲肝実質まで病変が及び，いわゆる広義の「炎症性偽腫瘍」を肝内に形成する．造影では線維化を反映して遅延性，遷延性濃染を呈する[49,58]（図9-15）．IgG4-SCと鑑別を要する各種胆管狭窄性病変のおおまかなパターンを図に示す[58]（図9-16）．

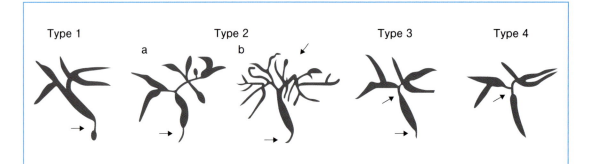

図 9-16 IgG4 硬化性胆管炎の胆道造影所見分類とその鑑別疾患
(文献 58)より，許可を得て転載)

④ 他の硬化性胆管炎

胆管吻合術後などに，反復性持続性の感染性胆管炎をきたした結果，PSC や IgG4-SC に類似した慢性胆管炎を生じる場合がある．鑑別は血清学的・病理学的所見など，総合的に行う．

また，最近の分子標的薬，免疫チェックポイント阻害剤など含めた化学療法の副作用として，IgG4-SC 類似の胆管炎が生じうることも報告されている[59]．

c. 腫瘍

1) 胆嚢癌 gallbladder carcinoma

① 胆嚢癌(腺癌) gallbladder carcinoma (adenocarcinoma)

胆嚢癌の診断と，その鑑別を考える際には大きく下記の 4 つのパターンに分けて考えると実用的である[54]．

i) 腔内隆起型

有茎性病変の場合，良性(コレステロール，炎症性，肉芽腫性，過形成性，線維性など)ポリープが多い．ただし 10 mm 以上になれば，癌の可能性も出てくる．癌の場合は粘膜癌のことが多いが，茎部が太い場合は同部でわずかに漿膜下浸潤している可能性がある．胆嚢癌は腺癌であるので，血行動態的には，その線維性間質の存在によりダイナミック CT/MRI 上，遷延性濃染パターンを取ることが原則であるが，隆起型，特に表層に位置する乳頭状癌はこの間質が少なく癌であっても比較的早期に washout がみられることがある(図 9-17, Key Facts 9-8)．癌は深く浸潤するにつれより間質増生を伴う傾向にあり，同部では遷延性濃染がみられる．すなわち，このタイプの癌で茎の根部に遷延性濃染があれば，

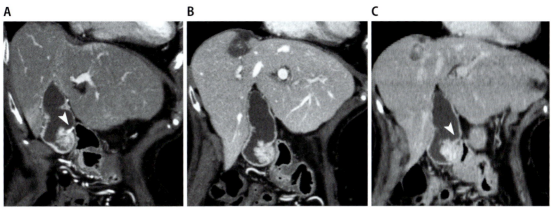

図 9-17　60 歳台女性　腔内隆起型胆囊癌
ダイナミック CT 斜冠状断像　A：動脈優位相，B：門脈優位相，C：平衡相　有形性ポリープ状の腫瘍で全体が早期(A)からよく濃染し，遷延性パターン(C)を呈している．茎部(►)は動脈優位相(A)で脈管を反映し強く濃染するが，平衡相(C)では周囲粘膜と比較し同等の濃染である．病理学的に粘膜浸潤の胆囊癌であった．

> **Key Facts 9-8**
>
> **胆囊癌，胆管癌**
>
> 粘膜表層病変は多血性で washout または遷延性濃染を，深部浸潤病変は乏血性で遅延性濃染を呈しやすい．

それは強く漿膜下浸潤を示唆すると考えてよい．一方，良性ポリープはほとんど茎の細いものからなる．画像では茎部がはっきりせず一見内腔中に浮いているように描出されることもある．また，良性ポリープのなかには CT 値が低いものが多く，単純 CT で胆汁と区別できずに同定できないものが多い，という報告[13]もある．血行動態的にはコレステロールポリープ，過形成性ポリープは比較的 washout が早く，造影後期(平衡相)には造影早期(動脈優位相〜門脈優位相)に比し吸収値，信号の低下を認めることが多い点が癌との鑑別になる．一方，良性ポリープのなかでも，炎症性ポリープ，線維性ポリープ，肉芽腫性ポリープなどは病理学的に線維性間質が多いため，遷延性濃染が持続し癌との鑑別が困難である．これらでは癌に比し，早期濃染が弱い傾向はあるもののその意義はまだ確定していない．

ⅱ) 無茎性病変・平坦型

(限局性壁肥厚型)病変のタイプの癌は丈の低い粘膜病変が広がった場合と，漿膜下に浸潤し限局性壁肥厚様の所見を呈するものに分けられる．前者はダイナミック CT/MRI では，前述のごとく早期 washout するものが少なからず存在するため，周囲の正常粘膜や炎症性に過形成した粘膜との区別は困難である．後者では，漿膜下浸潤部に一致し豊富な間質を反映した特徴的遷延性濃染がみられるので診断の助けとなる(図 9-18)．一方，このタイプの第一の良性の鑑別疾患は限局型腺筋症である．前述のように RAS の描出，周囲粘膜と連続するなだらかな増強が特徴的である．病変が大きければ増強は早期に粘膜側から，次いで漿膜側へ向うパターンをとるが，小さい場合は増強に極性はない．血行動態的には遷延性パターンでこの点では癌との鑑別にはならない[54]．

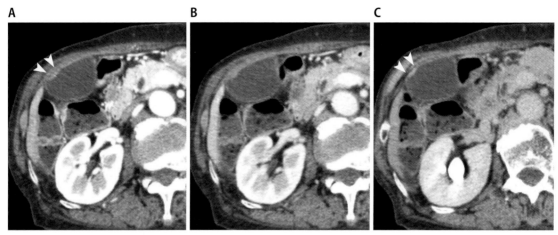

図 9-18　70 歳台女性　扁平型胆囊癌
ダイナミック CT　A：動脈優位相，B：門脈優位相，C：平衡相　極軽度の壁肥厚性病変で早期濃染（A）は明らかでなく，遅延性濃染（C）を呈している（▶）．病理学的に漿膜下浸潤の胆囊癌であった．（文献 54）より許可を得て転載）

iii）壁肥厚型

　このタイプの癌はほとんどが少なくとも漿膜下層まで浸潤した癌であり，血行動態的には典型的に遷延性の濃染パターンを示す．その場合，増強は漿膜側から粘膜側へ向かう増強の極性を示すことが多い[54]．ただし，まれではあるが，漿膜下に浸潤せず内腔全体を広く覆うように発育した表層（粘膜から筋層）癌ではこの限りではない．

　一方，良性疾患の鑑別疾患としては，びまん型腺筋症，慢性胆囊炎があがる．血行動態的にはいずれも，病理学的に線維化を含む間質の増生があるため，遷延性増強を呈し，この点では癌と鑑別できないが，両者ともに早期には粘膜側から，次いで漿膜下層へと向かう上記の癌とは反対の増強極性がある[54]．また，急性胆囊炎でもびまん性壁肥厚を呈し，周囲の大網や漿膜下脂肪層への炎症の波及が，癌の浸潤や播種と鑑別困難な場合はある[52]が，臨床症状から通常は診断上の問題にはならない．肝硬変の際の，低アルブミン血症，リンパ管内圧上昇などによる胆囊壁肥厚も高頻度にみられるが，病理学的には漿膜下層の浮腫性肥厚であり，CT/MRI ともに増強される粘膜・筋層の外側に増強されない水の吸収値・信号の領域として描出され，真の病変との鑑別は容易である．

iv）腔外腫瘤形成型

　このタイプの病変はほとんどが癌であるので，鑑別診断に迷うことは少ない．ダイナミック CT/MRI にて遷延性の増強パターンをとることについては前述の分類型の癌と同様である．このタイプの癌では，残存胆囊内腔もしくは壁には腫瘤性病変がはっきりせず，一見正常胆囊様にみえることがあり胆囊由来であることがわかりにくい場合があるので，注意が必要である．

　このタイプに含まれるまれな良性疾患としては，急性胆囊炎の特殊型である，蜂窩織炎性胆囊炎，黄色肉芽腫性胆囊炎があげられる．いずれも画像所見のみで悪性を否定するのは困難であり，臨床的に炎症所見が強いことを把握しておくことが重要である[49,54]（**図 9-19**）．

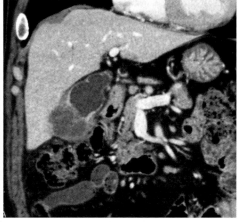
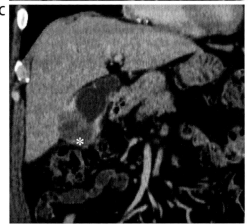

図9-19 70歳台男性 腫瘤形成型胆嚢癌
ダイナミックCT斜冠状断像 A：動脈優位相，B：門脈優位相，C：平衡相 底部から外方に突出する腫瘤を形成している（*）．腫瘤は辺縁優位に早期で濃染され（A），内部は遅延性濃染を呈している（C）．病理学的に肝実質浸潤した胆嚢癌であった．動脈優位相（A）は一部呼吸停止が乱れたため腫瘤部が不明瞭になっている．胆嚢炎の際と同様，増加した胆嚢血流を反映し，胆嚢静脈環流が濃染域として目立っている（A，▶）．

② その他のまれな癌

　腺扁平上皮癌・扁平上皮癌は，全胆嚢癌の1〜5％程度とされ，予後不良である．CT所見は通常の進行胆嚢癌（腺癌）と類似する．

　神経内分泌腫瘍（neruoendocrine neoplasm：NEN），混合型腺内分泌癌（mixed adeno-neuroendocrine carcinoma：MANEC）については胆管腫瘍の項を参照．

　胆嚢への転移は基本的には血行性で，その原発巣としては乳癌，肺癌，腎癌，メラノーマ，肝癌の報告がある．メラノーマは胆嚢への転移の親和性があるといわれ，欧米では最も高頻度の原発巣であるが，本邦ではメラノーマ自体が少ないのでまれである（**図9-20**)[60]．肝癌の転移はその機序としては特殊で胆嚢静脈を逆行し，胆嚢腔内に隆起性病変を形成すると推定されている．通常は胆嚢床の肝癌から連続性にみられ，一見胆嚢癌の肝床浸潤と誤診されやすい（**図9-21**)[54]．まれに，まったく独立した胆嚢内腔腫瘤としてみられる肝癌からの転移もある．CTでは亜有茎性ポリープないし壁肥厚の形態を反映した画像所見であり，形態のみで他の隆起性病変と鑑別することは困難なことも多い．造影効果は原発巣に依存しておりさまざまである．

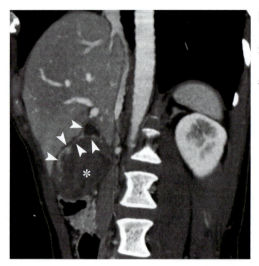

図9-20　30歳台男性　メラノーマ転移
ダイナミックCT斜冠状断像（門脈優位相）
増強される胆囊粘膜（▶）下に乏血性腫瘤として描出されている（＊）．（文献33）より許可を得て転載）

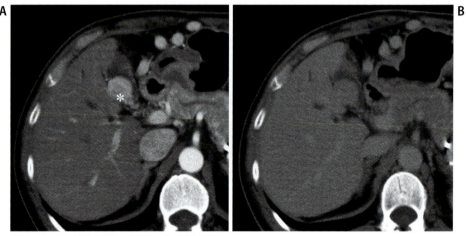

図9-21　50歳台男性　肝細胞癌直接浸潤
ダイナミックCT　A：動脈優位相，B：平衡相　早期濃染，washoutを呈するポリープ状腫瘤がみられる（A，＊）．隣接した肝実質に門脈域浸潤を伴った遷延性濃染を示す腫瘤と連続しており（B），当初は胆囊癌の肝浸潤と診断された．肝細胞癌が胆囊静脈を逆行性に浸潤したものと考えられる．（文献63）より許可を得て転載）

2）胆管癌　bile duct cancer/cholangiocarcinoma
① 胆管癌（腺癌）　bile duct cancer/cholangiocarcinoma（adenocarcinoma）

　いわゆる「胆管癌」は大〜中型の胆管上皮由来の腺癌であり，肉眼型としては胆管浸潤型（periductal infiltrating type）か，腔内発育型（intraductal growth type）をとる．末梢小型胆管から発生する腫瘤形成型（peripheral mass forming type）は肝の項目で記述された「胆管細胞癌」の項（p.180）を参照．

ⅰ）胆管浸潤型

　ほとんどの胆管癌はこのタイプで組織型としては管状腺癌が多い．上皮内癌（biliary intraepithelial neoplasm：BilIN）由来と考えられ，脈管（リンパ管，静脈）浸潤や，リンパ

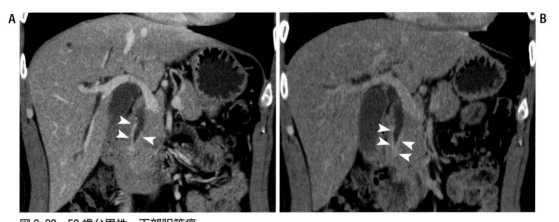

図9-22　50歳台男性　下部胆管癌
ダイナミックCT斜冠状断像　A：門脈優位相，B：平衡相　早期から濃染する全周性の遷延性濃染を伴った壁肥厚性病変がみられる（▶）．わずかに膵実質浸潤を伴っていた．

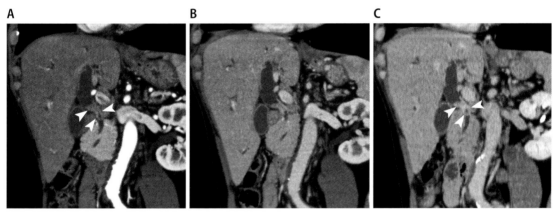

図9-23　50歳台男性　肝門部胆管癌
ダイナミックCT斜冠状断像　A：動脈優位相，B：門脈優位相，C：平衡相　ほぼ全周性の乏血性壁肥厚性病変で，遅延性濃染を呈する（▶）．

節転移をきたしやすい．水平方向（胆管の長軸方向）と垂直方向（同短軸方向）への進展範囲を診断することが重要であり，MPRを駆使した診断が要求される．CT上，胆嚢癌と類似し表層部は相対的に多血性，浸潤部は比較的乏血性で遅延性濃染を呈する（図9-22～24）．前述の硬化性胆管炎との鑑別は，胆管外に腫瘤を形成していればより癌を，多発病変であればより硬化性胆管炎を示唆する，という程度で，厳密な鑑別は困難な場合が多い．臨床情報を含めた総合的判断が必要である（図9-16参照）．

ⅱ）腔内発育型

多くは胆管内乳頭状腫瘍（intraductal papillary neoplasm of bile duct：IPNB）由来と考えられており，組織型としては乳頭状腺癌が多い．粘液を産生し，膵のIPMNのカウンターパートと考えられているが，相対的に粘液産生量は少ない．比較的大型の胆管内に生じ，末梢胆管拡張で発見されることが多い．胆管浸潤型に比べ，脈管浸潤，リンパ節転移などは少なく，生物学的悪性度もより軽度とされる．CT上は，ダイナミック撮像全体を

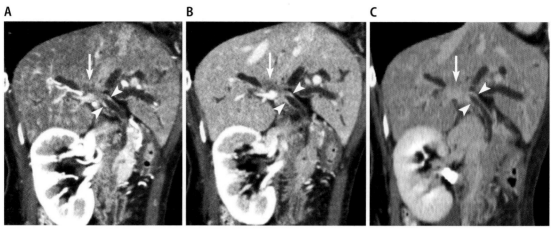

図9-24 70歳台女性 肝実質浸潤を伴った肝内胆管癌
ダイナミックCT斜矢状断像 A：動脈優位相，B：門脈優位相，C：平衡相 肝実質浸潤部（→）は乏血性で遅延性濃染を呈しているのに対し，粘膜病変部（▶）は早期（A）から濃染，遷延性濃染（C）を呈している．動脈優位相（A）では合併した胆道感染のため肝実質に不整な濃染像を多数認める（図9-13と同一症例）．

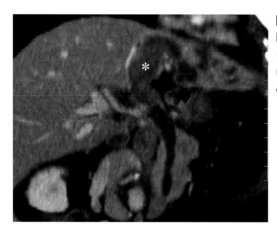

図9-25 40歳台男性 胆管内乳頭状腫瘍（いわゆるIPNB，腺癌症例）
ダイナミックCT斜冠状断像（動脈優位相） 肝内外胆管はびまん性に拡張．左葉胆管内を充満する乏血性腫瘤がみられる（＊）．（文献33）より許可を得て転載）

通して増強効果は弱いが，粘液成分が細胞外液腔に漏出していれば遅延性濃染を呈し，なければwashoutパターンを呈する[54]（図9-25）．この型はほぼ腫瘍性病変であり，第一の鑑別は腺腫である．片側性の壁肥厚様所見を呈した場合には，まれな胆管断端神経腫も鑑別となる．これとの鑑別は明らかな壁外浸潤所見がない限り困難である．

② その他のまれな癌

腺扁平上皮癌の頻度は不明であるが，まれな癌で通常腺癌よりも悪性度が高いとされる．CT上は通常の胆管癌と区別困難である．

Neuroendocrine neoplasms（NEN）は原則として粘膜下発生であり，中下部胆管に好発する．腔内発育から結節型発育を示し，胆汁細胞診で検出されにくい，とされる．NENは低悪性度のG1，G2（neuroendocrine tumor：NET）と悪性の癌（neuronedocrine carcinoma：NEC）に分類される．MANECはNETに比しその上皮成分を反映してか，乳頭状形態をとりやすい．CTでは肉眼形態を反映した所見を呈する．多血性の傾向があり，特に腔内発育型は早期濃染が顕著である．NEC，MANECは周囲への浸潤傾向が目立つ[61]．

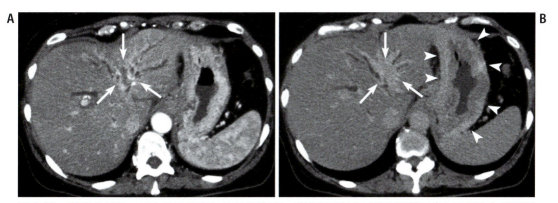

図 9-26　70 歳台男性　スキルス胃癌からの癌性リンパ管症が肝十二指腸間膜を介して肝内左葉臍部にまで及んだ例
ダイナミック CT　A：動脈優位相，B：平衡相　門脈臍部をほぼ置換する乏血性腫瘤（→）がみられ，遅延性濃染が明らかである（B）．肝内胆管拡張を伴っている．胃壁漿膜下層には遅延性濃染を呈する広汎な原発巣が描出されている（▶）．

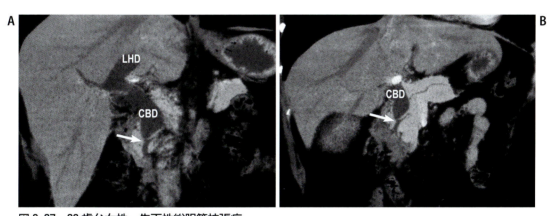

図 9-27　20 歳台女性　先天性総胆管拡張症
ダイナミック CT 動脈優位相から作成した斜冠状断像（MinIP 像）　胆管膵管の共通幹は長く，合流部は十二指腸壁外膵実質内（→）である．総胆管（CBD）から左肝管（LHD）の著明な拡張がみられる．

胆管への転移はまれであるが，時に癌性リンパ管症の形でみられる[62]．近傍の臓器である胃癌，大腸癌，膵癌などが原発巣として報告される（**図 9-26**）．

3）その他

　胆管膵管合流異常（abnormal junction of pancreato-biliary duct：AJPBD）：乳頭部において胆管と膵管が十二指腸壁外で合流する形成異常で，括約筋の作用が合流部に及ばないため，膵液と胆汁の相互逆流が起こり，各種病態（膵炎，胆道系の発癌，発癌前の胆道壁肥厚）を惹起する[54]．CT では膵実質が濃染する早期相（動脈優位相〜門脈優位相）像に MinIP を用いることで，胆管膵管の解剖が明瞭に描出できる（**図 9-27**）．

文 献

1) 日本医学放射線学会・編:撮像法および CQ ⑤消化器.画像診断ガイドライン 2016 年度版.金原出版,2016.
2) 日本消化器病学会・編:胆石症診療ガイドライン.南江堂,2009.
3) Goldberg BB, Harris K, Broocker W:Ultrasonic and radiographic cholecystography:a comparison. Radiology 1974;111:405-409.
4) Bartrum RJ, Crow HC, Foote SR:Ultrasonic and radiographic cholecystography. N Engl J Med 1977;296:538-541.
5) Bortoff GA, Chen MY, Ott DJ, et al:Gallbladder stones:imaging and intervention. RadioGraphics 2000;20:751-766.
6) Ross M, Brown M, McLaughlin K, et al:Emergency physician-performed ultrasound to diagnose cholelithiasis:a systematic review. Acad Emerg Med 2011;18:227-235.
7) Gross BH, Harter LP, Gore RM, et al:Ultrasonic evaluation of common bile duct stones:prospective comparison with endoscopic retrograde cholangiopancreatography. Radiology 1983;146:471-474.
8) Sugiyama M, Atomi Y:Endoscopic ultrasonography for diagnosing choledocholithiasis:a prospective comparative study with ultrasonography and computed tomography. Gastrointest Endosc 1997;45:143-146.
9) Barakos JA, Ralls PW, Lapin SA, et al:Cholelithiasis:evaluation with CT. Radiology 1987;162:415-418.
10) Baron RL:Common bile duct stones:reassessment of criteria for CT diagnosis. Radiology 1987;162:419-424.
11) Chung WS, Park MS, Yoon SW, et al:Diagnostic accuracy of multidetector-row computed tomography for common bile duct calculi:is it necessary to add non-contrast-enhanced images to contrast-enhanced images? J Comput Assist Tomogr 2007;31:508-512.
12) 上野惠子,陳 克敏,劉 愛連,町田治彦・編:スペクトラル CT―基本原理と臨床応用.秀潤社,2013.
13) Romagnuolo J, Bardou M, Rahme E, et al:Magnetic resonance cholangiopancreatography:a meta-analysis of test performance in suspected biliary disease. Ann Intern Med 2003;139:547-557.
14) Ledro-Cano D:Suspected choledocholithiasis:endoscopic ultrasound or magnetic resonance cholangiopancreatography?:a systematic review. Eur J Gastroenterol Hepatol 2007;19:1007-1011.
15) Okada M, Fukada J, Toya K, et al:The value of drip infusion cholangiography using multidetector-row helical CT in patients with choledocholithiasis. Eur Radiol 2005;15:2140-2145.
16) Soyer P, Brouland JP, Boudiaf M, et al:Color velocity imaging and power Doppler sonography of the gallbladder wall:a new look at sonographic diagnosis of acute cholecystitis. AJR Am J Roentgenol 1998;171:183-188.
17) Harvey RT, Miller WT Jr:Acute biliary disease:initial CT and follow-up US versus initial US and follow-up CT. Radiology 1999;213:831-836.
18) Kim PN, Lee KS, Kim IY, et al:Gallbladder perforation:comparison of US findings with CT. Abdom Imaging 1994;19:239-242.
19) Hakansson K, Leander P, Ekberg O, Hakansson:MR imaging in clinically suspected acute cholecystitis. A comparison with ultrasonography. Acta Radiol 2000;41:322-328.
20) Park MS, Yu JS, Kim MJ, et al:Acute cholecystitis:comparison of MR cholangiography and US. Radiology 1998;209:781-785.
21) 急性胆管炎・胆嚢炎診療ガイドライン改訂出版委員会,日本腹部救急医学会,日本肝胆膵外科学会・他編:急性胆管炎・胆嚢炎診療ガイドライン 2013.医学図書出版,2013.
22) Gandolfi L, Torresan F, Solmi L, Puccetti A:The role of ultrasound in biliary and pancreatic diseases. Eur J Ultrasound 2003;16:141-159.
23) Arai K, Kawai K, Kohda W, et al:Dynamic CT of acute cholangitis:early inhomogeneous enhancement of the liver. AJR 2003;181:115-118.
24) Verma D, Kapadia A, Eisen GM, Adler DG:EUS vs MRCP for detection of choledocholithiasis. Gastrointest Endosc 2006;64:248-254.

25) 日本肝胆膵外科学会，胆道癌診療ガイドライン作成出版委員会・編：エビデンスに基づいた胆道癌診療ガイドライン 改訂第2版．医学図書出版，2014.
26) Jang JY, Kim SW, Lee SE, et al：Differential diagnostic and staging accuracies of high resolution ultrasonography, endoscopic ultrasonography, and multidetector computed tomography for gallbladder polypoid lesions and gallbladder cancer. Ann Surg 2009；250：943-949.
27) Yoshimitsu K, Honda H, Shinozaki K, et al：Helical CT of the local spread of carcinoma of the gallbladder：evaluation according to the TNM system in patients who underwent surgical resection. AJR 2002；179：423-428.
28) Kim SJ, Lee JM, Lee JY, et al：Accuracy of preoperative T-staging of gallbladder carcinoma using MDCT. AJR 2008；190：74-80.
29) Li B, Xu XX, Du Y, et al：Computed tomography for assessing resectability of gallbladder carcinoma：a systematic review and meta-analysis. Clin Imaging 2013；37：327-333.
30) Yoshimitsu K, Honda H, Jimi M, et al：MR diagnosis of adenomyomatosis of the gallbladder and differentiation from gallbladder carcinoma：importance of showing Rokitansky-Aschoff sinuses. AJR 1999；172：1535-1540.
31) Sugita R, Yamazaki T, Furuta A, et al：High b-value diffusion-weighted MRI for detecting gallbladder carcinoma：preliminary study and results. Eur Radiol 2009；19：1794-1798.
32) Kim SJ, Lee JM, Kim H, et al：Role of diffusion-weighted magnetic resonance imaging in the diagnosis of gallbladder cancer. J Magn Reson Imaging 2013；38：127-137.
33) 吉満研吾，柿原大輔，入江裕之・他：胆道疾患に対するMDCTの一般的使い方―良悪性の鑑別を含めて．胆と膵 2005；26：175-182.
34) 吉満研吾，井田樹子，藤光律子・他：胆道疾患の診断の進め方 画像診断の基本と実際 画像検査をどう使いこなすか その特徴，使い分け，組み合わせ CT．消化器の臨床 2008；11：628-636.
35) 吉満研吾：胆道・胆嚢．山下康行・編：画像診断別冊 KEY BOOK シリーズ 肝胆膵の画像診断―CT・MRIを中心に．学研メディカル秀潤社，2010：416-427.
36) Schwartz LH, Coakley FV, Sun Y, et al：Neoplastic pancreaticobiliary duct obstruction：evaluation with breath-hold MR cholangiopancreatography. AJR 1998；170：1491-1495.
37) Rösch T, Meining A, Frühmorgen S, et al：A prospective comparison of the diagnostic accuracy of ERCP, MRCP, CT, and EUS in biliary strictures. Gastrointest Endosc 2002；55：870-876.
38) Seo H, Lee JM, Kim IH, et al：Evaluation of the gross type and longitudinal extent of extrahepatic cholangiocarcinomas on contrast-enhanced multidetector row computed tomography. J Comput Assist Tomogr 2009；33：376-382.
39) Romagnuolo J, Bardou M, Rahme E, et al：Magnetic resonance cholangiopancreatography：a meta-analysis of test performance in suspected biliary disease. Ann Intern Med 2003；139：547-557.
40) Lopera JE, Soto JA, Múnera F, et al：Malignant hilar and perihilar biliary obstruction：use of MR cholangiography to define the extent of biliary ductal involvement and plan percutaneous interventions. Radiology 2001；220：90-96.
41) Cui XY, Chen HW：Role of diffusion-weighted magnetic resonance imaging in the diagnosis of extrahepatic cholangiocarcinoma. World J Gastroenterol 2010；16：3196-3201.
42) Kim JE, Lee JM, Baek JH, et al：Initial assessment of dual-energy CT in patients with gallstones or bile duct stones：can virtual nonenhanced images replace true nonenhanced images? AJR 2012；198：817-824.
43) Stiller W, Schwarzwaelder CB, Sommer CM, et al：Dual-energy, standard and low-kVp contrast-enhanced CT-cholangiography：a comparative analysis of image quality and radiation exposure. Eur J Radiol 2012；81：1405-1412.
44) 山田 哲，小松大祐，高橋正明・他：Dynamic phase indexing（DPI）による経静脈性2相性造影CTを用いた肝動脈・門脈血流の分離定量評価．演題番号2（2017）．第23回 肝血流動態・機能イメージ研究会，2017（大阪）．
45) 吉満研吾：胆道結石症．画像診断 2015；35：687-697.
46) Anderson SW, Lucey BC, Varghese JC, Soto JA：Accuracy of MDCT in the diagnosis of choledocholithiasis. AJR 2006；187：174-180.
47) 厚生労働省 難治性の肝・胆道疾患に関する調査研究班・編：肝内結石症の診療ガイド．文光堂，2011.

48) Tajima T, Yoshimitsu K, Irie H, et al：Portal vein occlusion or stenosis in patients with hepatolithiasis：observation by multiphasic contrast-enhanced CT. Clin Radiol 2005；60：469-478.
49) 中山智博：II 胆嚢・胆管，胆嚢・胆道炎．本田　浩，角谷真澄，吉満研吾・他編：肝胆膵の CT・MRI．メディカル・サイエンス・インターナショナル，2016；286-305.
50) Yoshimitsu K, Honda H, Kaneko K, et al：Anatomy and clinical importance of cholecystic venous drainage：helical CT observations during injection of contrast medium into the cholecystic artery. AJR 1997；169：505-510.
51) 坂本桂子，吉満研吾：画像から読み解く感染症．VI 上腹部・消化管 2．気腫性胆嚢炎．化学療法の領域 2016；32：1601-1607.
52) 折戸信暁，小坂一斗，北尾　梓・他：胆道疾患の画像診断―基本から最近の進歩まで―．胆嚢癌と胆嚢炎．画像診断 2015；36：712-723.
53) Yoshimitsu K, Irie H, Aibe H, et al：Well-differentiated adenocarcinoma of the gallbladder with intratumoral cystic components due to abundant mucin production：a mimicker of adenomyomatosis. Eur Radiol 2005；15：229-233.
54) 吉満研吾：II 胆嚢・胆管，総論．本田　浩，角谷真澄，吉満研吾・他編：肝胆膵の CT・MRI．メディカル・サイエンス・インターナショナル，2016；244-273.
55) Yoshimitsu K, Honda H, Aibe H, et al：Radiologic diagnosis of adenomyomatosis of the gallbladder：comparative study among MRI, helical CT, and transabdominal US. J Comput Assist Tomogr 2001；25：843-850.
56) 柿原大輔，久保雄一郎：II 胆嚢・胆管，原発性硬化性胆管炎．本田　浩，角谷真澄，吉満研吾・他編：肝胆膵の CT・MRI．メディカル・サイエンス・インターナショナル，2016；304-305.
57) 田中　篤，滝川　一，三輪洋人・他：PBC の病名変更：「原発性胆汁性肝硬変」から「原発性胆汁性胆管炎」へ．肝臓 2016；57：309-311.
58) 厚生労働省 IgG4 関連全身硬化性疾患の診断法の確立と治療方法の開発に関する研究班，難治性の肝胆道疾患に関する調査研究班，日本胆道学会・編：IgG4 関連硬化性胆管炎臨床診断基準 2012．胆道 2012；26：59-63.
59) Sandrasegaran K, Alazmi WM, Tann M, et al：Chemotherapy-induced sclerosing cholangitis. Clin Radiol 2006；61：670-678.
60) 柿原大輔：II 胆嚢・胆管，転移性胆嚢腫瘍．本田　浩，角谷真澄，吉満研吾・他編：肝胆膵の CT・MRI．メディカル・サイエンス・インターナショナル，2016；348-349.
61) 柿原大輔：II 胆嚢・胆管，胆管神経内分泌腫瘍．本田　浩，角谷真澄，吉満研吾・他編：肝胆膵の CT・MRI．メディカル・サイエンス・インターナショナル，2016；346-347.
62) Itoh T, Itoh H, Konishi J：Lymphangitic liver metastasis：radiologic-pathologic correlations. J Comput Assist Tomogr 1991；15：401-404.
63) 吉満研吾・他編，村上卓道・監修：Key 所見からよむ肝胆膵脾の画像診断（胆膵脾編）．メジカルビュー社，2016：8.

10 泌尿器

10.1 泌尿器病変の画像検査におけるCTの位置づけ

　泌尿器領域の画像診断としては，超音波検査，CT，MRI/MR urographyなどがあげられる．排泄性尿路造影は，かつてはよく用いられていたが，CT urography(CTU)に置き換えられた．また，泌尿器領域のCT検査には，ルーチンの造影CT，ダイナミックCT，CT urographyの3つの撮像法がある(**Key Facts 10-1**)．最初に行われる検査は，超音波検査かCTで，MRIが第一選択になることは通常はない．

　腎腫瘍や尿路腫瘍を疑った場合は，超音波検査もCTも第一選択になり，腎腫瘍ではダイナミックCT，尿路腫瘍ではCT urographyが行われる．癌の術後のフォローアップや前立腺癌や精巣腫瘍などに対する術前のリンパ節転移，遠隔転移の評価は，CTが第一選択であり，通常の造影CTで十分である．以下に各疾患におけるCTの位置づけを記載する．

a. 腎腫瘍

　画像検査の普及に伴い，現在では超音波検査やCTにより偶発的に発見される腎腫瘍の頻度が高く，腎細胞癌の古典的三徴（側腹部痛，肉眼的血尿，腹部腫瘤の触知）などの自覚症状により発見される頻度は少ない[1〜5]．ちなみに，無症状で偶発的に発見された腎細胞癌の予後は，有症状で見つかった腎細胞癌の予後に比べて有意に良好である[3,6]．各種ガイド

> **Key Facts 10-1**
> **泌尿器疾患に対するCT撮像**
> - 腎ダイナミックCT：腎腫瘍，腎血管性病変，腎移植ドナー検査．
> - （ルーチンの）造影CT：嚢胞性腎腫瘍（良性の可能性が高い場合），術後のフォローアップや転移検索，尿路感染症．
> - CT urography：血尿，尿路上皮腫瘍，尿路閉塞，尿路損傷，尿路奇形．

ラインでは，ヨード造影剤が使用できる場合は，単純および造影CTが推奨されている[2,3,7]．特に囊胞性腎腫瘍の評価は単純CTと造影CT（腎実質相）を撮像し，Bosniak分類（p.278を参照）に則って行うことが強く推奨されている[1~3,7~9]．良悪性の鑑別のためには囊胞壁や隔壁の造影効果を正確に判断することが重要であり，そのためには単純CTの撮像も必須である[7]．しかし，スクリーニングの超音波検査や他目的の造影CTですでに腎腫瘍が指摘されているような場合は，質的診断と悪性であった場合の病期診断を兼ねて最初からダイナミックCTを行うのが効率的である[7]．また，CT angiography（CTA）を作成することで，手術計画にも有用な情報を提供できる．場合によってはさらなる精査のためMRIが追加されることもある[1~3,7]．

b. 腎・尿路炎症性疾患

急性腎盂腎炎などの尿路感染症は，通常は臨床的に容易に診断され，適切な抗菌薬治療により速やかに治癒するため，画像検査の対象にはならない．しかし，抗菌薬治療を開始しても72時間以内に良好な治療効果がみられない場合や，尿路結石などの泌尿器疾患あるいは泌尿器手術歴のある場合，腎盂腎炎を繰り返している場合には，画像検査の対象となる[7,10,11]．また，糖尿病や免疫不全状態にある易感染性の患者では，抗菌薬による治療効果が乏しい場合に，より早期の画像検査が推奨されている[7,10,11]．画像検査としては感度が高く，短時間で尿路全体を把握でき，腎周囲への炎症の広がりも容易に診断できるCTが最も有用とされる[2,11]．通常は単純CTと造影CTで十分であるが[7,10,11]，尿路閉塞が疑われる場合はさらに排泄相を追加してもよい[7,11]．

c. 尿路腫瘍，その他

血尿患者や尿路上皮腫瘍，尿路閉塞，尿路損傷，尿路奇形が疑われる患者に対して，CT urographyが第一選択検査として行われる[12]．CT urographyとは，多列検出器型CT（MDCT）を用い，単純CTおよび排泄相を含んだ造影CTで，腎から膀胱までの尿路を薄いスライス厚で評価する検査である[12,13]．かつては排泄性尿路造影が行われていたが，CT urographyの登場後，上部尿路癌に対するCT urographyの診断能の検証が行われた．CT urographyは感度，特異度ともに90％を超え，排泄性尿路造影よりも有意に診断能が高いことが証明され[14~16]，現在は上部尿路癌に対する第一選択の画像検査とされている[7,12~14,17~20]．しかし，非常に小さな乳頭状病変やcarcinoma in situのような平坦病変は偽陰性の要因となり，また上部尿路の炎症による壁肥厚は偽陽性の要因となる[13,16,21]．このことは現在のCT urographyの限界と考えられる．

血尿には，顕微鏡的血尿と肉眼的血尿があるが，どの程度の血尿までCT urographyの対象とするかは意見が分かれる．American Urological Associationのガイドラインでは，無症候性の顕微鏡的血尿患者の初診時の評価に画像検査を含むべきであるとし，その第一選択としてCT urographyを推奨している[19]．American College of Radiologyのガイドラインでは，肉眼的血尿患者や持続する顕微鏡的血尿患者の画像検査としてCT urography

が最も強く推奨されている[20]．日本の「血尿診断ガイドライン」では肉眼的血尿患者に対して，European Society of Urogenital Radiology のガイドラインでは 40 歳以上の肉眼的血尿患者や尿路上皮癌の既往がある患者に対して，CT urography が強く推奨されている[12,22]．以上，肉眼的血尿を適応とするという考え方が比較的広く受け入れられているように思われる．

10.2 泌尿器病変に対する CT 撮像および造影プロトコール

a. 腎ダイナミック CT

体重当たり 600 mgI/kg の非イオン性ヨード造影剤を 3～5 mL/s でボーラス注入する[23]．実際には 30 秒間で注入する注入時間一定法が簡便であり，よく用いられる[23]（表10-1）．したがって，体重により注入速度は変わってくる．たとえば，体重 50 kg の患者に対して 300 mgI/mL の非イオン性ヨード造影剤を用いる場合，造影剤の総容量は 600 mgI/kg×50 kg÷300 mgI/mL＝100 mL となり，注入速度は 100 mL÷30 秒≒3.3 mL/s となる．

腎ダイナミック CT における撮像タイミングは，以下のような早期動脈相，皮髄相，腎実質相，早期排泄相が一般的である．しかし，これら 4 つの時相をすべて撮像する必要はなく，検査の目的に合わせて必要な時相を選択して撮像する[7,24,25]．放射線診断医は検査目的を考え，適切な撮像プロトコールを指示する必要がある．

① 早期動脈相（造影剤投与開始後，約 20～30 秒）

腎動脈が強く造影され，腎静脈の増強効果は弱い時相である（図10-1 A）．早期動脈相を正確に撮像するために，腹部大動脈にトリガーを設定したボーラストラッキング（bolus tracking）法と，少量の造影剤を用いて腹部大動脈への造影剤到達時間を計測するテストインジェクション（test injection）法がある[23]．実際にはより簡便なボーラストラッキング法が用いられることが多い．

② 皮髄相（造影剤投与開始後，30～60 秒）

腎皮質のみが造影され，腎髄質は造影されていない時相である（図10-1 B）．早めの皮髄相（約 35 秒後）で撮像すると，腎動脈と腎静脈の両者が強く造影されており，1 回の撮像で両者の評価が可能となる．当院ではボーラストラッキング法にて腹部大動脈の閾値（150

表10-1 腎ダイナミック CT の造影プロトコール

ヨード量	注入時間	生食後押し
600 mgI/kg	30 秒	なし

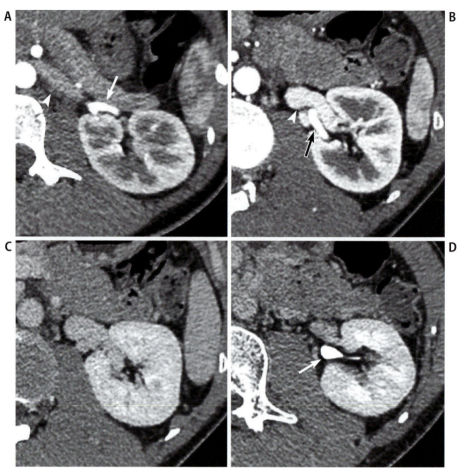

図10-1 正常な腎ダイナミックCT像
A：早期動脈相，B：皮髄相，C：腎実質相，D：早期排泄相　早期動脈相(A)では左腎動脈(→)のみが強く造影され，左腎静脈(▶)にはまだ造影剤が十分に還流されていない．腎皮質の増強効果もやや弱い．皮髄相(B)では，左腎動脈(→)と左腎静脈(▶)の両者が強く造影されている．腎皮質のみが強く造影され，腎髄質は造影されていない．腎実質相(C)では腎皮質と腎髄質が同等に造影され，腎実質の増強効果が均一となる．早期排泄相(D)では，腎盂腎杯(→)に造影剤が排泄される．

HU)到達後，12秒後に撮像を開始することで，腎動静脈が良好に造影された早めの皮髄相を撮像している(表10-2)．

③ 腎実質相(造影剤投与開始後，80〜120秒)

腎皮質と腎髄質が同等に造影され，腎実質が最も均一に描出される時相である(図10-1C)．

④ 早期排泄相(造影剤投与開始後，180秒)

腎盂腎杯に造影剤が排泄され始める時相である(図10-1D)．

1) 腎腫瘍に対する精査[7,24,25]

単純，皮髄相，腎実質相，早期排泄相の4相撮像が基本である(Key Facts 10-2)．こ

表 10-2　腎腫瘍に対する腎ダイナミック CT の撮像プロトコール

ボーラストラッキング		単純 CT	スキャンタイミング		
閾値	モニター部位		皮髄相	腎実質相	早期排泄相
150 HU	腹部大動脈の腹腔動脈分岐部レベル	必要	Tr*＋12 秒	皮髄相撮像終了の 55 秒後	造影剤投与開始後 180 秒

＊Tr：ボーラストラッキングで閾値に達する時間．

表 10-3　腎腫瘍に対する腎ダイナミック CT の撮像プロトコール（ボーラストラッキング法を用いない場合）

単純 CT	スキャンタイミング		
	皮髄相	腎実質相	早期排泄相
必要	30〜35 秒後	90〜100 秒後	180 秒後

Key Facts 10-2

腎腫瘍に対する腎ダイナミック CT

- 単純 CT：脂肪成分，平滑筋成分，石灰化，出血の有無．
- 皮髄相：不均一な濃染（淡明細胞型腎細胞癌）の有無，腎動静脈の評価．
- 腎実質相：小病変の検出，囊胞性腫瘍の囊胞壁や隔壁の評価，リンパ節転移や遠隔転移．
- 早期排泄相：腫瘍と腎盂腎杯の関係．

れにより腫瘍の質的診断と病期診断の両者が一度の検査で可能となる[7]．また，早めの皮髄相から CT angiography も作成できる．当院ではスライス厚は 2 mm 以下で再構成している．表 10-2 に当院の撮像プロトコールを紹介する．また，ボーラストラッキング法を用いない場合の撮像プロトコールを表 10-3 に示す．

　単純 CT は腫瘍の造影効果の有無，つまり囊胞性か充実性かを評価するのに不可欠である．また，腫瘍の脂肪成分や平滑筋成分，石灰化，出血の有無を評価するのに重要である．

　皮髄相は，腎細胞癌の約 7 割を占める最多の組織型である淡明細胞型腎細胞癌の診断に有用である．すなわち，淡明細胞型腎細胞癌は富血性腫瘍であり，皮髄相にて不均一に濃染（正常腎皮質と同程度）すれば，淡明細胞型腎細胞癌であるとほぼ確実に診断できる[7,26〜30]（図 10-2）．また，早めの皮髄相を撮像することで，腎動脈と腎静脈の両者の評価を行える．腎動脈の評価では，腎動脈の本数や腎動脈本幹から早期に分岐する prehilar branching に注意する．まれに accessory renal artery が総腸骨動脈から分岐する場合もあるので，撮像範囲は骨盤上部まで含めた方がよい[7]．CT angiography〔VR（volume rendering）像や MIP（maximum intensity projection）像〕を作成することで，腎動脈解剖の把握

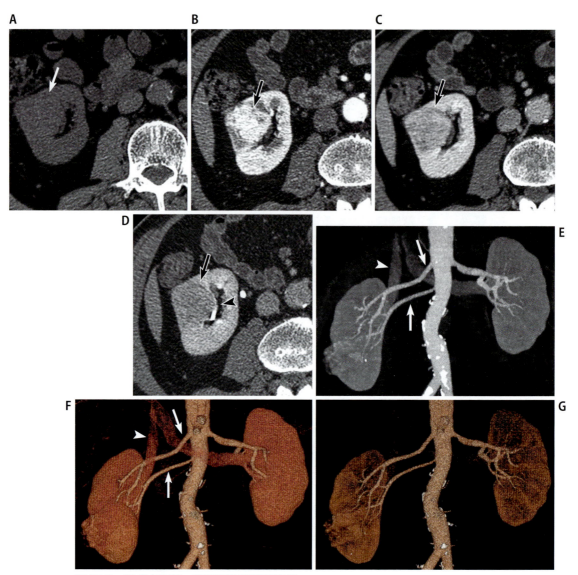

図 10-2　50 歳台男性　淡明細胞型腎細胞癌
A：単純 CT，B〜D：ダイナミック CT（B：皮髄相，C：腎実質相，D：早期排泄相），E：MIP 像，F：VR 像（閾値を低く設定した画像），G：VR 像（閾値を高く設定した画像）　単純 CT（A）で右腎下極に腎実質と等吸収〜やや低吸収の腫瘤を認める（→）．腫瘤は皮髄相（B）で不均一に濃染する（→）．濃染部位は腎皮質とほぼ同等の増強効果である．腎実質相（C）や早期排泄相（D）では，腫瘤から造影剤が洗い出し（washout）される（→）．また，早期排泄相（D）では，腫瘤が腎盂（▶）を強く圧排していることが容易に把握できる．2 本の右腎動脈（E, F，→）と 1 本の右腎静脈（E, F，▶）の解剖学的位置関係を容易に把握できる．ただし，MIP 像（E）では腎動静脈の前後関係はわからない．VR 像で閾値を高く設定すると（G），より CT 値の高い動脈のみが描出され，腎静脈は描出されなくなる．

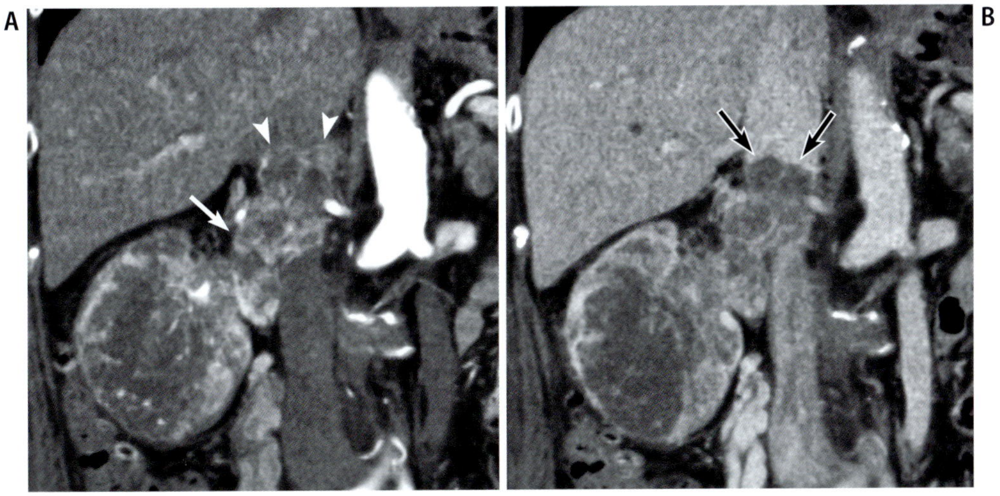

図10-3　70歳台女性　淡明細胞型腎細胞癌の静脈腫瘍塞栓
ダイナミックCT冠状断再構成像　A：皮髄相，B：腎実質相　皮髄相（A）で拡張した右腎静脈が不均一に濃染し（→），腫瘍塞栓の存在が示唆される．しかし，皮髄相では下大静脈の増強効果が不均一なため，腫瘍塞栓と正常な血流の鑑別ができず，腫瘍塞栓の先端は矢頭（►）の位置と誤診される可能性がある．腎実質相（B）では下大静脈の増強効果が均一になり，腫瘍塞栓の先端は明瞭に同定できる（→）．この位置はAの矢頭（►）よりも尾側である．腫瘍塞栓の診断には皮髄相と腎実質相を比較する必要がある．

が容易になる（**図10-2 E〜G**）．皮髄相では腎静脈にも造影剤が流入しているが，VR像で背側から観察したり，閾値を高く設定したりすることで，腎動脈解剖の把握は十分可能である（**図10-2 G**）．腎静脈の評価は，本数などの解剖学的評価のほかに，静脈腫瘍塞栓の評価も重要である（**図10-3**）．ただし，皮髄相では静脈内の造影剤がまだ不均一であり，必ず腎実質相との対比が必要である．静脈腫瘍塞栓の評価は，MPR（multiplanar reconstruction）像を作成することで進展範囲を把握しやすくなり，手術計画に有用である[31]．

腎実質相は，腎実質が均一に造影されるため，腎実質に埋没するような小病変の検出に優れる[32,33]（**図10-4**）．また，囊胞性腎腫瘍の囊胞壁や隔壁の評価にも腎実質相が推奨されている[7,24,34,35]．さらに，胸部から骨盤まで撮像することで，リンパ節転移や遠隔転移の評価が可能である．

早期排泄相は，造影剤が腎盂腎杯に排泄されるため，腎腫瘍と腎盂腎杯の関係を評価するのに適している（**図10-2 D**）．

2）腎血管性病変に対する精査[24,25]

腎動脈狭窄や腎動脈瘤，腎動静脈奇形などの動脈性疾患に対しては，早期動脈相の撮像が有用である（**表10-4**）．CT angiographyやMPR像の作成も病変の把握に有用である（**図10-5**）．

Nutcracker現象では，左腎静脈が腹部大動脈と上腸間膜動脈の間で狭窄し，これより腎側の左腎静脈は拡張する．側副血行路として，左腎静脈から左性腺静脈や腰静脈への逆流がみられ，これらの静脈が拡張する．これが原因で血尿などの症状をきたした場合，nut-

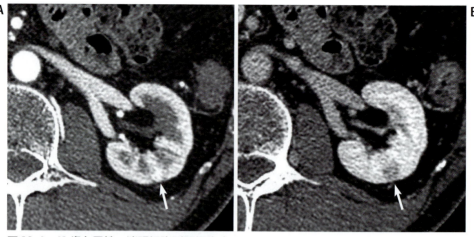

図10-4　40歳台男性　淡明細胞型腎細胞癌
ダイナミックCT　A：皮髄相，B：腎実質相　皮髄相(A)では小さな淡明細胞型腎細胞癌(→)があるが，腎皮質と同等に造影されており，腫瘤の検出がほとんど不可能である．腎実質相(B)では腎実質が均一に造影され，腫瘤を容易に同定できる(→)．

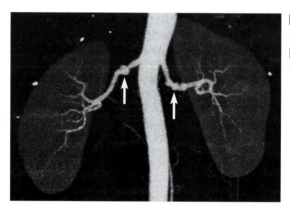

図10-5　40歳台女性　線維筋性異形成
ダイナミックCT　早期動脈相(MIP像)
両側腎動脈に数珠状の狭窄と拡張を認める(→)．

表10-4　腎血管性病変に対する腎ダイナミックCTの撮像プロトコール

ボーラストラッキング		単純CT	スキャンタイミング	
閾値	モニター部位		早期動脈相	腎実質相
150 HU	腹部大動脈の腹腔動脈分岐部レベル	必要	Tr*1ですぐに撮像開始*2	早期動脈相撮像終了の70秒後*3

*1 Tr：ボーラストラッキングで閾値に達する時間．
*2：nutcracker症候群の場合は，Tr＋12秒の早めの皮髄相を推奨．
*3：nutcracker症候群の場合は，皮髄相の撮像が終了してから55秒後．

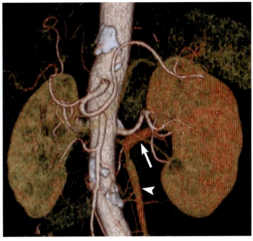

図10-6 70歳台女性　nutcracker現象
ダイナミックCT　A：皮髄相，B：VR像　皮髄相(A)では，左腎静脈は腹部大動脈と上腸間膜動脈(▶)の間で高度狭窄している(→)．VR像(B)では，左腎静脈(→)から拡張した左卵巣静脈(▶)に逆流していることがわかる．早めの皮髄相では通常，骨盤内の静脈は描出されないので，このタイミングで描出された左卵巣静脈は腎静脈からの逆流によると判断できる．

表10-5　腎移植ドナーに対する腎ダイナミックCTの撮像プロトコール

ボーラストラッキング		単純CT	スキャンタイミング		
閾値	モニター部位		皮髄相	腎実質相	排泄相
150 HU	腹部大動脈の腹腔動脈分岐部レベル	必要	Tr*＋12秒	皮髄相撮像終了の55秒後	造影剤投与開始後8分

＊Tr：ボーラストラッキングで閾値に達する時間．

cracker症候群とよばれる．画像診断では左腎静脈の狭窄とともに，側副血行路になっている静脈への逆流を捉えることが重要である(図10-6)．したがって，この疾患の診断のためには，早期動脈相よりもやや遅い，早めの皮髄相を撮像し，左腎静脈の血行動態を評価する方がよい．

3) 腎移植ドナー検査

腎移植ドナーの術前検査では腎動静脈の解剖を把握する必要があり，早めの皮髄相を撮像する．腎腫瘍に対する精査と同様に，腎動脈の本数や腎動脈本幹から早期に分岐するprehilar branchingに注意する．また，腎結石や腎腫瘍の有無を評価するために，単純CTや腎実質相も撮像する．さらに，腎盂，尿管の解剖を把握する必要があるため排泄相を撮像するが，当院では腎腫瘍に対する精査の早期排泄相(180秒後)よりも遅いタイミング(8分後)で撮像している(表10-5)．

b. （ルーチンの）造影 CT

　通常の造影 CT は，腎実質が均一に造影される腎実質相での撮像が好ましい．具体的には，2～3 mL/s で造影剤をボーラス注入し，造影剤注入開始後 70～90 秒に撮像する[7]（**表 10-6, 7**）．囊胞壁や隔壁の正確な評価のため，5 mm 以下のスライス厚での再構成が必要である[7]．また，尿路感染症が疑われている場合は，尿路結石が原因となっている場合があり，腎から膀胱までの単純 CT も撮像するとよい．

表 10-6 （ルーチンの）造影 CT の造影プロトコール

ヨード量	注入速度	生食後押し
600 mgI/kg	2～3 mL/s	なし

表 10-7 （ルーチンの）造影 CT の撮像プロトコール

	スキャンタイミング	
単純 CT	腎実質相	
必要	70～90 秒後	

c. CT urography[7,13,24]

　膀胱を適度に拡張させるために検査1～2時間前から排尿を禁ずる．また，尿排泄を促すために検査30分前に400～1000 mL ほど飲水させ，上部尿路の描出の向上を図る[7,12,13,36]．上部尿路描出の向上のために，飲水負荷のほか，生理食塩水の点滴やフロセミドの静注，あるいは撮像体位の工夫などの検討が行われ，それぞれに効果が報告されている[37～39]．しかし，飲水負荷以外の手技は，いずれも日常検査の一環として行うにはやや煩雑であり，当院では飲水負荷のみ行っている．

　CT urography（CTU）の撮像プロトコールであるが，基本となるのは 3 相撮像法である（**Key Facts 10-3**）．腎から骨盤までの単純 CT を撮像し，次に体重当たり 600 mgI/kg の非イオン性ヨード造影剤を 2～3 mL/s でボーラス注入する[12,13]（**表 10-8**）．造影剤投与開始後 90～100 秒の腎実質相で腎を中心に上腹部を撮像する（遠隔転移の検索も同時に行う場合は，胸部から撮像）．そして，造影剤投与開始後 8～15 分の排泄相で腎から骨盤まで撮像する．当院ではスライス厚は単純 CT が 5 mm，腎実質相と排泄相は 2 mm 以下で再構成している．腎実質相と排泄相は補完的な役割を果たし，どちらか一方でしか検出できない上部尿路癌もある[21]．したがって，尿路上皮癌の高リスク患者に対してはこの 3 相撮像法が推奨される[12,21]（**表 10-9**）．

　単純 CT はおもに尿路結石の評価を行う．腎実質相は腫瘍に造影効果がみられるとともに，腎実質が均一に造影されているため，腎盂癌の腎実質浸潤を評価しやすい．また，リ

Key Facts 10-3

CT urography の撮像プロトコールの種類

- 3相撮像法：基本の撮像法．尿路上皮癌の高リスク患者に推奨．
- 4相撮像法：3相撮像法に骨盤部の門脈相を追加．膀胱癌の評価に有用．
- 2相あるいは1相撮像法：split-bolus法を用いる．尿路上皮癌の低リスク患者に推奨．

表10-8 CT urography（3相撮像法）の造影プロトコール

ヨード量	注入速度	生食後押し
600 mgI/kg	2〜3 mL/s	なし

表10-9 CT urography（3相撮像法）の撮像プロトコール

単純CT	スキャンタイミング	
	腎実質相	排泄相
必要	90〜100秒後	8分以後

ンパ節転移や遠隔転移の評価も行う．排泄相はおもに尿路の造影欠損像を評価することで，尿路内の占居性病変を検出する．

また，膀胱癌の検出能向上を図るために，腎実質相の前に門脈相（造影剤投与開始後約60秒）で骨盤部を撮像する4相撮像法のオプションもある[7,12,13]（**図10-7**, **表10-10, 11**）．これは膀胱癌の造影効果がこの時相で最大となるため，検出や深達度診断に有用だからである[40,41]．この4相撮像法を用いる場合は，体重当たり600 mgI/kgの非イオン性ヨード造影剤を3〜4 mL/sでボーラス注入する[7]．実際には30秒間で注入する注入時間一定法が簡便である．当院ではスライス厚は2 mm以下で再構成している．

被ばく低減を目的とした2相撮像法（split-bolus法）も知られている（**図10-8**）．これは単純CTを撮像後，体重当たり600 mgI/kgの非イオン性ヨード造影剤の半量を静注する．そして6〜7分後に残り半分の造影剤を静注し，その90〜100秒後に撮像を開始する（**表10-12**）．この方法を用いると，最初に投与された造影剤はすでに尿路に排泄されているため排泄相の役割を果たし，2回目に投与された造影剤は腎実質相の役割を果たす．つまり，排泄相と腎実質相を同時に評価でき，造影後の撮像回数が減るため被ばく低減につながる．しかし，排泄相に使う造影剤は通常の半量であるため，尿路の描出が劣る可能性があり，また，尿路内に造影剤があるため占居性病変の造影効果や尿路の壁肥厚の評価が困難になる欠点がある[13,24]．このため，2相撮像法は尿路上皮癌の低リスク患者に推奨される[12,13]．また，尿路損傷や尿路奇形を評価したい場合には，単純CTを省き，split-bolus法のみで撮像する1相撮像法でもよい[13]．

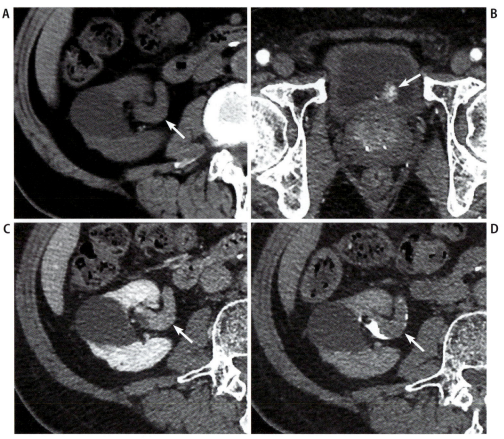

図10-7 70歳台男性 膀胱癌，右腎盂癌（4相撮像法のCT urography）
A：単純CT，B〜D：ダイナミックCT（B：門脈相，C：腎実質相，D：排泄相） 膀胱三角部に乳頭状腫瘍があり，門脈相（B）で濃染している（→）．膀胱癌の所見である．単純CT（A）で右腎盂は淡い高吸収を示し（A），腎実質相（C）で増強効果を認める（→）．腎盂癌の所見である．腎実質相では腫瘍は腎盂に限局し，腎実質や周囲脂肪組織への浸潤は認めない．排泄相（D）では欠損像として描出される（→）．

表10-10 CT urography（4相撮像法）の造影プロトコール

ヨード量	注入時間	生食後押し
600 mgI/kg	30秒	なし

表10-11 CT urography（4相撮像法）の撮像プロトコール

単純CT	スキャンタイミング		
	門脈相	腎実質相	排泄相
必要	60秒後	90〜100秒後	7〜8分以後

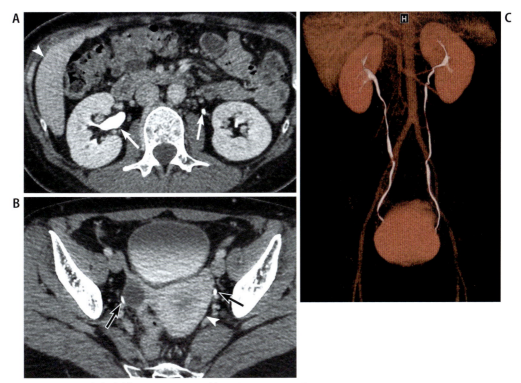

図10-8　40歳台女性　split bolus法のCT urography
A：上腹部，B：骨盤部，C：VR像　繰り返す尿路感染症のスクリーニングでCT urographyが施行された．尿路上皮癌の可能性は低いので，split bolus法（2相撮像法）を用いた．腎盂，尿管内は1回目に注入された造影剤により満たされている（A, B，→）．また腎や肝（A，▶），子宮（B，▶）などの実質臓器は，2回目に注入された造影剤により造影されている．VR像（C）では尿管の描出とともに，動脈，門脈系や腎，肝，脾の実質臓器も増強効果が保たれていることがわかる．

表10-12　CT urography（2相あるいは1相撮像法）の撮像プロトコール

	スキャンタイミング
単純CT	腎実質相＋排泄相
必要（2相撮像法），不要（1相撮像法）	1回目の造影剤投与開始後，90〜100秒

　さらに，被ばく低減を目的としたCT urographyの撮像法には，split-bolus法以外にもいくつか報告されている．単純CTと排泄相を低電圧（100 kV）で撮像する方法[42]や，dual energy CTにより仮想単純CT像を作成し，実際の単純CTの撮像を省略する方法[43〜45]，あるいは逐次近似法による画像再構成を行うことで低被ばく撮像を可能にする方法[46]が報告されている．

10.3 重要疾患の読影

腎腫瘤，尿路疾患の読影手順について総論的な解説をする．

a. 腎腫瘤

1) 炎症性腫瘤の除外

まず腎腫瘤を見つけたら，それが炎症性腫瘤なのか，腫瘍性病変なのかを鑑別し，適切なマネージメントにつなげる必要がある．腫瘤を形成する炎症性疾患には腎膿瘍(図 10-9)や感染性囊胞，急性巣状細菌性腎炎(急性腎盂腎炎の一亜型，図 10-10)などがある．画像所見のみでは腫瘍性病変との鑑別が困難な場合があり，発熱，疼痛，膿尿，炎症反応などの臨床所見も参照することが重要である．また，抗菌薬治療を開始しながら腫瘤のサイズの変化を見る，診断的治療も有効な場合がある．

感染症以外に IgG4 関連疾患などの非感染性疾患もある．IgG4 関連疾患の腎実質病変としては，IgG4 陽性形質細胞が腎実質に浸潤する尿細管間質性腎炎がある[47,48]．画像所見は，通常は腎実質に多発する楔状あるいは円形の造影不良域が特徴であるが[48](図 10-11)，まれに単発の腫瘤形成を認めることがあり，その場合，腎細胞癌との鑑別が困難となる．腹部では膵，胆管，腹部大動脈周囲などの異常所見が診断に有用な場合がある．

2) 腫瘍性病変の鑑別
① 囊胞性腫瘍か充実性腫瘍かの鑑別

単純 CT で，肥厚した囊胞壁や隔壁がなく，内部均一な吸収値を呈し，かつそれが 20 HU 未満あるいは 70 HU より高い場合(図 10-12)は，良性囊胞(前者は単純性囊胞，後者は出血性囊胞)と確定診断でき，それ以上の精査は必要ない[2,25,49]．

単純 CT で腫瘤内部に脂肪吸収値がなく，20〜70 HU 以下を示す場合には，まず囊胞性腫瘍であるか，充実性腫瘍であるかを判断する必要がある．この鑑別には造影 CT が強く推奨されている[2,7,49]．その際「a. 腎腫瘍」(p.263)の項で述べたように，質的診断や悪性が疑われた場合の病期診断，CT angiography の作成を考慮すると，ダイナミック CT を行った方が効率的である[7,49]．造影前後で 20 HU 以上の CT 値の上昇があれば有意な増強効果，すなわち充実部と判断してよい[2,7,49]．10〜20 HU の上昇の場合には，pseudoenhancement の可能性があり，囊胞性か充実性かの確定が困難となる[2]．そのような場合，まず超音波検査を行い，囊胞壁が薄く，内部無エコーならば良性囊胞と確定できる．超音波検査でも確定できない場合は，造影 MRI を行って増強効果の有無を評価する．

② 囊胞性腫瘍の良悪性の鑑別

囊胞性腫瘍の良悪性の鑑別には，診断と治療方針が考慮された Bosniak 分類(表 10-13)が強く推奨されている[1〜3,7〜9]．Bosniak 分類は CT 所見に基づいた 5 段階のカテゴリー分

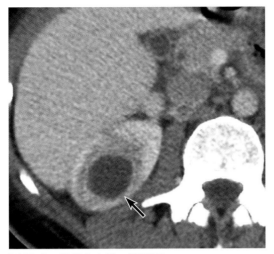

図 10-9 40歳台女性 腎膿瘍
造影 CT 臨床的に急性腎盂腎炎が疑われていたが，抗菌薬治療を開始してから 3 日以上たっても臨床症状の改善がなかったため，CT を施行した．右腎に低吸収域を認め（→），周囲に炎症性変化と思われる造影不良域が広がっている．腎膿瘍が示唆される．

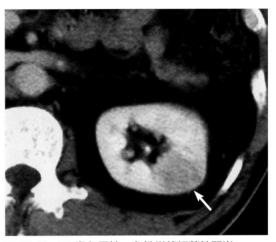

図 10-10 70歳台男性 急性巣状細菌性腎炎
造影 CT 左腎に低吸収腫瘤を認める（→）．発熱があり，4 か月前の CT では左腎に異常がなかったことから，急性巣状細菌性腎炎と診断できたが，臨床情報がないと腫瘍性病変を否定することは困難である．

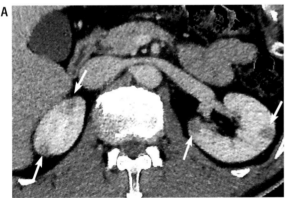
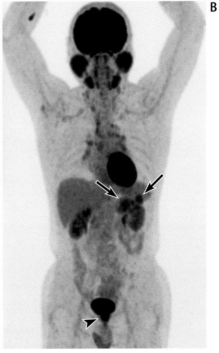

図 10-11 50歳台男性 IgG4 関連疾患
A：造影 CT，B：PET（MIP 像） 造影 CT（A）では，両腎に境界不明瞭な低吸収域が多発している．PET（B）では両側耳下腺，顎下腺，膵尾部（→），前立腺（▶）に異常集積を認める．

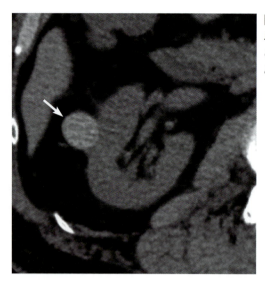

図 10-12 70 歳台男性　出血性囊胞
単純 CT　右腎に内部均一な高吸収腫瘤を認める（→）．CT 値は 79 HU であり，単純 CT のみで良性の出血性囊胞と断定してよい．

表 10-13	Bosniak 分類
カテゴリーⅠ	薄い囊胞壁を有し，隔壁や石灰化，充実部を伴わない囊胞．内部は水濃度で，造影効果を認めない．
カテゴリーⅡ	・少数の薄い隔壁を有する囊胞．囊胞壁や隔壁に明瞭な石灰化や薄く短い石灰化を伴う場合もある． ・境界明瞭で造影効果を認めない 3 cm 未満の均一な高濃度囊胞．
カテゴリーⅡF	・より多くの薄い隔壁を有する囊胞．または囊胞壁や隔壁にわずかな造影効果や若干の肥厚がみられる囊胞．または厚いあるいは結節状の石灰化を認める囊胞．いずれの場合も造影される軟部組織がないことが条件である． ・3 cm 以上の高濃度囊胞．造影効果はなく，腎から突出しない．
カテゴリーⅢ	造影される厚い不整な囊胞壁や隔壁を有する囊胞．
カテゴリーⅣ	カテゴリーⅢの条件を満たし，さらに囊胞壁や隔壁に接して造影される軟部組織を認める囊胞．

（文献 7）より許可を得て転載）

類である．

　Bosniak 分類のカテゴリーⅠ（図 10-13）とⅡ（図 10-14）は良性と判断でき，治療は不要である．カテゴリーⅡF（F は follow-up の頭文字）は良性の可能性が高いが，悪性を否定できないため，画像での経過観察が必要とされる（図 10-15）．経過観察は，一般的にはまず半年後に行い，変化がなければその後 1 年ごとに最低でも 5 年間は続ける必要がある[7,49,50]．経過観察では大きさの変化よりも，囊胞壁や隔壁の肥厚，あるいは充実部の出現に注意することが重要である[49,51]．カテゴリーⅢは画像での良悪性の鑑別が困難であり（おおむね半数以上が悪性[2,7]），手術が推奨される（図 10-16）．カテゴリーⅢの病変には，囊胞変性した腎細胞癌や多房囊胞性腎細胞癌（multilocular cystic renal neoplasm of low malignant

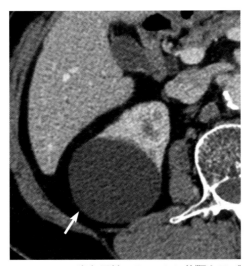

図10-13　80歳台男性　Bosniak 分類カテゴリーⅠ
造影 CT　右腎に 6.5 cm 大の囊胞を認める（→）．内部は均一な水吸収値を示し，囊胞壁は薄く，隔壁はない．

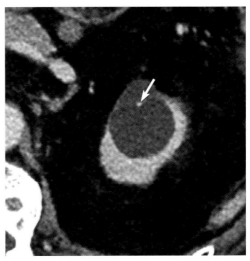

図10-14　60歳台男性　Bosniak 分類カテゴリーⅡ
造影 CT　左腎の囊胞の隔壁に点状の石灰化を伴っている（→）．隔壁は1本で，非常に薄くほとんど増強効果は認めない．

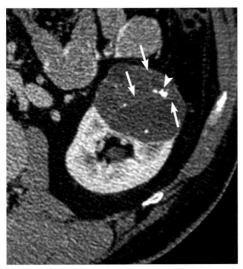

図10-15　60歳台男性　Bosniak 分類カテゴリーⅡF
ダイナミック CT（腎実質相）　左腎の囊胞に複数の隔壁（→）を認めるが，いずれも非常に薄くほとんど増強効果は認めない．また，隔壁に結節状の石灰化を伴っている（▶）．

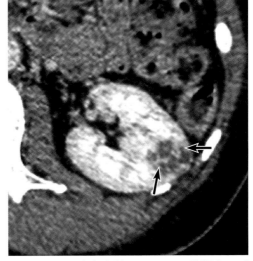

図10-16　40歳台女性　Bosniak 分類カテゴリーⅢ
ダイナミック CT（腎実質相）　左腎に多房性囊胞性腫瘤を認めるが，隔壁は肥厚し，明瞭に造影されている（→）．手術の結果，囊胞変性した淡明細胞型腎細胞癌であった．

potential）のほかに，感染性囊胞や出血性囊胞といった非腫瘍性病変や adult cystic nephroma/mixed epithelial and stromal tumor のような良性腫瘍が含まれる．カテゴリーⅣは強く悪性が疑われるため，手術を要する（図10-17）．

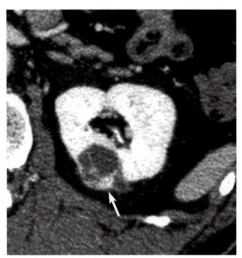

図10-17 60歳台男性 Bosniak分類カテゴリーⅣ
ダイナミックCT（腎実質相） 左腎に多房性嚢胞性腫瘤があり，明瞭に造影される軟部組織（→）を認める．手術の結果，嚢胞変性した淡明細胞型腎細胞癌であった．

 Advance：multilocular cystic renal neoplasm of low malignant potential

　2004年のWHO分類でmultilocular clear cell renal cell carcinomaとされていた組織型であり，現在の本邦の「腎癌取扱い規約 第4版」では多房嚢胞性腎細胞癌とされる[1]．予後が非常に良好な疾患であり，2016年に改訂されたWHO分類では，それを強調してこのような呼称に変更された[52]．Bosniak分類カテゴリーⅡFやⅢを呈することが多いとされ[53]，嚢胞壁や隔壁に1ないし数層の低異型度の淡明細胞が被覆する．肉眼的に多房性嚢胞性腫瘍であっても，淡明細胞が膨張性に増殖したものは淡明細胞型腎細胞癌とされ，multilocular cystic renal neoplasm of low malignant potentialとは明確に区別される[52]．

 Advance：adult cystic nephroma/mixed epithelial and stromal tumor

　Adult cystic nephromaもmixed epithelial and stromal tumorも，腫瘍内に上皮で裏打ちされた大小さまざまな嚢胞（上皮成分）と紡錘形細胞（間葉成分）の両者を含み，間質細胞はエストロゲンレセプターおよびプロゲステロンレセプターで陽性となる共通した病理学的特徴がある[54]．また，臨床的にも閉経前後の女性に好発するという共通した特徴をもつ[54]．このことから両者は同一のentityに含まれる疾患で，嚢胞部優位で，嚢胞が大きく隔壁が薄いものをadult cystic nephroma，充実部優位で，嚢胞が小さく隔壁が厚いものをmixed epithelial and stromal tumorと考えられていた[54]．2016年に改訂されたWHO分類では，これらの2つの疾患をmixed epithelial and stromal tumor familyとして統合した[52]．

③ 充実性腫瘍の良悪性の鑑別

　充実性腫瘍の質的診断は，その疾患頻度から血管筋脂肪腫（angiomyolipoma：AML）と腎細胞癌の鑑別が最も重要となる．AMLの診断は，通常は単純CTで腫瘍内に脂肪成分を検出することで容易になされる（**Key Facts 10-4**）[2,7,49,52,53]．これをclassic AMLと定義する[55,56]．小さな脂肪成分を見逃さないためには，1.5〜3 mmのスライス厚で評価する必要がある[1,7,55,56]（図10-18）．単純CTでの脂肪吸収値は約20 mm²の関心領域を用い，閾値を−10 HUとした場合に，最もAMLの診断能が高くなるとされる[7,57]．

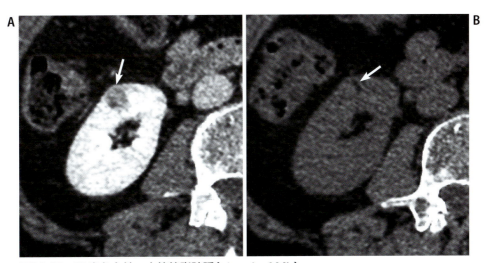

図10-18 60歳台女性 血管筋脂肪腫(classic AML)
A：ダイナミックCT(腎実質相)，B：単純CT(Aより数スライス頭側)　腎実質相(A)で右腎に内部不均一に造影される腫瘤を認め(→)，腎細胞癌との鑑別が困難である．単純CT(B)でやや頭側のスライスを観察するとわずかな脂肪吸収値を認め(→)，血管筋脂肪腫(classic AML)と診断できる．薄いスライス厚の単純CTによる評価で，小さな脂肪成分を見逃さないことが重要である．

Key Facts 10-4

血管筋脂肪腫(AML)のCT所見に基づく放射線学的分類[55]

- Classic AML：単純CTで脂肪成分を検出できる．薄いスライス厚での評価が重要．
- Fat poor AML(hyperattenuating AML)：単純CTで脂肪成分を検出できない．均一な高吸収(45〜55 HU)を示し，均一に造影．豊富な平滑筋組織を反映．
- Fat poor AML(isoattenuating AML)：単純CTで脂肪成分を検出できない．腎実質と等〜低吸収(−10〜45 HU)を示し，不均一に造影される．散在性に分布する脂肪成分を反映．

　また，AMLのなかには単純CTで脂肪成分を検出できない病変があり，これをfat poor AMLと定義する[55,56]．そのなかでも脂肪成分が腫瘍全体の4〜5%と極端に少ない病変があり，これは全AMLの約5%ほどを占める[58]．このタイプのAMLは腫瘍内の豊富な平滑筋成分を反映し，単純CTで腎実質より高吸収(45〜55 HU)を呈するため，hyperattenuating AMLと定義する[55,56](図10-19)．また，均一に造影され(hyperattenuating homogeneously enhancing mass)，MRIのT2強調像では腎実質より低信号を示す特徴がある[2,7,25,49,55,56,58]．さらに，腎実質から突出する場合，腎実質との境界面が腎内側に向かって角張る(angular interface)ことが多く，また腫瘍の長径/短径比が大きい[2,7,49,59-61]．hyperattenuating AMLが疑われる場合には，針生検での診断確定が推奨される[7,55,56]．

　頻度は低いものの，fat poor AMLのなかには単純CTで腎実質とほぼ等吸収〜低吸収(−10〜45 HU)を示すものがあり，これをisoattenuating AMLと定義する[55,56](図10-20)．

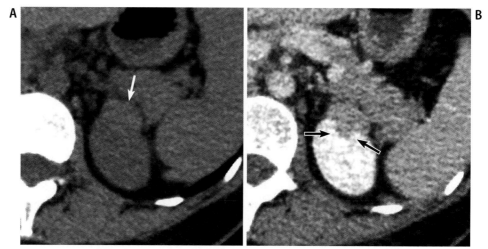

図10-19 30歳台女性　血管筋脂肪腫(fat poor AML, hyperattenuating AML)
A：単純CT，B：ダイナミックCT(腎実質相)　単純CT(A)で腎実質より高吸収(52 HU)を示す腫瘤を認め(→)，腎実質相で均一に造影される．腎実質相(B)では，腎との境界面は角張っており(→)，angular interface signである．MRIのT2強調像(非提示)では低信号を示した．血管筋脂肪腫が疑われ，針生検にて確定診断された．

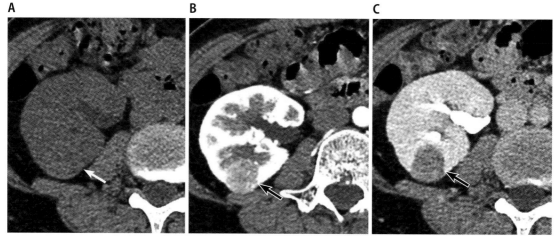

図10-20 40歳台女性　血管筋脂肪腫(fat poor AML, isoattenuating AML)
A：単純CT，B, C：ダイナミックCT(B：皮髄相，C：早期排泄相)　単純CT(A)で腎実質とほぼ等吸収(39 HU)となる腫瘤を認め(→)，皮髄相(B)では中等度(115 HU)に造影される(→)．早期排泄相(C)では79 HUを示し，washoutされる(→)．ダイナミックCTの所見からは嫌色素性腎細胞癌との鑑別が困難であるが，MRI(非提示)では同位相(in phase)に比べ逆位相(opposed phase)で信号低下を認め，微量な脂肪成分が示唆された．T2強調像では低信号を示した．以上から，血管筋脂肪腫が疑われ，針生検にて確定診断された．

Key Facts 10-5
腎腫瘍の診断

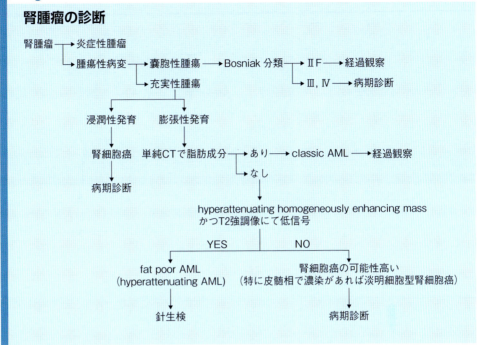

Key Facts 10-6
腎細胞癌の造影パターンによる組織型鑑別

- 淡明細胞型腎細胞癌 ── 皮髄相：不均一な早期濃染，早期排泄相：washout.
- 乳頭状腎細胞癌 ── 皮髄相から早期排泄相にかけて緩徐に造影される．
- 嫌色素性腎細胞癌 ── 皮髄相：中等度の造影効果，早期排泄相：washout.

　このタイプのAMLは少量の脂肪成分（hyperattenuating AMLよりは多い）が腫瘍内に散在性に存在している[55,56]．散在性に存在するため，単純CTでは塊状の脂肪として捉えることができない．isoattenuating AMLはCTでは腎細胞癌との鑑別が困難な場合が多い．MRIでは，典型的には平滑筋組織を反映してT2強調像で低信号を示す部分があり，また微量な脂肪成分の影響で化学シフト画像のopposed phaseで信号低下を認める[55,56]．isoattenuating AMLが疑われる場合にも，針生検での診断確定が推奨される[55,56]．

　以上のような手順でAMLを除外できれば，腎細胞癌の可能性が非常に高くなる（**Key Facts 10-5, 10-6**）．腎ダイナミックCTの皮髄相で不均一な濃染（正常腎皮質と同程度）を示せば，腎細胞癌の約7割を占める淡明細胞型腎細胞癌であるとほぼ確実に診断可能である[7,26〜30]（**図10-2 参照**）．次に頻度の高い乳頭状腎細胞癌（腎細胞癌の10〜15％）は皮髄相から排泄相にかけて緩徐に造影される[7,26,28〜30,49]（**図10-21**）．嫌色素性腎細胞癌（腎細胞癌の5〜7％）は皮髄相で中等度に造影され，排泄相で洗い出し（washout）される[7,26〜30,49]（**図10-22**）．

　しかし，このような読影手順を用いても，良性腫瘍であるオンコサイトーマの診断は困

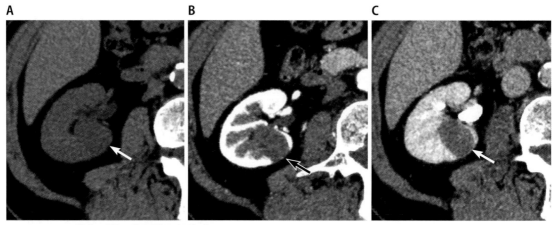

図 10-21　60 歳台男性　乳頭状腎細胞癌
A：単純 CT，B, C：ダイナミック CT（B：皮髄相，C：早期排泄相）　単純 CT（A）で腎実質よりわずかに低吸収（27 HU）となる腫瘤を認め（→），皮髄相（B）で 44 HU（→），早期排泄相（C）で 64 HU（→）と緩徐に造影される．

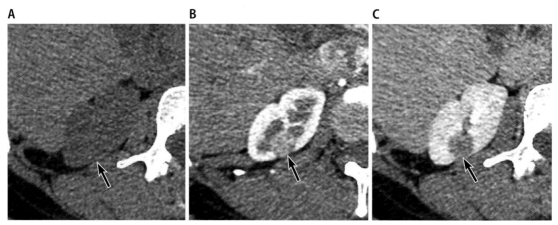

図 10-22　40 歳台女性　嫌色素性腎細胞癌
A：単純 CT，B, C：ダイナミック CT（B：皮髄相，C：早期排泄相）　単純 CT（A）で腎実質とほぼ等吸収（36 HU）となる腫瘤を認め（→），皮髄相（B）で 124 HU と中等度に造影される（→）．早期排泄相（C）では 87 HU と washout される（→）．

難な場合が多い．腎ダイナミック CT での造影パターンが淡明細胞型腎細胞癌や嫌色素性腎細胞癌と類似し，不均一な性状を呈する場合も多いからである[2,3,7,26,28〜30,49]．比較的大きな病変では中心部の星芒状の瘢痕が特徴的とされる．この中心性瘢痕はダイナミック CT で経時的に緩徐に造影される（図 10-23）．4 cm 未満の小さなオンコサイトーマには segmental enhancement inversion（SEI）という画像所見が報告されている[62]（図 10-24）．これらの所見を認める場合にはオンコサイトーマを鑑別にあげることはできるが，嫌色素性腎細胞癌でも中心性瘢痕がみられたり[63]，SEI の有用性を疑問視する論文もある[64,65]．

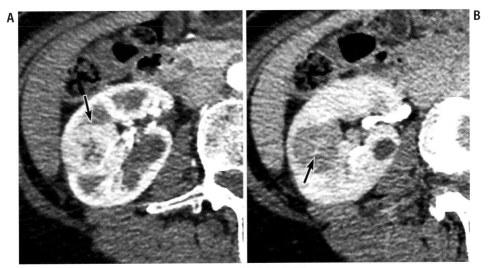

図 10-23　50 歳台女性　オンコサイトーマ（中心性瘢痕）
ダイナミック CT　A：皮髄相，B：早期排泄相　皮髄相（A）で腎皮質よりやや弱く不均一に造影される腫瘤を認める（→）．中心部に星芒状の造影不良域を認め，早期排泄相（B）ではその部分が強く造影される（→）．中心性瘢痕の所見である．

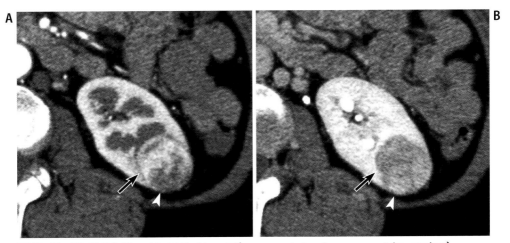

図 10-24　50 歳台女性　オンコサイトーマ（segmental enhancement inversion）
ダイナミック CT　A：皮髄相，B：早期排泄相　皮髄相（A）で不均一に濃染する腫瘤を認める．皮髄相で濃染する部分（→）は，早期排泄相（B）で washuout され（→），皮髄相で造影不良な部分（▶）は，早期排泄相で濃染する（▶）．segmental enhancement inversion の所見である．

b. 尿路疾患

ここでは尿路上皮癌の高リスク患者に対して当院で行われている4相撮像法のCT urographyの読影手順について解説する．

1）単純CT（腎〜骨盤）

代表的な血尿の原因である尿路結石の診断をまず行う．また，腫瘍の石灰化や尿路内の血腫を診断するために必要となる．

2）門脈相（骨盤）

膀胱癌の造影効果がこの時相で最大となるため，膀胱癌の検出や深達度診断に有用である[40,41]．膀胱癌は典型的には正常膀胱筋層よりも強く造影され，内腔に突出する乳頭状腫瘍（図10-7 B 参照）や境界不明瞭な壁肥厚像（図10-25）として描出される[13,24]．2.5 mm 以下の薄いスライス厚で再構成し，MPR像を適宜参照することで，5 mm 以上の膀胱癌のほとんどを検出できる[13,24,41]．

また，膀胱頂部に発生することが多い尿膜管癌は，そのほとんどが腺癌であり，粘液産生を伴うものが多い．典型的には腫瘍内の粘液貯留を反映し，腫瘍内部に低吸収域を伴う[24]（図10-26）．また，小さな石灰化を伴うことが多い[24]．

3）腎実質相（上腹部）

単純CTと比較し，造影効果の有無を判定することで，腫瘍と血腫を鑑別する．上部尿路癌は腫瘤像（図10-7 C 参照）や壁肥厚像（図10-27），あるいは腎実質へ境界不明瞭に広がる低吸収域（図10-28）として描出される[13]．また，腎実質が均一に造影される時相であり，腎盂癌の腎実質浸潤を評価しやすい．リンパ節転移や遠隔転移の評価も行うが，肺転移や縦隔リンパ節転移も同時に行う場合は，胸部から撮像する．

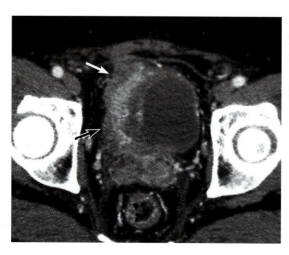

図10-25　60歳台男性　膀胱癌
造影CT（門脈相）　膀胱右側壁を中心に境界不明瞭な壁肥厚像を認め，強く造影されている．腫瘍は膀胱周囲脂肪組織に浸潤している（→）．

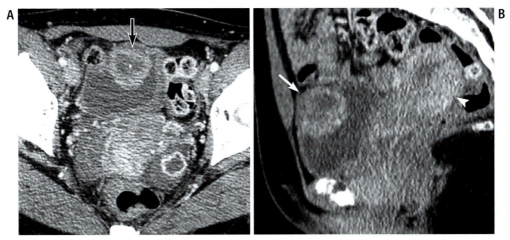

図 10-26　30 歳台女性　尿膜管癌
ダイナミック CT（門脈相）　A：横断像，B：矢状断再構成像　膀胱頂部に腫瘤を認める（A, B，→）．内部は低吸収であり，粘液産生を反映している．横断像（A）では中心部に点状の石灰化を伴っている．矢状断像（B）の矢頭（▶）は後屈した子宮である．

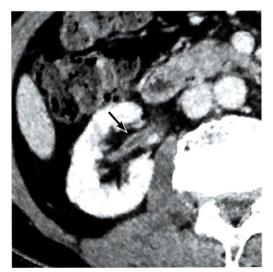

図 10-27　70 歳台男性　腎盂癌
ダイナミック CT（腎実質相）　右腎盂の壁が肥厚し，強く造影されている（→）．

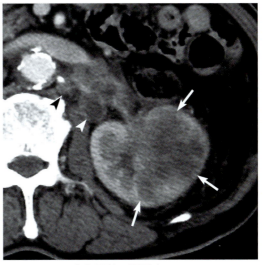

図 10-28　70 歳台男性　腎盂癌
ダイナミック CT（腎実質相）　左腎の髄質主体に境界不明瞭な低吸収域が広がっている（→）．腎浸潤型腎盂癌の所見である．左腎門部から傍大動脈に多発リンパ節転移を認める（▶）．

4）排泄相（腎～骨盤）

　上部尿路内の占居性病変が造影欠損像として描出される（**図 10-7 D**）．特に腎実質相で検出できないような小さな乳頭状腫瘍の検出に有効である（**図 10-29**）．ただし，結石も造影欠損像として描出されるため，必ず単純 CT を参照する必要がある．また，尿路の閉塞が強く高度の水腎症があると，尿路に造影剤が排泄されない場合がある．排泄相の読影の際

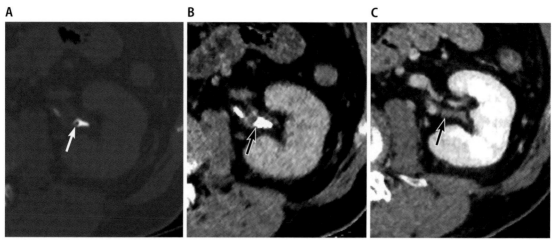

図10-29 70歳台男性 腎盂癌
ダイナミックCT A：排泄相（WW 3000，WL 500），B：排泄相（WW 250，WL 50），C：腎実質相 排泄相を広いウィンドウ幅（WW）と高いウィンドウレベル（WL，骨条件）に設定して観察すると（A），左腎盂に数 mm 大の欠損像を認める（→）．通常の腹部 CT の観察条件（B）では，同じ位置に小さな欠損像を指摘できない（→）．また，腎実質相（C）でも左腎盂に乳頭状腫瘍は指摘できない（→）．

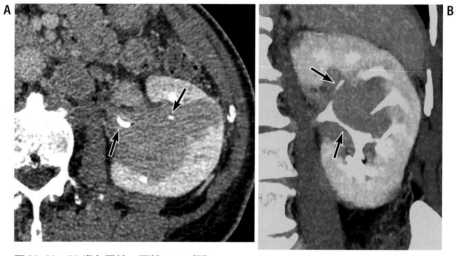

図10-30 70歳台男性 悪性リンパ腫
ダイナミック CT（排泄相） A：横断像，B：冠状断再構成像の partial MIP 像 横断像（A）では左腎洞から腎実質に浸潤する軟部腫瘤を認め，内部に拡張のない腎盂（→）が描出される．partial MIP 冠状断像（B）では，腫瘤内に壁のスムーズな腎盂が貫通している様子がよくわかる（→）．

には，尿路内に排泄された造影剤が極めて高い吸収値を示すため，広いウィンドウ幅（WW）と高いウィンドウレベル（WL）に設定する必要がある[66]（図10-29）．

腎盂癌と鑑別を要する疾患に，IgG4関連腎臓病の腎盂病変[47]や腎洞内の悪性リンパ腫（図10-30）があげられる．これらの非上皮性病変は大きさのわりに水腎症の程度が軽く，排泄相で腫瘤内部に壁のスムーズな腎盂内腔が描出される[13,24,47]．

また，排泄相は，腎洞内の単純性嚢胞である peripelvic cyst や parapelvic cyst と水腎症

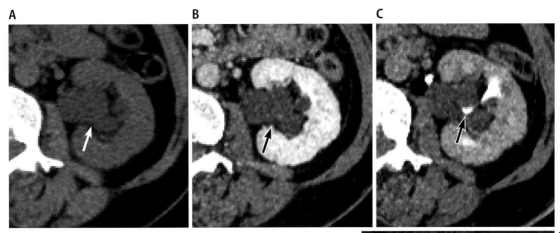
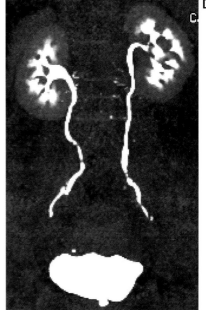

図10-31　60歳台女性　peripelvic cysts
A：単純CT，B～D：ダイナミックCT〔B：腎実質相，C：排泄相，D：排泄相（MIP像）〕　超音波検査で左水腎症を疑われた．単純CT（A）や腎実質相（B）では腎洞に分葉状の低吸収域があり（→），水腎症のようにみえる．排泄相（C）では，低吸収域の内部に腎盂内腔に排泄された造影剤がみられ（→），低吸収域は拡張した腎盂腎杯ではなく，peripelvic cystsと判断できる．MIP像（D）でも水腎症はない．

との鑑別にも有用である[24]．peripelvic cystは腎洞のリンパ管由来と考えられており，多発することが多く，紡錘形を呈する[67]．parapelvic cystは腎実質由来の腎囊胞が，腎洞方向に大きく突出したものであり，円形を呈することが多い[67]．これらの囊胞は単純CTや腎実質相では水腎症との鑑別が問題となることがあるが，排泄相を撮像することで容易に鑑別できる（**図10-31**）．

文　献

1) 日本泌尿器学会・日本病理学会・日本医学放射線学会・編：腎癌取扱い規約 第4版，金原出版，2011．
2) Heilbrun ME, Casalino DD, Beland MD, et al：American College of Radiology ACR Appropriateness Criteria®：Indeterminate Renal Mass. <https://acsearch.acr.org/docs/69367/Narrative/>
3) Ljungberg B, Bensalah K, Canfield S, et al：EAU guidelines on renal cell carcinoma：2014 update.

Eur Urol 2015；67：913-924.
4) Jayson M, Sanders H：Increased incidence of serendipitously discovered renal cell carcinoma. Urology 1998；51：203-205.
5) Luciani LG, Cestari R, Tallarigo C：Incidental renal cell carcinoma—age and stage characterization and clinical implications：study of 1092 patients(1982-1997). Urology 2000；56：58-62.
6) Patard JJ, Leray E, Rodriguez A, et al：Correlation between symptom graduation, tumor characteristics and survival in renal cell carcinoma. Eur Urol 2003；44：226-232.
7) 日本医学放射線学会・編：画像診断ガイドライン 2016年版，金原出版，2016.
8) Curry NS, Cochran ST, Bissada NK：Cystic renal masses：accurate Bosniak classification requires adequate renal CT. AJR Am J Roentgenol 2000；175：339-342.
9) Kim MH, Yi R, Choi HJ：Three-phase, contrast-enhanced, multidetector CT in the evaluation of complicated renal cysts：comparison of the postcontrast phase combination. Acta Radiol 2014；55：372-377.
10) Nikolaidis P, Casalino DD, Remer EM, et al：American College of Radiology ACR Appropriateness Criteria®：Acute Pyelonephritis. <https://acsearch.acr.org/docs/69489/Narrative/>
11) Stunell H, Buckley O, Feeney J, et al：Imaging of acute pyelonephritis in the adult. Eur Radiol 2007；17：1820-1828.
12) Van Der Molen AJ, Cowan NC, Mueller-Lisse UG, et al：CT urography：definition, indications and techniques. A guideline for clinical practice. Eur Radiol 2008；18：4-17.
13) Jinzaki M, Kikuchi E, Akita H, et al：Role of computed tomography urography in the clinical evaluation of upper tract urothelial carcinoma. Int J Urol 2016；23：284-298.
14) Chlapoutakis K, Theocharopoulos N, Yarmenitis S, Damilakis J：Performance of computed tomographic urography in diagnosis of upper urinary tract urothelial carcinoma, in patients presenting with hematuria：systematic review and meta-analysis. Eur J Radiol 2010；73：334-338.
15) Wang LJ, Wong YC, Huang CC, et al：Multidetector computerized tomography urography is more accurate than excretory urography for diagnosing transitional cell carcinoma of the upper urinary tract in adults with hematuria. J Urol 2010；183：48-55.
16) Jinzaki M, Matsumoto K, Kikuchi E, et al：Comparison of CT urography and excretory urography in the detection and localization of urothelial carcinoma of the upper urinary tract. AJR 2011；196：1102-1109.
17) Rouprêt M, Babjuk M, Compérat E, et al：European Association of Urology guidelines on upper urinary tract urothelial carcinoma：2017 update. Eur Urol 2018；73：111-122.
18) Oya M, Kikuchi E；Committee for Establishment of Clinical Practice Guideline for Management of Upper Tract Urothelial Carcinoma；Japanese Urological Association：Evidenced-based clinical practice guideline for upper tract urothelial carcinoma(summary--Japanese Urological Association, 2014 edition). Int J Urol 2015；22：3-13.
19) Davis R, Jones JS, Barocas DA, et al：American Urological Association(AUA)Guideline：Diagnosis, Evaluation and Follow-up of Asymptomatic Microhematuria(AMH)in Adults. <https://www.auanet.org/guidelines/asymptomatic-microhematuria-(2012-reviewed-and-validity-confirmed-2016)>
20) Shen L, Raman SS, Beland MD, et al：American College of Radiology ACR Appropriateness Criteria®：Hematuria. <https://acsearch.acr.org/docs/69490/Narrative/>
21) Takeuchi M, Konrad AJ, Kawashima A, et al：CT urography for diagnosis of upper urinary tract urothelial carcinoma：are both nephrographic and excretory phases necessary？ AJR 2015；205：W320-327.
22) 血尿診断ガイドライン編集委員会・編：血尿診断ガイドライン 2013，ライフサイエンス出版，2013.
23) 陣崎雅弘，山田祥岳：II．検査法．陣崎雅弘・編：腹部のCT 第3版．メディカル・サイエンス・インターナショナル，2017：37-44.
24) 秋田大宇，陣崎雅弘：泌尿器(腎，尿管，膀胱)CT：撮像の考え方と診断のおさえどころ．高橋雅士・監，兼松雅之・編：新 腹部画像診断の勘ドコロ．メジカルビュー社，2014：272-288.
25) 陣崎雅弘，秋田大宇：IX．腎臓．陣崎雅弘・編：腹部のCT 第3版．メディカル・サイエンス・インターナショナル，2017：453-508.
26) Jinzaki M, Tanimoto A, Mukai M, et al：Double-phase helical CT of small renal parenchymal neoplasms：correlation with pathologic findings and tumor angiogenesis. J Comput Assist

Tomogr 2000 ; 24 : 835-842.
27) Kim JK, Kim TK, Ahn HJ, et al : Differentiation of subtypes of renal cell carcinoma on helical CT scans. AJR 2002 ; 178 : 1499-1506.
28) Zhang J, Lefkowitz RA, Ishill NM, et al : Solid renal cortical tumors : differentiation with CT. Radiology 2007 ; 244 : 494-504.
29) Shebel HM, Elsayes KM, Sheir KZ, et al : Quantitative enhancement washout analysis of solid cortical renal masses using multidetector computed tomography. J Comput Assist Tomogr 2011 ; 35 : 337-342.
30) Pierorazio PM, Hyams ES, Tsai S, et al : Multiphasic enhancement patterns of small renal masses (≤4 cm) on preoperative computed tomography : utility for distinguishing subtypes of renal cell carcinoma, angiomyolipoma, and oncocytoma. Urology 2013 ; 81 : 1265-1271.
31) Guzzo TJ, Pierorazio PM, Schaeffer EM, et al : The accuracy of multidetector computerized tomography for evaluating tumor thrombus in patients with renal cell carcinoma. J Urol 2009 ; 181 : 486-490.
32) Cohan RH, Sherman LS, Korobkin M, et al : Renal masses : assessment of corticomedullary-phase and nephrographic-phase CT scans. Radiology 1995 ; 196 : 445-451.
33) Szolar DH, Kammerhuber F, Altziebler S, et al : Multiphasic helical CT of the kidney : increased conspicuity for detection and characterization of small (<3-cm) renal masses. Radiology 1997 ; 201 : 211-217.
34) Curry NS, Cochran ST, Bissada NK : Cystic renal masses : accurate Bosniak classification requires adequate renal CT. AJR 2000 ; 175 : 339-342.
35) Kim MH, Yi R, Cho KS, Choi HJ : Three-phase, contrast-enhanced, multidetector CT in the evaluation of complicated renal cysts : comparison of the postcontrast phase combination. Acta Radiol 2014 ; 55 : 372-377.
36) Kawamoto S, Horton KM, Fishman EK : Opacification of the collecting system and ureters on excretory-phase CT using oral water as contrast medium. AJR 2006 ; 186 : 136-140.
37) McTavish JD, Jinzaki M, Zou KH, et al : Multi-detector row CT urography : comparison of strategies for depicting the normal urinary collecting system. Radiology 2002 ; 225 : 783-790.
38) Caoili EM, Inampudi P, Cohan RH, Ellis JH : Optimization of multi-detector row CT urography : effect of compression, saline administration, and prolongation of acquisition delay. Radiology 2005 ; 235 : 116-123.
39) Silverman SG, Akbar SA, Mortele KJ, et al : Multidetector row CT urography of normal urinary collecting system : furosemide versus saline as adjunct to contrast medium. Radiology 2006 ; 240 : 749-755.
40) Kim JK, Park SY, Ahn HJ, et al : Bladder cancer : analysis of multi-detector row helical CT enhancement pattern and accuracy in tumor detection and perivesical staging. Radiology 2004 ; 231 : 725-731.
41) Jinzaki M, Tanimoto A, Shinmoto H, et al : Detection of bladder tumors with dynamic contrast-enhanced MDCT. AJR 2007 ; 188 : 913-918.
42) Lee S, Jung SE, Rha SE, Byun JY : Reducing radiation in CT urography for hematuria : Effect of using 100 kilovoltage protocol. Eur J Radiol 2012 ; 81 : e830-834.
43) Botsikas D, Hansen C, Stefanelli S, et al : Urinary stone detection and characterisation with dual-energy CT urography after furosemide intravenous injection : preliminary results. Eur Radiol 2014 ; 24 : 709-714.
44) Sahni VA, Shinagare AB, Silverman SG : Virtual unenhanced CT images acquired from dual-energy CT urography : accuracy of attenuation values and variation with contrast material phase. Clin Radiol 2013 ; 68 : 264-271.
45) Moon JW, Park BK, Kim CK, Park SY : Evaluation of virtual unenhanced CT obtained from dual-energy CT urography for detecting urinary stones. Br J Radiol 2012 ; 85 : e176-181.
46) Juri H, Matsuki M, Inada Y, et al : Low-dose computed tomographic urography using adaptive iterative dose reduction 3-dimensional : comparison with routine-dose computed tomography with filtered back projection. J Comput Assist Tomogr 2013 ; 37 : 426-431.
47) Umehara H, Okazaki K, Masaki Y, et al : A novel clinical entity, IgG4-related disease (IgG4RD) : general concept and details. Mod Rheumatol 2012 ; 22 : 1-14.

48) Triantopoulou C, Malachias G, Maniatis P, et al：Renal lesions associated with autoimmune pancreatitis：CT findings. Acta Radiol 2010；51：702-707.
49) 秋田大宇, 陣崎雅弘：腎腫瘍. 画像診断 2014；34：1285-1295.
50) Israel GM, Bosniak MA：Follow-up CT of moderately complex cystic lesion of the kidney（Bosniak category ⅡF）. AJR 2003；181：627-633.
51) Silverman SG, Israel GM, Herts BR, Richie JP：Management of the incidental renal mass. Radiology 2008；249：16-31.
52) Moch H, Cubilla AL, Humphrey PA, et al：The 2016 WHO Classification of Tumours of the Urinary System and Male Genital Organs-Part A：Renal, Penile, and Testicular Tumours. Eur Urol 2016；70：93-105.
53) Hindman NM, Bosniak MA, Rosenkrantz AB, et al：Multilocular cystic renal cell carcinoma：comparison of imaging and pathologic findings. AJR 2012；198：W20-26.
54) Montironi R, Mazzucchelli R, Lopez-Beltran A, et al：Cystic nephroma and mixed epithelial and stromal tumour of the kidney：opposite ends of the spectrum of the same entity? Eur Urol 2008；54：1237-1246.
55) Jinzaki M, Silverman SG, Akita H, et al：Renal angiomyolipoma：a radiological classification and update on recent developments in diagnosis and management. Abdom Imaging 2014；39：588-604.
56) Jinzaki M, Silverman SG, Akita H, et al：Diagnosis of renal angiomyolipomas：classic, fat-Poor, and epithelioid types. Semin Ultrasound CT MR 2017；38：37-46.
57) Davenport MS, Neville AM, Ellis JH, et al：Diagnosis of renal angiomyolipoma with Hounsfield unit thresholds：effect of size of region of interest and nephrographic phase imaging. Radiology 2011；260：158-165.
58) Jinzaki M, Tanimoto A, Narimatsu Y, et al：Angiomyolipoma：imaging findings in lesions with minimal fat. Radiology 1997；205：497-502.
59) Verma SK, Mitchell DG, Yang R, et al：Exophytic renal masses：angular interface with renal parenchyma for distinguishing benign from malignant lesions at MR imaging. Radiology 2010；255：501-507.
60) Woo S, Cho JY, Kim SH, Kim SY：Angiomyolipoma with minimal fat and non-clear cell renal cell carcinoma：differentiation on MDCT using classification and regression tree analysis-based algorithm. Acta Radiol 2014；55：1258-1269.
61) Schieda N, Hodgdon T, El-Khodary M, et al：Unenhanced CT for the diagnosis of minimal-fat renal angiomyolipoma. AJR 2014；203：1236-1241.
62) Kim JI, Cho JY, Moon KC, et al：Segmental enhancement inversion at biphasic multidetector CT：characteristic finding of small renal oncocytoma. Radiology 2009；252：441-448.
63) Kondo T, Nakazawa H, Sakai F, et al：Spoke-wheel-like enhancement as an important imaging finding of chromophobe cell renal carcinoma：a retrospective analysis on computed tomography and magnetic resonance imaging studies. Int J Urol 2004；11：817-824.
64) McGahan JP, Lamba R, Fisher J, et al：Is segmental enhancement inversion on enhanced biphasic MDCT a reliable sign for the noninvasive diagnosis of renal oncocytomas? AJR 2011；197：W674-679.
65) O'Malley ME, Tran P, Hanbidge A, Rogalla P：Small renal oncocytomas：is segmental enhancement inversion a characteristic finding at biphasic MDCT? AJR 2012；199：1312-1315.
66) Caoili EM, Cohan RH, Inampudi P, et al：MDCT urography of upper tract urothelial neoplasms. AJR 2005；184：1873-1881.
67) Rha SE, Byun JY, Jung SE, et al：The renal sinus：pathologic spectrum and multimodality imaging approach. RadioGraphics 2004；24：S117-131.

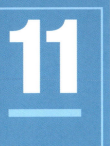

11 消化管, CT colonography, CT enterography

11.1 消化管疾患の画像検査の種類と位置づけ

　消化管疾患の診断はX線造影検査と内視鏡検査がその両輪となり，診断の進歩がもたらされてきた．しかしながら，最近の消化管診断では内視鏡検査の技術革新が目覚ましいものがあり，消化管の画像診断が放射線科医にとって疎遠なものになりつつある．もちろん内視鏡検査のみで消化管診断を行うことは不可能であり，X線造影検査以外に超音波検査（US），CT，MRI，FDG-PETなど必要に応じて各種の画像検査が行われ，総合的に診断されている．特に癌をはじめとする腫瘍性病変の診断では，原発巣の深達度だけではなく，隣接臓器浸潤，リンパ節転移，遠隔転移の評価には放射線科的な画像検査が必須である．ここでは，代表的な消化管疾患（食道癌，胃癌，大腸癌）を中心に，消化管診断におけるCTとその他の画像検査の診断能を比較し，CT検査の位置づけを述べる．

a. 食道癌

　食道癌は他の消化管癌と比較して悪性度が高く，早期にリンパ節転移をきたし，その範囲も頸胸腹部と広い．また，食道周囲には気管や大動脈など重要な臓器が存在しており，それらに直接浸潤しやすいという特徴がある．食道壁は漿膜を欠き結合組織性の外膜が存在するのみであるため，癌は容易に他臓器に浸潤する．「食道癌診療ガイドライン」[1]に示されているように，食道癌は壁深達度（T）診断のほか，リンパ節転移（N），遠隔転移（M）診断から治療方針が決定されている．病期によりその根治的治療法が大きく異なることから，正確な病期診断を行うことが重要である．内視鏡検査（超音波内視鏡を含む），食道造影検査，CT，MRI，PET/CTが食道癌の検査法としてあげられる（**Key Facts 11-1**）．

　食道造影検査による食道癌の描出率は，深達度の浅い病変ほど低下する傾向にある[2,3]．食道造影検査とCTで食道癌の描出能を比較検討した報告では有意差は認められていないが，病変長軸方向の診断では食道造影検査の正診率59％がCTの32％をしのぐとされている[4]．食道造影検査は進行食道癌においては外科的切除の可否や周囲臓器との位置関係など病変の概観を理解しやすい点で他の検査法より優れている．

Key Facts 11-1

食道癌の画像診断

1) T分類
   早期癌：内視鏡検査，超音波内視鏡検査，食道造影検査
   進行癌：内視鏡検査，造影CT，症例によってはMRIを追加．

2) N分類
   造影CT，PET/CT

3) M分類
   造影CT，PET/CT

　日本医学放射線学会編の画像診断ガイドライン(2016年版)ではCT, PET/CTは食道癌の病期診断に有用であるとされている(推奨グレードB)[5]．原発巣の評価に関しては，CTでの深達度診断には限界がある．進行食道癌の多くはCTにて壁肥厚所見として描出され，一般に5 mmを超えると有意所見とされるが，CT単独では深達度T1からT3までの鑑別は困難である．T1程度の病変はCTでは認識できないことが多く，病変境界も同定困難である．Ba-SsalamahらはCTによる食道癌のT分類を報告している[6]．造影CTの場合，腫瘍の評価はおもに平衡相で行われる．動脈相で辺縁造影効果(early esophageal rim enhancement)がT3/4病変において出現し，T1/2病変との鑑別に有用との報告もある[7]．超音波内視鏡(EUS)と比較検討した文献では，T分類の正診率は超音波内視鏡検査(endoscopic ultrasonography：EUS)よりも劣るとの報告もある[8,9]．したがって，CTの深達度診断における最も重要な役割は，外科的根治術施行可能なT3以下と，適応外となるT4症例の鑑別であり，特に腫瘍と隣接臓器間の脂肪層の評価が重要となる．CTによる大動脈浸潤の診断はPicusらによって提唱されている[10]．腫瘍と大動脈壁との境界が不明瞭であり，かつ大動脈と腫瘍接触部の辺縁がなす角が90°以上あれば直接浸潤ありと判断される．さらに長軸方向3 cm以上にわたってこの所見があれば正診率が向上する．また気管や気管支への直接浸潤は，腫瘍が内腔に突出していれば診断が容易だが，変形のみを認める場合には判断が困難である．そのような場合，気管支鏡検査も有用である．実際にCTの縦隔浸潤診断の感度，特異度はそれぞれ88～100%，85～100%との報告があり，T4診断には有用であると考えられる[10,11]．CTと比較してMRIは組織コントラストに優れており，造影剤が使用できない症例でも腫瘍・隣接臓器・介在脂肪層を描出できるという利点がある．深達度ならびにリンパ節転移診断においてMRIはCTより優れているという報告もあるが[12]，両者には有意差はないとする報告も多い[13,14]．また，MRIはCTより撮像範囲が狭く，呼吸や心拍動によるアーチファクトも強いなどの欠点がある．

　食道癌は他の消化管癌に比較して，比較的早期から広範囲にリンパ行性転移を示すことが多く，リンパ節転移の有無，リンパ節転移の広がり，転移個数が予後を反映する．CTによるリンパ節転移の評価に関しては，過去の報告によると10 mm以上をリンパ節転移の基準とした場合，CTの感度，特異度はそれぞれ30～60%，60～80%であり[15,16]，また7 mm以下の転移リンパ節を正常リンパ節と比較した場合，ほぼすべてが鑑別困難とされ

表 11-1 食道癌・胃癌術前 CT 撮像プロトコール（600 mgI/kg　30 秒注入）

ボーラストラッキング		スキャンタイミング	
閾値	モニター部位	背臥位	背臥位
150 HU	大動脈 L1 レベル	Tr＋18 秒	Tr＋55 秒

＊Tr：ボーラストラッキングで閾値に達する時間．
＊食道癌の場合は，Tr＋18 秒を胸部から撮像．
＊胃癌の場合は，スキャン前に発泡剤 1.5 包内服してから撮像．

ている[10]．したがって CT におけるリンパ節転移の評価はサイズのみでなく，類円形の形態，リンパ門の偏移や欠如，内部不均一な造影効果，早期濃染などの所見を総合的に判断する必要がある．FDG-PET によるリンパ節転移診断に関しては，サイズにかかわらず機能的に評価可能であるため有用性が大きいと考えられる．FDG-PET のリンパ節転移における感度/特異度は，65.5％/100％，57％/90％，51％/84％などの報告がある[17,18]．慢性炎症などによる偽陽性が問題となるが，集積があれば高い確率でリンパ節転移の診断が得られる点で有用な検査といえる．PET/CT では集積とサイズ両面からの評価が可能となり，感度は十分補正される余地がある．CT，EUS と比較しても，特異度は FDG-PET の方が有意に優れており[19]，従来の CT，EUS 診断に PET/CT を加えることで，リンパ節転移の診断特異性を向上させることができる．

　食道癌の遠隔転移は臨床症例の約 10％程度に認められ，好発部位は肺，骨，肝である．CT は食道癌の術前検査において，遠隔転移診断に関して第一選択として用いられる（**表 11-1**）．肝転移に関しては，腫瘍径 1 cm 以上の肝転移巣であれば，CT の感度はおよそ 90％と報告されている[20]．病変の見落としを防ぐためには骨シンチグラフィや FDG-PET などの核医学的全身スキャンの併用が考えられる．基本的に osteoblastic lesion では骨シンチグラフィの方が診断能に優れるが，osteolytic lesion においては FDG-PET が有用である．したがって，食道癌の術前検査として PET/CT に加えて骨シンチグラフィを追加する意義は少ないといえる．

b. 胃癌

　胃癌の局所診断は内視鏡検査を主体に行われているが，胃癌，特に早期胃癌については，ESD（endoscopic mucosal dissection）に代表される内視鏡治療の普及により診断のポイントが変化してきた．胃癌の治療法は多様化しており，他領域の癌と同様に，適切な治療方針決定のためには正確な病期診断が必要である．胃癌の診断治療は「胃癌取扱い規約」に沿って行われており，現在は 2010 年の第 14 版に至っている[21]．なお，胃癌取扱い規約の改訂に合わせ，「胃癌治療ガイドライン」[22]も 2014 年に第 4 版が発行された．他の消化管悪性腫瘍と同様に，胃癌の進行度は壁深達度（T），リンパ節転移（N），遠隔転移（M）の組み合わせにより評価される．胃癌治療ガイドラインによると T 因子によって異なる治療法が推奨されており，早期癌（T1）では ESD の適応となる T1a と T1b の診断が，進行癌では近接

臓器浸潤(T4b)の診断が重要である．

　画像診断ガイドライン(2016年版)では上部消化管造影検査，CTは胃癌の病期診断に推奨されている(推奨グレードB)．病変の深達度や範囲診断には上部消化管造影検査が有用で，CTはおもに病期診断に使用される．またPET/CTはリンパ節転移の診断に有用であり，CTと比較して特異度が高いため，施行することを考慮してもよいとされている(推奨グレードC1)[5]．T診断については以前では上部消化管造影検査が主流であったが，内視鏡検査の目覚ましい進歩により，精密検査としての上部消化管造影検査は減少している．現在では内視鏡検査の補助的な役割といえよう．しかし，上部消化管造影検査には内視鏡検査と比較して病変の全体像が把握しやすい，大きさを正確に測定可能，解剖学的位置を確認できるなどの利点がある．胃癌の外科手術前の検査として，切除範囲や術式決定のためには依然として必要不可欠である(**Key Facts 11-2**)．

　造影CT検査は胃癌術前の検査として広く一般的に行われている(**表11-1**)．その理由としてCT検査はリンパ節転移診断と同時に肝臓や肺などの遠隔転移や腹膜播種の有無の評価ができること，また内視鏡検査では診断困難な漿膜外への進展や周囲臓器への浸潤の有無を総合的に評価できるからである．CTではT1病変の深達度診断は困難であるが，後述するようにCT撮像時に胃壁を伸展させ，また3D画像を付加することでT1病変についても検出率の向上が期待できる．T2になると病変部は胃壁の肥厚像として認識できる．またT3-T4では漿膜側の変化を伴うためCTでの診断が有用である．病変部の外側に凸の壁肥厚や周囲脂肪組織の濃度上昇があるとT3以上の深達度が推測される．内視鏡検査は胃粘膜面からの観察であるため，T3-T4病変の正確な評価にはおもにCTが用いられる．治療法選択に影響があるのは近接臓器への直接浸潤(T4b)の有無である．病変と近接臓器との間に脂肪組織が介在しているかどうかが診断の基準となる．Kim, Chenらは多列検出器型CT(MDCT)を使ったMPR(multiplanar reconstruction)や3D画像は胃癌術前のT診断の正診率を上昇させると報告している[22,23]．Kumanoらは胃内に少量の水と発泡剤を飲用させ，胃が拡張した状態で撮像したCT検査で胃癌の深達度を評価した研究において，深達度診断の正診率はそれぞれ91％と高値で有用であったと報告している[24]．ほかに，CT gastrographyなど仮想内視鏡を使った評価が病変の位置確認や深達度診断に有用であるとの報告もある[25]．近年のCT装置は高速スキャンが可能であり，鎮痙剤を用いなくても胃蠕動によるモーションアーチファクトが生じることはほとんどない．また，発泡剤の飲用からスキャンまでスムーズに行うことで，胃の拡張はCT検査終了まで保つことができる．

　FDG-PET検査ではFDGは胃への集積が生理的にしばしば亢進しており，また粘液癌や印環細胞癌といった分化度の低い組織型では集積陰性例が多い．したがって，胃癌におけるFDG-PET検査は存在診断や深達度診断に関する価値は乏しい．

　リンパ節転移に関しては，胃癌取扱い規約第14版のN分類では転移部位に応じたリンパ節群分類が廃止され，転移個数による評価法が採用されている．CTにおけるリンパ節転移の判定は，腫大したリンパ節の径を基準に評価しているものが多い．しかし，CTで評価不能な小さなリンパ節転移や，リンパ節の一部に転移を認める例も多く，また大きく腫大した反応性リンパ節も存在する．一般的にリンパ節径のcut-off値を8〜10 mmとした評価による胃癌リンパ節転移の正診率はおよそ60〜70％程度である[26,27]．またKimらは早期胃癌のリンパ節転移診断においてもMPRが正診率を改善させると報告している[28]．

> **Key Facts 11-2**
>
> **胃癌の画像診断**
>
> 1) T 分類
>   早期癌：内視鏡検査，超音波内視鏡検査，（上部消化管造影検査）
>   進行癌：内視鏡検査，造影 CT，CT gastrography，上部消化管造影検査
>   ＊発泡剤を内服させて胃を拡張した状態で撮像することで病変検出能の向上が期待できる．
>
> 2) N 分類
>   造影 CT，PET/CT
>
> 3) M 分類
>   造影 CT，PET/CT
>   ＊PET/CT のピットフォールとして未分化型癌では FDG 集積が陰性になりうる．

　リンパ節診断においては，FDG-PET 単独では感度が低いことが指摘されている[29]．原発巣の組織型が未分化型や粘液型のものでは FDG 取り込みが少なくなるかまったくないことがあり，感度が低い要因のひとつである．Kim らは進行胃癌のリンパ節転移診断において，造影 CT 検査よりも PET/CT 検査の方が感度と正診率を除いては良好な成績を得られたと報告しており[30]，CT 検査にてリンパ節転移が疑わしいようなときは，FDG-PET 検査の追加を行った方がよい．

　胃癌の遠隔転移として肝臓や腹膜のほか，治療法を決定する際には進行癌における腹膜播種の診断が重要となる．MDCT は小さな腹膜結節としての播種病変を描出可能ではあるが，実際の臨床においては腹腔鏡細胞診で診断することがほとんどである．PET 検査も播種結節の多くが PET の分解能よりも小さいため，良好な診断成績は得られていない．特に胃癌の腹膜播種は FDG 集積が陰性となりやすい未分化型癌に多い傾向があるため，PET/CT での陽性率は高くないと推測される．胃癌の遠隔転移巣の診断としては，胃からの静脈は脾静脈，門脈系に大部分が還流されるため，血行性転移としては肝臓が最も頻度が高い．そのほかに肺・副腎・骨・脳などへの血行性転移の頻度が高いが，いずれの診断にも CT は有用であるとの報告が多くみられる[31]．不必要な開腹手術を避けるためには腹膜播種の診断が重要である．CT においては腹水の存在が腹膜転移の所見として重要で，Chang らは CT 検査で 50 mL 以上の腹水があれば，75％以上の確率で腹膜播種があると報告している[32]．Yajima らは CT 検査における腹膜播種の診断において，腹水貯留があれば 51％の感度と 97％の特異度であると報告している[33]．

c. 大腸癌

　大腸癌は日常臨床で遭遇する機会の多い悪性腫瘍のひとつである．生活習慣の欧米化，高齢人口の増加に伴い，本邦では大腸癌の罹患率および死亡率は増加傾向にある．国立がん研究センターがん対策情報センターのがん罹患予測（2017 年）[34]では，全癌中で大腸癌は

149,500人と第1位で,死亡数予測でも肺癌に次いで第2位である.大腸癌の治療方針は病期によって異なり,他の消化管癌と同様に病変の壁深達度(T),リンパ節転移(N),遠隔転移(M)の3項目をもとに正確な病期診断を行うことが求められる.本邦における病期分類は「大腸癌取扱い規約」(第8版)に基づく進行度分類が広く用いられている[35].なお,取扱い規約はTNM分類との整合性を図るため,2006年に大幅な改定がなされた.

壁深達度診断においてはおもに内視鏡検査や超音波内視鏡検査,および注腸造影検査が中心となる.注腸造影検査は内視鏡検査と比較して病変の全体像が把握しやすいなどの利点があるが,大腸粘膜下層(SM)癌の深達度診断においては内視鏡検査が優れているとされ[36],最近の内視鏡検査の発達に伴い,注腸造影検査は検査数が減少する傾向にある.内視鏡検査が大腸内腔側からの診断であり,壁外浸潤やリンパ節転移,遠隔転移の評価はCT,MRI,PET/CTが必要である.本邦でもCTを用いた大腸3次元診断である大腸CT(CT colonography:CTC)の精度検証が行われており,その良好な成績が報告されている[37,38] **(Key Facts 11-3)**.

CTCは注腸造影類似の画像(air image)を作成でき,注腸造影検査での側面変形の診断アルゴリズムを応用可能である.変形の程度により深達度を類推できるが,CTCにおける十分な臨床的評価はされていない.外科手術前の局在診断においてCTCに基づく位置情報の重要性が認識されている[37].特に直腸癌では肛門縁からの距離が必要な情報となる.

大腸癌における壁深達度診断のポイントは深達度が粘膜内(M)-SM軽度浸潤癌とSM高度浸潤癌との鑑別である.CTでは腸管壁の層構造を詳細に描出することが困難なため,早期癌における内視鏡治療の適応をCTで判断するのは難しい.深達度診断におけるCTのおもな役割は,進行癌における壁外浸潤の評価である.局所の評価では進行癌においてはCTもしくはMRIによるlocal stagingが望ましいと報告されている[39].進行癌はCTでは大腸壁の肥厚や腫瘤として認識される.病変周囲の脂肪組織濃度上昇がみられる場合は少なくとも漿膜下層(SS)への浸潤が疑われる(T3).腸管より壁外性に凸となる陰影があるとT3以深の浸潤が示唆される.簡便な深達度診断の指標として,病変の環周率が50%以上であればT3以深のことが多いと報告されている[40].

MDCTにおいては,大腸癌が腸壁や他臓器と接する面に垂直な高分解能のMPR像を作成することによって,腫瘍の壁外浸潤や他臓器浸潤の診断精度の向上が期待できる[41].特に直腸間膜の浸潤の評価についてはMRIの方がCTよりもよいと考えられている[42].経直腸超音波検査と経直腸コイル,CTを評価したメタアナリシスでは経直腸超音波検査と経直腸コイルMRIは固有筋層(MP)浸潤の評価においてCTより優れ,同等に高い感度を有するが,超音波の特異度がMRIよりも優れていることが示されている(86% vs. 69%)[43].一方,傍直腸組織の浸潤の評価では超音波検査がCTやMRIより優れていると報告されている(US 90%,CT 79%,MRI 82%).しかしながら,本邦では直腸癌の病期診断に経直腸超音波検査と経直腸コイルはほとんど用いられていない.PET/CTは組織分解能に限界があるため,大腸癌原発巣の深達度診断には適していない.FDG集積の指標であるSUV-maxはT分類よりも腫瘍径に比例する傾向がある.

大腸癌術前・術中診断でリンパ節転移を認める,または疑う場合はD3郭清を行うため,術前の画像診断でリンパ節転移を指摘することは重要である.一般的にリンパ節の大きさが短径1cm以上,円形で辺縁が不規則な場合,中心に壊死がある場合などは転移リンパ

> **Key Facts 11-3**
>
> **大腸癌の画像診断**
>
> 1) T分類
>   早期癌：内視鏡検査，超音波内視鏡検査
>   進行癌：内視鏡検査，造影CT，MRI（特に直腸癌），CT colonography（CTC）
>   　　　　（＞注腸造影検査）
>
> 2) N分類
>   造影CT，PET/CT
>
> 3) M分類
>   造影CT，EOB-MRI（肝転移検索），PET/CT

節を疑う．大腸癌のリンパ節転移は，しばしば石灰化を伴うため読影には注意が必要である．画像診断による大腸癌のリンパ節転移評価の感度は60%に過ぎないと報告され，前述のメタアナリシスでも他臓器浸潤，リンパ節転移は経直腸超音波検査，経直腸コイルMRIならびにCTは同等とされている[43]．FDG-PETは局所再発の有無やリンパ節転移，遠隔転移の有無の評価に対して有用とされており，術前のリンパ節転移に対する感度と特異度はそれぞれ42.9%，87.9%と報告されている[44]．

大腸癌の遠隔転移の頻度は肝転移，腹膜播種，肺転移の順に多い．肝転移の個数評価にはEOB（Gd-EOB-DTPA）を用いたMRI検査が有用であり，造影CT検査や造影超音波検査よりも検出能が高い[45]．

d. 粘膜下腫瘍

粘膜下腫瘍（submucosal tumor：SMT）とは病変の主座が消化管粘膜下層以深に存在し，周辺粘膜と同様の粘膜で覆われ，半球状または球状に消化管内に突出した病変の総称である．現在臨床的に汎用される画像検査のなかで，CTはその普及度，短い検査時間，空間分解能，低侵襲性，費用などの点からSMTの存在診断に有効であると考えられる．壁外性に突出するSMTの場合，内視鏡検査よりもCTの方が病変を同定しやすい．また，内視鏡検査ではSMTと消化管外病変からの壁外性圧排の鑑別が難しい場合があるが，CTでは容易に診断可能である．SMTは上皮性の消化管腫瘍とは異なり，通常の内視鏡生検による組織診断が困難である．確定診断には同部位からの生検を繰り返し行うボーリングバイオプシーや超音波内視鏡ガイド下穿刺吸引生検（endoscopic ultrasonography guided fine needle aspiration biopsy：EUS-FNAB）が必要となる場合が多い．SMTに含まれる疾患としては平滑筋腫，脂肪腫，GIST（gastrointestinal stromal tumor），NET（neuroendocrine tumor），神経鞘腫などさまざまなものがあるが，発生臓器によって頻度は異なる（図11-1）．たとえば良性の食道SMTの大半は平滑筋腫である．CTやMRI，超音波内視鏡などの画像検査で鑑別可能なSMTは，内部の性状が特徴的である脂肪腫や血管腫，リンパ管腫，重複嚢胞などである．CTのダイナミック造影にてSMT内部に血管に富む所見があれ

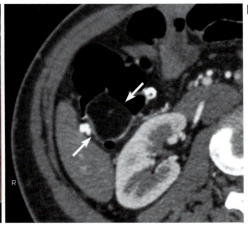

図11-1　60歳台男性　上行結腸脂肪腫
A：下部消化管内視鏡像，B：造影CT　内視鏡（A）にて上行結腸に黄色調で柔らかい粘膜下隆起を認める（→）．造影CT（B）では腫瘤内部は脂肪濃度で（→），脂肪腫と診断できる．脂肪腫やリンパ管腫，重複嚢胞などの粘膜下腫瘍は内部の性状が特徴的であり，CTやMRI，超音波内視鏡などの画像検査で鑑別可能である．

Key Facts 11-4

粘膜下腫瘍（SMT）の画像診断

- CTは存在診断・病期診断に有用．
- 壁外性に突出するSMTは内視鏡よりも病変を同定しやすい．
- 消化管を拡張した状態で撮像することが重要．
  - ＊胃の場合は希釈したガストログラフィン，水や発泡剤などの経口造影剤の併用が望ましい．
- 内部の性状が特徴的な脂肪腫のようなSMT以外では確定診断に生検が必要．

ばNET，glomus tumor，傍神経節腫などの可能性が高くなるが断定はできない（Key Facts 11-4）．

e. 炎症性腸疾患

　炎症性腸疾患（inflammatory bowel disease：IBD）は消化管に慢性炎症を呈する疾患の総称で，広義には感染性腸炎や薬剤関連性腸炎，腸管Behçet病などを含むが，一般的には潰瘍性大腸炎（ulcerative colitis：UC）とCrohn病（CD）の2疾患を指すことが多い．本邦では炎症性腸疾患（IBD）の罹患率は増加傾向にあり，診断は臨床・検査所見，内視鏡検査，病理組織学的検査を総合的に判断して行うが，診断に苦慮する場合も多く，そのなかでIBD診断におけるCTやMRI，超音波検査などの横断的画像診断法の重要性は増してきている．なかでも，CTはモダリティの機能向上に伴い，一度の息止めで腹部全体の撮像が可能となり，また空間分解能の改善により腸管壁の詳細な評価が実現されるようになった．

　IBDの画像診断は粘膜面の微細な変化を観察可能な内視鏡検査とX線造影検査が中心である．小腸は内視鏡が到達し難い部位であり，従来は内視鏡による小腸病変の評価は容易ではなく，小腸造影検査が選択されてきたが，近年ではカプセル内視鏡や小腸内視鏡が開発され普及しつつある．小腸内視鏡や小腸造影は前処置を含め侵襲的な検査法であるのに対して，CTやMRIは比較的侵襲性が低く短時間で検査を行うことが可能であり，後述するCT enterogrphyによる小腸評価がIBD診断にも有用である．また，腸管の狭窄や癒着のために内視鏡検査が行えない場合にも，CTやMRIは検査可能である．

　基本的に内視鏡検査とX線造影検査は消化管粘膜の評価に優れており，CTやMRIは消化管壁や壁外病変，病変の分布などの情報が得やすい．潰瘍性大腸炎（UC）の病変の主座は粘膜が中心であり，内視鏡検査による粘膜病変の精査が重要視される．したがって，初期のUC診断におけるCT検査は内視鏡検査の補完的な役割であるといえる．一方で，CDは炎症が腸管粘膜にとどまらず，腸管壁全層から腸管外にも及び，他臓器との瘻孔形成や膿瘍を併発することもまれではない．よって，腸管壁と腸管外を簡便かつ同時に検査できるCTはIBDの画像評価法として重要である．

消化管疾患に対するCT撮像および造影プロトコール(基本プロトコールおよびvariant)

a. CT colonography : CTC

　従来，消化管腫瘍の画像診断におけるCT検査の役割は，腫瘍の周囲臓器浸潤やリンパ節転移，遠隔臓器転移の診断が主であり，局所の評価に用いられることは少なかった．しかし，体軸方向に複数列の検出チャンネルを備えているMDCTの登場はスキャンの高速性と広範囲性を活かし，分解能の優れた大量のボリュームデータを高速に収集可能とした．立体的に走行する消化管において画像情報を3次元的に可視化することは，消化管疾患の診断にとって非常に有用である．CT装置のみならず，ワークステーションなどの画像解析装置の進歩も相まって，消化管に対する新しい検査法や画像表示法が数多く派生してきた．その代表的な検査法のひとつがCT colonography(CTC)である．CTCは大腸内に二酸化炭素を陰性造影剤として投与し，腸管内腔を拡張させた状態でCT撮像を行う大腸検査法である．本邦では2012年4月にCTCが保険適用となった．大腸CT加算を算定するためには，他検査で大腸癌が疑われており，16列以上のMDCTを使用し，CTC用の直腸チューブを用いて炭酸ガスを注入し，CT撮像したうえで3次元画像処理を行うことが必要である．CTCの臨床応用は欧米で先行して行われてきた経緯があるが，上記のように保険適応となっていることからもCTCは大腸癌術前検査や大腸スクリーニング法として，本邦でもすでに有用性を確立していると言えよう．

　CTC検査の実際は大きく分けて次の3つのステップから成り立っている．①前処置，②CT撮像，③読影．この項ではそれぞれについてポイントを述べる．

1) 前処置

　腸管前処置は放射線科医・画像診断医にはやや馴染みがない分野ではあるが，CTCを良好に撮像するためには非常に重要な要素である．腸管内の残渣は病変の検出や診断の妨げになるため，大腸検査を行うには腸管前処置は必須であり，大腸内視鏡検査や大腸カプセル内視鏡では多量(通常2L前後)の腸管洗浄剤や下剤の内服が必要である．クエン酸マグネシウム(マグコロールP®)とポリエチレングリコール(PEG)(ニフレック®)，ナトリウム・カリウム・アスコルビン酸配合散剤(モビプレップ®)などが広く使用されている．大量の腸管洗浄剤/下剤を内服することは被検者の負担であり，大腸検査に抵抗を感じる一因となっている．CTCでも内視鏡検査と同様な腸管洗浄剤/下剤を用いて前処置を行うのが一般的であるが，タギング(fecal tagging)の手法を用いることで腸管洗浄剤/下剤の用量を大幅に減量することが可能である(**表11-2**)．他の大腸検査法と比較してCTCが優位な点のひとつである．タギングとは経口的に造影剤を内服し，腸管内残渣を高吸収にすることで残渣を標識し病変と区別する方法である(**図11-2**)．水溶性ヨード造影剤(ガストログラフィン®)とバリウム製剤(コロンフォート®)が消化管造影剤として経口投与が認めら

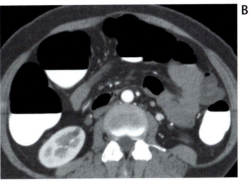

図11-2 経口造影剤によるタギング効果の違い
A：造影CTC（バリウム製剤にてタギング施行），B：造影CTC（水溶性ヨード造影剤にてタギング施行）　バリウム製剤にてタギングを施行した造影CTC（A）では，一部で不均一にタギングされており，分離して層を形成している（→）．水溶性ヨード造影剤にてタギングを施行すると（B），水溶性ヨード造影剤はやや飲みにくいことやヨードアレルギーに注意が必要といった難点があるが，ほとんどの症例で均一にタギングされる．

表11-2　CT colonography　前処置：タギングに使用する経口造影剤の比較

	バリウム製剤 （コロンフォート®）	水溶性ヨード造影剤 （ガストログラフィン®）	非イオン性ヨード造影剤
受容性（飲みやすさ）	飲みやすい	苦い	飲みやすい
タギング効果	不均一になることがある	均一	均一
経口投与適応	あり	あり	未承認

＊ヨード造影剤はヨードアレルギーに注意が必要．水溶性ヨード造影剤は透明であるため，CTCと同日の内視鏡検査が可能．

Key Facts 11-5

CT colonography（CTC）におけるタギングの必要性

- 大腸検査を行うには適切な腸管前処置が必要．
- タギングとは経口造影剤を内服し，腸管内残渣を高吸収に標識し，病変と区別する方法．
- タギングにより腸管洗浄剤/下剤の用量の減量，検査精度の向上が可能．
- スクリーニング目的のCTCではタギングは必須．

れている．スクリーニング目的のCTCでは検査精度の向上，前処置軽減の点からタギングは必須といえる（**Key Facts 11-5**）．大腸癌術前検査としてのCTCでは，内視鏡検査に引き続いてCTCが撮像される場合も多く，その際は残渣が少ない良好な状態で検査可能なため必ずしもタギングは必要ではない．ただし，術後癒着や大腸過長，大腸癌による高度狭窄などで内視鏡での全大腸観察ができない場合は，内視鏡が到達していない深部結腸にタギングされていない腸管内残渣が存在しうる．そのような症例で内視鏡検査からCT

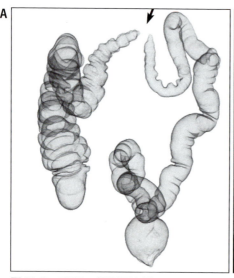 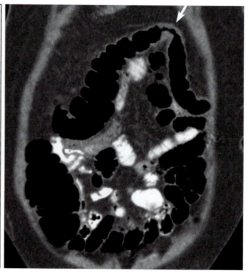

図11-3　CTC：拡張不良例
A：仮想注腸像（air image），B：冠状断像　横行結腸に腸管壁肥厚と狭窄があるようにみえ（→），一見すると進行大腸癌が疑われるが，同日施行の下部内視鏡検査では同部位に異常所見は認められない．腸管拡張が不十分な場合，病変と誤認する可能性がある．

撮像までに1〜2時間程度の時間があれば，ヨード造影剤による追加前処置をすることが望ましい．また，内視鏡検査時に内視鏡が到達していない深部結腸にヨード造影剤を散布することも有効である．

2）CT撮像

　CTCにおいて腸管拡張は検査精度に影響を及ぼす重要な要素である（**Key Facts 11-6**）．S状結腸や下行結腸に拡張不良が起こりやすく（**図11-3**），また，憩室も拡張不良の原因となる．腸管に拡張不良があると病変の同定が困難になり，病的な拡張不良と誤認すると偽陽性の一因となる．腸管にガスを送気するために，撮像前に肛門から直腸にチューブを留置する．本邦でも複数のCTC専用の直腸チューブが発売されている．なお，下部直腸や肛門部に病変がある症例では，チューブで病変が修飾されることがあるため，チューブを抜去もしくはバルーンを脱気してから骨盤部の追加スキャンを行った方がよい結果が得られる場合もある．2012年4月にCTCが保険適用となっているが，大腸CT加算を算定するためには，CTC用の直腸チューブを用いて炭酸ガスを注入することが必要である．炭酸ガスは空気と比較して体内への吸収速度が100倍以上速く，検査後の腹満感や不快感を軽減できる[46]．また，自動炭酸ガス送気装置を使用することで腸管内圧を確認しながら持続送気が可能であり，良好な腸管拡張が得られる．したがって，CTCでは炭酸ガス自動注入器を用いた炭酸ガス送気が推奨される．鎮痙剤（ブチルスコポラミン臭化物）は腸管蠕動を抑制する目的で，消化管造影検査や内視鏡検査などで広く用いられている．しかし，CTCにおける鎮痙剤の有効性については賛否両論あり，使用しなくても良好な画像が得られることが多い[47]．

　CTCの撮像は基本的に腹臥位，背臥位の二体位が基本である．不十分な腸管拡張を体位

Key Facts 11-6
CTC の留意点

- 腸管拡張は検査精度に影響を及ぼす重要な要素.
- 炭酸ガス自動注入器を用いた炭酸ガス送気が推奨される．鎮痙剤は必須ではない（必要ないとする意見も多い）．
- 大腸スクリーニングの場合は通常の CT の半分以下の実効線量が目標.
- 大腸癌術前精査など腸管外の情報も必要な際は通常の CT 程度の実効線量は許容される．

表 11-3 大腸癌術前 CT 撮像プロトコール（CT colonography）（600 mgI/kg 30 秒注入）

ボーラストラッキング			スキャンタイミング			
閾値	モニター部位	背臥位（単純CT）	背臥位			腹臥位
150 HU	大動脈 L1 レベル	必要	Tr＋5 秒	Tr＋33 秒	Tr＋55 秒	Tr＋300 秒

＊適切な前処置が必要．

変換で改善可能であり，また，腸管内の残液を移動させることで診断能の低下を防ぐことができる．特にS状結腸や下行結腸の拡張が不十分な場合は右側臥位での追加撮像が有効である．CTC の欠点のひとつに被ばくがある．二体位での撮像が必要なため，特に健常者を対象とする大腸スクリーニングでは検査被ばくの低減化は重要な問題である．ACR（米国放射線医学会）ガイドラインや ESGAR（欧州腹部消化管放射線学会）合同声明ではスクリーニング CTC の被ばく線量の数値として，通常の CT 撮像の半分以下になるような線量が推奨されており，実効線量が5.7 mSv 以下を目標とすべきと提言されている．さらに，従来はノイズが多く臨床応用が難しかった 1 mSv 以下の超低線量 CTC も，自動露出機構（automatic exposure control：AEC）や逐次近似画像再構成法（iterative reconstruction：IR）などの被ばく低減技術革新により実現可能となっている（**図 11-4**）．このように大腸スクリーニングで CTC の対象が腸管内腔のみであれば超低線量で評価できるが，腸管外ではノイズの増加で画質は低下する．大腸癌術前検査（**表 11-3**）のように腹部実質臓器やリンパ節，脈管などの詳細な情報が必要な場合は実効線量が通常の CT と同程度となっても当然許容されるべきである．必要ならば排泄相を追加撮像し，CT urography を作成する．術前マッピングとして CT angiography，CT venography，CT urography を仮想注腸像に重ね合わせた multiphase fusion 像が有用である（**図 11-5**）．

大腸癌術後の CT 撮像プロトコールを**表 11-4** に示す．

3）読影

CTC ではさまざまな画像が表示できる．多断面再構成法（MPR）を含めた2次元画像の

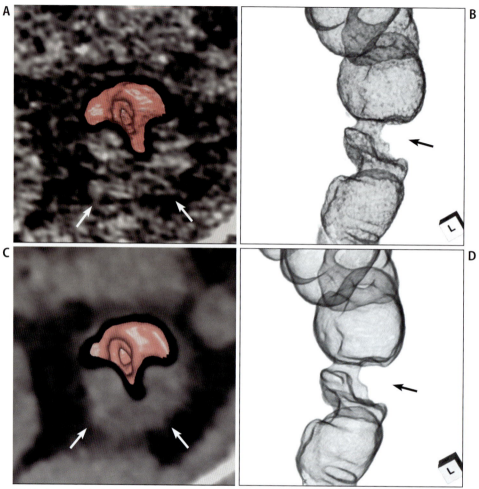

図 11-4　70 歳台男性　下行結腸癌（2 型進行癌），超低線量 CTC（$CTDI_{vol}$＝0.8 mGy，実効線量＝0.5 mSv）　A, B：フィルタ逆投影法にて再構成，C, D：逐次近似再構成法にて再構成　フィルタ逆投影法にて再構成すると（A, B），ノイズのため画質が低下しており，病変の同定は可能だが，深達度診断など詳細な評価は困難である．逐次近似再構成法にて再構成することで（C, D），画質が改善し，壁外浸潤の有無も評価可能となる．

表 11-4　大腸癌術後 CT 撮像プロトコール（CT colonography）（600 mgI/kg 30 秒注入）　術後フォロー，転移・再発チェック

ボーラストラッキング		背臥位	スキャンタイミング	
閾値	モニター部位	（単純 CT）	背臥位	腹臥位
150 HU	大動脈 L1 レベル	必要	Tr＋20 秒	Tr＋55 秒

＊適切な前処置が必要．

図 11-5 CT angiography, CT venography, CT urography を仮想注腸像に重ね合わせた multiphase fusion 像　大腸の支配血管は上腸間膜動脈，下腸間膜動脈であり，血管分枝には多くのバリエーションが存在する．したがって，病変に関与する血管解剖を術前に把握しておくことは重要である．また，CTC による腫瘍と腸管の描出は切除範囲の決定に役立つ．よって，腫瘍の解剖学的位置，腫瘍と栄養血管，血管解剖，尿管走行が同時に把握できる multiphase fusion 像は有用である．最近では低侵襲の手技である腹腔鏡下大腸癌手術が広く行われるようになっているが，腹腔鏡下の手術のため視野が限られている．そのため，特に腹腔鏡下手術の術前に multiphase fusion 像を作製することは安全で迅速な手術のために有用性が高い．3 次元画像であるため術式の説明の際に患者や家族が理解しやすいという利点もある．

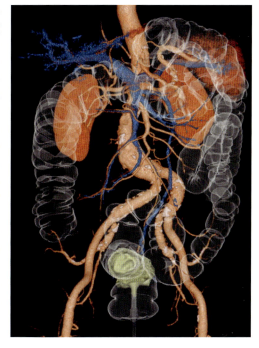

Key Facts 11-7

CTC における 3 次元画像の用い方

- 2 次元，3 次元の各種画像を組み合わせて読影する．
- primary 3D reading の手法が読影の主流となっている．
- 大腸癌術前では multiphase fusion 像が術前マッピングとして有用(図 11-5)．

ほか，仮想内視鏡像(virtual endoscopy)，仮想注腸像(air enema)，仮想展開画像(virtual dissection view)などの 3 次元画像が基本である(Key Facts 11-7)．各社のワークステーションにより，それぞれの呼称は異なるが，これらの異なる表示法を組み合わせて読影を行う．読影はワークステーション上の大腸専用解析アプリケーションを使用して行う．仮想注腸像は病変全体像の把握や病変の存在部位の確認に有用で，仮想内視鏡は内視鏡検査に近い画像が得られ病変の存在診断に有用である．読影方法は 3 次元画像から開始する方法(primary 3D reading)と 2 次元画像から開始する方法(primary 2D reading)の 2 種類に大別される．3 次元画像で病変を拾い上げ，2 次元画像で質的評価を行う primary 3D reading の手法が内視鏡医にも抵抗がなく，読影法の主流となっている．なお，仮想展開画像は大腸を切り開いて平面状にした画像で，全大腸を俯瞰する形になる．ハウストラによる死角がなく，病変の拾い上げが容易になり読影時間の短縮が可能である．しかし，病変の形状が歪んで表示される欠点があり，その有用性は現時点では明らかでない．ほかに，大腸癌術前検査としての CTC では CT angiography, CT venography, CT urography を仮想注腸像に重ね合わせた multiphase fusion 像が術前マッピングとして有用である．支配血

管や病変の位置関係を術前に把握することは術式決定に重要である．腸管の CTC は比較的新しい検査法であるため，読影医はまだ十分に整備されていない．CTC は今後も普及していくことが予想され，標準的な読影法のトレーニングを学ぶ場が必要となる．

b. CT enterography：CTE

　消化管診断における CT の利点としては小腸のような内視鏡が到達しにくい部位においても 3 次元的な内腔評価が可能であり，また消化管壁を直接評価でき，さらに消化管外も観察可能なことがあげられる．CT enterography/CT enteroclysis はいずれも CT を用いた小腸検査法で，小腸内に水などの陰性造影剤を充填させて CT 撮像を行う．CT enteroclysis は経鼻的にバルーンカテーテルを十二指腸 Treitz 靭帯付近に留置し，陰性造影剤（1500～1800 mL）をチューブから注入する方法である．一方，CT enterography では経口的に液体を投与する．CT enteroclysis の方が小腸の良好な拡張が得られるが，経鼻チューブを挿入するため患者の負担が大きく手技も煩雑である．実臨床では経口投与で，より低侵襲な検査法である CT enterography の手法で検査が行われることが多い．経口投与の欠点としては安定した小腸の拡張が得られない場合があり，特に近位空腸は CT 撮像時に虚脱していることが多い．したがって，空腸に病変の存在が強く疑われる場合には，小腸内視鏡検査（ダブルバルーン内視鏡）などを先行して行うことも考慮すべきである．

　この項では経口法である CT enterography（CTE）について述べる．CTE では小腸を水と同じ CT 値をもつ等張液で適度に拡張させて CT 撮像する．大腸内視鏡検査の前処置で腸管洗浄剤として使用されるクエン酸マグネシウム（マグコロール P®）やポリエチレングリコール（PEG）（ニフレック®）を経口の陰性造影剤として使用する（**Key Facts 11-8**）．当院では検査前日の下剤としてクエン酸マグネシウムを内服させ，検査当日の経口造影剤としてはナトリウム・カリウム・アスコルビン酸配合散剤（モビプレップ®）を用いている．CT 撮像の約 1 時間前から 1500～1800 mL の液体を 3,4 回に分けて内服させるのが一般的な手法である．経口造影剤を使用する利点としては小腸の適度な伸展，小腸内残渣の除去，小腸粘膜の造影効果の評価向上がある．また，大腸の精査も必要な場合は，CTE 後の同日に大腸内視鏡を行うことができ，腸管洗浄剤の内服が 1 回で済むメリットもある．CT 撮像を行う直前に腸管蠕動の影響をできる限り抑制するため，鎮痙剤（ブチルスコポラミン臭化物）を筋注あるいは静注する．Crohn 病など炎症性腸疾患の活動性評価には，腸管壁と

Key Facts 11-8

CT enterography における留意点

- CT enterography（CTE）は腸管洗浄剤を経口投与して行う．
- 経静脈的ヨード造影剤の投与は原則必要．
    造影剤投与後 30 秒前後の動脈相
    腸管壁の造影効果が得られる造影剤投与後 50～60 秒
- 腸管壁・腸管外の評価が必要なため超低線量撮像は難しい．
- 近位空腸は虚脱していることが多い．

腸間膜の血流状態の評価が重要である．したがって，炎症性腸疾患におけるCTEでは経静脈的ヨード造影剤の投与は必須である．造影剤投与後30秒前後の動脈相と，腸管壁の造影効果が得られる造影剤投与後の50～60秒でスキャンを行うのが一般的である．Crohn病は慢性炎症性疾患であり，治療効果判定のために複数回，画像による評価をする必要がある．また，若年発症する患者が多いことから他疾患に比較して被ばくの影響が懸念される[48]．しかしながら，CTEでCrohn病の活動性を評価するためには腸管壁や腸管外の軟部組織の描出が必要であり，大腸スクリーニング目的のCTCで行うような検査対象を腸管内腔に特化した超低線量撮像は難しい．そのため被ばくのないMRIによる小腸検査法であるMR enterographyも注目されている．

11.3 重要疾患の読影

a. 食道癌

本邦における食道癌治療は食道癌診療ガイドライン[1]に進行度別の治療アルゴリズムが示されている．進行度診断が治療選択に直結するため正確な画像診断が求められる．進行食道癌の多くはCTにて壁肥厚所見として描出され，一般に5 mmを超えると有意所見とされる．CTの深達度診断における最も重要な役割は，外科的根治術施行可能なT3以下と，適応外となるT4症例の鑑別であり，特に大動脈や気道への浸潤の有無(T4b)が重要となる(Key Facts 11-9)．超音波内視鏡検査は深達度診断に有用だが，進行癌の場合は狭窄が強く内視鏡が通過せず診断困難な場合がある．CTによる大動脈浸潤の診断はPicusらによって提唱されている[10]．腫瘍と大動脈壁との境界が不明瞭であり，かつ大動脈と腫瘍接触部の辺縁がなす角(Picus角)が90°以上あれば直接浸潤あり，45°以下であれば陰性と判断されるが(図11-6, 7)，判定に迷う症例も多い．長軸方向3 cm以上にわたってこの所見があれば正診率が向上する．また，食道・大動脈・椎体で形成される，いわゆる脂肪三角が消失した場合にも大動脈浸潤が疑われる．気管や気管支への直接浸潤は，腫瘍が内腔に突出していれば診断が容易だが，接している場合や変形のみを認める場合には判断が困難である．そのような場合は気管支鏡検査も含めた総合的な評価が勧められる(図11-8)．いずれにせよT4bが疑われる場合は化学療法や放射線治療などの手術以外の加療が行われる場合が多く，画像診断の精度を正確に評価できていないのが現状である．

Advanced：食道ダイナミックCTの有用性

日本医学放射線学会編の画像診断ガイドライン(2016年版)では，食道ダイナミックCTにて造影早期相での腫瘍辺縁の増強効果は外膜浸潤の診断に有用との記載が追加された[7]．食道癌全例で食道ダイナミックCTを行う必要性はないと思われるが，臨床所見や

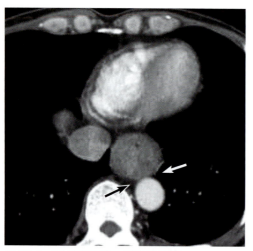

図11-6　60歳台男性　進行食道癌
造影CT　病変は食道壁の全周性肥厚として描出されている．大動脈壁と接しているが(→)，大動脈と腫瘍接触部の辺縁がなす角が90°以下であり，CT上，直接浸潤はないと判断する．

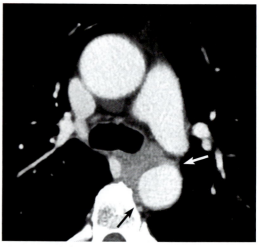

図11-7　60歳台男性　進行食道癌
造影CT　病変は食道の著明な壁肥厚として描出される．大動脈壁と密に接しており(→)，大動脈と腫瘍接触部の辺縁がなす角が90°以上である．CT上，大動脈への直接浸潤はあると判断する．

Key Facts 11-9

食道癌のCT読影のポイント

- CTでは大動脈や気管・気管支への浸潤の有無(T4b)の評価が重要．
- 大動脈浸潤は腫瘍と大動脈の接触角(Picus角)が目安．
- 脂肪三角が消失した場合にも大動脈浸潤が疑われる．
- 気道への浸潤の評価は気管支鏡検査も含めて総合的に判断する．

他検査で大動脈浸潤や気道浸潤など食道周囲臓器浸潤(T4)が疑われる症例ではダイナミックスタディを検討すべきである．

b. 胃癌

　胃癌におけるCTの役割はおもに隣接臓器への浸潤，リンパ節転移，遠隔転移の診断である．画像診断ガイドライン(2016年版)ではCTは胃癌の病期診断に推奨されている(推奨グレードB)．CTにおける胃癌の深達度診断はおもに進行癌が対象である(**Key Facts 11-10**)．T1病変の評価はCTでは困難であるが，CT gastrographyの手法で撮像直前に発泡剤を少量の水で内服させ，胃壁を伸展させた状態でCT撮像し，また読影時に3D画像を付加することでT1病変についても検出率の向上が期待できる(**図11-9**)．なお，鎮痙剤(ブチルスコポラミン臭化物)は腸管蠕動を抑制する目的で使用されているが，近年の高速CTスキャン装置では胃にモーションアーチファクトを生じることはほとんどなく，胃

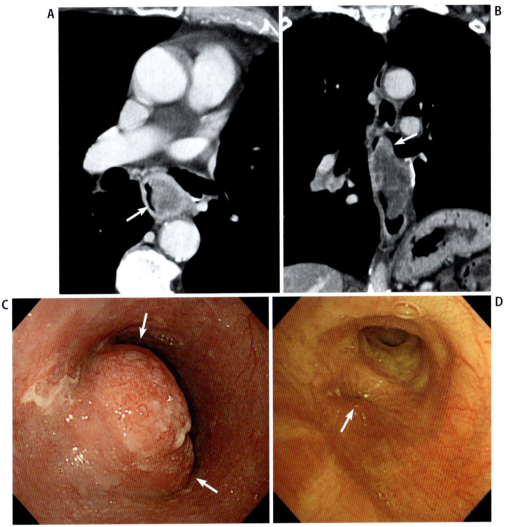

図11-8　70歳台男性　進行食道癌：左気管支浸潤
A：造影 CT，B：造影 CT 冠状断像，C：上部消化管内視鏡像，D：気管支鏡像　造影 CT(**A**) では，胸部中部食道に食道内腔を占めるような腫瘤性病変を認める(→)．腫瘤は冠状断像(**B**) では左主気管支内に突出もしくは高度圧排していることがわかる(→)．上部消化管内視鏡検査(**C**) では，食道内腔に突出する隆起性病変を認める．隆起の立ち上がりは粘膜下腫瘍様で，粘膜下へ深く浸潤していることが示唆される．気管支鏡検査(**D**) では，左主気管支は閉塞しており(→)，食道癌の気管浸潤が疑われる．

癌の CT 診断に鎮痙剤は必須ではない．T2 になると，病変部は胃壁の肥厚像として認識できる．また T3-T4 では漿膜側の変化を伴うため CT での診断が有用である(**図11-10**)．病変部に外側に凸の壁肥厚や周囲脂肪組織の濃度上昇があると，T3 以上の深達度が推測される．胃の周囲には横隔膜，横行結腸，腹壁，膵臓，脾臓，肝左葉などが存在しており，進行胃癌の部位によって注目すべき臓器が異なる．胃壁と周囲臓器との間の脂肪層が消失している場合，胃癌直接浸潤(T4b)の可能性が高い．しかしながら，脂肪層が消失していても病理学的に浸潤がみられないケースもある．胃癌の局所診断は内視鏡検査が主ではあ

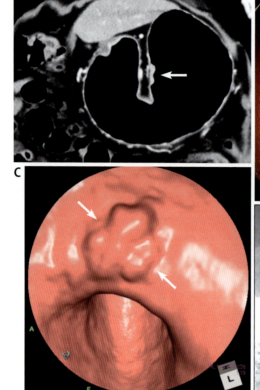
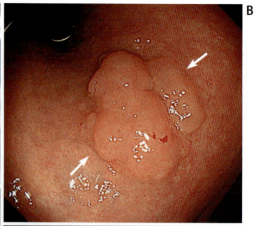
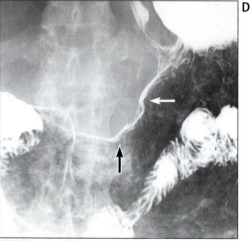
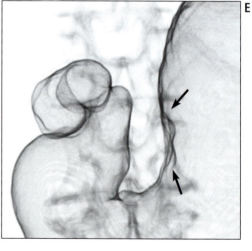

図11-9　80歳台男性　早期胃癌（分化型），0-Ⅱa+Ⅱc，深達度M(T1a)

A：造影CT冠状断像，B：上部消化管内視鏡像，C：仮想内視鏡像，D：上部消化管造影，E：air image　造影CT冠状断像（A）では，発泡剤を内服し胃壁が伸展した状態でCT撮像．胃体部に限局した壁肥厚を認める（→）．このように早期癌でも0-Ⅰ型やある程度の高さがある0-ⅡaだとCTで認識できる．本症例では病変の同定は可能だが，形態や範囲，深達度など詳細な診断は困難．少なくとも周囲脂肪組織に濃度上昇はなく進行癌を示唆する所見はない．上部消化管内視鏡（B）では，胃体下部小弯に長径3 cmのⅡa+Ⅱc病変を認める（→）．潰瘍形成や粘膜集中像はなくSM深部浸潤を示唆する所見には乏しい．深達度MもしくはSM浅層までの早期癌を疑う．仮想内視鏡（C）では上部消化管内視鏡と同様の所見だが，内視鏡検査と異なり色調に関する情報は得られない．病変の形態は良好に描出されている（→）．上部消化管造影（D）では，胃体下部小弯に比較的丈が低い隆起性病変を認める（→）．air image（E）では，上部消化管造影（D）と同様の所見が認められる（→）．胃癌術前のCT gastrographyにて転移検索と同時に上部消化管造影と類似したair imageを得ることができ，病変の部位確認に有用である．術前検査としての上部消化管造影を省略可能で，患者の被ばく低減や医療費削減といった利点がある．

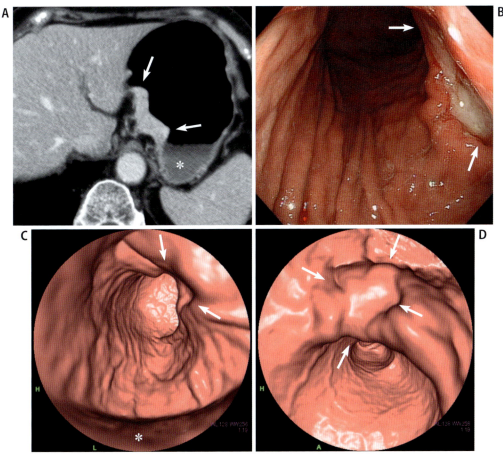

図11-10 80歳台女性　進行胃癌(2型)：深達度 T3(SS)
A：造影 CT, B：上部消化管内視鏡像, C, D：仮想内視鏡像　造影 CT(A)では胃体部に著明な壁肥厚を認める(→)．周囲脂肪組織に明らかな濃度上昇はなく，漿膜外浸潤を示唆する所見はない．なお胃底部(穹窿部)に発泡剤内服に使用した少量の水の貯留を認める(＊)．胃底部に病変が存在する場合は斜位や側臥位での撮像が有効なこともある．上部消化管内視鏡(B)では胃体上部後壁に周堤を伴う潰瘍性病変を認める(→)．2型進行癌の所見である．病変は内視鏡に対して接戦方向に位置しており，病変の正面視は困難である．内視鏡検査と同様の視点からの仮想内視鏡(C)では，なお胃底部に貯留した水も描出されている(＊)．仮想内視鏡の利点として任意の視点からの画像が作成でき，病変の部位にかかわらず病変を正面視することが可能である．また，病変全体の形態を把握しやすく，正確なサイズ測定ができる(D).

Key Facts 11-10

胃癌の CT 読影のポイント

- CT における胃癌の深達度診断はおもに進行癌が対象．
- 胃壁と周囲臓器との間の脂肪層が消失している場合，胃癌直接浸潤(T4b)の可能性がある．
- CT gastrography の手法で T1 病変についても検出率の向上が期待できる．

るがあくまでも胃粘膜面からのみの観察であるため，T3-T4病変の正確な評価にはCTが欠かせない．なお，胃癌におけるCTの造影効果については確立していないが，組織型が分化型ではダイナミックスタディで早期から濃度上昇があり，未分化型では間質に線維化を伴うため緩徐な造影効果を呈する傾向がある．

Advanced：CT gastrography 撮像のコツ

　発泡剤で胃を伸展させた状態で撮像するCT gastrographyは胃癌の診断に有用である．手技も比較的簡便であり，胃癌術前のCT検査では積極的に行ってよい．発泡剤を少量の水で内服させるため，通常のCT撮像に準じて背臥位で撮像を行うと，胃底部（穹窿部）に水が貯留することになる．診断に大きな影響を及ぼすことは少ないが，air imageなど3D画像を作成する際に病変の描出の妨げになりうるので，病変の部位によっては斜位や側臥位での撮像が有効な場合もある．

c. 大腸癌

　大腸壁は胃壁に比べて薄く，CTでは大腸壁の層構造を明瞭に分離することは難しいため，内視鏡治療の適応など早期癌の詳細な評価をCTで行うのは難しい．深達度診断におけるCTのおもな役割は，進行癌における壁外浸潤や他臓器浸潤の有無を評価することである（図11-11, 12）．進行癌はCTでは大腸壁の肥厚や腫瘤として認識される．病変直下の脂肪組織に濃度上昇がみられる場合は少なくとも漿膜下層への浸潤が疑われる（T3）．さらに，腸管周囲にspiculaの突出や壁外性に凸となる腫瘤形成があるとT3以深の浸潤があることが多い．ただし，索状構造が反応性の線維化によるものか，腫瘍浸潤を伴う線維化か鑑別困難なことがあり，絶対的な指標ではない．また，簡便な深達度診断の指標として，病変の環周率が50％以上であればT3以深の浸潤がみられることが多い．一般的なCTの読影基準として大腸癌と隣接臓器が接しており，その境界が不明瞭な場合には直接浸潤の可能性があると判断される（T4b）．壁外浸潤の評価について，MRIはCTよりも空間分解能に勝っており有用である．MRIの欠点として呼吸運動や腸管蠕動の影響を受け画質が低下する場合があるが，骨盤部，特に直腸では呼吸の影響は少ない．したがって直腸癌で壁外浸潤が疑われる場合には，CTのみならずMRIによる評価も行い，総合的に判断すべきである．

Advanced：術前検査としてのCTCと注腸造影

　大腸癌の術前情報として病変の部位診断は重要であるが，内視鏡検査による正診率は78〜86％程度と報告されている．これに対してCTCでは病変の位置を客観的に評価できるため，正診率は約97％と高い[49]．大腸癌術前における病変の位置確認としては，従来は注腸造影が行われてきたが，CTCの実効線量は注腸造影の約半分程度であり，また体位変換など被ばく以外の負担も少ない．さらにCTC時に経静脈性ヨード造影剤を使用することで，転移検索も同時に行うことができる．少なくとも進行癌においては術前検査として注腸造影を選択する意義は低く，CTCを積極的に活用すべきである（図11-13）．

図 11-11 大腸癌の壁外浸潤診断

A：盲腸癌（T2） CTC 腫瘍直下の脂肪組織に明らかな濃度上昇はみられない（→）．B：S状結腸癌（T3） CTC 腫瘍は壁外性にやや凸となっている（→）．C：直腸癌（T3） 造影CT 腫瘍周囲の脂肪組織に軽度の濃度上昇がある（→）．D：S状結腸癌（T4a） CTC 腫瘍は明らかな壁外性に突出しており索状影を伴っている（→）．E：S状結腸癌 造影CT 膀胱浸潤（T4b）．膀胱へ連続する軟部腫瘤を認める（→）．

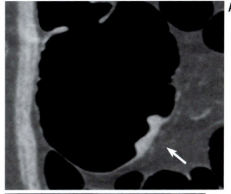
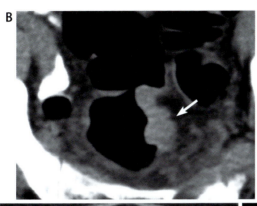
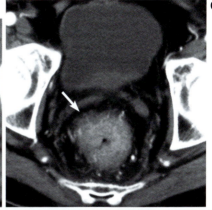
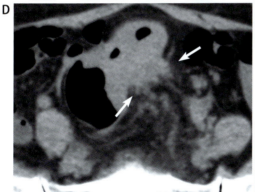
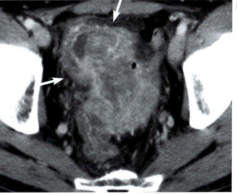

Key Facts 11-11
大腸癌のCT読影のポイント

- 深達度診断におけるCTのおもな役割は壁外浸潤や他臓器浸潤の評価．
  腫瘍直下の脂肪組織濃度上昇がみられないもしくは軽微な場合→T2以下
  壁外への結節状突出，もしくは腫瘍直下の脂肪組織濃度上昇があった場合
  →T3-T4a
  他臓器浸潤を認めた場合→T4b
- 癌の壁外浸潤と炎症性，反応性の線維化との鑑別が難しい場合もある．
- 直腸癌ではMRIによる評価も有用．

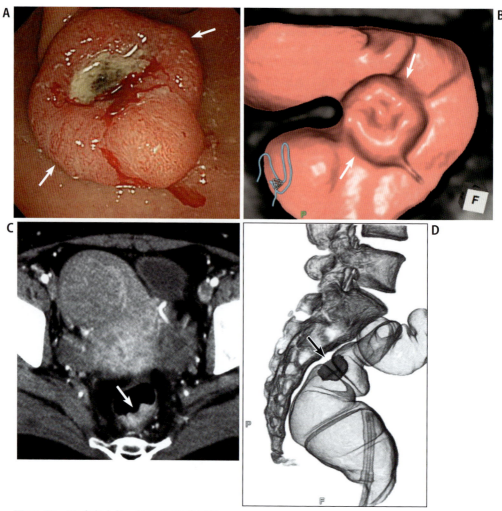

図 11-12　40 歳台女性　進行直腸癌 2 型
A：下部消化管内視鏡像，B：仮想内視鏡像，C：造影 CT，D：仮想注腸像　下部消化管内視鏡(A)では，直腸に 2 型進行癌を認める(→)．仮想内視鏡(B)では，内視鏡検査と同様の所見が明瞭に得られている(→)．造影 CT(C)では，直腸後壁に腫瘤影を認める(→)．仮想注腸像(D)では直腸 RS に 2 型病変を認める(→)．仮想注腸像と仙骨・尾骨の fusion image を作成することで，仙骨・尾骨との位置関係から解剖学的な病変の位置が正確に判断できる．特に直腸癌では病変の占居部位や肛門部からの距離で術式が決定されるが，その難易度が大きく異なるため，術前に正確な部位診断が求められる．

d. 粘膜下腫瘍(GIST)

　　GIST(gastrointestinal stromal tumor)は消化管間葉系腫瘍のなかでの発生頻度は最も高く，発生部位は胃が 60〜70％，十二指腸・小腸が 20〜30％，大腸，食道と続き，腸間膜にも発生する[50]．GIST や NET は画像検査のみでの確定診断は困難な場合が多く，内視鏡による生検は必須と考えてよい．超音波内視鏡検査は空間分解能が高く，粘膜下腫瘍(SMT)の発生部位の同定が他のモダリティに比べて容易である．GIST は固有筋層から発

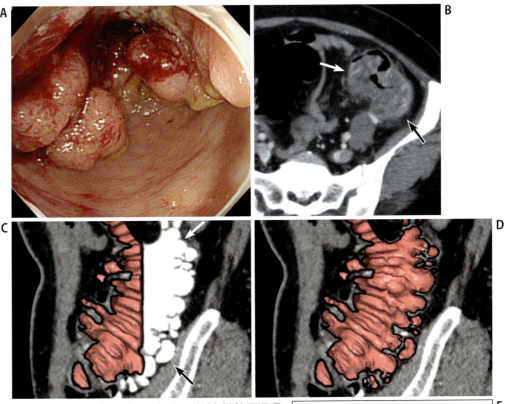

図11-13 40歳台男性　進行大腸癌（内視鏡不通過例）

A：下部消化管内視鏡像，B：CTC（造影），C：CTC（造影，EC前），D：CTC（造影，EC後），E：仮想注腸像　下部消化管内視鏡（A）では全周性2型病変を認める．内腔は高度に狭窄し，内視鏡は通過しない．病変の部位はおそらく下行結腸～S状結腸と推測されるが，内視鏡所見のみでは正確な病変の位置は判定できない．また，病変部より口側結腸の情報も得られない．CTC（造影，B）では下行結腸に腫瘤性病変を認める（→）．EC（electronic cleansing）前のCTC（造影，C）では下行結腸に高度狭窄があるため，狭窄部より口側結腸にはタギングされ高吸収となった内用液が多量に貯留している（→）．EC後（D），タギングによりCT値が上昇した残渣はワークステーション上で電子的に取り除くことができる．ECを用いて腸管内の残液を除去することで，残液により水没した部分の評価が可能となる．仮想注腸像（E）では下行結腸に全周性2型病変を認め，いわゆる"apple core sign"を呈している（→）．淡い緑で表示されている領域がタギングされた残液を，EC処理した部分である．大腸の全走行が明瞭に描出されており，術前マッピングとして良好な画像が得られている．

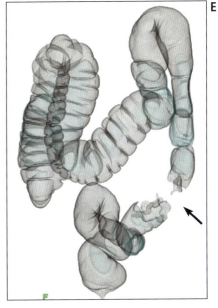

図 11-14　50 歳台男性　胃 GIST

A：上部消化管内視鏡像，B：造影 CT，C：造影 CT（矢状断像）

上部消化管内視鏡（A）では，胃体下部大弯後壁寄りに隆起性病変を認める．立ち上がりはなだらかで粘膜下腫瘍の形態を示し，中心部に深い潰瘍形成を伴う（→）．造影 CT（B）では胃内に腫瘤影を認める（→）．腫瘤の増強効果は胃壁よりもやや低い．造影 CT 矢状断像（C）では，腫瘤は胃壁と連続しており（→），胃由来の病変とわかる．病変中央に潰瘍も描出されている（▶）．これらの画像からは胃粘膜下腫瘍と診断でき，潰瘍形成があることから悪性の可能性が考えられるが，鑑別には GIST，NET，悪性リンパ腫，転移などがあがる．画像からの確定診断は困難で，診断には生検が必須である．本症例は内視鏡下の生検で GIST と診断された．

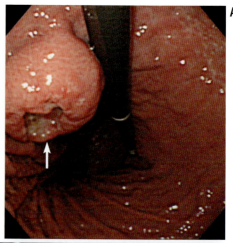
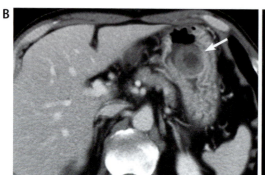
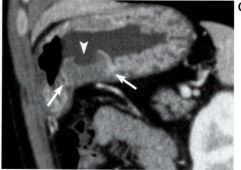

生することが多く，超音波内視鏡検査にて SMT と第 4 層（固有筋層）に連続性があれば GIST の可能性が高い．GIST 診療ガイドラインの概要としては，初回の画像診断にて小さい SMT（2 cm 未満）は経過観察，大きい SMT（5.1 cm 以上）は原則手術，その中間に相当する SMT（2～5 cm）は可能な限り EUS-FNAB により組織診断を試みるとされている[51]．

　CT は腫瘍径を正確に測定するのに有用な検査であるが，胃癌の場合と同様に病変のサイズが比較的小さい場合は，発泡剤を内服させて胃を拡張した状態で撮像することで病変検出能の向上が期待できる．ガイドライン上でも CT 検査においては希釈したガストログラフィン，水や発泡剤などの経口造影剤の併用が望ましいと記載されている．また，経静脈性造影剤も可能な限り用いることが望ましく，腫瘍と周囲臓器との間によりコントラストをつけ，消化管壁の層構造を描出できる効果がある．GIST の CT 所見は，消化管壁内もしくは壁外の境界明瞭な腫瘤であり，内部濃度はさまざまである（図 11-14）．一般的に，腫瘍径が小さいものは内部均一であるが，大きくなるにつれ壊死や出血を伴うことが多く，時に石灰化を認める．また，SMT で腫瘍径が大きく，急速に増大するものは GIST を示唆する．ガイドラインでは CT で壊死・出血，辺縁不整，造影効果を含め実質の不均一性がみられる場合は悪性の可能性があるとされている．過去の報告では，GIST の悪性度を予測する CT 所見は，腫瘍長径が 11 cm 以上，境界不明瞭，表面凹凸，偏心性の epicenter，不均一な増強効果（内部出血・壊死・嚢胞変性），腸間膜や消化管壁への浸潤（50% 以上の浸潤あるいは壁の層構造の不明瞭化），肝転移である[52]．MRI は空間分解能が低く，

CTと比較して撮像時間が長いため，蠕動の影響を受ける消化管診断においては一般的ではない．GISTの検査としても病変内の囊胞変性や出血の検出に関してはCTよりも鋭敏であるが，鑑別診断における特異度は低い．最終的に生検が必要となる症例が多いことを考えてもGISTを含めたSMTの検査法としてMRIは必須ではない．

e. 炎症性腸疾患

炎症性腸疾患(inflammatory bowel disease：IBD)は消化管に慢性炎症を呈する疾患の総称である．広義には細菌，ウイルスなどによる感染性腸炎や薬剤関連性腸炎，腸管Behçet病などを含むが，一般的には潰瘍性大腸炎(ulcerative colitis：UC)とCrohn病(CD)の2疾患を指すことが多い．いずれも原因不明の疾患で，症状や再燃・緩解を繰り返す臨床経過など類似点も多い．潰瘍性大腸炎は主として粘膜を傷害し，びらんや潰瘍形成を呈する原因不明のびまん性非特異性炎症性疾患である．Crohn病では好発年齢は10～20歳台の若年者で，潰瘍や線維化を伴う慢性肉芽腫性炎症性疾患である．潰瘍性大腸炎やCrohn病の診断は臨床・検査所見，内視鏡検査，病理組織学的検査を総合的に判断して行うが，診断に苦慮する場合も多い．

CTやMRI，消化管造影検査などの画像検査は病変の分布や腸管外病変の指摘などを目的に行われる(図11-15, 16)．また，IBDは罹患期間が比較的長いため，経過観察や治療効果判定などでもCTCやCTEといったCT検査は有用である．特に小腸の検査は内視鏡検査や小腸造影は前処置を含めて侵襲的な検査であり，通常のCTよりも小腸を詳細に評価できるCTEはIBDの診断において有用性が期待されている．

Key Facts 11-12
炎症性腸疾患のCT読影のポイント

- IBDの病変の全体像や腸管外病変の評価にCTCやCTEは有用．
- 小腸のより詳細な評価には小腸を拡張させて撮像するCTEがよい．

  潰瘍性大腸炎
  　直腸から連続する腸管壁肥厚・浮腫性変化が特徴．
  　仮想注腸像にてハウストラの消失・腸管の硬化像がみられる．

  Crohn病
  　小腸・大腸の非対称性な壁肥厚が典型的．
  　腸間膜付着側の片側性の変化．
  　狭窄や偽憩室様の腸管変形がみられる．
  　病変の分布は非連続性．

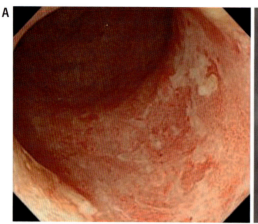
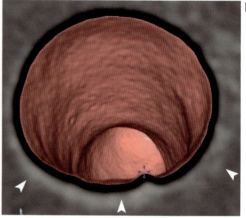
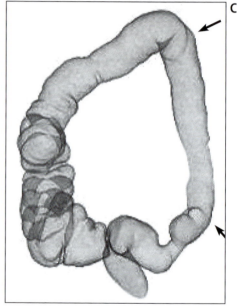

図11-15　40歳台男性　潰瘍性大腸炎
A：下部消化管内視鏡像，B：CTC（仮想内視鏡＋MPR），C：仮想注腸像　消化管内視鏡（A）では，粘膜はびまん性に発赤し，びらんを認める．血管透見は低下し，易出血性．中等度活動性の潰瘍性大腸炎に合致する所見である．CTC（仮想内視鏡＋MPR，B）では腸管壁に軽度の肥厚を認める（▶）．びらんなど粘膜面の詳細な評価は仮想内視鏡では困難である．仮想注腸像（C）では，下行結腸の内視鏡にて炎症性変化が強い部位に一致してハウストラの消失といわゆる鉛管状変化を認める（→）．病変の分布は連続性である．

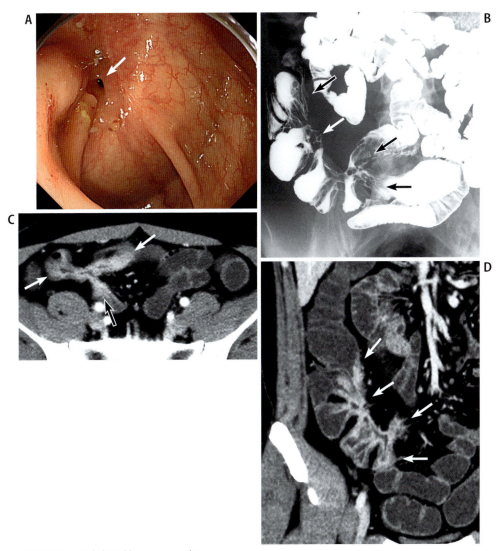

図 11-16　30 歳台男性　Crohn 病
A：下部消化管内視鏡像，B：小腸造影，C：CTE，D：CTE 冠状断像　下部消化管内視鏡(A)では回盲部に変形を認める(→)．回盲弁は変形・狭窄しており，回腸末端へのスコープ挿入ができない．小腸造影(B)では回腸末端から上行結腸に変形とひきつれを認める(→)．上行結腸は腸間膜付着部にそってひきつれがあり，縦走潰瘍の所見である．CTE(C)では回腸末端に壁肥厚と造影効果を認める(→)．CTE 冠状断像(D)では回腸末端から上行結腸にかけて腸管壁の造影効果を認める(→)．上行結腸では腸間膜付着部に片側性に造影効果がみられる．病変部以外の腸管は液体で拡張しており，病変部では狭窄している可能性がある．

文 献

1) 日本食道学会・編：食道癌診療ガイドライン 2017 年版．金原出版，2017．
2) Sugimachi K, Ohno S, Matsuda H, et al：Clinicopathologic study of early stage esophageal carcinoma. Br J Surg 1989；76：759-763.
3) Chen YJ, Lee MD, Chen PH：Diagnosis and treatment of superficial oesophageal carcinoma. J Gastroenterol Hepatol 1997；12：778-784.
4) Drudi FM, Trippa F, Cascone F, et al：Esophagogram and CT vs endoscopic and surgical specimens in the diagnosis of esophageal carcinoma. Radiol Med 2002；103：344-352.
5) 日本医学放射線学会・編：画像診断ガイドライン 2016 年版．金原出版，2016．
6) Ba-Ssalamah A, Zacherl J, Noebauer-Huhmann IM, et al：Dedicated multi-detector CT of the esophagus：spectrum of diseases. Abdom Imaging 2009；34：3-18.
7) Umeoka S, Okada T, Daido S, et al："Early esophageal rim enhancement"：a new sign of esophageal cancer on dynamic CT. Eur J Radiol 2013；82：459-463.
8) Wakelin SJ, Deans C, Crofts TJ, et al：A comparison of computerized tomography, laparoscopic ultrasound and endoscopic ultrasound in the preoperative staging of oesophago-gastric carcinoma. Eur J Radiol 2002；41：161-167.
9) Wallace MB, Nietert PJ, Earle C, et al：An analysis of multiple staging management strategies for carcinoma of the esophagus：computed tomography, endoscopic ultrasound, positron emission tomography, and thoracoscopy/laparoscopy. Ann Thorac Surg 2002；74：1026-1032.
10) Picus D, Balfe DM, Koehler RE, et al：Computed tomography in the staging of esophageal carcinoma. Radiology 1983；146：433-438.
11) Daffner RH, Halber MD, Postlethwait RW, et al：CT of the esophagus. II. Carcinoma. AJR Am J Roentgenol 1979；133：1051-1055.
12) 浜田弘巳，安田隆義，工藤浩市・他：食道癌進行度診断における magnetic resonance imaging の有用性に関する検討．日消外会誌 1991；24：962-967.
13) Takashima S, Takeuchi N, Shiozaki H, et al：Carcinoma of the esophagus：CT vs MR imaging in determining resectability. AJR 1991；156：297-302.
14) Wu LF, Wang BZ, Feng JL, et al：Preoperative TN staging of esophageal cancer：comparison of miniprobe ultrasonography, spiral CT and MRI. World J Gastroenterol 2003；9：219-224.
15) Block MI, Patterson GA, Sundaresan RS, et al：Improvement in staging of esophageal cancer with the addition of positron emission tomography. Ann Thorac Surg 1997；64：770-777.
16) Kato H, Kuwano H, Nakajima M, et al：Comparison between positron emission tomography and computed tomography in the use of the assessment of esophageal carcinoma. Cancer 2002；94：921-928.
17) van Westreenen HL, Westerterp M, Bossuyt PM, et al：Systematic review of the staging performance of ^{18}F-fluorodeoxyglucose positron emission tomography in esophageal cancer. J Clin Oncol 2004；22：3805-3812.
18) Kato H, Miyazaki T, Nakajima M, et al：The incremental effect of positron emission tomography on diagnostic accuracy in the initial staging of esophageal carcinoma. Cancer 2005；103：148-156.
19) Flamen P, Lerut A, Van Cutsem E, et al：Utility of positron emission tomography for the staging of patients with potentially operable esophageal carcinoma. J Clin Oncol 2000；18：3202-3210.
20) Kuszyk BS, Bluemke DA, Urban BA, et al：Portal phase contrast-enhanced helical CT for the detection of malignant hepatic tumors：sensitivity based on comparison with intraoperative and pathologic findings. AJR 1996；166：91-95.
21) 日本胃癌学会・編：胃癌取扱い規約 第 14 版．金原出版，2010．
22) Chen CY, Hsu JS, Wu DC, et al：Gastric cancer：preoperative local staging with 3D multi-detector row CT-correlation with surgical and histopathologic results. Radiology 2007；242：472-482.
23) Kim JW, Shin SS, Heo SH, et al：Diagnostic performance of 64-section CT using CT gastrography in preoperative T staging of gastric cancer according to 7th edition of AJCC cancer staging manual. Eur Radiol 2012；22：654-662.
24) Kumano S, Okada M, Shimono T, S et al：T-staging of gastric cancer of air-filling multidetector-row CT：comparison with hydro-multidetector-row CT. Eur J Radiol 2012；81：2953-2960.
25) Komori M, Kawanami S, Tsurumaru D, et al：Contrast-enhanced MDCT gastrography for

detection of early gastric cancer：initial assessment of "wall-carving image", a novel volume rendering technique. Eur J Radiol 2012；81：1695-1701.
26) Kawaguchi T, Komatsu S, Ichikawa D, et al：Nodal counts on MDCT as a surrogate marker for surgical curability in gastric cancer. Ann Surg Oncol 2012；19：2465-2470.
27) Hasegawa S, Yoshikawa T, Shirai J, et al：A prospective validation study to diagnose serosal invasion and nodal metastases of gastric cancer by multidetector-row CT. Ann Surg Oncol 2013；20：2016-2022.
28) Kim YN, Choi D, Kim SH, et al：Gastric cancer staging at isotropic MDCT including coronal and sagittal MPR images：endoscopically diagnosed early vs. advanced gastric cancer. Abdom Imaging 2009；34：26-34.
29) Ha TK, Choi YY, Song SY, Kwon SJ：^{18}F-fluorodeoxyglucose-positron emission tomography and computed tomography is not accurate in preoperative staging of gastric cancer. J Korean Surg Soc 2011；81：104-110.
30) Kim EY, Lee WJ, Choi D, et al：The value of PET/CT for preoperative staging of advanced gastric cancer：comparison with contrast-enhanced CT. Eur J Radiol 2011；79：183-188.
31) Lee MH, Choi D, Park MJ, Lee MW：Gastric cancer：imaging and staging with MDCT based on the 7th AJCC guidelines. Abdom Imaging 2012；37：531-540.
32) Chang DK, Kim JW, Kim BK, et al：Clinical significance of CT-defined minimal ascites in patients with gastric cancer. World J Gastroenterol 2005；11：6587-6592.
33) Yajima K, Kanda T, Ohashi M, et al：Clinical and diagnostic significance of preoperative computed tomography findings of ascites in patients with advanced gastric cancer. Am J Surg 2006；192：185-190.
34) 国立がん研究センターがん対策情報センター：2017年がん統計予測.
35) 大腸癌研究会・編：大腸癌取扱い規約 第7版補訂版. 金原出版, 2009.
36) 松田尚久, 藤井隆弘, 斎藤 豊・他：早期大腸癌の深達度診断に注腸造影は省略できるか. 消化器内視鏡 2001；13：81-88.
37) Utano K, Nagata K, Honda T, et al：Diagnostic performance and patient acceptance of reduced-laxative CT colonography for the detection of polypoid and non-polypoid neoplasms：a multicenter prospective trial. Radiology 2017；282：399-407.
38) Kanazawa H, Utano K, Kijima S, et al：Combined assessment using optical colonoscopy and computed tomographic colonography improves the determination of tumor location and invasion depth. Asian J Endosc Surg 2017；10：28-34.
39) Kwok H, Bissett IP, Hill GL：Preoperative staging of rectal cancer. Int J Colorectal Dis 2000；15：9-20.
40) Horie H, Togashi K, Utano K, et al：Predicting rectal cancer T stage using circumferential tumor extent determined by computed tomography colonography. Asian J Surg 2016；39：29-33.
41) Matsuoka H, Nakamura A, Masaki T, et al：A prospective comparison between multidetector-row computed tomography and magnetic resonance imaging in the preoperative evaluation of rectal carcinoma. Am J Surg 2003；185：556-559.
42) Mathur P, Smith JJ, Ramsey C, et al：Comparison of CT and MRI in the pre-operative staging of rectal adenocarcinoma and prediction of circumferential resection margin involvement by MRI. Colorectal Dis 2003；5：396-401.
43) Bipat S, Glas AS, Slors FJ, et al：Rectal cancer：local staging and assessment of lymph node involvement with endoluminal US, CT, and MR imaging--a meta-analysis. Radiology 2004；232：773-783.
44) Veit-Haibach P, Kuehle CA, Beyer T, et al：Diagnostic accuracy of colorectal cancer staging with whole-body PET/CT colonography. JAMA 2006；296：2590-2600.
45) Kijima S, Sasaki T, Nagata K, et al：Preoperative evaluation of colorectal cancer using CT colonography, MRI, and PET/CT. World J Gastroenterol 2014；20：16964-16975.
46) Shinners TJ, Pickhardt PJ, Taylor AJ, et al：Patient-controlled room air insufflation versus automated carbon dioxide delivery for CT colonography. AJR 2006；186：1491-1496.
47) Nagata K, Fujiwara M, Shimamoto T, et al：Colonic distention at CT colonography：randomized evaluation of both IV hyoscine butylbromide and automated carbon dioxide insufflation. AJR 2015；204：76-82.

48) Desmond AN, McWilliams S, Maher MM, et al：Radiation exposure from diagnostic imaging among patients with gastrointestinal disorders. Clin Gastroenterol Hepatol 2012；10：259-265.
49) Nagata K, Endo S, Kudo SE, et al：CT air-contrast enema as a preoperative examination for colorectal cancer. Dig Surg 2004；21：352-358.
50) Rubin BP, Heinrich MC, Corless CL：Gastrointestinal stromal tumour. Lancet 2007；369：1731-1741.
51) 日本癌治療学会，日本胃癌学会，GIST 研究会・編：GIST 診療ガイドライン 2014 年 4 月改訂 第 3 版．金原出版，2014.
52) Kim HC, Lee JM, Kim KW, et al：Gastrointestinal stromal tumors of the stomach：CT findings and prediction of malignancy. AJR 2004；183：893-898.

12 外傷パンスキャン・全身スクリーニング

12.1 救急診療におけるCT検査の位置づけ

　救急領域において施行頻度の高い画像検査としては，CTのほかに超音波検査，単純X線写真があげられる．これらのモダリティの位置づけを理解するためには，救急診療の特殊性，すなわち，患者の全身状態に重きを置いた診療，を理解する必要がある．

a. 外傷パンスキャン

　外傷診療は「外傷初期診療ガイドライン」(Japan Advanced Trauma Evaluation and Care：JATEC)に準じて行う[1]．患者が初療室に搬入されると，まずprimary survey (ABCDEアプローチ)によって生理学的徴候を評価，蘇生の必要性を判断する．ABCDEは評価すべき生理学的徴候とその順番を示している．

　　　A(airway)：気道確保
　　　B(breathing)：呼吸と致死的胸部外傷の処置
　　　C(circulation)：循環評価および蘇生と外出血の止血
　　　D(dysfunction of CNS)：生命を脅かす中枢神経障害の評価
　　　E(exposure & environmental control)：脱衣と体温管理

　Primary surveyのCで胸部・骨盤部ポータブルX線写真を撮影する．体腔内への出血は大きく分けて胸腔内・腹腔内・後腹膜出血があり，このうち胸腔内出血および後腹膜出血を検出するためである．腹腔内出血については超音波検査(focused assessment with sonography for trauma：FAST)にて評価する．胸部ポータブルX線写真では大量血胸の有無(緊張性気胸はA・Bで身体所見に基づき診断)・flail chestをきたしうる多発肋骨骨折・肺挫傷・大動脈損傷などを評価し，骨盤部ポータブルX線写真では不安定型骨盤骨折の有無を評価する．FASTを併行し，腹腔内出血および心嚢液貯留や大量血胸の有無を評価する．FASTの検索部位としては以下の6点であり，1分程度で時間をかけず，繰り返し行う．

- 心囊液貯留の有無
- Morison 窩
- 右胸腔内
- 脾臓周囲
- 左胸腔内
- 膀胱周囲, Douglas 窩

また, 超音波検査ではそのほかにも下大静脈(IVC)の径を評価することにより循環血液量の減少を類推することもできる[2,3]. primary survey にて気道閉塞・肺挫傷を伴う flail chest・開放性気胸・緊張性気胸・大量血胸・心タンポナーデ・大量腹腔内出血・後腹膜出血など(A～Cの異常)を認める場合には, 直ちに蘇生(致死的な病態の解除)を行う. primary survey 後は secondary survey(全身の系統だった診察と検査)を行う. 切迫するD〔Glasgow coma scale(GCS)2 点以下の低下, GCS≦8, 瞳孔不同・Cushing 現象〕を認める場合には脳ヘルニアをきたす頭蓋内占居性病変の検索を優先し, secondary survey の最初に頭部 CT を撮像する(**Key Facts 12-1**).

現在では CT 機器の性能向上と撮像時間短縮により, secondary survey 前後で CT による全身評価(外傷パンスキャン)が高エネルギー外傷症例(**表 12-1**)を中心に広く行われている. 一般的な外傷診療の流れと画像診断の位置づけを**図 12-1**に示す. 患者の全身状態に基づいて画像診断(CT 検査)の適応を決定, その所見に基づいて治療方針を決定する. CT による全身評価を外傷診療に導入する試みは 1997 年に最初に報告され[4], 以降, その有用性は多数報告されている. 2009 年の Lancet では, 外傷パンスキャン施行群の死亡率(17.3%)は TRISS(Trauma and Injury Severity Score)†に基づく予測死亡率(23.2%)より低いのに対して, 外傷パンスキャン非施行群の死亡率(18%)は予測死亡率(17%)より高いと報告された[5]. そのほかにも, 単純 X 線写真にて指摘困難な損傷が外傷パンスキャンで指摘可能といった報告や[6], 病院到着から診断・治療までの時間短縮につながるといった報告[7~9]が多くなされ, 外傷パンスキャンは急速に普及し, さらには外傷パンスキャンを primary survey で行うという報告もみられる[10].

近年, interventional radiology(IVR)の発展により, 外傷をはじめとする救急領域においても, IVR が広く行われるようになった. 外傷パンスキャンは MPR(multiplanar reconstruction)による全身の損傷部位や形態の把握だけでなく, ダイナミック造影による活動性出血の部位や程度, 血管解剖の評価が可能であるため[11], IVR や手術加療といったその後の治療においても重要な情報を与える. 一方で, 過剰な体幹部 CT 撮像による外傷患者の被ばく量増加が問題となっているほか, 2016 年に Lancet で全身 CT 撮像群と選択的 CT 撮像群で外傷患者の予後に有意差はみられなかったと報告され, 今後, 適切な患者選択と撮像プロトコール作成の必要性が高まっている[12~14]. 昨今では, IVR-CT と ER(emergency room)が一体となった hybrid ER が登場し, 外傷診療のあり方そのものが変化しているため, 各施設の availability に沿って適応・プロトコールを決定する必要がある.

注†:TRISS は解剖学的重症度, 生理学的重症度, 年齢, 外傷の重症度から予測救命率(probability of survival:Ps)を計算する.

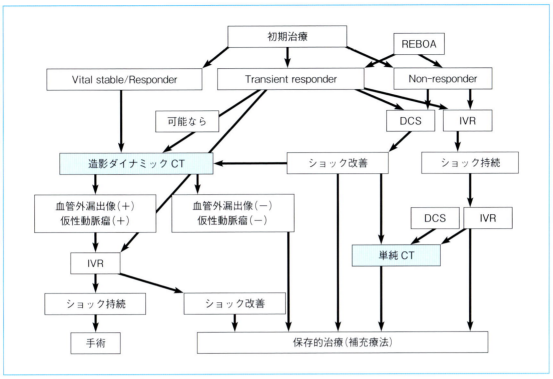

図12-1　外傷診療フローチャート例
DCS：damage control surgery，REBOA：resuscitative endovascular balloon occlusion of the aorta

表12-1	高エネルギー事故の例

- 高所墜落
- 自動車事故
    - 同乗者の死亡
    - 車の横転
    - 車から放り出された
    - 車が高度に損傷している
- 歩行者・自転車が車に衝突された
- 車に轢かれた
- 転倒したバイクと運転者の距離：大
- 機械器具に巻き込まれた
- 体幹部が挟まれた

（文献1）より許可を得て転載）

> **Key Facts 12-1**
>
> **外傷診療における画像診断のタイミング**
> ・胸部・骨盤部ポータブル X 線写真，超音波検査(FAST)：primary survey の C
> ・頭部単純 CT：切迫する D を呈する症例で ABC 安定後，secondary survey の最初
> ・外傷パンスキャン：ABC 安定後，secondary survey の前後

b. スクリーニング検査

　救急診療では病歴・身体所見に加え限られた検査で診断し，適切な治療を行うことが求められる．画像検査は客観的な情報を得ることができ，その診断プロセスにおいて非常に重要な位置を占める．なかでも CT は情報量が多く，機器の進歩により検査時間の短縮したこともあり，現在の救急診療において欠かせない診断ツールとなっている．ここでは，救急診療(内因性)における画像検査の位置づけについて述べる．

1）胸部・腹部単純 X 線写真

　胸部単純 X 線写真で診断可能な疾患としては気胸，肺炎，肺水腫などがあげられ，これらの疾患群が想定される場合に第一選択となる．胸部単純 X 線写真による異常影の感度・特異度は肺胞陰影(37.7%・92.8%)，胸水(60.1%・90.4%)，肺水腫(85%・93%)で CT に比して特に肺胞陰影の検出率が低いとの報告がある[15]．また，日常診療においては入院時スクリーニング検査として施行することがあるが，新規の所見が得られることは少ないとする報告があり[16]，コンセンサスは得られていない．筆者は本邦では高齢者が多く，結核などの症状に乏しい感染症の評価・除外に有用と考えている．

　「急性腹症診療ガイドライン」によれば，急性腹症における腹部単純 X 線写真の診断能は限定的でルーチン検査として行う意義は乏しいとしている[17]．急性腹症の原因疾患に対する診断能について腹部単純 X 線写真と CT を比較した報告では感度・特異度・正診率(正確度)は CT で 96.0%・95.1%・95.6% であったのに対して，腹部単純 X 線写真では 30.0%・87.8%・56.0% であった[18]．

2）超音波検査

　「急性腹症診療ガイドライン」では，超音波検査が急性腹症に対するスクリーニング検査として勧められている．特に血行動態不安定で CT 検査の不可能な症例(腹部大動脈瘤破裂など)，急性胆嚢炎，放射線被ばくを避けるべき妊婦や若年女性，小児において強く勧められる[17]．

3）CT 検査

　脳血管障害(くも膜下出血，脳出血)，大血管病変(肺動脈血栓塞栓症，大動脈解離，大動脈瘤)，腹部病変(急性腹症，腸閉塞，上腸間膜動脈解離/血栓症など)などは致死的となり

うる疾患で，かつ，その診断に際してCT検査が重要な役割を果たす疾患である(Key Facts 12-2)．救急診療で遭遇することの多い急性腹症の診断において，臨床診断の感度に比してCTの感度は有意に高く，CTにより91例中25例で治療方針が変更になったという報告があり[19]，「急性腹症診療ガイドライン」においても，すべての急性腹症患者がCTの適応となりうるとしている[17]．

　救急診療では時として典型的な症状を呈さず診断に苦慮することがある．特に高齢者や意識障害を有する症例など十分な病歴聴取や身体診察が困難なこともあり，客観的に多くの情報が得られるCT検査は重要な役割を果たしている．また，救急診療や総合診療に不慣れな医師，経験の浅い医師が従事することも多いため，CTによる画像診断が専門外の疾患に対するストレスや誤診のリスクを緩和していると考えられる．これらを背景として，救急診療においてCTの適応は広くなりがちで，病歴聴取や身体所見に基づく検査前確率が低い症例においてもスクリーニング目的にCT検査が施行されることもある．事実，CTの機器発展とともに救急診療におけるCT検査数は増加しており，2000年から2005年のCT検査数の検討では，頭部CTが51％，頸椎CTが463％，胸部CTが226％，腹部CTが72％，骨軟部CTが132％増加したと報告している[20]．また，救急外来を受診した成人患者の16.7％，小児患者の5.3％にCT検査が施行されたとの報告もある[21]．CT装置の多い本邦ではCT検査数はさらに多いと考えられ，医療被ばくの増加が昨今注目されている．今後，CT検査の適応について吟味する必要がある．

Key Facts 12-2

救急診療における CT 検査の適応

1) 致死的かつ CT 検査が診断に必須
   - 脳血管障害（くも膜下出血，脳出血）
   - 大血管病変（肺動脈血栓塞栓症，大動脈解離，大動脈瘤）
   - 腹部病変（急性腹症，腸閉塞，上腸間膜動脈解離/血栓症など）

2) 除外診断目的の CT 検査
   - 非特異的症状・身体所見
   - 技術的資源・時間の制限

12.2 救急診療におけるCT撮像および造影プロトコール

a. 外傷パンスキャン

1) 造影プロトコール

　外傷患者の死亡時期には3つのピークがあり、1つ目は受傷直後で即死に相当、2つ目は受傷後数時間で、おもに大量出血、胸部外傷、頭部外傷による。外傷死亡を減らすためにはこの2つ目のピークを減らす必要があり、迅速な臓器損傷・出血の診断・治療が必要である。そこで、外傷パンスキャンでは活動性出血の評価目的に最低2相の造影ダイナミックCTが施行される。現在、統一された造影プロトコールはなく、施設によってばらつきがある。救急診療では身長・体重が不明であることが多く、成人であればヨード濃度300 mgI/mL、100 mLのボトルを1本使用する施設や、目算による体重換算で投与ヨード量が520〜600 mgI/kg程度となるよう投与量を調整する施設もある。注入方法については、注入時間一定法（30秒）を用いることが多い（**表12-2**）。生理食塩水の後押しは通常行わない。

2) 撮像プロトコール

　外傷パンスキャンでは頭蓋内出血検索目的に頭部単純CT、全身の出血源検索、臓器・血管評価に造影CTを行う。JATECに示される部位別の撮像条件について**表12-3**に示す。軀幹部の単純CT撮像については、単純CTを加えることで腹部実質臓器損傷の診断能向上が得られた（正診率91% vs. 84%）とする報告[22]と、単純CTを加えても外傷性変化の検出率は変化しないという報告[23]があり、いまだ議論がある。しかし、実臨床では高エネルギー外傷に相当する受傷機転であっても、臨床症状や身体所見上、臓器損傷や活動性出血を疑う所見に乏しい症例をしばしば経験し、このような症例では全身の単純CTを撮像し造影を行うか決定することもある。そのため、あらかじめ各施設において状況別のプロトコール（単純CT、単純＋造影CT、造影CTのみ、およびそれぞれの撮像範囲）を決定しておく必要がある。

　現在、撮像プロトコールについても統一されたプロトコールはないが、JATECにて推奨されるプロトコールと一般的に施行される撮像プロトコールを総合して以下に述べる。撮像タイミングに関しては固定法とボーラストラッキング（bolus tracking）法がある。外傷パンスキャンでは造影剤の到達時間は患者の心機能のみならず、血行動態の影響を受け予定の造影CTに比較して個人差が大きいと考えられるため、ボーラストラッキング法が理想である。しかしながら、短時間にCT検査を施行する必要があることや、診療放射線技師の対応が必要なことから、固定法による撮像を行う施設が多いようである。固定法では、動脈優位相を25〜40秒後、静脈相を100〜150秒後に撮像する（**Key Facts 12-3**）。尿路の損傷を疑う場合には、排泄相を300秒後に追加撮像する（**表12-4**）。ボーラストラッキング法では、CT値のモニタリングは腹部臓器のアーチファクトが少ない胸部大動脈で

表 12-2　外傷パンスキャンの造影プロトコール

ヨード量	注入時間	生食後押し
300 mgI/mL ボトル1本 600 mgI/kg（目算）	30秒	なし

表 12-3　外傷における部位別CT撮像条件

頭部	非造影は必須 頭蓋底骨折・顔面骨骨折の可能性があるなら動脈損傷確認のため，動脈相が必要
顔面	横断・冠状断を骨条件で再構成 ダイナミック造影（動脈相，平衡相）により血管外漏出像が明瞭化
頸部	横断・矢状断を骨条件で再構成 頸椎損傷が疑われる場合は椎骨動脈損傷確認に動脈相が有用
軀幹部	大動脈損傷や大量血胸が疑われる場合は胸部を含めたダイナミック造影 FASTにおける腹腔内液体貯留，不安定型骨盤骨折がある場合はダイナミック造影が必須 脊椎損傷の可能性があれば矢状断を再構成

（文献1）より改変）

表 12-4　外傷パンスキャンの造影プロトコール（固定法）

単純CT	スキャンタイミング		
	動脈優位相	静脈相	排泄相
頭部 （軀幹部）	25～40秒	100～150秒	300秒

Key Facts 12-3

外傷パンスキャン

- 動脈優位相（固定法：25～40秒，ボーラストラッキング法：10秒後）＋静脈相（固定法：100～150秒，ボーラストラッキング法：120秒後）のダイナミック造影が必須．
- 尿路損傷を疑う場合は排泄相（300秒）を撮像する．

行い，閾値は150 HU（100 HU上昇）とする．モニタリング部のCT値が閾値に達した後，動脈優位相を10秒後，静脈相を120秒後に撮像する（表12-5）．

表 12-5 外傷パンスキャンの撮像プロトコール（ボーラストラッキング法）

ボーラストラッキング		単純CT	スキャンタイミング		
閾値	モニター		動脈優位相	静脈相	排泄相
100 HU 上昇	胸部下行大動脈	頭部（軀幹部）	Tr*＋10秒	120秒	300秒

＊Tr：ボーラストラッキングで閾値に達する時間

b. 救急診療におけるCT検査

1) 造影プロトコール

病歴や身体所見から疾患を想定できる場合は，それに即してプロトコールを決定するが，疾患が絞れない場合や患者の全身状態が不良である場合には，緊急度の高い病態を検出でき，かつ多くの疾患を除外できる撮像方法が望ましい（ここではおもにプロトコールに迷うことの少ない頭蓋内疾患や呼吸器疾患，大血管病変以外の救急疾患について述べる）．

全身状態不良の患者で早急な画像検査を要する場合は血管閉塞や解離，腸閉塞，出血性疾患（腹腔内出血や消化管出血）などの緊急性の高い病態検索を第一に考え，血管・活動性出血・臓器血流評価のため単純および造影ダイナミックCTを行う．病歴や身体所見が非特異的で疾患を特定できない場合，ダイナミック造影を必要としない疾患が想定される場合，熱源検索などスクリーニング目的の症例では，単純CTもしくは単純CT＋造影CTを行う．このような標的臓器の定まらないCT検査について，あらかじめ各科医師，放射線科医師，診療放射線技師にて協議しプロトコールを決定しておく必要がある．以下に，造影プロトコールの例を示す．

① 全身状態不良の症例

外傷パンスキャンと同様に全身状態不良で時間的余裕がない症例では，成人であればヨード濃度300 mgI/mL，100 mLのボトルを1本使用するか，目算による体重換算で体重あたりの投与ヨード量が520〜600 mg程度となるよう投与量を調整する．可能であれば身長・体重を確認し，投与ヨード量が520〜600 mgI/kgとなるよう調整する．注入方法については，注入時間一定法（30秒）を用いることが多い（**表12-6**）．生理食塩水の後押しは通常行わない．

② 全身状態安定したスクリーニング症例

救急診療体制によるが可能であれば，身長・体重を確認，投与ヨード量が520〜600 mgI/kgとなるよう調整することが望ましい．注入方法については30秒の時間固定法か，腫瘍の転移検索と同様に2.0 mL/sを用いることが多い（**表12-7**）．生理食塩水の後押しは通常行わない．

表 12-6　全身状態不良の症例における造影プロトコール

ヨード量	注入時間	生食後押し
300 mgI/mL ボトル1本 600 mgI/kg（目算または聴取可）	30秒	なし

表 12-7　全身状態安定したスクリーニング症例の造影プロトコール

ヨード量	注入時間	生食後押し
（300 mgI/mL ボトル1本） 600 mgI/kg	2.0 mL/s または 30秒注入	なし

2）撮像プロトコール

① 全身状態不良の症例

　致死的疾患の多くは血管病変や出血，臓器虚血であるため，造影ダイナミックCTを行う（Key Facts 12-4）．撮像タイミングは出血や血管性病変を想定し，動脈優位相と門脈優位相（急性腹症）あるいは静脈相（大血管系）とすることが多い．単純CTを常に撮像するかは議論があるが，腸管虚血が疑われる症例における腸管壁の出血性壊死と造影効果の鑑別[24]，大動脈瘤切迫破裂にみられる"hyperdense crescent sign"の評価[25]，腹腔内出血・血性腹水の評価では単純CTが有用であることがあり，時間的余裕がない場合，明らかに出血が疑わしい場合や小児を除き撮像すべきと考える．

　撮像タイミングに関しては固定法とボーラストラッキング法がある．外傷パンスキャンと同様に造影剤の到達時間は血行動態や心機能により予定検査に比較して大きな個人差があると想定されるが，時間・技術的制限から固定法による撮像を行う施設が多いと思われる．固定法では造影剤注入開始後動脈優位相は30秒後，門脈優位相は60秒後，静脈相は120秒後に撮像する（表12-8）．ボーラストラッキング法では，CT値のモニタリングは腹部臓器の影響が少ない横隔膜直上の胸部大動脈で行い，閾値は150 HU（100 HU上昇）とする．モニタリング部のCT値が閾値に達した後，動脈優位相を10秒後，門脈優位相60～70秒後，静脈相を120秒後に撮像する（表12-9）．

② 全身状態安定したスクリーニング症例

　通常は腹部実質臓器が均質に造影されるタイミング（門脈優位相）を撮像する．具体的には固定法で行い，造影剤注入開始80秒後に撮像する（表12-10）．

Key Facts 12-4

全身状態・検査前確率によりプロトコールを決定する

1) 全身状態不良の場合

　ダイナミック造影
　・動脈優位相(固定法：25〜40秒，ボーラストラッキング法：10秒後)＋門脈優位相(固定法：60秒，ボーラストラッキング法：60〜70秒後)，もしくは
　・動脈優位相(固定法：25〜40秒，ボーラストラッキング法：10秒後)＋静脈相(固定法：100〜150秒，ボーラストラッキング法：120秒後)

2) 全身状態安定したスクリーニング症例
　・門脈優位相(固定法：80秒後)

表 12-8　全身状態不良の症例における撮像プロトコール(固定法)

単純CT	スキャンタイミング		
	動脈優位相	門脈優位相	静脈相
±	30秒	60秒	120秒

表 12-9　全身状態不良の症例における撮像プロトコール(ボーラストラッキング法)

ボーラストラッキング		単純CT	スキャンタイミング		
閾値	モニター		動脈優位相	門脈優位相	静脈相
100 HU 上昇	胸部下行大動脈	±	Tr*＋10秒	60〜70秒	120秒

＊Tr：ボーラストラッキングで閾値に達する時間

表 12-10　全身状態安定したスクリーニング症例の撮像プロトコール

単純CT	スキャンタイミング
	門脈優位相
±	80秒

12.3 重要疾患の読影

外傷診療はチーム医療であり，複数の診療科が関与する多発外傷症例においては各臓器損傷の適切な評価，重症度判定，治療方針決定が必要となる．そのため各臓器損傷分類として日本外傷学会より臓器損傷分類2008年度版が示されており，外傷診療における画像診断のウエイトが重くなる昨今，放射線科医として必須事項と考える．本項ではおもに外傷パンスキャンの読影の実際と主要な臓器損傷について述べる．また，救急診療におけるスクリーニングCTを読影する際の留意点について述べる．

a. 外傷パンスキャンの読影

刻一刻と患者の全身状態が変化する外傷診療における画像診断では，通常の読影とは異なり得られた画像所見を速やかに治療方針に反映する必要がある．「JATEC第4版」よりCT読影について解説が加わり，3段階読影が取り入れられている[26]．

1) 第1段階：FACT (focused assessment with CT for trauma)

FACTとは，CT撮像中にコンソール上で数分以内に行う焦点を絞った評価であり，緊急に介入が必要な損傷を把握する．FACT陽性であれば，手術やIVR (interventional radiology) の準備を行う．FACT陰性であれば，後述する第2段階の読影に移行する．重要なポイントは頭部から一気に尾側までを評価し，たとえ所見を見つけてもそこでスクロールを止めずに最後まで評価することである．

具体的には，まず頭部で緊急減圧開頭術の必要性を判断．続いて大動脈弓部〜峡部のレベルで，大動脈損傷や縦隔血腫の有無を評価する．その尾側で広範な肺挫傷について両肺底部まで評価すると同時に血気胸，心嚢血腫の有無を評価する．この後，横隔膜から骨盤腔まで一気に観察しDouglas窩・膀胱直腸窩の血性腹水について評価する．血性腹水は腹部臓器損傷が存在することを示唆し，血性腹水が大量であれば緊急性が高いと考えられる．その後，頭側に向かいながら骨盤骨折や後腹膜血腫の評価を行い，最後に腹部実質臓器損傷や腸間膜内血腫について評価する．

2) 第2段階

適切な治療方針を決定する読影が求められる．すなわち，FACTで指摘していない，迅速な処置を要する損傷や活動性出血の検索を行う．この際，活動性出血の有無だけでなく，どのような空間に出血を生じているか，についても評価する．若年者の筋肉内といったtight spaceに比べ，後腹膜や縦隔などloose spaceへの出血は広がりやすい．また，同じ筋肉内であっても高齢者では若年者に比較してlooseであり，出血が広がりやすいため注意が必要である．一方，腹腔や胸腔といったfree spaceへの出血では，パッキング効果を得られず，短時間で大量出血をきたし血行動態を不安定化させる．このように画像所見か

ら現在〜将来の出血量を予想し，治療に反映することは外傷診療における画像診断で最も重要な役割である．また，動脈性出血のみならず，静脈や門脈などの合併損傷についても評価する．

この段階ではMPR画像や薄いスライスの画像を用いて評価する．推奨される再構成像とその順序について**表12-11**に示す[27]．また，第2段階では出血性病変以外に脊椎損傷や腸管損傷についても評価する．損傷部位を検索する際には，受傷機転から損傷部位やメカニズムを類推すると見落としの少ない読影が可能である．なお，FACTで陽性の場合には，緊急処置の指示に専念し，第2段階以降の読影は他の医師に依頼し，落ち着いて読影する医師を確保することが重要である．

3）第3段階

初回読影での見落としは50〜70％と高頻度であるという報告があり[28,29]，患者の状態が落ち着いた段階で再度読影を行う．この際の読影は，患者の訴えや第1・2段階の読影結果にとらわれることなく読影することが重要である．読影の時期に関しては，手術室や血管

表12-11　再構成像と評価手順

①頭頸部（非造影）
1）5mm厚/5mmピッチ脳実質条件横断像
2）2mm厚/1mmピッチ骨条件横断像
②動脈相
1）3mm厚/3mmピッチ軟部組織条件横断像
2）同　空気条件横断像
③静脈相
1）3mm厚/3mmピッチ軟部組織条件横断像
④頭頸部（非造影）
1）2mm厚/1mmピッチ骨条件冠状断再構成像
2）同　矢状断再構成像
⑤動脈相
1）肺挫傷をみるための肺野10mm厚/10mmピッチMIP冠状断再構成像
2）頸動脈をみるための頭頸部の10mm厚/5mmピッチMIP冠状断再構成像
3）頸動脈をみるための頭頸部の10mm厚/5mmピッチMIP矢状断再構成像
4）全脊椎・大血管をみるための3mm厚/3mmピッチ冠状断再構成像
5）全脊椎・大血管をみるための3mm厚/3mmピッチ矢状断再構成像
⑥頭頸部（非造影）
1）頭蓋骨のボリュームレンダリング（VR）像
⑦ワークステーションへの動脈相1mm厚軟部組織条件横断像データ転送
1）必要に応じ診断モニター上でMPR像やMIP像，3D画像などを再構成できるように
⑧四肢の骨折がある場合には2mm厚/2mmピッチ骨条件横断・冠状断・矢状断再構成像

（文献27）より許可を得て転載）

造影室から帰室後，受診翌日など急性期診療が落ち着いた段階で，放射線科医による読影が望ましい．

Advance：凝固障害の評価

重症外傷では受傷部位における凝固亢進と抗凝固機能抑制，組織障害と組織低灌流による全身性の炎症による線溶亢進をきたし，線溶亢進型 DIC(disseminated intravascular coagulation)を呈する[30]．低体温やアシドーシス，血液希釈は凝固機能を修飾する因子であり，凝固障害，低体温，アシドーシスは外傷死の三徴とよばれる．FDP や D ダイマー，フィブリノゲンといった凝固機能検査(血液検査)は非常に有用な検査であるが検査に時間がかかり，結果が得られた時点では患者の凝固状態は大きく変化している可能性があるため，これらの検査結果にとらわれすぎず，そのほかの臨床所見や画像所見と総合的に"その時点の"凝固機能を評価し，凝固障害に陥る前に加療を行う必要がある．大量出血，組織因子発現の多い脳や肺の損傷，全身の広範な組織挫滅といった臨床所見のほかに，直達外力の及んでいない全身の筋肉内や傍椎体領域の多発する出血，tight space での出血といった画像所見は凝固障害の存在を示唆する．これらの所見がみられた場合には，適切な輸血に加え，手術や IVR による早期の止血を図る．

b. 各臓器の損傷

1) 脾損傷

脾損傷は腹部鈍的外傷のなかで最も頻度が高く，単独臓器損傷としてみられることもある．転倒や打撲など比較的小さなエネルギーでも損傷することがあり，特に左下位肋骨骨折を認める場合には必ずチェックする．脾臓は疎な組織であり，重篤な脾損傷では大量の腹腔内出血をきたす．日本外傷学会による臓器損傷分類 2008 年版，脾損傷分類を**図 12-2** に示す[31]．臓器損傷分類は，被膜断裂の有無，創の深さ，深部重要構造損傷の有無により I 〜 III 型に分類され，基本的に被膜損傷のない損傷形態を I 型，被膜損傷がある場合には創の深さにより II 型・III 型の分類がなされる(**図 12-3, 4**)．脾損傷では創の深さが表面から実質の 1/2 を境として II 型・III 型を分類する．I 型は被膜下血腫(Ia 型)，実質内血腫(Ib 型)に，III 型は創縁および創の走行が単純か複雑かで IIIa 型・IIIb 型に細分化される．なお，循環血液量減少時には実質が収縮するため，軽微な損傷も注意して検索する必要がある．

以前は脾摘出術が標準治療であったが，1991 年に Sclafani ら[32]が脾損傷に対する経カテーテル動脈塞栓術(transcatheter arterial embolization：TAE)の有用性を報告して以降，その有用性が多く報告され[33〜36]．また，脾摘後重症感染症(overwhelming post splenectomy infection：OPSI)が認知されたことから，脾損傷における非手術的治療(non-operative management：NOM)の適応は拡大し，一部の血行動態不安定症例においても施行されている．血管内治療の適応は Grade の高い外傷形態，受診時 CT における血管損傷・活動性出血，貧血の進行などがあげられる[37]が，このなかで損傷形態については NOM の成功率に寄与しない，という報告があり[38]，治療方針決定において活動性出血の有無がより重要と考えられる．一方で，外傷学会分類では造影剤の血管外漏出像，仮性動脈瘤な

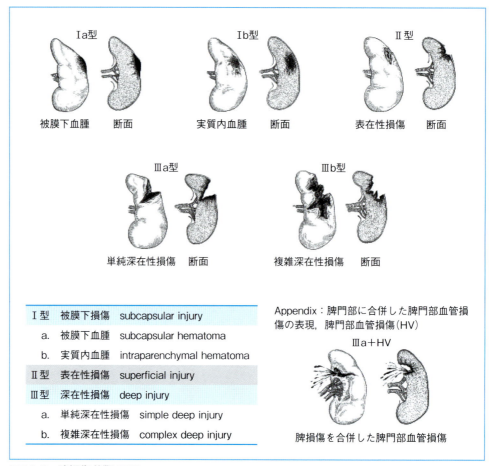

図 12-2　脾損傷分類 2008
(文献 31)より許可を得て転載)

どの血管損傷所見については分類上記載項目ではないため，これらを重視した CT 所見に基づく Grading が報告されている[39]（**表 12-12，Key Facts 12-5**）．同 Grading では活動性出血や仮性動脈瘤，外傷性動静脈瘻などの血管損傷所見を認める症例を治療適応(血管内治療や脾摘出術)とし，深在性損傷についても厳重な経過観察もしくは血管内治療を推奨しており，臨床現場で適用しやすい．

　仮性動脈瘤や動静脈瘻は，初回の CT で指摘できないものや経過観察中に増大するものがあり，遅発性脾破裂の原因と考えられる．遅発性出血は受傷 48 時間以上の潜伏期とその後突然，腹腔内出血が出現する病態で，多くは 2 週間以内とされる[40]．そのため，初診時の造影 CT にて血管外漏出像や仮性動脈瘤を認めず NOM を選択した症例においても，画像検査を含めた厳重な経過観察が必要と考えられる．Muroya らは，NOM にて治療された脾損傷 104 例を検討し，その結果 16 例に遅発性仮性動脈瘤の形成を認めたと報告している[41]．過去の報告から経過観察目的の CT 検査のタイミングとしては 4〜5 日が妥当と考えられる．遅発性仮性動脈瘤については自然史が明らかでなく，即座に治療介入が必要かについてはコンセンサスが得られていない．

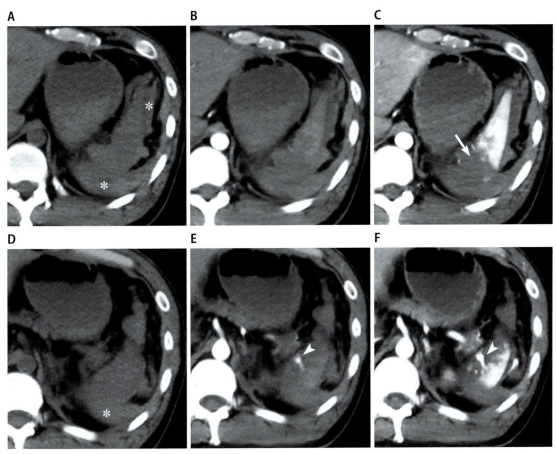

図 12-3 30歳台男性 脾損傷(外傷学会分類Ⅲb型)
外傷パンスキャン A, D:単純CT, B, E:ダイナミックCT動脈優位相, C, F:ダイナミックCT静脈相(D, E, Fは別スライス) 脾周囲に単純CT(A, D)にて淡い高吸収域を認め,血性腹水(＊)が示唆される.ダイナミックCTにて脾背側に実質の1/2を超える創を認め(C,→),外傷学会分類Ⅲb型の脾損傷と診断される.明瞭な血管外漏出像を伴い(E, F ►),CT所見に基づくGradingではGrade Ⅴと診断される.

表12-12 CT所見に基づく脾損傷分類と治療

Grade	CT所見	治療
Ⅰ	被膜下血腫,裂傷,実質内血腫・損傷<1 cm (厚さ,深さまたは最大径)	保存的 経過観察不要
Ⅱ	被膜下血腫,裂傷,実質内血腫・損傷=1〜3 cm (厚さ,深さまたは最大径)	保存的,経過観察
Ⅲ	被膜断裂 被膜下血腫,裂傷,または実質内血腫・損傷≧3 cm (厚さ,深さまたは最大径)	厳重な経過観察 被膜断裂がある場合はIVRを考慮
Ⅳ	実質内もしくは被膜下の活動性出血 仮性動脈瘤および動静脈瘻 粉砕型損傷:3つ以上の造影される実質に粉砕	IVR(開腹術)を考慮
Ⅴ	腹腔内へ注ぐ活動性出血	開腹術(IVR)を考慮

(文献39)より許可を得て転載)

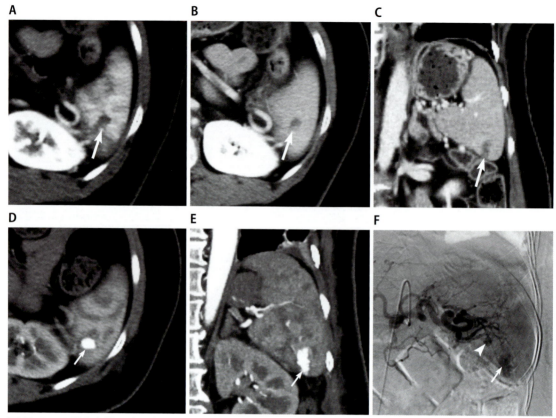

図12-4 50歳台女性 脾損傷（外傷学会分類Ⅱ型） 遅発性仮性動脈瘤
A〜C：外傷パンスキャン（A：ダイナミックCT動脈優位相，B：静脈相，C：静脈相冠状断再構成像），D, E：1週間後ダイナミックCT（D：動脈優位相，E：動脈優位相冠状断再構成像），F：腹腔動脈造影　外傷パンスキャン（A〜C）で脾臓下極に実質1/2以下の創を認め（大矢印），外傷学会分類Ⅱ型の脾損傷と診断される．1週間後のダイナミックCT（D, E）にて損傷部に明瞭な仮性動脈瘤を認める（小矢印）．血管造影（F）にて同仮性動脈瘤（小矢印）以外にも損傷部に一致した仮性動脈瘤の形成を認め（▶），それぞれ動脈塞栓術にて加療を行った．

Key Facts 12-5

脾損傷の画像診断

- 被膜損傷の有無，損傷の深さ，血管損傷（造影剤の血管外漏出像や仮性動脈瘤）の有無を評価する．
- 遅発性仮性動脈瘤の形成に留意する．

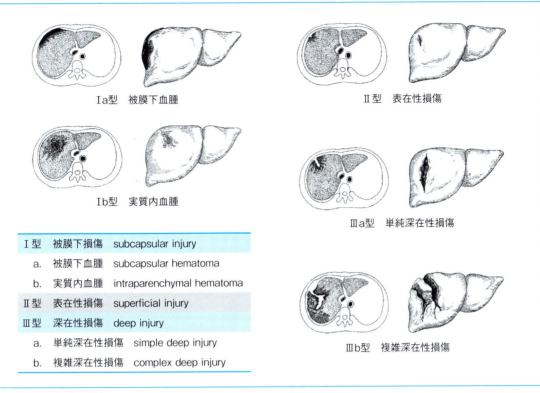

図 12-5　肝損傷分類 2008
(文献 43)より許可を得て転載)

2) 肝損傷

　脾損傷と同様に腹部鈍的外傷のなかで頻度が高く，下位肋骨骨折や肺挫傷を認める場合には肝損傷の有無を確認する．直達外力のほか，肝を固定する鎌状間膜や冠状間膜との間で剪断力による損傷を生じる．正面衝突では前方加速度により冠状間膜との間で剪断力を生じ，下大静脈周囲や右肝静脈に沿った右葉深部に損傷を生じうる．肝静脈や下大静脈損傷を合併する例では外科的加療を要することが多く[42]，これらの静脈損傷の有無は治療方針決定に際し重要である．日本外傷学会の肝損傷分類を**図 12-5**に示す[43]．肝損傷では創の深さ 3 cm を境として II 型・III 型に分類する．3 cm 以上の深い創では Glisson 脈管系・胆管損傷の可能性があるためである(**図 12-6**)．創が S7 や無漿膜野に伸展すると下大静脈周囲の後腹膜血腫や副腎血腫を，創が肝門部に伸展すると胆管損傷から biloma を呈することがある[44]．ただし，肝門部や外側区では 3 cm 以下の創であっても，重要構造損傷の可能性があるため注意する．

　肝損傷についても CT 所見に基づく Grading が報告されており(**表 12-13**)，被膜断裂と活動性出血の有無を重視した分類となっている(**Key Facts 12-6**)．被膜下血腫は肝実質を圧排する凸レンズ型を示し，血性腹水との鑑別点となる．CT 所見に基づく Grading では被膜下血腫であっても，活動性出血があれば Grade V に分類されるが，これは I 型(**図 12-7**)の血腫では増大とともに被膜下静脈が破綻し，被膜下血腫破裂や損傷の進行をきた

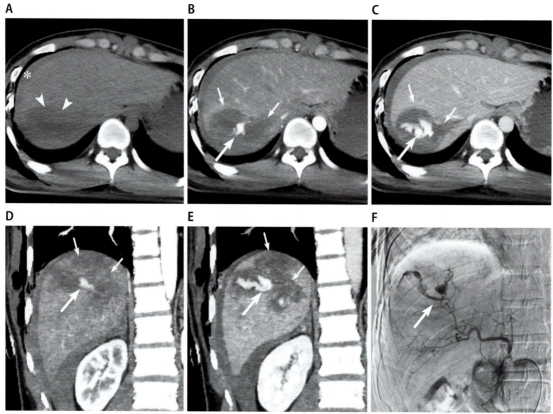

図12-6　10歳台男性　肝損傷（外傷学会分類Ⅲb型）
外傷パンスキャン（A：単純CT，B：ダイナミックCT動脈優位相，C：静脈相，D：動脈優位相冠状断再構成像，E：静脈相冠状断再構成像），F：総肝動脈造影　　単純CT（A）で肝周囲に高吸収な液体貯留（＊）および肝後区域に境界不明瞭な低吸収域（▶）を認める．被膜損傷を伴う肝損傷の所見であり，損傷は深さ3cm以上で不整形であること（B〜E，小矢印）から外傷学会分類Ⅲb型の肝損傷と診断される．ダイナミックCT（B〜E）にて損傷部に明瞭な血管外漏出像を認める（大矢印）．CT所見に基づくGradingではGrade Ⅳである．血管造影（F）にて血管外漏出像（大矢印）を認め，動脈塞栓術にて加療を行った．

表12-13　CT所見に基づく肝損傷分類と治療

Grade	CT所見	治療
Ⅰ	被膜下血腫，裂傷または実質内血腫・損傷＜1cm（深さまたは最大径）	保存的，経過観察不要
Ⅱ	裂傷または実質内血腫・損傷＞1cm（深さまたは最大径）	保存的，経過観察
Ⅲ	被膜断裂を伴わない実質内もしくは被膜下の活動性出血，仮性動脈瘤および動静脈瘻，門脈，肝静脈ないしはIVC周囲に達する血腫・損傷	厳重な経過観察またはIVRを考慮
Ⅳ	被膜断裂部の実質内活動性出血，仮性動脈瘤および動静脈瘻	IVR（開腹術）を考慮
Ⅴ	腹腔内へ注ぐ活動性出血 離断型損傷 門脈または肝静脈一次分枝以内の損傷	開腹術（IVR）を考慮

（文献39）より許可を得て転載）

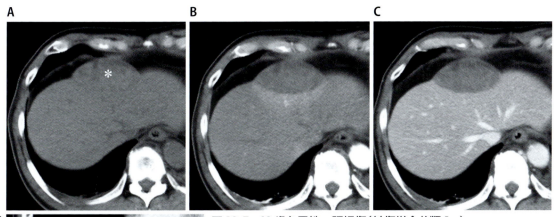

図12-7 60歳台男性 肝損傷（外傷学会分類Ⅰa）
外傷パンスキャン A：単純CT，B〜D：ダイナミックCT（B：動脈優位相，C：静脈相，D：静脈相冠状断再構成像） 肝左葉頭腹側に単純CT（A）にて内部不均一高吸収な腫瘤（*）を認める．腫瘤は肝実質を圧排しレンズ型を示し，ダイナミックCT（B〜D）にて内部に増強効果はみられない．また，肝周囲に被膜損傷を示唆する血性腹水はみられず，外傷学会分類Ⅰa型の肝損傷と診断される．CT所見に基づくGradingではGradeⅠである．

Key Facts 12-6

肝損傷の画像診断

- 被膜損傷の有無，損傷の深さ，血管損傷（造影剤の血管外漏出像や仮性動脈瘤）の有無を評価する．
- 被膜下血腫は増大，損傷度の増悪をきたすことがある．
- 門脈・静脈系損傷が明らかな場合は外科的加療を推奨する．

すことがあるためである．また，前述のように肝損傷では門脈や静脈系損傷の評価は重要であり，CT所見に基づくGradingにおいても重視されている．肝実質の創や血腫が1本もしくはより多くの肝静脈に伸展している場合には肝静脈損傷を疑う必要がある．そのような症例ではTAEを行っても血行動態が不安定化する場合，肝静脈損傷や門脈損傷を疑って外科的治療への方針転換を速やかに判断する必要がある．なおCT上，門脈や肝静脈損傷と活動性出血が明らかな場合には基本的に外科的治療を考慮するが，手術とIVRが同時に施行できる設備（hybrid ERやhybrid OR）がある場合には門脈・静脈性出血について外科的止血，動脈性出血についてTAEを施行することもできる．

亜急性期から慢性期には血性胆汁や動静脈シャント，biloma，感染，遅発性破裂などを生じることがあるため，経時的な画像検査によるフォローアップを行う．実臨床では吸収過程の血腫やbiloma，膿瘍は画像のみでの鑑別は難しく，穿刺による内容液評価が必要となることも多い．

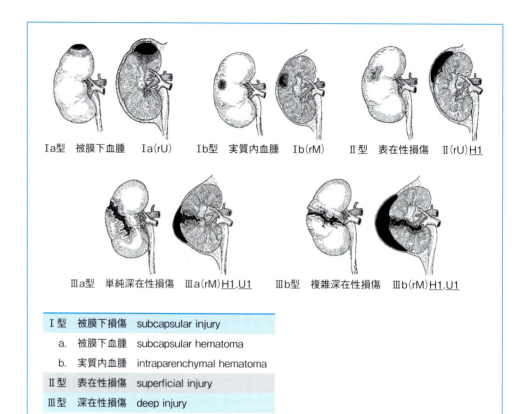

図 12-8 腎損傷分類 2008
(文献 48)より許可を得て転載)

 Advance：periportal tracking

　肝損傷では，門脈に平行する門脈周囲の低吸収域を呈することがある(periportal tracking)．periportal tracking は非特異的な所見で Glisson に沿った血腫，心タンポナーデや緊張性気胸，大量輸液に伴う中心静脈圧上昇によるリンパ管の拡張などが考えられる．同所見を呈する肝損傷例では合併症率が高いという報告もあり，注意が必要である[45]．

3）腎損傷

　腎損傷は鈍的・鋭的外傷例の約 8〜10％にみられ，鈍的外傷が約 80〜90％を占める[46]．肝損傷，脾損傷に次いで頻度の高い損傷である．側腹部に対する直達外力により損傷し，下位肋骨骨折や肺挫傷，肝損傷，脾損傷を合併することもある．また，腎臓は腎茎部により固定されているため，急激な加速度変化が加わると剪断力により腎茎部が伸展され，腎動脈の内膜剝離による腎動脈閉塞を生じることがある．腎動脈損傷は腎動脈近位 1/3 の範囲で頻度が高い[47]．

　腎損傷の外傷学会分類を図 12-8 に示す[48]．腎損傷では創が腎実質の 1/2 以上に到達する場合はⅢ型とするが，おおむね腎髄質に到達するものをいう．離断や粉砕があればⅢb 型

とする．腎茎部血管損傷はPVとして表記し，血腫がGerota筋膜内に留まるものをH1，越えるものをH2と表記する．損傷が腎盂や尿管に及んだ場合，尿漏を伴うことがあり，腎盂尿管移行部での損傷が多い．腎・尿路損傷を疑う症例では排泄相の追加撮像が必須であり，排泄相において創部や腎周囲に広がる造影剤の漏出像を見た場合には尿漏を疑う．排泄相を追加できなかった場合は，帰室後にポータブルX線写真を撮影することで粗大な損傷の検索が可能である．外傷学会分類では尿漏を認める場合は，Gerota筋膜内に留まるものをU1，留まらないものをU2と追記する．

腎損傷では血栓や区域枝断裂により部分梗塞を生じ，典型的には皮髄相のみでなく排泄相においても持続する楔形の造影欠損域を呈する．腎梗塞の画像所見として辺縁の線状造影効果(rim sign)が有名であるが，外傷では認めないこともある．片側の腎実質が完全に造影欠損を呈する場合には，腎動脈本幹損傷を疑う．腎動脈本幹の内膜損傷とそれによる血栓形成が原因の場合には，後腹膜血腫や血尿を呈さないことがあるため，腎臓の造影欠損を認めた場合や腎茎部周囲に脂肪組織濃度上昇を認める場合には，腎動脈を薄いスライスやMPR画像を用いて詳細に評価する(**Key Facts 12-7**)．腎動脈本幹損傷による腎虚血では，虚血が始まってから2時間経過すると腎機能が低下するため[49]，腎臓をサルベージする場合には通常4時間以内に血管形成を行う[50]．

外傷学会分類I型・II型損傷で造影剤の血管外漏出像や仮性動脈瘤を伴わない場合は，保存的加療が一般的である．III型損傷で血管外漏出像を伴う場合はIVRの適応となる(**図12-9**)．95%の症例でNOM(非手術的治療)が可能とされるが[51]，血行動態不安定例，50%以上の腎実質挫滅，ステント留置などでコントロールできない尿漏(87%は自然消退)，動脈血栓閉塞，などでは手術加療も考慮される．欧米ではAmerican Association for the Surgery of Trauma(AAST)による臓器損傷Grade分類が用いられるが，AAST分類と予後の関連性を検討した報告では損傷Gradeと手術/血管内治療の必要性に有意な相関はみられず，活動性出血の有無と手術/血管内治療の必要性に有意な相関を示しており，治療方針決定に際しては現在の損傷Grade分類よりむしろ活動性出血の有無がより重要と考えられる[52]．

Advance：腎挫傷

外傷症例で腎実質内に局所的な造影不良域を見ることがあるが，これは腎挫傷(contusion)と考えられる．腎挫傷では造影効果が残存するのに対して，腎梗塞では造影効果が欠損することが鑑別点となる．

Key Facts 12-7

腎・尿路損傷の画像診断

- 腎・尿路損傷が疑われ，かつ，血行動態が安定している場合には外傷パンスキャン時に排泄相を追加撮像する．
- 治療方針決定に当たっては，損傷形態のみならず造影剤の血管外漏出像に注目する．
- 腎動脈本幹損傷を疑う場合は，MPR像や薄いスライスを用いて詳細に評価する．

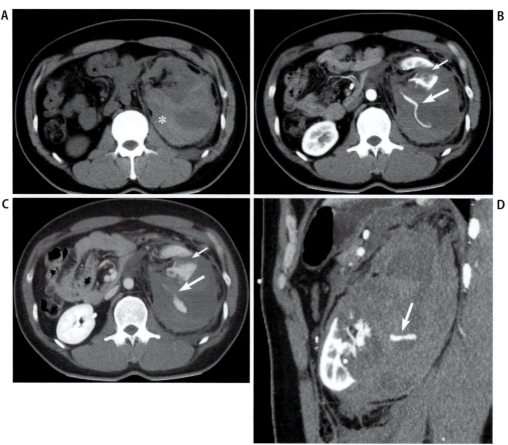

図 12-9　30 歳台男性　左腎損傷(外傷学会分類Ⅲb)
外傷パンスキャン　A：単純 CT，B～D：ダイナミック CT(B：動脈優位相，C：静脈相，D：動脈優位相矢状断再構成像)　左腎周囲に単純 CT(A)にて高吸収を示す液体貯留(＊)を認める．ダイナミック CT(B～D)にて左腎の部分的な離断や，腎盂に到達する創(小矢印)を認め，外傷学会分類Ⅲb 型の腎損傷(H1)と診断される．血腫内に明瞭な血管外漏出像(大矢印)を認める．

4) 膵損傷

　膵臓および十二指腸の鈍的損傷は，すべての腹部外傷のうち 2％以下とまれな損傷である．単独損傷は 30％未満と少なく，50～98％の症例で他臓器損傷の合併を認める．膵損傷の死亡率は 9～34％と高い[53]．ハンドル外傷などによる前方からの直達外力で椎体との間に挟まれて受傷することが多く，中央部の圧迫で膵断裂をきたす場合には上腸間膜動静脈などの大血管損傷を伴うことも多い．血清アミラーゼは初期には正常値を呈することがあるほか，唾液腺や顔面，小腸，肝外傷でも上昇しうるため，その解釈には注意が必要である．

　日本外傷学会による膵損傷分類 2008 年版を**表 12-14** に示す[54]．膵損傷では実質の 1/2 を境としてⅡ型・Ⅲ型を分類する．これは実質の 1/2 以上を損傷した場合，主膵管損傷の可能性があるためである(**図 12-10**)．なお，実質損傷の深達度にかかわらず主膵管損傷を伴うものはⅢb 型として取り扱い，基本的に膵管損傷が明らかな場合は手術適応である．

　膵損傷は画像所見に乏しいことも多く，CT における正診率は 80％程度とされる[53]．膵

表 12-14 膵損傷分類 2008

Ⅰ型	被膜下損傷	subcapsular injury
Ⅱ型	表在性損傷	superficial injury
Ⅲ型	深在性損傷	deep injury
a.	単純深在性損傷	simple deep injury
b.	複雑深在性損傷	complex deep injury

(文献 54)より許可を得て転載)

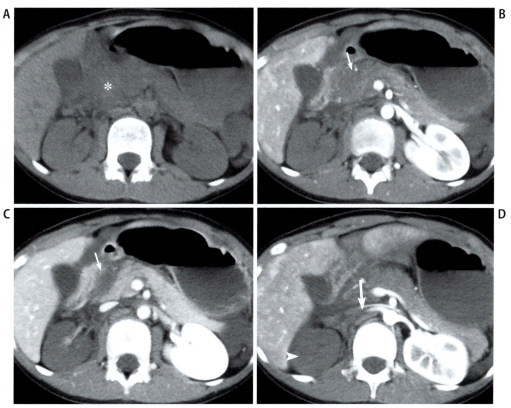

図 12-10 10 歳台男性 膵損傷(外傷学会分類Ⅲa) 右腎動脈外傷性解離
外傷パンスキャン A:単純 CT, B〜D:ダイナミック CT(B:動脈優位相, C:静脈相, D:別スライスの動脈優位相) 膵頭部内部に単純 CT(A)にて高吸収域(*)を認め, 膵周囲脂肪組織濃度上昇を認める. ダイナミック CT(B〜C)にて膵頭部に実質の 1/2 を超える創(小矢印)を認める. 後日, ERCP を施行したところ膵管損傷はみられなかった. 外傷学会分類Ⅲa 型の膵損傷と診断される. なお, 右腎では腎実質の造影欠損(►)を認め, 動脈優位相にて右腎動脈の途絶像(大矢印)を認める(D). 右腎動脈解離による腎動脈閉塞の所見である.

損傷の画像所見としては裂創のほかに膵実質内の低吸収域, 前腎筋膜の肥厚, 膵実質-脾静脈間の血腫, 網嚢内血腫などがある(**Key Facts 12-8**). このうち創については通常のスライス厚では同定が困難なことがあるため, 受傷機転から膵損傷が疑われる場合には必ずMPR 像や薄いスライス画像を用いて読影することを心がける. 主膵管損傷が疑われ, 血行

> **Key Facts 12-8**
>
> **膵損傷の画像診断**
>
> ・裂創が目立たないことがあり，膵実質内の低吸収域，前腎筋膜の肥厚，膵実質–脾静脈間の血腫，網嚢内血腫などの副所見に注目する．
> ・主膵管損傷の有無を評価する．

動態が安定している症例ではMRCP(MR cholangiopancreatography)やERCP(endoscopic retrograde cholangiopancreatography)による膵管評価を考慮する．膵損傷の遅発性合併症として，主膵管断裂や狭窄に伴う膵液瘻，膵炎や仮性囊胞があり，特に膵液瘻では膵十二指腸切除術後と同様に近傍の動脈に仮性動脈瘤を形成，出血をきたすことがあるため注意が必要である．

5) 腸管・腸間膜損傷

腸管および腸間膜損傷の頻度は開腹症例の5%程度とされる[55]．受傷機転として前方からの直達外力(ハンドルやシートベルト損傷，挟まれ)，剪断力などがあげられる．最も損傷が多い部位は固定腸管と自由腸管の境目でTreitz靱帯近傍，近位空腸，遠位回腸，回盲部周囲である．腹膜刺激症状を示すことがあるが中枢神経損傷合併例や挿管後の症例では身体所見を得られないため，腸管損傷が否定できない場合には試験的腹腔内洗浄が行われる．

日本外傷学会による消化管および間膜・小網・大網の損傷分類2008年版を図12-11に示す[56,57]．腸管損傷(図12-12)では損傷が全層に及ぶか否かで分類されている．これは全層に及ぶ損傷では腸管内容の漏出による腹膜炎をきたしうるため，原則手術適応となる．一方，腸間膜損傷(図12-13)では内部の血管損傷による出血が問題となるため血腫の範囲により分類されている．血管損傷があっても膜自体の損傷がない場合には腸間膜内の限られたスペースに出血し急激な全身状態の悪化につながりにくいが，腸間膜が破綻すると腹腔内に大量出血をきたし，急激に全身状態が悪化するためである．腸間膜損傷ではそのほかに静脈損傷や腸管断裂・虚血にも注意する必要があり，手術加療が行われることが多い．

腸管・腸間膜損傷の画像診断においては直接所見と間接所見に分けて理解するとよい(Key Facts 12-9)．すなわち，直接所見として腸管壁断裂，腹腔内・後腹膜気腫，腸間膜血腫・血管外漏出像，血管不整像が，間接所見として腸管壁肥厚，腸間膜脂肪組織濃度上昇があげられる．直接所見を認める場合には診断に迷うことは少ないが，間接所見のみを呈する場合には診断に苦慮することがある．臨床的に判断に迷う場合はCTや超音波検査でフォローアップを行う．腸管壁肥厚はおもに挫傷を示し小腸損傷の55%，大腸損傷の19%でみられる[55]．限局的な腸管壁肥厚を認める場合は腸管損傷を疑い，比較的広範囲に壁肥厚を認める場合は体液過剰や循環血液量減少による二次性変化(shock bowel)の可能性も考慮する．shock bowelではそのほかに下大静脈の平坦化，副腎の強い造影効果，膵・後腹膜浮腫などがみられるため，鑑別に有用である．腸間膜脂肪組織濃度上昇の特異性は低い一方，感度は69%と高いため，同所見を認める場合には腸間膜損傷を除外する必要が

消化管損傷分類 2008	間膜・小網・大網損傷分類 2008
Ⅰ型　非全層性損傷　non-transmural injury	Ⅰ型　非血管損傷　non-vascular injury
a.　漿膜・漿膜筋層裂傷　serosal or seromuscular tear	Ⅱ型　血管損傷　vascular injury
b.　壁内血腫　intramural hematoma	a.　間膜内血腫　intramesenteric hematoma
Ⅱ型　全層性損傷　transmural injury	b.　遊離腹腔内出血　extramesenteric bleeding
a.　穿孔　perforation	
b.　離断　transection	

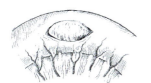
Ⅰa型　漿膜・漿膜筋層裂傷

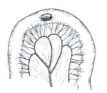
Ⅰb型　壁内血腫

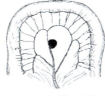
Ⅱa型　間膜内血腫

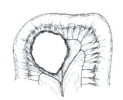
Ⅱb型　遊離腹腔内出血

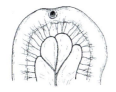
Ⅱa型　穿孔

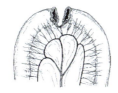
Ⅱb型　離断

図 12-11　腸管・腸間膜損傷分類
（文献 56, 57）より許可を得て転載）

Key Facts 12-9

腸管・腸間膜損傷の画像診断

- 直接所見：腸管壁断裂，腹腔内・後腹膜気腫，腸間膜血腫・血管外漏出像，血管不整像
- 間接所見：腸管壁肥厚，腸間膜脂肪組織濃度上昇
- 診断に迷う場合は CT や超音波検査によるフォローアップや試験開腹を行う．

ある．

6）骨盤骨折

　骨盤骨折は交通事故や高所墜落などの高エネルギー外傷によって生じ，後腹膜出血や大血管損傷をきたすと大量出血をきたし致死的となりうる．来院時に出血性ショックを呈する骨盤骨折症例では，その死亡率は 40〜50％以上である[58〜61]．また，不安定型骨盤骨折の 90％以上に他部位損傷を合併しており[60,61]，致死的出血源となる胸腔・腹腔損傷も 40％以上に合併していると報告されている[62]．骨盤骨折においては出血性ショックをきたす可能性の高い不安定型骨折の早期診断が重要である．

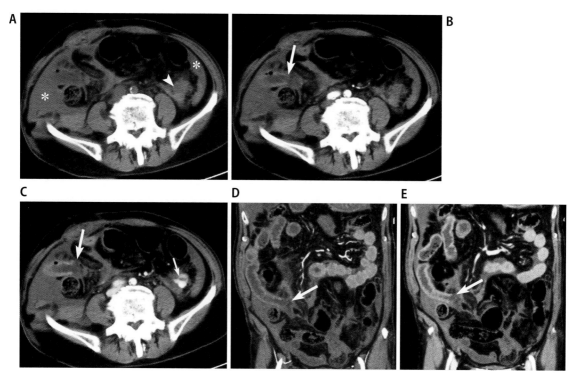

図 12-12　70 歳台男性　腸管損傷(外傷学会分類Ⅱb)
外傷パンスキャン　A：単純 CT，B～E：ダイナミック CT(B：動脈優位相，C：静脈相，D：動脈優位相冠状断再構成像，E：静脈相冠状断再構成像)　単純 CT(A)にて両側傍結腸溝，腸間膜に高吸収域(＊)を認め，血性腹水が示唆される．ダイナミック CT(B～E)にて右下腹部回腸に小腸壁の浮腫性肥厚と断裂(大矢印)を認め，外傷学会分類Ⅱb 型の小腸損傷(離断)と診断される．また，S 状結腸間膜にも単純 CT にて血腫(A，▶)を認め，ダイナミック CT 静脈相にて血管外漏出像(C，小矢印)を認める．S 状結腸間膜損傷(外傷学会分類Ⅱ型)の所見である．

　骨盤骨折のメカニズムとしては前後方向の外力(AP compression)，側方向の外力(lateral compression)，垂直方向の外力(vertical shear)の 3 パターンがある．前後方向の外力では恥骨結合や仙腸関節の離開，側方向の外力では仙骨骨折と片側あるいは両側の恥骨枝の骨折や靱帯損傷，腸骨骨折，垂直方向の外力では左右腸骨レベルが偏位し，L4,5 横突起骨折を生じる．骨盤骨折の分類は一般的に外力の方向と骨盤輪の不安定を考慮して分類され，現在は AO/OTA 分類(図 12-14)[63]，日本外傷学会臓器損傷分類 2008 年の骨盤損傷分類(図 12-15)が用いられることが多い[64]．AO/OTA 分類 Type A は安定型骨折で，骨盤前方部に限局した骨折や骨盤後部に骨折がみられても転位がない骨折を示す．Type B は部分安定型骨折，TypeC は完全不安定型でいずれも骨盤の前方・後方部に少なくとも 1 か所ずつ骨折あるいは転位が存在し，骨盤の輪状構造が破綻した骨折であるが，Type B は回旋方向(水平方向)に不安定で垂直方向に安定性を示すもの，Type C は回旋方向および垂直方向ともに不安定性を示すものをさす．日本外傷学会臓器損傷分類 2008 年の骨盤損傷分類(図 12-15)では Ⅰ 型は安定型，Ⅱ 型は不安定型，Ⅲ 型は重度不安定型と分類している．

　循環動態不安定，意識障害のある症例，高エネルギー外傷では primary survey で骨盤部単純 X 線写真を撮影する(図 12-16 A)．骨盤骨折の約 90％は骨盤部単純 X 線写真にて

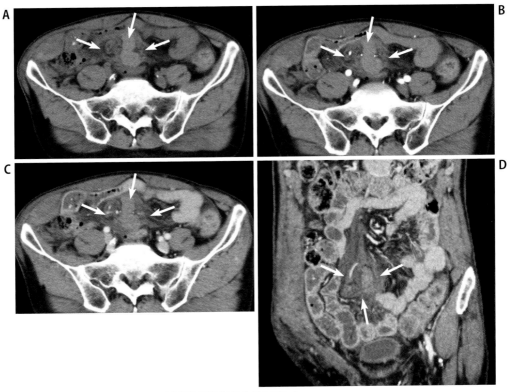

図 12-13　60 歳台男性　腸間膜損傷（外傷学会分類 Ⅱa）
外傷パンスキャン　A：単純 CT，B〜D：ダイナミック CT（B：動脈優位相，C：静脈相，D：静脈相冠状断再構成像）　腸間膜に単純 CT（A）にて高吸収域を認め（→），腸間膜血腫が示唆される．ダイナミック CT（B〜D）にて血腫内に血管外漏出像は認めない．血腫は腸間膜内のみであり外傷学会分類 Ⅱa 型の腸間膜損傷と診断される．

診断可能とされる．骨盤単純 X 線写真の読影では，まず骨盤全体像として第 5 腰椎棘突起が椎体正中に存在するかどうかで写真の正面性を評価する．寛骨の左右差により内外旋の有無，腸骨上縁の左右差により片側骨盤の頭側転位（1 cm 以上）がないか評価する．続いて骨盤前方成分（恥骨・坐骨）を評価する．恥骨結合が 1 cm を超える場合は恥骨結合離開，2.5 cm 以上では後方靱帯損傷が示唆される．最後に骨盤後方成分（腸骨・仙骨）を評価する．仙腸関節間隙が 4 mm 以上では仙腸関節離開，第 5 腰椎棘突起の骨折は腸腰靱帯の破綻（完全不安定型骨折）を示唆する重要な所見である．CT では骨盤の損傷形態，骨盤内血腫量，動脈性出血について評価する（図 12-16 B〜D，Key Facts 12-10）．具体的には筋肉の腫大や後腹膜血腫に注目し，周辺に造影剤の血管外漏出像がないか観察する．

　不安定型骨盤骨折と診断したら，シーツラッピングや外固定器具，創外固定，pelvic clamp による骨盤部の安定化を図る．これは骨盤骨折に起因する静脈性出血に対して，骨盤内容積を減少させるためである．また，タンポナーデ効果を目的としてガーゼパッキング，動脈性出血に対して TAE を行う．血行動態不安定な症例では，ガーゼパッキングと大動脈遮断バルーン留置（REBOA）を初療室で行い，血行動態を安定化させた後に TAE を行うこともある．外傷パンスキャン施行例では，造影剤の血管外漏出像を認めた場合に

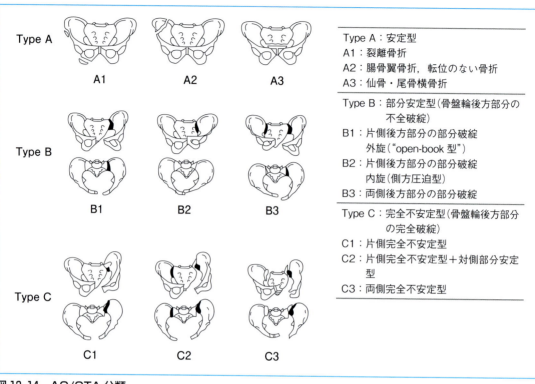

図 12-14　AO/OTA 分類
（文献 63）より改変）

Ⅰ型　安定型　stable type injury
　a.　片側性安定型　unilateral stable type injury
　b.　両側性安定型　bilateral stable type injury
Ⅱ型　不安定型　unstable type injury
　a.　片側性不安定型　unilateral unstable type injury
　b.　両側性不安定型　bilateral unstable type injury
Ⅲ型　重度不安定型　severe unstable type injury
　a.　片側性重度不安定型　unilateral severe unstable type injury
　b.　両側性重度不安定型　bilateral severe unstable type injury
　c.　垂直性重度不安定型　vertical severe unstable type injury

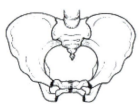
Ⅰb（両側性安定型）

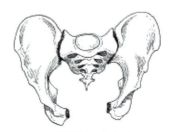
Ⅱb（両側性不安定型）

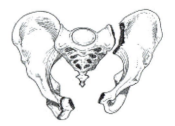
Ⅲa（片側性重度不安定型）

図 12-15　骨盤損傷分類
（文献 64）より許可を得て転載）

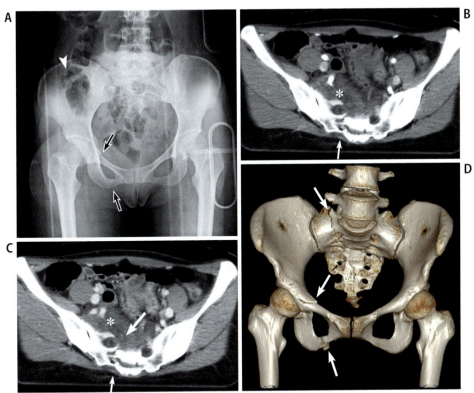

図 12-16　20 歳台男性　骨盤骨折（外傷学会分類Ⅲa　AO/OTA 分類 Type C C1）
A：骨盤部単純 X 線写真（primary survey），B, C：外傷パンスキャン（B：ダイナミック CT 動脈優位相，C：静脈相），D：骨盤骨 VR 像　骨盤部単純 X 線写真（A）にて，右腸骨翼は対側に比して大きく外旋が示唆される（▶）．また，右恥坐骨骨折を認める（→）．不安定型骨盤骨折を示唆する所見である．ダイナミック CT にて恥坐骨および仙骨右翼の骨折を認め（小矢印），仙骨骨折部周囲に血腫（＊）がみられる．静脈相（C）では血腫内部に淡い血管外漏出像（大矢印）もみられる．外傷学会分類Ⅲa，AO/OTA 分類 Type C C1 の骨盤骨折と診断される．VR 像（D）では骨折線（→）や骨盤の形態把握が容易である．

Key Facts 12-10

骨盤骨折の画像診断

- Primary survey における骨盤部単純 X 線写真で 90％以上診断可能．
- 不安定型骨盤骨折の所見（寛骨の回旋，片側骨盤の頭側偏位，L5 横突起骨折）に注意する．

TAE の適応となる．ただし，血管外漏出像がみられなくても，支持組織の脆弱な高齢者，抗血小板薬・抗凝固薬を内服している症例などでは TAE または血管造影検査を考慮する必要がある．

c. 救急診療におけるCT検査

　全身状態不良の症例では，外傷パンスキャンと同様に「致死的な疾患」を「素早く」診断する必要がある．致死的になりうる疾患としては，血管系の疾患（急性大動脈解離・肺血栓塞栓症・心筋梗塞・大動脈瘤破裂，上腸間膜動脈血栓症・解離），消化管穿孔，絞扼性イレウスなどがあげられるため，血管系の疾患を除外した後に各臓器について順に読影するとよい．外傷パンスキャンと同様に全身状態不安定な症例では診療する医師とは別に読影に集中できる医師を確保する．疾患が想定できダイナミック造影を要しない症例や，熱源検索などスクリーニング症例においては自分なりに読影する順番を決めて各臓器について評価する．冠状断像・矢状断像の再構成をルーチンとすることが望ましい．放射線科医として単純CTによる救急疾患のスクリーニングはよく遭遇するが，急性虫垂炎や化膿性脊椎炎は頻度の高い疾患ながら見逃しやすいため注意が必要である．特に化膿性脊椎炎・椎間板炎では脊椎周囲の脂肪組織濃度上昇や大腰筋の腫大に注意するとともに，スクリーニングであっても常に矢状断・冠状断再構成像を活用することが重要である．

　本稿の執筆に際して，多くの症例を提供ならびにご指導いただいた岐阜大学医学部附属病院放射線科 松尾政之教授，帝京大学医療技術学部診療放射線学科 古井 滋教授に感謝致します．

文献

1) 日本外傷学会外傷初期診療ガイドライン改訂第5版編集委員会・編：改訂第5版 外傷初期診療ガイドライン．へるす出版，2016.
2) Sefidbakht S, Assadsangabi R, Abbasi HR, Nabavizadeh A：Sonographic measurement of the inferior vena cava as a predictor of shock in trauma patients. Emerg Radiol 2007；14：181-185.
3) Yanagawa Y, Nishi K, Sakamoto T, Okada Y：Early diagnosis of hypovolemic shock by sonographic measurement of inferior vena cava in trauma patients. J Trauma 2005；58：825-829.
4) Low R, Duber C, Schweden F, et al：Whole body spiral CT in primary diagnosis of patients with multiple trauma in emergency situations. Rofo 1997；166：382-388.
5) Huber-Wagner S, Lefering R, Qvick LM, et al：Effect of whole-body CT during trauma resuscitation on survival：a retrospective, multicentre study. Lancet 2009；373：1455-1461.
6) Sampson MA, Colquhoun KB, Hennessy NL：Computed tomography whole body imaging in multi-trauma：7 years experience. Clin Radiol 2006；61：365-369.
7) Hilbert P, zur Nieden K, Hofmann GO, et al：New aspects in the emergency room management of critically injured patients：a multi-slice CT-oriented care algorithm. Injury 2007；38：552-558.
8) Wurmb TE, Quaisser C, Balling H, et al：Whole-body multislice computed tomography(MSCT) improves trauma care in patients requiring surgery after multiple trauma. Emerg Med J 2011；28：300-304.
9) Wurmb TE, Fruhwald P, Hopfner W, et al：Whole-body multislice computed tomography as the first line diagnostic tool in patients with multiple injuries：the focus on time. J Trauma 2009；66：658-665.
10) Kanz KG, Paul AO, Lefering R, et al：Trauma management incorporating focused assessment with computed tomography in trauma(FACTT)- potential effect on survival. J Trauma Manag Outcomes 2010；4：4.
11) Roy-Choudhury SH, Gallacher DJ, Pilmer J, et al：Relative threshold of detection of active arterial bleeding：in vitro comparison of MDCT and digital subtraction angiography. AJR Am J Roentgenol 2007；189：W238-246.
12) Inaba K, Branco BC, Lim G, et al：The increasing burden of radiation exposure in the manage-

ment of trauma patients. J Trauma 2011 ; 70 : 1366-1370.
13) Sharma OP, Oswanski MF, Sidhu R, et al : Analysis of radiation exposure in trauma patients at a level Ⅰ trauma center. J Emerg Med 2011 ; 41 : 640-648.
14) Sierink JC, Treskes K, Edwards MJ, et al : Immediate total-body CT scanning versus conventional imaging and selective CT scanning in patients with severe trauma (REACT-2) : a randomised controlled trial. Lancet 2016 ; 388 : 673-683.
15) Gezer NS, Balci P, Tuna KC, et al : Utility of chest CT after a chest X-ray in patients presenting to the ED with non-traumatic thoracic emergencies. Am J Emerg Med 2017 ; 35 : 623-627.
16) Verma V, Vasudevan V, Jinnur P, et al : The utility of routine admission chest X-ray films on patient care. Eur J Intern Med 2011 ; 22 : 286-288.
17) Mayumi T, Yoshida M, Tazuma S, et al : The Practice Guidelines for Primary Care of Acute Abdomen 2015. Jpn J Radiol 2016 ; 34 : 80-115.
18) MacKersie AB, Lane MJ, Gerhardt RT, et al : Nontraumatic acute abdominal pain : unenhanced helical CT compared with three-view acute abdominal series. Radiology 2005 ; 237 : 114-122.
19) Siewert B, Raptopoulos V, Mueller MF, et al : Impact of CT on diagnosis and management of acute abdomen in patients initially treated without surgery. AJR 1997 ; 168 : 173-178.
20) Broder J, Warshauer DM : Increasing utilization of computed tomography in the adult emergency department, 2000-2005. Emerg Radiol 2006 ; 13 : 25-30.
21) Kirsch TD, Hsieh YH, Horana L, et al : Computed tomography scan utilization in emergency departments : a multi-state analysis. J Emerg Med 2011 ; 41 : 302-309.
22) Kelly J, Raptopoulos V, Davidoff A, et al : The value of non-contrast-enhanced CT in blunt abdominal trauma. AJR 1989 ; 152 : 41-48.
23) Naulet P, Wassel J, Gervaise A, Blum A : Evaluation of the value of abdominopelvic acquisition without contrast injection when performing a whole body CT scan in a patient who may have multiple trauma. Diagn Interv Imaging 2013 ; 94 : 410-417.
24) Chuong AM, Corno L, Beaussier H, et al : Assessment of bowel wall enhancement for the diagnosis of intestinal ischemia in patients with small bowel obstruction : value of adding unenhanced CT to contrast-enhanced CT. Radiology 2016 ; 280 : 98-107.
25) Mehard WB, Heiken JP, Sicard GA : High-attenuating crescent in abdominal aortic aneurysm wall at CT : a sign of acute or impending rupture. Radiology 1994 ; 192 : 359-362.
26) 一ノ瀬嘉明, 松本純一, 船曳知弘・他：時間を意識した外傷CT診断：focused assessment with CT for trauma (FACT) からはじめる3段階読影. 日外傷会誌 2014 ; 28 : 21-31.
27) 水沼仁孝, 森川和彦：外傷パンスキャンの実際. 臨床画像 2012 ; 28 (suppl 2) : 26-37.
28) Eurin M, Haddad N, Zappa M, et al : Incidence and predictors of missed injuries in trauma patients in the initial hot report of whole-body CT scan. Injury 2012 ; 43 : 73-77.
29) Agostini C, Durieux M, Milot L, et al : Value of double reading of whole body CT in polytrauma patients. J Radiol 2008 ; 89 : 325-330.
30) Gando S, Sawamura A, Hayakawa M : Trauma, shock, and disseminated intravascular coagulation : lessons from the classical literature. Ann Surg 2011 ; 254 : 10-19.
31) 日本外傷学会臓器損傷分類委員会：脾損傷分類2008 (日本外傷学会). 日外傷会誌 2008 ; 22 : 263.
32) Sclafani SJ, Weisberg A, Scalea TM, et al : Blunt splenic injuries : nonsurgical treatment with CT, arteriography, and transcatheter arterial embolization of the splenic artery. Radiology 1991 ; 181 : 189-196.
33) Hagiwara A, Yukioka T, Ohta S, et al : Nonsurgical management of patients with blunt splenic injury : efficacy of transcatheter arterial embolization. AJR 1996 ; 167 : 159-166.
34) Liu PP, Lee WC, Cheng YF, et al : Use of splenic artery embolization as an adjunct to nonsurgical management of blunt splenic injury. J Trauma 2004 ; 56 : 768-772 ; discussion 773.
35) Hagiwara A, Fukushima H, Murata A, et al : Blunt splenic injury : usefulness of transcatheter arterial embolization in patients with a transient response to fluid resuscitation. Radiology 2005 ; 235 : 57-64.
36) van der Vlies CH, Hoekstra J, Ponsen KJ, et al : Impact of splenic artery embolization on the success rate of nonoperative management for blunt splenic injury. Cardiovasc Intervent Radiol 2012 ; 35 : 76-81.
37) Beuran M, Gheju I, Venter MD, et al : Non-operative management of splenic trauma. J Med Life

2012；5：47-58.
38) Umlas SL, Cronan JJ：Splenic trauma：can CT grading systems enable prediction of successful nonsurgical treatment? Radiology 1991；178：481-487.
39) 中島康雄：腹部外傷に対するCT所見を基本とした臓器損傷画像診断分類作成．文部科学省科学研究費補助金，萌芽研究（研究課題番号：17659376），研究成果報告書（平成19年度）2008.
40) Krohmer SJ, Hoffer EK, Burchard KW：Transcatheter embolization for delayed hemorrhage caused by blunt splenic trauma. Cardiovasc Intervent Radiol 2010；33：861-865.
41) Muroya T, Ogura H, Shimizu K, et al：Delayed formation of splenic pseudoaneurysm following nonoperative management in blunt splenic injury：multi-institutional study in Osaka, Japan. J Trauma Acute Care Surg 2013；75：417-420.
42) Poletti PA, Mirvis SE, Shanmuganathan K, et al：CT criteria for management of blunt liver trauma：correlation with angiographic and surgical findings. Radiology 2000；216：418-427.
43) 日本外傷学会臓器損傷分類委員会：肝損傷分類2008（日本外傷学会）．日外傷会誌2008；22：262.
44) Yoon W, Jeong YY, Kim JK, et al：CT in blunt liver trauma. RadioGraphics 2005；25：87-104.
45) Yokota J, Sugimoto T：Clinical significance of periportal tracking on computed tomographic scan in patients with blunt liver trauma. Am J Surg 1994；168：247-250.
46) McAninch JW：Renal injuries. In：Gillenwater JY, Grayhack JT, Howards SS, Duckett JW (eds)：Adult and pediatric urology, 3rd ed. St Louis：Mosby, 1996；539-553.
47) Mitvis SE：Injuries to the urinary system and retroperitoneum. In Mitvis SE, Shanmuganathan K, (eds)：Imaging in trauma and critical care, 2nd ed. Phyladelphia：Saunders, 2003；483-517.
48) 日本外傷学会臓器損傷分類委員会：腎損傷分類2008（日本外傷学会）．日外傷会誌2008；22：265.
49) Athausen AF：Vascular trauma. In：Morris PJ, Malt RA(eds)：Oxford textbook of surgery, 2nd ed. Oxford：Oxford University Press, 1994；1556-1559.
50) Peterson NJ：Genitourinary trauma. In：Feliciano DV, Moore EE, Mattox KL(eds)：Trauma, 3rd ed. Stamford：Appleton & Lange, 1996；661-694.
51) Matthews LA, Spirnak JP：The nonoperative approach to major blunt renal trauma. Semin Urol 1995；13：77-82.
52) Baghdanian AH, Baghdanian AA, Armetta A, et al：Utility of MDCT findings in predicting patient management outcomes in renal trauma. Emerg Radiol 2017；24：263-272.
53) Linsenmaier U, Wirth S, Reiser M, Körner M：Diagnosis and classification of pancreatic and duodenal injuries in emergency radiology. RadioGraphics 2008；28：1591-1602.
54) 日本外傷学会臓器損傷分類委員会：膵損傷分類2008（日本外傷学会）．日外傷会誌2008；22：264.
55) Brofman N, Atri M, Hanson JM, et al：Evaluation of bowel and mesenteric blunt trauma with multidetector CT. RadioGraphics 2006；26：1119-1131.
56) 日本外傷学会臓器損傷分類委員会：消化管損傷分類2008（日本外傷学会）．日外傷会誌2008；22：266.
57) 日本外傷学会臓器損傷分類委員会：間膜・小網・大網損傷分類2008（日本外傷学会）．日外傷会誌2008；22：267.
58) Balogh Z, Caldwell E, Heetveld M, et al：Institutional practice guidelines on management of pelvic fracture-related hemodynamic instability：do they make a difference? J Trauma 2005；58：778-782.
59) Cothren, CC, Osborn PM, Moore EE, et al：Preperitonal pelvic packing for hemodynamically unstable pelvic fractures：a paradigm shift. J Trauma 2007；62：834-839；discussion 839-842.
60) Eastridge BJ, Starr A, Minei JP, et al：The importance of fracture pattern in guiding therapeutic decision-making in patients with hemorrhagic shock and pelvic ring disruptions. J Trauma 2002；53：446-450；discussion 450-451.
61) Starr AJ, Griffin DR, Reinert CM, et al：Pelvic ring disruptions：prediction of associated injuries, transfusion requirement, pelvic arteriography, complications, and mortality. J Orthop Trauma 2002；16：553-561.
62) Papadopoulos IN, Kanakaris N, Bonovas S, et al：Auditing 655 fatalities with pelvic fractures by autopsy as a basis to evaluate trauma care. J Am Coll Surg 2006；203：30-43.
63) Marsh JL, Slongo TF, Agel J, et al. Fracture and dislocation classification compendium-2007：Orthopaedic Trauma Association classification, database and outcomes committee. J Orthop Trauma 2007；21：S59-67.
64) 日本外傷学会臓器損傷分類委員会：骨盤損傷分類2008（日本外傷学会）．日外傷会誌2008；22：274.

和文索引

あ

アキシャルスキャン　9
悪性中皮腫　150
悪性リンパ腫　147, 192, 288
　　──（肝）　192
　　──（腎）　288
　　──（肺）　147
アドレナリン　65
アナフィラキシー　59, 60
　　──の重症度評価　61
　　──の予防　63
アナフィラキシー様反応　60
アミオダロン　190
アミオダロン肝　191
アミロイド　192
安定狭心症　106

い

イオジキサノール　49
イオパミドール　35
イオヘキソール　49
イオメプロール　41, 43, 45, 46, 48
胃癌　295, 297, 310
異型結節　179
移植後肝　195
医療被ばく研究情報ネットワーク　82

う

ウィンドウ幅　11
ウィンドウレベル　11
ウェッジフィルタ　4
うっ血肝　194, 195

え

エア・トラッピング　158
壊死性胆囊炎　243
壊疽性胆囊炎　231, 243
炎症性大動脈瘤　130
炎症性腸疾患　301, 319

お

黄色肉芽腫性胆囊炎　233, 246
オクトレオチド　213
オンコサイトーマ　283, 284

か

外傷死の三徴　337
外傷パンスキャン　325, 335
回転時間　9
海綿状血管腫　170, 173, 185
潰瘍性大腸炎　301, 319
化学刺激　63
拡散強調画像　234
過誤腫　147
仮性動脈瘤　338, 345
仮想単色X線画像　30, 51, 236
仮想単純CT　236
仮想注腸像　307
仮想展開画像　307
仮想内視鏡像　307
画素サイズ　11
活動性出血　330, 337
ガドリニウム造影剤　190
化膿性脊椎炎　354
化膿性胆囊炎　243
化膿性椎間板炎　354
カルシウム負荷試験　213
川崎病　108, 124
肝アミロイドーシス　192
肝萎縮　194
肝炎　195
肝硬変　194
肝細胞癌　176, 194
肝細胞腺腫　170, 189, 190
　　──の亜分類　190
肝腫大　194
感染性大動脈瘤　109, 130
肝損傷　341
　　──分類　341
管電圧　3, 5, 6, 50, 81
管電流　5, 6, 81
管電流自動変調　6
冠動脈CT　106, 111, 112
肝動脈化学塞栓療法　169, 173

冠動脈ステント内再狭窄　122
冠動脈バイパス術後　107, 115, 122
冠動脈プラーク　119
冠動脈瘤　124
冠動脈瘻　124
肝内結石　241
肝内胆管癌　170, 173, 180, 184
肝内胆管細胞癌　181
肝膿瘍　249

き

気管支透亮像　151, 158
奇形腫　148
気腫性胆囊炎　231, 244
気道病変　163
偽被膜　178
逆投影　15
急性壊死性貯留　221
急性肝炎　192, 194
急性冠症候群　106, 120
急性心筋梗塞　106
　　──，ST上昇型　106
　　──，非ST上昇型　106
急性膵炎　203, 207, 220
急性膵周囲液体貯留　221
急性巣状細菌性腎炎　276
急性胆管炎　232, 248
急性胆囊炎　231, 243
急性腹症　202, 207
凝固障害　337
胸腺腫　148
胸部外傷　140
胸部大動脈瘤　108
胸膜腫瘍　150
胸膜播種　150

く

グリッド　5

け

経口避妊薬　189
経皮経肝胆管造影　234
経類洞排血　176

劇症肝炎　194
血管筋脂肪腫　280
血管腫　184
血管造影下 CT　168
血管迷走神経反射　62
血清クレアチニン　69
牽引性気管支拡張　161
限局性結節性過形成　170, 186
嫌色素性腎細胞癌　283, 284
原発性肝細胞癌　167, 172, 173, 179
原発性硬化性胆管炎　249
原発性胆汁性胆管炎　250

こ

高エネルギー外傷　330
硬化性血管腫　147
硬化性胆管炎　234, 252
高灌流臓器　35
後縦隔腫瘍　149
好中球細胞浸潤　222
高度貧血　190, 191
骨盤骨折　349, 350
骨盤損傷分類　350
孤立性線維腫瘍　150
コリメータ　96
コレステロール　242
コレステロール成分　236, 237
コレステロール石　241
コロナ様濃染　178, 179
コーン角　3
混合型肝癌　184
混合型腺内分泌癌　255
混合石　241
混合石胆嚢炎　237
混成石　241
コンソリデーション　158

さ

再構成関数　17
最小強度投影法　250
最大強度投影法　13
細胆管細胞癌　184
細胞外液腔　35
細胞外液性造影剤　35
撮像管電圧　50
撮像視野　10
サルコイドーシス　154

し

時間エンハンスメント曲線　39
時間濃度曲線　36, 37, 113
色素結石　241
自己免疫性膵炎　222
市中肺炎　137
実効エネルギー　3
実効線量　80
　　──計算ソフトウェア　80
至適造影剤容量　141
自動露出機構　6, 91, 305
脂肪肝　192
縦隔腫瘍　139, 148
充実型結節　143
重症急性膵炎　207
重症膵炎　220
主膵管損傷　344
純コレステロール石　241
順投影　15
漿液性囊胞性腫瘍　202, 217
上部尿路癌　272
静脈腫瘍塞栓　269
小葉中心性結節　153
食道癌　293, 294, 309
除脂肪体重　42
腎移植ドナー検査　271
腎盂癌　272, 286
心筋 perfusion CT　108
心筋シンチグラフィ　108
神経原性腫瘍　149
神経節神経腫　149
神経内分泌腫瘍　255
進行肝細胞癌　176, 187, 189
腎梗塞　345
腎細胞癌　263, 280, 283
腎挫傷　345
心室瘤　127
腎腫瘍　266, 276, 283
心臓 CT　27
腎損傷　344
診断参考レベル　82
シンチレータ　4
心電図同期管電流制御　94
腎動静脈奇形　269
腎動脈狭窄　269
腎動脈損傷　344
腎動脈瘤　269
腎膿瘍　276
心拍出量　42

す

膵液瘻　348
膵外傷　224
膵仮性囊胞　221
膵癌　204, 209
　　──の切除可能性分類　209
膵管癌　209
膵管内管状乳頭腫瘍　217
膵管内乳頭粘液性腫瘍　202, 215
推算糸球体濾過量　71
膵腫瘍　202
膵神経内分泌腫瘍　211
水腎症　288
膵損傷　346
　　──分類　346
膵動脈瘤　226
膵内分泌腫瘍　202
随伴性膵炎　209
水溶性ヨード造影剤　302
スカウトビュー　6
スキャン開始時間　52
スキャンタイミング　52
ステップ＆シュート　27
ステントグラフト内挿術後　129
スパイラルフローチューブ　50
スペクトラル HU 曲線　236, 237, 242
スライス厚　11
すりガラス影　154
すりガラス型結節　143, 145

せ

成熟囊胞性奇形腫　148
星芒状の瘢痕　186, 284
生理食塩水による後押し　49, 113
生理的脂肪変性　126
石灰化スコア　105, 110, 118
遷延性濃染　180, 181
線形モデル　39
前縦隔腫瘍　148
染色体異常　86
仙腸関節離開　351
先天性異常　140
先天性冠動脈奇形　108
線溶亢進型 DIC　337

そ

造影剤　35

――，ガドリニウム　190
――，細胞外液性　35
――，水溶性ヨード　302
――，非イオン性ダイマー型　68
――，ヨード　35
――2相注入　113
――注入時間　44, 141
――注入速度　44
――到達時間　37
――による急性副作用　59
――による遅発性副作用　67
――濃度　47
――の加温　64
――の浸透圧　47
――のテスト注入　52
――の粘稠度　47
――容量，至適　141
――量　44
造影剤腎症　69
　　――の予防策　71
造影増強効果　36
早期肝細胞癌　179
臓器損傷分類　337
早期慢性膵炎　203, 220
組織加重係数　80

た

体格指標　40
体重　40
大腸CT　298
大腸癌　297, 299, 314
大動脈解離　108
大動脈瘤
　　――，炎症性　130
　　――，感染性　109, 130
　　――，胸腹部　108
大動脈瘤破裂　129
体表面積　42
高安動脈炎　131
タギング　302
多断面再構成法　13
多房嚢胞性腎細胞癌　278, 280
胆管炎　192, 232, 248
胆管癌　238, 256
胆管結石　241
胆管細胞癌　180
胆管腫瘍　234
胆管膵管合流異常　259
胆管内乳頭状腫瘍　257
胆道気腫　242

胆道結石　229, 241
胆道シンチグラフィ　231
胆嚢炎　231, 243
胆嚢癌　233, 238, 252
胆嚢結石　241
胆嚢腫瘍　233
胆嚢腺筋腫症　247
胆嚢穿孔　246
胆嚢捻転　246
淡明細胞型腎細胞癌　267, 280, 283, 284

ち

遅延濃染　182
逐次近似応用再構成法　18
逐次近似画像再構成法　21, 51, 97, 305
恥骨結合離開　351
遅発性脾破裂　338
中縦隔腫瘍　149
中心性瘢痕　284
中心瘢痕　187
注入時間　44, 141
注入速度　44
中分化型肝細胞癌　176
超音波エラストグラフィ　171
腸管前処置　302
腸管損傷　348
腸間膜損傷　348
腸腰靱帯　351
直線閾値なし仮説　84
陳旧性心筋梗塞　127

て

低灌流臓器　35
低コントラスト領域　94
ディテクタピッチ　10
低電圧撮像　50, 93, 114
低分化型肝細胞癌　178
テストインジェクション法　52, 113, 173, 265
鉄過剰症　191
鉄沈着　190
転移性肝腫瘍　169, 174, 182
転移性膵腫瘍　214
転移性肺腫瘍　139
点滴静注胆嚢胆管造影　230

と

糖原病　189, 194
動静脈瘻　338
透析　42, 73
到達時間　37
動脈門脈シャント　232
動脈優位相　36
特発性器質化肺炎　158
ドレナージ　232

な

内視鏡的逆行性胆管膵管造影　229
内視鏡的逆行性胆管造影　234

に

乳酸アシドーシス　74
乳頭状腎細胞癌　283
尿細管間質性腎炎　276
尿膜管癌　286
尿漏　345
尿路腫瘍　264
尿路上皮癌　272, 286
尿路損傷　345

ね

粘液性嚢胞性腫瘍　202, 217
粘膜下腫瘍　299, 300

の

ノイズ低減フィルタ　94
嚢胞性膵腫瘍　215

は

肺癌　138, 143
肺血流の評価　141
肺高血圧症　109
肺腫瘍　138
　　――，良性　147
排泄性尿路造影　264
肺動静脈奇形　109
肺動脈CT　109
肺動脈血栓塞栓症　109, 116
肺分画症　109
肺胞蛋白症　158
バンディングアーチファクト　29

ひ

ビグアナイド系経口糖尿病治療薬　74
ピークCT値　37
ピーク時間　37
微小膵管癌　207
ヒスタミンH_1受容体拮抗薬　65
非線形フィルタ　94
脾損傷　337
　──分類　337
ピッチファクタ　9, 81
被ばく対策　79
被ばく低減技術　91
被包化壊死　221
被膜様濃染　178
びまん性肝細胞癌　192
びまん性肝疾患　170, 175, 190
びまん性肝転移　192
びまん性膵疾患　208
びまん性肺疾患　140, 153
びまん性粒状影　153
びまん性類洞内肝転移　194
ビームピッチ　9
標準偏差　5, 24
ビリルビンカルシウム　241
ビリルビンカルシウム結石　230

ふ

ファン角　3
不安定狭心症　106
不安定プラーク　121
フィルタ逆投影法　15, 17
フォトダイオード　4
副腎血腫　341
腹部大動脈瘤　108

浮腫性胆嚢炎　243
不整脈源性右室心筋症　128
物質弁別　30, 171
部分充実型結節　143
フラッシュスパイラルスキャン　27
プロスペクティブ撮像　27
プロスペクティブ心電図同期法　95

へ

平均時間エンハンスメント曲線　39
平衡相　36
ヘモジデローシス　190
ヘリカルスキャン　9
ヘリカルピッチ　10

ほ

乏血性腫瘍　181
膀胱癌　273, 286
放射線肝炎　192
蜂巣肺　161
ボウタイフィルタ　4, 95
ボーラストラッキング法　52, 113, 173, 265, 330, 333
ボリュームレンダリング法　13

ま

慢性肝炎　194
慢性血栓塞栓性肺高血圧症　132
慢性膵炎　203, 220
慢性胆嚢炎　246

め

メトホルミン　74

も

網状影　161
モザイクパターン　158
モデルベース逐次近似再構成法　21, 22

や

薬理学的コンパートメントモデル　39

よ

ヨード造影剤　35
ヨード沈着　190

り

リピオドール　168
量子ノイズフィルタ　94
リング状濃染　131
リンパ上皮嚢胞　218

る

類洞閉塞性症候群　194

れ

レトロスペクティブ撮像　27
レトロスペクティブヘリカルスキャン　27

欧文索引

2 tone duct sign　217
2-material decomposition　30, 236
3-material decomposition　30
β_2アドレナリン受容体刺激薬　65
γ-H2AX　86

A

abnormal junction of pancreato-biliary duct（AJPBD）　259
accessory renal artery　267
ACS　106, 120
acute cholangitis　248
acute cholecystitis　243
acute coronary syndrome（ACS）　106, 120
acute necrotic collection（ANC）　221
acute peripancreatic fluid collection（APFC）　221
Adamkiewicz 動脈　109, 116, 131
adenomyomatosis of the gallbladder　247
adult cystic nephroma　279, 280
AEC　6, 91, 305
AHA 分類　119
AIP　222
air bronchogram　151, 158
air enema　307
air trapping　158
AJPBD　259
American Heart Association（AHA）分類　119
AML　280
ANC　221
angiomyolipoma（AML）　280
angular interface　281
AO/OTA 分類　350
APFC　221
apple core sign　317
arrhythmogenic right ventricular cardiomyopathy（ARVC）　128
ARVC　128
autoimmune pancreatitis（AIP）　222
automatic exposure control（AEC）　6, 91, 305

B

BCSt　241
bile duct cancer　256
bile duct stone　241
biloma　341
BMI　40
body mass index（BMI）　40
bolus tracking　52, 173, 265
Bosniak 分類　264, 276, 278
bow-tie フィルタ　95
breakthrough reaction　63
Budd-Chiari 症候群　194

C

capsular rim sign　222, 224
cavernous hemangioma　185
central scar　186
centrilobular nodule　153
Charcot 三徴　248
cholangiocarcinoma　256
cholangiolocellular carcinoma　184
cholangitis　248
cholecystitis　243
cholecystolithiasis　241
choledocholithiasis　241
chronic cholecystitis　246
chronic thromboembolic pulmonary hypertension（CTEPH）　132
ChSt　241
CIN　69
CNR　24
combination stone　241
combined hepatocellular and cholangiocarcinoma　184
computed tomography dose index（$CTDI_{vol}$）　79
consolidation　158
contrast enhancement　36
contrast induced nephropathy（CIN）　69
contrast to noise ratio（CNR）　24
contusion　345

COP　158
crazy-paving pattern　158
Crohn 病　308, 319
cryptogenic organizing pneumonia（COP）　158
CT angiography（CTA）　74, 264, 267, 269, 305
CT colonography（CTC）　98, 298, 302
CT during hepatic arteriography（CTHA）　179
CT gastrography　296
CT urography（CTU）　264, 272, 286, 305
CT venography　109, 116, 305
CTA　264
CTC　298, 302
$CTDI_{vol}$　79
CTE　308
CT enterography（CTE）　308
CTEPH　132
CTHA　179
CTU　272
CT 所見に基づく Grading　338, 341
curved MPR 画像　119

D

DECT　30, 51, 236
Diagnostic Reference Level（DRL）　82
DIC（drip infusion cholecystocholangiography）　230
DIC（disseminated intravascular coagulation）　337
DIC-CT　230, 235
disseminated intravascular coagulation（DIC）　337
DLP　80
DNA 損傷　84, 89
DNA 二本鎖切断　84
dose length product（DLP）　80
double ring enhancement　131
drip infusion cholecystocholangiography（DIC）　230

DRL 82
dual energy CT(DECT) 30, 51, 141, 169, 236
dual layer detector 方式 30
dual source 方式 30
duct penetrating sign 223, 224

E

edematous cholecystitis 243
effective dose 80
eGFR 71, 72
EID 31
elastography 171
emphysematous cholecystitis 244
endoscopic retrograde cholangiography(ERC) 234
endoscopic retrograde cholangiopancreatography(ERCP) 229, 232, 348
endoscopic ultrasonography(EUS) 230
energy integrated detector(EID) 31
EOB ダイナミック MRI 167, 169
ERC 234
ERCP 229, 232, 348
EUS 230

F

^{18}F-FDG-PET 168, 169
FACT 335
FAST 325
fast kV switching 方式 30
fat poor AML 281
FBP 17
fecal tagging 302
field of view(FOV) 10
filtered back projection(FBP) 17
FNH 170, 186
focal nodular hyperplasia(FNH) 170, 186
focused assessment with CT for trauma(FACT) 335
focused assessment with sonography for trauma(FAST) 325
FOV 10

G

gallbladder carcinoma 252
gallbladder stone 241
gallstone 241
gangrenous cholecystitis 243
gastrointestinal stromal tumor (GIST) 299
GEL 222
GGO 154
GIST 299, 316
granulocytic epithelial lesion(GEL) 222, 316
ground-glass opacity(GGO) 154

H

hepatatrophia 194
hepatic metastasis 182
hepatocellular adenoma 189
hepatocellular carcinoma 176
hepatolithiasis 241
hepatomegaly 194
honeycomb lung 161
honeycombing 161
Hounsfield Unit(HU) 10
HU 10
hybrid ER 326
Hybrid IR 18
hybrid iterative reconstruction (Hybrid IR) 18
hyperattenuating AML 281, 283
hyperattenuating crescent sign 129
hyperattenuating homogeneously enhancing mass 281
hyperdense crescent sign 333

I

IBD 301, 319
IgG4-related sclerosing cholangitis (IgG4-SC) 250
IgG4-SC 250
——類似の胆管炎 252
IgG4 関連硬化性胆管炎 250
IgG4 関連疾患 124, 276
IgG4 関連腎臓病 288
inflammatory bowel disease(IBD) 301, 319
interventional radiology(IVR) 326
intraductal growing 234
intraductal papillary mucinous neoplasm(IPMN) 202, 215
intraductal papillary neoplasm of bile duct(IPNB) 257
intraductal tubulopapillary neoplasm(ITPN) 217
intrahepatic cholangiocarcinoma 180
intrahepatic stone 241
IPMN 202, 215
——随伴癌 216
——由来癌 216
IPNB 257
IR 21, 51, 305
isoattenuating AML 281, 283
iso-voxel 11
iterative reconstruction(IR) 21, 51, 305
ITPN 217
IVR 326

J

J-RIME 82

K

keV 3
kV 3, 5, 6

L

LE cyst 218
linear non-threshold(LNT) 84
Lipiodol 168
LNT 仮説 84
lung cancer 143
lymphoepithelial cyst(LE cyst) 218

M

mA 5, 6
MALToma 147
MANEC 255
mantle sign 130
mass forming 234
maximum intensity projection (MIP) 13, 119, 267

MBIR 22
MCN 202, 217
meglumine iotorate 235
Mercedes sign 241, 242
metformin 74
minimal intensity projection
　（MinIP） 250
MinIP 250
MIP 13, 119, 267
mixed adenoendocrine carcinoma
　（MANEC） 255
mixed epithelial and stromal tumor
　279, 280
mixed stone 241
MMD 171
model-based iterative reconstruc-
　tion（MBIR） 22
modulation transfer function
　（MTF） 24
mosaic pattern 158
MPR 13, 230, 250, 269, 305, 326,
　336
MR cholangiopancreatography
　（MRCP） 229, 348
MRCP 229, 348
MR-enterography 309
MR エラストグラフィ 171
MR 胆管膵管撮影 229
MTF 24
mucinous cystic neoplasm（MCN）
　202, 217
multiplanar reconstruction（MPR）
　13, 230, 250, 269, 305, 326, 336
multilocular cystic renal neoplasm
　of low malignant potential 278,
　280
multimaterial decomposition
　（MMD） 171
multiphase fusion 像 305, 307
Murphy 徴候 231, 243
myocardial bridging 122

N

napkin-ring sign 121
necrotizing cholecystitis 243
NEN 255, 258
neruoendocrine neoplasm（NEN）
　255, 258
noise power spectrum（NPS） 24
NPS 24

nutcracker 症候群 271
nutcracker 現象 269

O

onion-skin 249

P

pancreatic carcinoma 209
pancreatic neuroendocrine tumor
　（PNET） 202, 211, 214, 217, 218
pancreatic pseudocyst（PPC） 221
parapelvic cyst 288, 289
part-solid nodule 143
PBC 250
PCCT 31
percutaneous transhepatic cholan-
　giography（PTC） 234
perfusion CT 221
periductal infiltrating 234
peripelvic cyst 288, 289
periportal collar sign 193, 195, 196
periportal tracking 344
photon counting CT（PCCT） 31
Picus 角 309
PNET 202, 211, 214, 217, 218
pneumobilia 242
post-trigger delay 53
PPC 221
prehilar branching 267, 271
primary 2D reading 307
primary 3D reading 307
primary biliary cholangitis（PBC）
　250
primary sclerosing cholangitis
　（PSC） 249
primary survey 325
PSC 249
pseudoenhancement 276
PTC 234
pure ChSt 241
pure GGN 143, 145
pure ground-glass nodule（pure
　GGN） 143, 145

R

R2* map 171
radiolucent（stone） 230, 241
rapid kV switching 方式 30

RAS 233, 248
reticular opacity 161
rim sign 345
Rokitanski-Aschoff sinus（RAS）
　233, 248

S

SCCT 分類 120
SCN 202, 217
SCr 69
SD 5, 24
secondary survey 326
segmental enhancement inversion
　（SEI） 284
SEI 284
sequential 方式 30
serous cystic neoplasm（SCN）
　202, 217
SFT 150
shock bowel 348
size specific dose estimation
　（SSDE） 79
SMT 299
Society of Cardiovascular Com-
　puted Tomography（SCCT）分類
　119
solid nodule 143
solid pseudopapillary neoplasm
　（SPN） 202, 213, 217
solitary fibrous tumor（SFT） 150
speckled enhancement 222
split filter 方式 30
split-bolus（injection） 113, 273
SPN 202, 213, 217
SSDE 79
standard deviation（SD） 5, 24
submucosal tumor（SMT） 299
suppurative cholecystitis 243

T

TACE 169, 173, 179
test injection 265
time-density curve 36, 113
traction bronchiectasis 161
transcatheter arterial chemoembo-
　lization（TACE） 169, 173, 179
Trauma and Injury Severity Score
　（TRISS） 326
TRISS 326

twin beam 方式　30

U

UC　301, 319
ulcerative colitis(UC)　301, 319

V

virtual dissection view　307
virtual endoscopy　307
virtual non-contrast(VNC)　236
VNC　236
volume rendering(VR)　13, 119, 267

VR　13, 119, 267
vulnerable plaque　121

W

wall-off necrosis(WON)　221
washout　176, 177, 185, 187, 253, 258
whirl sign　246
Wilson 病　194
window level(WL)　11
window width(WW)　11
WL　11
WON　221
WW　11

X

xanthogranulomatous cholecystitis　246
xy モジュレーション　91
X 線フィルタ　95
X 線管　3
　——の設定　5
X 線検出器　3

Z

z 軸モジュレーション　91

最新 Body CT 診断
検査の組み立てから読影まで

定価：本体 5,800 円＋税

2018 年 3 月 8 日発行　第 1 版第 1 刷ⓒ

編集者　粟井 和夫・陣崎 雅弘
　　　　あわい かずお　じんざき まさひろ

発行者　株式会社　メディカル・サイエンス・インターナショナル
　　　　代表取締役　金子 浩平
　　　　東京都文京区本郷 1-28-36
　　　　郵便番号 113-0033　電話(03)5804-6050

印刷：三報社印刷／表紙装丁：トライアンス

ISBN 978-4-89592-907-3　C 3047

本書の複製権・翻訳権・上映権・譲渡権・貸与権・公衆送信権(送信可能化権を含む)は(株)メディカル・サイエンス・インターナショナルが保有します．本書を無断で複製する行為(複写，スキャン，デジタルデータ化など)は，「私的使用のための複製」など著作権法上の限られた例外を除き禁じられています．大学，病院，診療所，企業などにおいて，業務上使用する目的(診療，研究活動を含む)で上記の行為を行うことは，その使用範囲が内部的であっても，私的使用には該当せず，違法です．また私的使用に該当する場合であっても，代行業者等の第三者に依頼して上記の行為を行うことは違法となります．

JCOPY 〈(社)出版者著作権管理機構　委託出版物〉
本書の無断複写は著作権法上での例外を除き禁じられています．複写される場合は，そのつど事前に，(社)出版者著作権管理機構(電話 03-3513-6969，FAX 03-3513-6979，info@jcopy.or.jp)の許諾を得てください．